平阳陈氏
妇科备要

陈英都　陈　焱◎主编

全国百佳图书出版单位
中国中医药出版社
·北　京·

图书在版编目（CIP）数据

平阳陈氏妇科备要 / 陈英都，陈焱主编 . — 北京：
中国中医药出版社，2021.9
ISBN 978 – 7 – 5132 – 6787 – 8

Ⅰ . ①平…　Ⅱ . ①陈… ②陈…　Ⅲ . ①中医妇科学—
中医临床—经验—中国—现代　Ⅳ . ① R271.1

中国版本图书馆 CIP 数据核字 (2021) 第 050376 号

中国中医药出版社出版
北京经济技术开发区科创十三街 31 号院二区 8 号楼
邮政编码　100176
传真　010-64405721
山东润声印务有限公司印刷
各地新华书店经销

开本 880 × 1230　1/32　印张 20.25　彩插 0.25　字数 495 千字
2021 年 9 月第 1 版　2021 年 9 月第 1 次印刷
书号　ISBN 978 – 7 – 5132 – 6787 – 8

定价　98.00 元
网址　www.cptcm.com

服务热线　010-64405720
购书热线　010-89535836
维权打假　010-64405753

微信服务号　zgzyycbs
微商城网址　https://kdt.im/LIdUGr
官方微博　http://e.weibo.com/cptcm
天猫旗舰店网址　https://zgzyycbs.tmall.com

如有印装质量问题请与本社出版部联系（010-64405510）

《平阳陈氏妇科备要》
编 委 会

主　编　陈英都　陈　焱

副主编　李　超　李振爽　张成峰　陈铭俊

李明宝　孙　晶

编　委（按姓氏笔画排序）

李丽娜　杨元庆　宋淑兰　赵　娟

赵　磊　赵仁霞　贾武林　崔　洁

韩一天　滕信涛

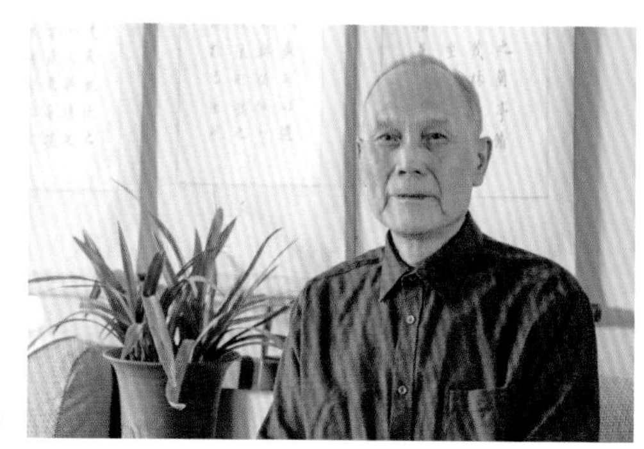

本书主编陈英都

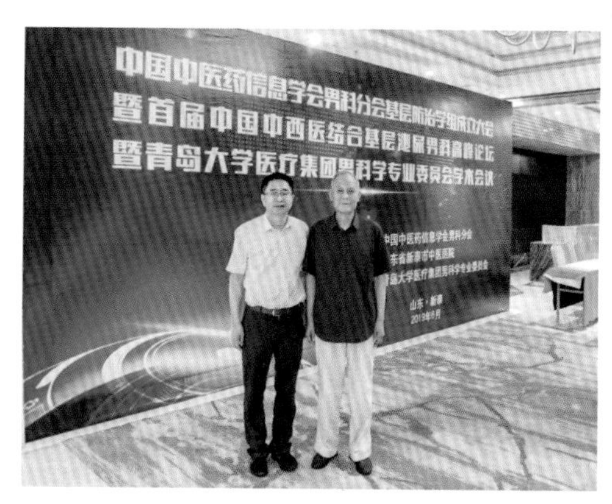

中国中医科学院首席研究员郭军（左）与陈英都（右）合影

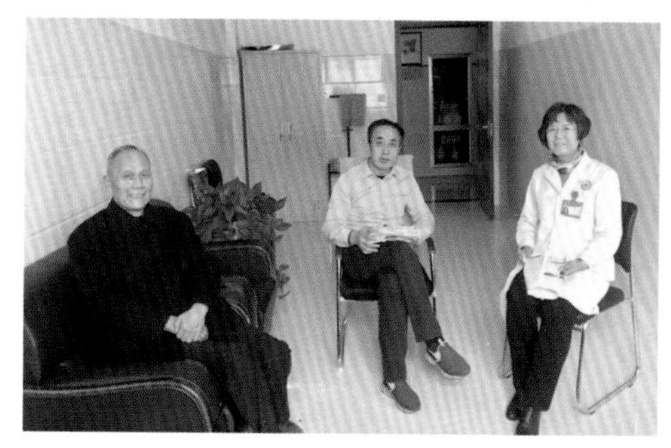

陈英都（左）、张成峰（中）、陈焱（右）合影

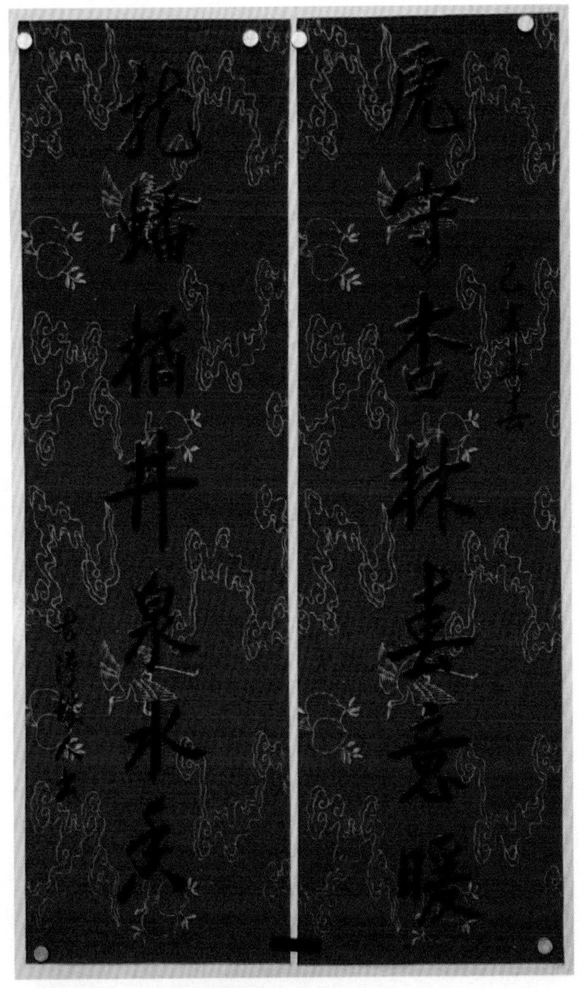

陈英都书法（一）

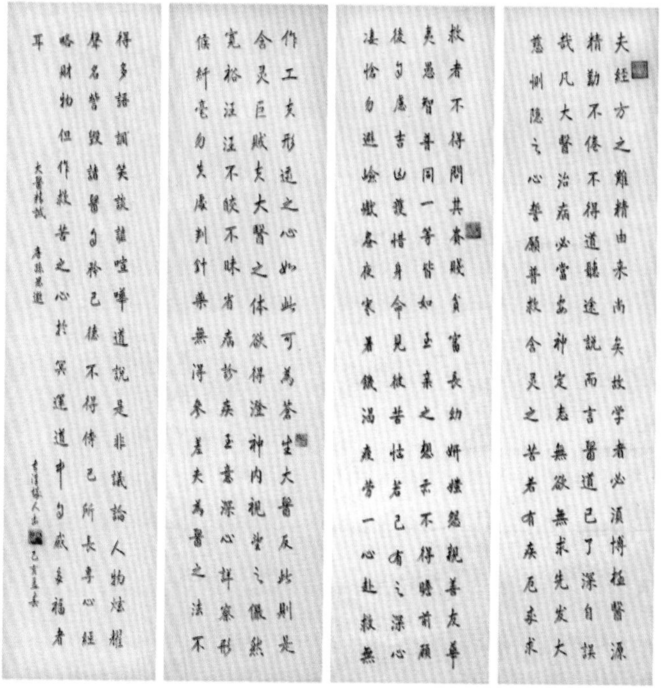

陈英都书法（二）

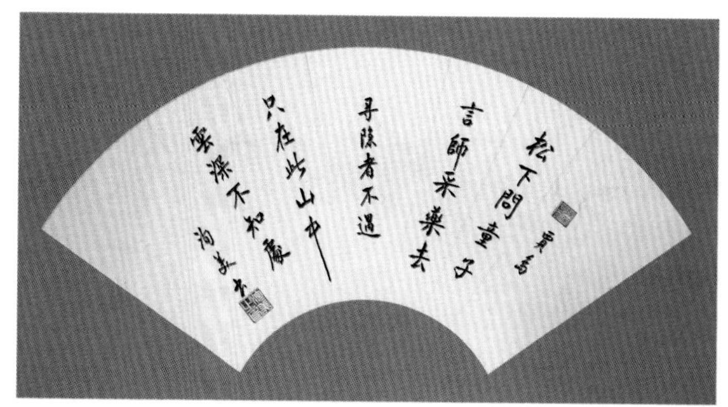

陈英都书法（三）

孕婦藥忌詩 四庫全書醫家類 婦人大全良方 陳自明

蚖蜓水蛭地膽蟲烏頭附子配天雄躑躅野葛螻蛄類烏喙側子及虻蟲
牛黃水銀並巴豆大戟蛇蛻及蜈蚣牛膝藜蘆並薏苡金石錫粉及雌雄
牙硝芒硝牡丹桂蜥蜴飛生及䗪蟲代赭蚱蟬胡粉麝芫花薇蘅草三稜
槐子牽牛並皂角桃仁蠐螬和茅根蘱根硇砂與乾漆亭長波流菵草中
瞿麥䕡茹蟹爪甲蝟皮赤箭赤頭紅馬刀石蠶衣魚等半夏南星通艸同
乾薑蒜雞及鴨子驢馬兔肉不須供切忌婦人產前忌此歌宜記在心胷

古澤樓人書 己亥孟春

孕婦藥忌歌 濟陰綱目 武之望

蚖斑水蛭及虻蟲烏頭附子配天雄野葛水銀並巴豆
牛膝薏苡與蜈蚣三稜代赭芫花麝大戟蛇脫黃雌雄
牙硝芒硝牡丹桂槐花牽牛皂角同半夏南星與通草
瞿麥乾薑桃仁通硇砂乾漆蟹腳爪地膽茅根莫用好

古澤樓人書 己亥孟春

陈英都书法（四）

郭　序

中医之精髓在于疗效,疗效来自用心研究及总结,根基在于扎实的理论基础。为此,我认为:一名出色的临床医生,既要在理论方面打下坚实的基础,又要在临床实践中精心总结研究,下足工夫,方能成为一名理论与实践的大医。

帮扶山东省新泰市中医医院工作中,有幸接触到当地名老中医陈英都老先生,交流中被他睿智文雅的气质及严谨的治学风范所感染,读罢他近半生心血总结的临床经验,如沐春风,沁人心脾,诚为不可多得之佳作。陈老先生尽管没有走入高等学府的大门,但对中医著作的理论的研究,造诣颇深,验证了高手在民间之说。他勤奋治学,医理甚深,低调处世,诚恳待人,兴趣高雅而广泛,书法功底深厚,实为谦谦君子也!

中国中医科学院首席研究员　郭军教授

2021 年 5 月 10 日

张　序

陈英都，中医妇科专家，新泰名老中医，优秀知识分子，新泰市中医医院妇科主任，副主任医师。高中毕业参加工作后，刻苦努力进行中医临床医学研究。在1979年山东省中医人才选拔考试中名列泰安地区第一名，翌年进入泰安地区中医进修班深造，以优异的成绩留校，并教学一年，授课《金匮要略》。后因院内需要，回院继续从事临床工作。陈老业医50余年，年年被评为先进工作者，善于讲学，并结合丰富的临床经验，给新泰市培养了大量的中医人才，撰写了数十篇论文；临床中擅长治疗妇科经、带、胎、产疾病以及男性不育，特别在治疗妇人不孕症方面造诣颇深。通晓《黄帝内经》（简称《内经》）、《伤寒杂病论》等中医经典，理论扎实，临床经验丰富，辨证确切，遣方精妙，用药平和，疗效卓著，名声远扬，深受广大患者的赞誉。

在长期的临床实践中，陈老认为妇科病主要是因气血、肾、肝、脾功能失调，导致冲任损伤而引起的。“气主煦之，血主濡之”，气血乃人生命之基础。肾为先天之本，藏精而主生殖；肝主疏泄而藏血；脾为后天之本，为气血生化之源而统血。“冲为血海，任主胞胎。”妇科病的辨证在注重脏腑气血功能的同时，要突出冲任二脉的作用，以肾、肝、脾三脏立论。而且根据妇人经、孕、带下病的特点，治有侧重。妊娠病多从肾、脾论治；调经种子尤注重肾、肝;带下病又当从肝、脾着手。

陈老治疗不孕症,以治肾为主,兼顾肝脾。《素问·上古天真论》曰:“女子七岁,肾气盛……二七而天癸至,任脉通,太冲脉盛,月事以时下,故有子。”肾主生殖,治疗不孕症要养肾气,补精血。常言道“寒水之地不生草木,重阴之渊不长鱼龙”,火为万物之先,阳为发育之首,气属阳,经曰“形不足者,温之以气”,陈老治肾阳虚之不孕症,以毓麟珠加减,其组成为人参、白术、熟地黄、菟丝子、炒杜仲、鹿角胶、巴戟天、川续断、桑寄生、肉苁蓉、淫羊藿、紫河车、山药、当归、白芍、茯苓、川椒、甘草,以温润补阳益冲任,而促卵助孕。然而久旱酷热亦可成不毛之地,重阳涸竭也能致鱼龙不长之渊。水为造化之源,经曰“精不足者,补之以味”,陈老治肾阴虚之不孕症以左归丸加减,熟地黄、山药、枸杞子、山萸肉、菟丝子、龟甲胶或阿胶、怀牛膝、女贞子、当归、白芍、桑椹、天冬、甘草等滋阴补血,养冲任以养精种子。

陈老治疗痛经,前人有“不通则痛,痛则不通”之名训,陈老则认为,痛经的最终病理是经脉失于气血之濡养而绌急作痛。即便是血瘀之痛经,亦是瘀血不去新血不生,经脉失养而致,因此,在活血化瘀的同时,亦应佐以党参、白芍、当归、熟地黄、枸杞子、制首乌益气养血之属以营养经脉,缓解疼痛。

治疗崩漏病,古人有“塞流、澄源、复旧”之大法。其中血瘀致崩漏者,下血时多时少,时下时止,血色紫黯有块,小腹痛拒按。其病机为瘀血瘀滞胞宫,新血不能归经所致。陈老治疗血瘀崩漏以活血化瘀之当归、川芎、炒五灵脂、炒蒲黄、桃仁、红花、莪术、香附、益母草为主,常佐以三七、茜草炭、乌贼骨化瘀止血之品,既不留瘀又防出血过多。对于出血时间长、流血过多者或流血不止者,须减红花、莪术、桃仁而加人参、黄芪、白芍、熟地黄、炒杜仲、炮姜益气补血、温经止血之品，以防失血虚脱。

陈老遣方用药，辨证论治有其独有的特点。

1.重在辨证

俗语云“治病容易看病难”，所谓看病难就是认病难、辨证难。只有正确辨证，才会有正确的论治和有效的方药，否则就会心无定见，无的放矢。

2.用药贵在平和

平和之药能治愈的病，陈老绝不用峻烈之药治之，尤其是妇科病，妇人为阴柔纤弱之躯，峻烈之药固能治病，但易伤人正气，妇人以血为主，以血为用，经、孕、产、乳可耗伤精血，因此，妇科病的治疗要时刻注意顾护精血为要。大辛大热之药能耗津伤血；大苦大寒之剂既能伤阳，又可化燥伤阴。因此，陈老主张妇科用药以和为贵，特别是弱不胜药的妇人。俗话说“投鼠忌器”，既能治愈疾病，而又不伤人之正气者方为高手。

3.遣方精效

遣方贵在精妙有效，而忌繁杂。陈老组方用药少则三五味，多则十数味，且用药轻灵而适中。用药量大、味多，所谓“多多益善”者，陈老并不欣赏，而崇尚者乃《伤寒杂病论》所记载之方——简验便廉。他善用经方治病。经方一般是指仲景《伤寒杂病论》所记载之方，只要辨证确切，投之无不效若桴鼓。在妇科病诊疗中，陈老用温经汤治疗痛经、橘皮竹茹汤治疗恶阻、当归芍药散治疗妊娠腹痛、芎归胶艾汤治疗胎动不安、黄土汤治疗崩漏、黄芪桂枝五物汤治疗产后身痛、瓜蒌薤白半夏汤合四逆散治疗乳癖、桂枝茯苓丸治疗癥瘕、大黄牡丹汤合当归芍药散治疗急慢性盆腔炎、酸枣仁汤合栀子豉汤治疗不寐、百合知母汤合甘麦大枣汤治疗脏躁等均能取得良效。

4.守旧而不落古人之窠臼,创新而不废前贤之规矩

陈老治疗疾病主要应用中医的辨证论治,谨守病机,但不拒西医,常规的妇科检查、输卵管造影术,凡有助于治疗妇科病的检查,陈老都支持并采纳。陈老还根据不同情况,采用不同剂型:如对闭经这种慢性病在内服中药为主的同时,间断应用膏剂进行调理;对输卵管不通引起的不孕,内服中药的同时应用中药灌肠治疗。不同的剂型用于不同的疾病,既方便服用,又增强了疗效。

陈老治学严谨,孜孜不倦,数十年如一日,实事求是,淡泊名利。今虽年逾古稀,却仍然不知疲倦地研读医书,撰写书文,传授经验,勤于临床,全心全意地为病人服务,实为后学之楷模。

“桃李不言,下自成蹊”,陈老诚谓实至名归焉。

山东省新泰市中医医院科教科主任　张成峰

2021年4月6日

前　言

颜曰“平阳”者，谓《灵枢·五音五味》曰：“妇人之生，有余于气，不足于血。”气者，阳也；血者，阴也。阴血不足，则阳气有余。补其阴，使之与阳平。《医宗金鉴》引朱震亨语亦云：“阴常不足，阳常有余。宜常养其阴，阴与阳齐，则水能制火，斯无病矣。”故谓“平阳”者，阴与阳平云尔。

余宗《内经》之旨，参前贤之论，结合临床，兼附己见，黾勉成章，名曰《平阳陈氏妇科备要》。

《平阳陈氏妇科备要》是运用中医辨证论治的方法，治疗妇科常见病的一本书。对于妇科病的论治范围，《医宗金鉴·妇科心法要诀》做了精辟的概括，即“男妇两科同一治，所异调经崩带癥，嗣育胎前并产后，前阴乳疾不相同”。

关于中医妇科学的发展和成就，上溯神农黄帝，下迄近代当世，神圣名医辈出，医著佳作纷呈。既有古朴的《金匮要略·妇人病脉证并治》，又有通俗的《医宗金鉴·妇科心法要诀》；既有博而全的《妇人大全良方》，又有简而精的《傅青主女科》。这些都是深受医人青睐，值得深入学习和研究的妇科佳作。

本编力求简明、实用、有效。但因孤陋寡闻，学疏才浅，水平所限，错舛难免，敬请见谅。

“大江东去，浪淘尽，千古风流人物。”

陈英都

2021 年 8 月

目　录

‖上篇·概论‖

‖下篇·各论‖

第十二章 《内经》临床实践及诸家方剂临床实践

第十三章 百方妙用

上篇·概论

第一章　女性生理特点

一、女性生殖器官及其功能

不同的历史时期,医家对于女性的内外生殖器官赋予不同的称谓。

一般而言,阴阜曰毛际,《灵枢·经脉》云:“胆足少阳之脉……绕毛际。”青春期始长阴毛,与月经初潮大概同步。阴道口,曰阴户、廷孔、四边,或曰:“已产属胞门,未产属龙门,未嫁属玉门。”《诸病源候论》曰:“阴道或称产道;宫颈口曰子门。”《类经》注释曰:“子门,即子宫之门也。”子宫曰胞宫、子处、女子胞等,或《格致余论》曰:“上有两歧,一达于左,一达于右。”似包括了输卵管和卵巢(附件)。子宫的功能是主行月经、分泌带液、种子育胎、发动分娩、排泄恶露等,且有着明显的周期性和节律性。胞宫是一个“藏精气而不泻”似脏,“传化物而不藏”似腑,“亦脏亦腑,非脏非腑”的特殊器官,故《内经》将胞宫称之为“奇恒之腑”。至于毛际、阴户、阴道和子门的功能人皆知之,自不必待言。

二、女性一般生理

《素问·上古天真论》曰:“女子七岁,肾气盛,齿更发长;二七而天癸至,任脉通,太冲脉盛,月事以时下,故有子;三七,肾气平均,故真牙生而长极;四七,筋骨坚,发长极,身体盛壮;五七,阳明脉衰,面始焦,发始堕;六七,三阳脉衰于上,面皆焦,发始白;七七,任脉虚,太冲脉衰少,天癸竭,地道不通,故形坏而无子也。"这是以七岁为数律,从肾气的盛至虚,天癸的至到竭,主宰女子的生长、发育、生殖与衰老的全过程的最早记载,亦是最精辟、最科学的论述。

女性从出生至衰老,一般分为新生儿期、儿童期、青春期、性成熟期、围绝经期和老年期,其各期年龄的划分未必胶柱鼓瑟。

三、月经生理

(一)月经的生理表现

妇人有规律的、周期性的子宫出血,月月如期,经常不变谓之月经。张景岳在《景岳全书·妇人规·经脉类》中云:"月以三旬而一虚,经以三旬而一至,月月如期,经常不变,故谓之月经,又称之月信。"

1.月经初潮

《素问·上古天真论》云"女子……二七而天癸至……月事以时下",月经初潮年龄一般在 12 ～16 岁,可能由于生活和环境的影响,月经初潮年龄有过早的趋势,临床上七八岁初潮者偶见之,而迟至 18 岁以上者则鲜有之。

2.月经周期与经期

"经贵乎如期",月经周期一般为 28 ～ 30 天,因人而异,21 ～35天均属正常。《医宗金鉴·妇科心法要诀》曰"月经三旬时一下,两月并月三居经,一年一至为避年,一生不至为暗经",此属特殊生理现象,不作病论。

月经持续时间,一般为 3 ～7 天,多数为 3 ～5 天。

3.月经量、色、质

经血一般以每月 50 ～60mL 为适量。经色正红或暗红,经质不稠不稀,不凝固,无血块,无异味为正常。

4.绝经

《素问·上古天真论》曰:“女子……七七天癸竭,地道不通。”绝经年龄为 49 岁。绝经年龄因人、因遗传而异,一般在45～55岁绝经属于正常。

(二)月经产生的机理

月经的产生是妇人脏腑、天癸、气血、经络作用于胞宫的生理现象,也是个极其复杂的生理过程。其中肾、天癸、冲任、胞宫是产生月经的中心环节。《素问·上古天真论》曰:“女子七岁,肾气盛……二七而天癸至,任脉通,太冲脉盛,月事以时下。”只有肾气盛,才能使天癸至,冲任通盛。也只有天癸至,冲任通盛,才能使月事以时下。古人云:“知其要者一言而终,不知其要流散无穷。”以上不难看出,肾气是本,而月事是标。只有本盛,才能标正。只要抓住肾这个根本,就比较容易掌握月经产生的机理。肾藏精,主生殖,肾为天癸之源,冲任之本,气血之根,与胞宫相系,与脑髓相通。肾既是五脏阴阳之本,又是月经生成之本。只有肾气盛才能产生和保证它的上述功能。人体是一个统一的整体,肾是其中一个脏器,要确保肾气的充盛,必须要有其他脏腑经络的资助和协调配合。月经的主要成分是血,而五脏之中肾藏精为气血之根;肝藏血主疏泄;脾生血主统摄;心主血,推动血液运行;肺主气,气帅血,脏腑互为表里,经络又是气血运行的通路,以上脏腑经络无不为月经生成、蓄溢提供了必要的也是必需的物质和功能。

四、带下生理

健康女性阴道所溢出的色白或无色透明,黏而不稠,其量适中,无异味,津津常润的一种阴液叫白带,属生理性带下。古人对生理性白带的论述并不多。《沈氏女科辑要》引王孟英所云:“带下,女子生而即有,津津常润,本非病也。”此带下可谓之生理性带下。

(一)生理性带下的属性与产生

生理性带下为体内津液之一。《素问·逆调论》云:“肾者,水脏,主津液。”带下的产生是妇人脏腑、经络共同协调作用的结果。肾主津液,腰以下属肾,带脉调节约束津液,带为阴液,出自下焦,故肾与带脉对生理性带下的产生与调节起着至关重要的作用。

(二)生理性带下的作用

带下属津液。《灵枢·五癃津液别》云:“五谷之津液,和合而为膏者,内渗入于骨空,补溢脑髓,而下流于阴股。”《灵枢·口问》曰:“液者,所以灌精濡空窍者也。”《景岳全书·妇人规》云:“盖白带……精之余也。”所以带下有滋润、濡养阴道胞宫,防御外邪的作用,并且有利于精子存活、通过和获能,易于受孕。

不同年龄,不同时期,女子带下的量和质也有差异。青春期前的女子肾气初盛,带下较少;更年期后的妇人肾气渐衰,带下逐渐减少;生育年龄的妇女,肾气旺盛,带下总体较多,但在不同时期带下的质和量不尽相同。在月经前后、经间期带下较多,经间氤氲期分泌旺盛,带下量多,晶莹透明,呈蛋清状、拉丝样,妊娠期冲任盛于下,带下增多,色白,质较稠,其余时间则带下相对较少。

五、妊娠生理

(一)妊娠机理

前人把求子同房叫作种子。《周易》曰:“天地氤氲,万物化琼,男女媾精,万物化生。”并曰:“乾道成男,坤道成女。”这说明男女媾精就可以产生生命。男女之精妙合为胚胎,种植于胞宫,在肾气、天癸、冲任、胞宫的协调滋养下,逐渐成长为成熟胎儿,非男即女,呱呱落地,新的生命就此诞生。

同时,前人对种子的条件做了概述。《医宗金鉴·嗣育方》云:“精通必待三十娶,天癸二十始适人,皆欲阴阳完实后,育子坚壮寿偏增。”又曰:“须待细蕴时候至,乐育难忍是真机。”堪称名训,值得借鉴。

(二)妊娠与产育生理

妇人妊娠后出现一系列妊娠生理现象,如月经停闭、恶阻、子宫增大、乳房增大、下腹膨隆及脉滑等。阴血下注胞宫以养胎,上营乳房以化乳。婚后同居,月经停闭,首先考虑妊娠;妊娠40天左右出现恶闻食臭,不思饮食,恶心呕吐,择食,伴有头晕、思睡倦怠等谓之恶阻;随着胎儿的发育成长,孕妇子宫、乳房也逐渐增大,乳头乳晕着色加深,子宫变软,宫颈紫蓝色,下腹部也日益膨隆;妊后脉象搏指而滑。《素问·阴阳别论》曰:“阴搏阳别,谓之有子。”《素问·平人气象论》曰:“妇人手少阴脉动甚者,妊子也。”《医宗金鉴·妇科心法要诀·脉见有子》曰:“少阴动甚知有子,阴搏阳别尺寸凭,但搏不滑胎三月,搏而滑石五月形。”时至今日,诊断早孕已非难事。

胎儿在母体内按序生长发育至40周(280天)即成熟分娩。俗称“十月怀胎,一朝分娩”,喻为“瓜熟蒂落”。妊娠12周前称早期妊娠,第13～27周称中期妊娠,第28周及其以后称晚期妊娠。

预产期计算:从末次月经的第一天算起,月数加9(或减3),日数加7(阴历加14)。

分娩是指成熟胎儿和胎衣从母体娩出的过程，分娩过程的处理，有专科论述。中医的“睡、忍痛、慢临盆”六字真言，对产妇的顺利分娩具有一定的指导意义。

关于产褥期一般为产后6～8周。前人有“弥月为期”“百日为度”的说法，值得参验。产褥期的生理特点为“多虚多瘀”。恶露一般2～3周干净。

附1：胎教

前人重视胎教。《妇人大全良方》有胎教专篇，论述胎教颇详。其中《娠子论》中云：“……子在腹中，随母听闻，自妊娠之后，则须行坐端严，性情和悦，常处静室，每听美言，令人讲读诗书，陈礼说乐，耳不闻非言，目不观恶事，如此则生男女福寿敦厚，忠孝贤明。不然则男女既生，则多鄙贱不寿而愚，此所谓因外象而内感也。昔太任娠文王，目不视恶色，耳不听恶声，口不谈恶言，世传胎教之道，是谓此也。”《诸病源候论·妊娠候》云：“欲令子贤良盛德，则端心正坐，清虚和一，坐无邪席，立无偏倚，行无邪径，目无邪视，耳无邪听，口无邪言，心无邪念，无妄喜怒，无得思虑，食无邪脔，无邪卧，无横足，思欲瓜果，啖味酸菹，好芬芳，恶见秽臭，是谓外象而变者也。”外象内感，影响胎儿，故欲优生优育必重胎教。

附2：孕妇药忌歌

蚖斑水蛭及虻虫，乌头附子配天雄，
野葛水银并巴豆，半夏薏苡与蜈蚣，
三棱芫花代赭麝，大戟蛇脱黄雌雄，
牙硝芒硝牡丹桂，槐花牵牛皂角同，

半夏南星与通草，瞿麦干姜桃仁通，
硇砂干漆蟹爪甲，地胆茅根莫用好。

——《济阴纲目》

六、哺乳生理

乳汁由精血津液所化，赖气以行。如《景岳全书·妇人规》云："妇人乳汁，乃冲任气血所化。"产后哺乳属人之本能，合理哺乳不但有利于婴儿的健康成长，而且也有利于母亲的健康和生理调节。哺乳时间以一年为宜。断乳后，务必用药回乳。

经、带、胎、产及哺乳是妇人的生理特点。这不但使女性一生多姿多彩，而且是一生中阴阳气血自我调节的健康环节，其产生和调节均与脏腑、天癸、气血、经络、胞宫息息相关。

第二章 妇科疾病的病因病机概要

一、病因

病因就是导致疾病发生的原因。妇科疾病的病因就是导致经、带、胎、产、前阴、乳房疾病发生的原因。病因不外乎外因(外伤六淫)、内因(内伤七情)、不内外因(及跌仆等)。《内经》曰"邪之所凑,其气必虚","正气存内,邪不可干",邪气外感、正气内虚是最根本的两大病因。

(一)六淫之邪

风、寒、暑、湿、燥、火(热)源于自然界,在正常情况下称为六气。如果六气太过或不及,就叫作"六淫",而成为致病的因素。与妇科关系最大的是寒、湿、热三淫,因为妇人以血为主,寒湿热邪易与血相搏而发生妇科病。寒热之邪有内外虚实之分,湿邪有内外之别。外之寒湿热邪且不必论,内之虚寒与脾肾阳虚有关;内之湿邪由脾阳虚不运、肾阳虚不化所致;五志化火,火为热之甚,内之热邪多由于心火亢、肝之郁、肾阴虚所致。

1.寒邪

寒为阴邪,易伤阳气;寒性收引,主凝滞,易致气血阻滞不通,而发痛经、闭经、经行后期、经量过少、宫寒不孕、带下、浮肿等病证。

2.湿邪

湿为阴邪,其性重着黏滞,阻遏气机,易伤阳气,易袭阴部,而发生经行浮肿、经行泄泻、闭经、带下病、子肿、子满、不孕等病证。

3.火邪(热)

火为阳邪,其性炎上;火热易伤心神,伤津耗气,生风动血,易致疮痈。火邪致病多见经行发热、经行头痛、经行吐衄、经行口糜、月经先期、月经过多、崩漏、胎漏、阴疮等。

4.风邪

风为阳邪,轻扬开泄,易犯阳位,善行数变,主动,外风易致经行感冒、经行风疹块、经行头痛、产后汗多、产后身痛等;内风可致经行头痛头晕、妊娠子痫等。风为百病之长,易合他邪共同致病。

5.燥邪

燥盛则干,易伤津液,燥易伤肺,而致经行量少、羊水量少、带下过少、脏躁、经行或产后干咳、胎萎不长、产后便秘等。

6.暑邪

暑为阳邪,伤津耗气,暑多夹湿,而致产后汗多、头昏、烦闷、发热、湿热带下等。

总之,六淫致病多端,除治疗外,还要注意“虚邪贼风,避之有时”。

(二)七情内伤

七情是指喜、怒、忧、思、悲、恐、惊七种正常的情志活动。即《素问·阴阳应象大论》曰:“肝在志为怒,心在志为喜,脾在志为思,肺在志为忧,肾在志为恐。”七情能抒发感情,调节气血,有益于健康,属正常生理。如果情志过激或低落,七情太过或不及超越了机体的适应能力,影响了脏腑、气血、经络的正常功能,导致“气血逆乱”,曰“七情内伤”,成为病因。即《素问·举痛论》所云:“……百病生于气也,怒则气上,喜则气缓,悲则气消,恐则气下……惊则气乱……思则气结。”

妇人以血为本,经孕产乳以血为用,“气为血之帅,血为气之母”,七情内伤,气血逆乱,故发生妇科疾病。

七情内伤之妇科疾病,喜怒不节,致经行情志异常、脏躁、经行吐衄等;怒气伤肝,气郁或气逆,致月经后期、痛经、闭经、经行头痛、经前情志异常、经行吐衄、乳房胀痛、癥瘕、不孕等;忧愁思虑过度,伤及心脾,《素问·阴阳别论》曰“二阳之病发心脾,有不得隐曲,女子不月”,出现闭经、月经量或多或少、不孕等;悲伤过度,情绪低落,可致经断前后诸证、月经前后诸证、脏躁、失眠等;恐则气下,致大小便失禁、胎动不安、堕胎等;惊则气乱,致月经不调、胎动不安、心悸怔忡等。总之,七情内伤可致疾病,反之,疾病亦可导致情志异常。

(三)禀赋不同及生活失常

人体受之父母,先天禀赋不同,体质、性情各有差异。肾为先天之本,主天癸,若先天肾气不足,女子多患子宫发育不良、月经迟发、原发闭经、月经过少、痛经、崩漏、滑胎小产、不孕不育等。

体瘦阳盛女子,易患月经先期、月经量多、经期延长、经间期出血、经行发热、经行头痛、经行吐衄、崩漏、胎动不安等;体胖阴盛体质者则易患月经后期、月经量少、闭经、不孕以及带下等。性格外向,脾气暴躁或性格内向,精神抑郁以及遗传因素等,均可导致妇科疾病。

好色之人,先竭肾水,
产多乳众,耗气伤血,
饥饱无常,脾胃受伤,
嗜食无度,脏腑失常,

劳则气耗,逸则气滞,
服毒跌仆,冲任损伤,
诸如此类,妇病疾生。

二、病机

病机,即疾病发生、发展、变化及预后的机理。妇科病的主要病机是气血不调,脏腑功能失常,冲、任、督、带以及胞宫的损伤等。

(一)气血不调

"气为血之帅,血为气之母",气血充沛和谐即能"阴平阳秘,精神乃治",然而妇人经孕产乳耗血较多,而致血常不足,气常相对有余。正如《灵枢·五音五味》云:"妇人之生,有余于气,不足于血,以其数脱血也。"气血不调,妇病乃生。

1.气分病机

气虚:肺气虚,卫外不固,出现经行感冒、产后自汗、产后发热;脾气虚,血失统摄,出现月经先期、月经量多、崩漏、胎漏、乳汁自出;肾气虚,冲任不固,出现月经量多、崩中带下、胎漏等。

气陷:中气下陷,可发生经行头晕、子宫脱垂、崩漏。

气滞:气机郁滞可致经行腹胀痛、经前乳房胀痛、经行不畅、月经先后不定期、闭经、经行情志异常、不孕等。

气逆:肺气上逆发生子嗽;胃气上逆发生经行呕吐、恶阻;肝气上逆发生经行头痛头晕等。

2.血分病机

血虚:生血不足,失血过多致血虚,血虚可发生月经过少、月经后期、闭经、妊娠腹痛、胎动不安、滑胎、胎萎不长、缺乳、产后身痛、不孕等。

血瘀:寒热、气滞、出血、久病都导致血液瘀积或停滞不畅。血瘀可致痛经、闭经、崩漏、异位妊娠、恶露不绝、癥瘕、不孕等。

血热:热扰冲任,迫血妄行可出现月经先期、月经过多、崩漏、经行吐衄、胎漏;肝郁化热可发生经行头痛头晕、经行情志异常;阴虚发热,冲任不固可致月经先期、经间期出血、崩漏、胎动不安、胎漏等。

血寒:寒客冲任或阳虚寒生,血为寒凝,冲任不畅可出现痛经、月经量少、月经后期、闭经、妊娠腹痛、产后身痛、腹痛、宫寒不孕等。

气血贵温和,因虚、积冷、结气皆可致气血不和而发病。

(二)脏腑功能失常

“心主血脉”“胞脉者属心而络于胞中”,思想过度,心气内伤,胞脉闭阻而致月经不调或不孕,积滞化热,心肾不交,水火不济,出现经行不寐、产后抑郁及脏躁等。心火上炎可致经行心烦、经行口糜、经行吐衄。

肝主疏泄而藏血。若疏泄不及,肝气郁结,甚则气滞血瘀,出现痛经、经前乳房胀痛、闭经、不孕症;肝郁化热,迫血妄行,可致月经先期量多、崩漏、胎漏;肝火上扰可致经行头痛、吐衄;肝气犯胃可致恶阻等。若肝脾不调,湿热下注可出现带下病、阴痒灼热;肝阴血虚可致月经过少、闭经、不孕,经行风疹块、妊娠头晕头痛、妊娠身痒;肝阳上亢,出现经行头痛、眩晕、子晕,甚而子痫等。

脾为后天之本,主运化,乃气血生化之源,主统血。脾失健运,气血生化不足,血海不盈,出现月经量少、月经后期、闭经、胎萎不长、缺乳;若聚湿成痰,壅滞冲任,则月经不调、闭经、不孕、湿浊下注可生带下病;脾失统摄,冲任不固,出现月经量多、经期延长、崩漏、胎漏、乳汁自溢等；脾气宜升不宜降，若脾气下陷则易出现血崩、经行泄泻、子宫脱垂、产后脱肛等；若脾气不升，浊阴不降则见经行头晕、头痛、呕吐等。

肺主气，朝百脉，主肃降，主宣发而通调水道。肺喜润恶燥，若肺阴虚，虚火灼伤肺络则经行吐衄或咳嗽痰中带血；若肺失宣降则可引起转胞、产后小便异常。

肾主水，藏精，主生殖，为水火之宅。肾阴虚，主要指肾之阴精不足，房劳过度，产多乳众，久病热病，斫伤阴精。精血不足，冲任血虚者可致月经后期、月经量少、闭经；肾阴虚则冲任失养致痛经、不孕等；若阴虚内热，热灼冲任则出现经间期出血、崩漏、胎漏、经行吐衄、胎动不安等；若阴虚阳亢，则易发妊娠眩晕，甚则子痫。肾阳虚，命门火衰，胞宫失于温煦，可致妊娠腹痛、产后腹痛、腰部冷痛、宫寒不孕；命门火衰，脾失温化，水湿外溢或下注，致经行浮肿、经行泄泻、子肿、子满；肾阳虚，水湿不化，聚湿成痰，痰阻冲任胞宫可致月经后期、闭经、不孕、带下病等。肾气为肾精所化之气，有气化、封藏、摄纳之功。肾气虚，冲任匮乏可发生月经迟发、月经过少、闭经、不孕症；肾气虚，封藏不固可致月经先期、月经过多、崩漏、产后恶露不绝等；肾气虚，胎失所系可见胎漏、胎动不安、滑胎等；肾气虚，气化不行可发生经行浮肿、子满、子肿、转胞、产后小便不通及带下等疾病。

阴阳互生、互根、互用、互化。阴损可以及阳，阳损可以及阴，可致阴虚、阳虚和阴阳两虚。

（三）冲、任、督、带及胞宫的损伤

“冲为血海，任主胞胎”“肾气盛……天癸至，任脉通，太冲脉盛，月事以时下，故有子”“肾主冲任”，冲、任二脉是关系女子经孕产乳最重要的两条经脉。诸如冲任不固、冲任不足、冲任伏热、冲任寒凝、冲任郁滞等必然导致妇科疾病。

督脉乃“阳脉之海”，总督诸阳。冲、任、督“一源三歧”，血贵温和，督、任、冲协同调节人身阴阳气血的平衡，共同维持脏腑及胞宫的生理功能。督脉虚损易致不孕、闭经、崩漏等妇科病。

带脉束腰一周，约束诸经，带脉失约，则致带下病、滑胎、子宫脱垂等。

胞宫有病可致月经、带下、种子育胎、分娩及恶露等疾病。

第三章　妇科疾病的四诊与辨证

俗话说:“治病容易,看病难。”所谓看病就是诊察和辨识疾病,从而说明了四诊和辨证的重要性及不易性。正确的四诊和辨证,是为正确地遣方用药治愈疾病奠定可靠基础,否则就易犯“差之毫厘,谬之千里”之戒。

一、四诊

四诊就是望、闻、问、切四种诊察疾病方法的总称。《难经·七十一难》云:“望而知之谓之神,闻而知之谓之圣,问而知之谓之工,切而知之谓之巧。”所谓神、圣、工、巧是也。“有诸内,必形诸外”就是四诊的理论基础。

望诊内容概括为神、色、形、态四方面。神是人体“三宝”之一,神色形态是人体脏腑功能活动的外在表现。妇科望诊主要望月经、带下、阴部、乳房、恶露以及腹部有无异常。

闻诊包括听声音和嗅气味两个方面。如听语声高亢或低微,嘶哑或失语,呼吸急促或哮喘,咳嗽或呻吟,听胎心等。嗅有无口臭,二便有无异味,月经、带下、恶露有无特殊异味等。

问诊,为四诊中的重中之重。《景岳全书·传忠录·十问篇》云:

一问寒热二问汗,三问头身四问便,
五问饮食六问胸,七聋八渴俱当辨,
九因脉色察阴阳,十从气味章神见,
见定虽然事不难,也须明哲毋招怨。

妇科问诊包括问主症、病期、病史、兼症、月经、带下、婚姻、生育、旧疾、家族史以及其他病史。

切诊包括切脉和触诊两部分。切脉包括位、数、形、势的常态或病态。

妇人脉主要切月经脉、带下脉和妊娠脉。经期见滑脉,至律匀和为月经常脉。病脉为滑、数、迟、沉、弦、涩、细、虚、实等,失血过多脉见虚大无力或芤脉。带下脉据带下色、味、质、量及虚实寒热的不同,见濡、数、弦数、滑、沉迟、细数无力等脉。妊娠脉滑、滑数为常脉,妊娠病脉为沉、涩或沉细涩,结合临床,凭经验,只可默会。

关于触叩诊,包括腹部、乳房及一般妇科体检。

二、辨证

妇科疾病的辨证除通常八纲、脏腑、气血、六经、卫气营血、三焦辨证等方法外,更要结合妇人经、带、胎、产的生理病理特点,着重脏腑、气血和冲任督带、胞宫方面的辨证。

(一)脏腑辨证

1.心病辨证

(1)心气虚

共症:心悸怔忡,健忘失眠,面白自汗,舌淡苔白,脉弱或虚数。

妇症:月经后期,或经闭,悲伤欲哭,或哭笑无常,呵欠连连,心中烦乱,经行情志异常。

(2)心血虚

共症:惊悸健忘不寐,头晕目眩,面色淡黄,舌淡红,苔薄白,脉细。

妇症:失眠多梦,月经过少,甚而闭经,经行惶恐不安。

(3)心火过旺

共症:面赤口渴,烦热不寐,甚或狂躁谵语,尿黄灼痛,大便干结,舌尖红或舌红苔黄,脉数。

妇症:经行口糜肿痛,经行吐衄,经行心烦,妊娠小便淋痛。

(4)心肾不交,水火不济

共症:腰膝酸软,五心烦热,心悸怔忡,健忘失眠,舌红少津,脉细数。

妇症:经断前后月经不调,崩漏,心悸失眠不寐,烘热自汗或盗汗,烦怒或恐慌,经行口糜,妊娠心烦不安,妊娠小便淋痛,舌红或红绛,少苔。

(5)心脾两虚

共症:心悸健忘,失眠多梦,面色萎黄,神疲乏力,纳呆少气,大便溏薄或先干后溏,舌淡胖,苔薄白,脉细缓。

妇症:月经过多,色红质稀,崩中漏下,月经过少或经闭,产后血崩或恶露不断。

2.肝病辨证

(1)肝气郁结

共症:精神抑郁不舒,嗳气,易怒,胸胁胀闷,舌黯红,脉弦。

妇症:月经先后不定期,月经量时多时少,经行不畅,经色黯红有块,经前乳房胀痛,小腹胀痛,烦躁易怒,乳汁不畅或乳内结块胀痛。

(2)肝经郁热

共症:心烦易怒,胸闷胁胀,口干口苦,舌质红,苔黄,脉弦数。

妇症:月经先期或淋漓不断,经行吐衄,眼干目赤,妊娠心烦易怒,产后乳胀或乳房痈肿。

(3)肝阳上亢

共症:头晕目眩,耳鸣耳聋,舌红苔黄,脉弦数。

妇症:经行头晕头痛,妊娠头晕目眩。

(4)肝风内动

共症:头晕眼花,头痛头胀,舌红苔少,脉弦劲。

妇症:妊娠子痫,突发牙关紧闭,四肢抽搐,角弓反张,两目上翻,昏不知人等。

(5)肝经湿热

共症:胁肋胀痛,风团瘙痒,黄水渗漉,唇赤面红,大便不调,小便短赤,舌红苔黄腻,脉弦滑。

妇症:经行痤疮加重,带下色黄量多而浓稠,味臭秽,前阴红肿痛痒或黄水淋漓、不孕等。

(6)肝胃不和

共症:胃脘及两胁胀痛,呃逆嗳气,胸闷叹息,食后脘腹作胀,舌红苔薄,脉弦。

妇症:经行烦怒,乳房胀痛,食欲不振,恶心呕吐,恶阻,食入即吐。

(7)心肝火旺

共症:心胸烦热,面红目赤,头晕目眩,两胁胀痛,口苦咽干,小便黄,舌红,苔黄,脉弦数。

妇症:月经先期,或先后不定期,经量过多,色红而稠,经行口糜,烦躁失眠,哺乳心烦等。

3.脾病辨证

(1)脾虚血少

共症:面色萎黄,神疲肢倦,食少便溏,头晕心悸,舌淡红苔薄,脉细弱。

妇症:月经后期,月经量少,质薄色淡,乃至闭经,经后头身痛,头晕心悸乏力,胎萎不长,产后缺乳。

(2)脾虚不摄

共症:面色㿠白,少气懒言,倦怠乏力,小腹空坠,舌淡,苔薄白,脉缓无力。

妇症:月经先期,月经量少,经期延长,或崩中漏下,经断复来,胎动不安,甚而堕胎,乳汁自出。

(3)脾阳不振

共症:面色㿠白,食少腹胀,四肢不温,腹痛喜暖,大便清稀,舌淡胖,苔白厚,脉濡弱。

妇症:月经过多或崩漏,经行泄泻,经行浮肿,胎水肿满。

(4)脾胃虚弱

共症:呃逆嗳气,恶心呕吐,食少便溏,舌淡红,苔薄白,脉缓弱。

妇症:经行胸闷作呕,孕后恶心呕吐,食欲不振,溢乳等。

(5)脾虚湿盛

共症:头晕头重,肢体重着无力,食后脘腹痞闷,大便溏薄,舌淡胖,苔白腻,脉濡。

妇症:经行泄泻,经行头面、肢体肿胀,妊娠水肿,白带量多黏腻。

4.肺病辨证

(1)肺气虚

共症:面白无华,气短声低,咳喘无力,舌淡红,苔薄白,脉虚弱。

妇症:妊娠转胞,产后大便不畅,或小便异常。

(2)肺阴虚

共症:干咳无痰,小便黄少,大便干结,舌红,苔少,脉细数。

妇症:经行吐衄,色红量少,妊娠声音嘶哑,咽燥,久咳不愈,便秘等。

5.肾病辨证

(1)肾气虚

共症:面色晦暗,眼眶黧黑,头晕耳鸣,腰膝酸软,夜尿多,或尿失禁,舌淡红,苔薄白,脉沉细尺弱。

妇症:月经迟至,月经量或多或少,量多如崩或淋漓不止,经色黯而质稀,月经后期或经闭,妊娠腰痛下坠,转胞或胎漏,滑胎,产后小便失禁或子宫脱垂。

(2)肾阳虚

共症:精神萎靡,腰脊酸楚,面色㿠白,形寒肢冷,小便清长,夜尿频数,舌淡黯,苔薄白,脉沉迟。

妇症:经行浮肿,经行泄泻,带下清稀,子宫小,婚久不孕,胎水肿满,或胎萎不长。

(3)肾阴虚

共症:腰膝酸痛,足跟痛,头晕耳鸣,五心烦热,口燥咽干,舌红而干,少苔或无苔,脉细数。

妇症:月经量少,闭经,崩漏,经间期出血,带下量少,不孕等。

(4)脾肾阳虚

共症:面色苍白或晦暗,腰膝酸软,疲倦乏力,纳呆腹胀,大便溏薄,夜尿频数,舌淡而胖,苔白腻,脉迟缓而弱。

妇症:崩漏,闭经,经行泄泻,经行浮肿,带下淋漓,妊娠肿胀。

(5)肝肾阴虚

共症:腰膝酸软,头晕目眩,烘热汗出,两目干涩,舌红,苔少而干,脉弦细。

妇症:经行先后不定期,量少淋漓,色红而稠,经行发热,乳房胀痛,赤白带下,妊娠腰痛,外阴白斑,干痒灼热。

(6)肾虚肺燥

共症:腰膝酸软,口燥咽干,干咳,无痰,大便秘结,舌红少苔,脉细数。

妇症:经行吐衄,妊娠喑哑,久咳不愈,妊娠或产后便干难解。

(二)气血辨证

"气为血之帅,血为气之母。"

1.气虚证

共症:面色㿠白,头晕眼花,神疲乏力,纳呆食少,少气懒言,自汗恶风,舌淡,苔薄白,脉虚弱。

妇症:月经先期,月经过多,或经期延长,经血色淡质稀,胎动下坠,小便不通,或产后自汗,恶露不绝,排尿困难,子宫脱垂等。

2.气滞证

共症:胁腹胀痛,嗳气不舒,大便不调,舌质红,脉弦。

妇症:经行乳房胀痛,小腹胀痛,经前加重,肢体肿胀,月经后期,经行不畅等。

3.血虚证

共症:面色无华,头晕眼花,四肢麻痹,心悸失眠,舌淡,苔薄白,脉细。

妇症:月经后期,色淡量少,甚或闭经,经行瘾疹,妊娠身痒,妊娠头晕心悸,胎萎不长,产后腹中疠痛,缺乳,大便难。

4.血热证

共症:面赤唇红,发热烦躁,舌干,出血,舌红苔黄,脉数。

妇症:月经先期,经期延长,崩漏,胎漏,堕胎小产,产后恶露不绝。

5.血寒证

共症:面色青白,形寒肢冷,腹痛喜温,小便清长,大便不实,舌黯苔白,脉沉迟或沉涩。

妇症:月经后期,经血量少色黯,有块不畅,或闭经,经行小腹冷痛,宫寒不孕,产后身痛。

6.血瘀证

共症:痛有定处而拒按,或有癥块,皮肤瘀斑,舌紫黯,有瘀斑、瘀点,苔薄白,脉弦涩。

妇症:崩漏淋漓,色黯有块;经行腹痛,血黯有块,块下痛减;产后腹痛,恶露不绝,不孕,癥瘕等。

(三)奇经辨证

1.冲任虚衰

月经迟至,月经色淡量少,不孕不育,胎动不安或胎漏。

2.冲任不固

月经早至,月经量多,经期延长,或崩漏,或滑胎小产,或产后恶露不绝,子宫脱垂。

3.冲脉气逆

恶阻,经行吐衄,经行头晕头痛。

4.寒凝冲任

月经后期,腹痛,月经量少不畅,经黯有块,或不孕。

5.热扰冲任

月经先期,经间期出血,崩漏,胎漏,血色深红,或恶露不断。

6.湿热蕴结任带

带下黄稠有异味,前阴肿痛,灼热瘙痒,甚生阴疮。

7.瘀阻冲任

月经先后不定期,经行时多时少而不畅,经行腹痛,血紫黯有块,或崩漏,或不孕等。

8.督脉亏虚

妊娠腰脊冷痛,耳鸣,健忘,不孕。

(四)带下辨证

带下量多色白,或绵绵不断,质黏腻,无异味,多属脾虚;带下量多,清稀透明或如水样,多属肾阳虚;带下量或多或少,色黄或兼赤,质黏,伴前阴灼热潮红,多属肾阴虚;带下量多,色黄或如豆渣或如泡沫或如脓样,质稠而秽臭,伴前阴红肿灼痛、瘙痒,多属湿热;若带下连绵不断,呈黄水样或五色杂冗,如脓如血,气味恶臭难闻,多属热(湿)毒内结;带下极少或无带下,阴道干涩灼痛,厌恶同房,性交困难,多为肝肾阴虚,或阴虚火旺之证。

第四章 妇科疾病的治则

本文仅就妇科疾病的内治法做简要阐述。

一、调补脏腑

(一)滋肾补肾

1.补益肾气

肾气乃肾精化生之气,指肾脏的功能活动。肾气虚,余常用肾气丸、归肾丸,酌加党参、黄芪、甘草、淫羊藿、巴戟天、五味子等。"阳生阴长肾气自旺。"

2.温补肾阳

肾阳又称元阳,真阳,真火,命门之火。肾阳是肾生理功能的动力,也是人体生命活动力的源泉。

肾阳虚,余常用右归丸、右归饮,兼水湿不行者用济生肾气丸,酌加紫河车、淫羊藿、巴戟天、川续断、肉苁蓉等药。"益火之源,以消阴翳"之谓。

3.滋养肾阴

肾阴又称元阴,真阴,真水。肾之阴液(肾精)是肾阳功能活动的物质基础。

肾阴虚,余常用左归丸、左归饮、六味地黄丸,阴虚火旺者用知柏地黄丸、大补阴丸,气阴两虚者用麦味地黄丸,酌加百合、麦冬、桑椹等。"壮水之主,以制阳光"是也。

阴阳互根又互生,《景岳全书》曰:"善补阳者,必于阴中求阳,则阳得阴助而生化无穷;善补阴者,必于阳中求阴,则阴得阳生而泉源不竭。”

(二)疏肝养肝

1.疏肝解郁

肝主疏泄,性喜条达而恶抑郁。

肝气郁结,余常用四逆散、柴胡疏肝散、逍遥散,酌加郁金、合欢花、川楝子、青皮、佛手、玫瑰花、生麦芽、橘核、橘络等治之。

2.疏肝清热

肝郁化火,余常用丹栀逍遥散、越鞠丸,酌加枳壳、郁金、川楝子、青皮、菊花、桑叶、黄芩等治之。

3.养血柔肝

肝藏血,体阴而用阳。

肝阴不足,或肝血衰少者,余常用一贯煎、杞菊地黄丸,酌加白芍、制何首乌、女贞子、当归、桑椹、山萸肉等治之;阴虚动风或肝阳上亢者,余常用大定风珠、羚角钩藤汤,酌加天麻、石决明、珍珠母等治之。

4.疏肝清热利湿

肝乘脾土,脾失健运,水湿内生,肝热脾湿合为湿热,余常用龙胆泻肝汤、止带方和萆薢渗湿汤,加减治之。

(三)健脾和胃

1.健脾法

脾失健运,气血生化之源不足,气血两虚者用人参养荣汤健脾养血;脾虚气陷,统摄无权者,宜归脾汤补气摄血;脾虚生湿者,用参苓白术散健脾除湿;脾虚气弱,气虚下陷者,宜补中益气汤或举元煎健脾升阳。

2.和胃法

胃失和降,厌食呕逆,因虚者宜香砂六君子;偏寒者,宜干姜人参半夏丸;因热者宜橘皮竹茹汤;肝胃郁热者宜苏叶黄连汤或芩连橘茹汤;伴胃阴虚者宜麦冬汤治之;胃热吐衄者,用玉女煎治之。

二、调理气血

妇人“有余于气,不足于血”“以血为用”。

(一)理气法

理气方药在调补脏腑法中多已论及,此不赘述。

(二)调血法

1.补血养血

经、孕、产、乳以血为用,血虚冲任不足以致诸疾。养血补血用四物汤、当归补血汤、滋血汤等,酌加制何首乌、阿胶、枸杞子、鸡血藤等补血养血。

2.清热凉血

血热能灼伤阴血,动血,治用清经散、保阴煎清热凉血;阴虚血热者宜知柏地黄汤滋阴清热凉血,酌加知母、麦冬、紫草;血热易成瘀,当酌加丹参、赤芍以散瘀。

3.清热解毒

“火甚成毒”,常用五味消毒饮、清营汤、银花红藤解毒汤,酌加大青叶、板蓝根、鱼腥草、败酱草等以清热解毒。

4.活血化瘀

寒凝、热灼、气滞、气虚、久病外伤均可致血瘀,当以桃红四物汤、少腹逐瘀汤、血府逐瘀汤、膈下逐瘀汤、生化汤、大黄䗪虫丸活血化瘀。根据兼寒、热、气滞、气虚的不同酌加散寒、清热、凉血、补气、行气之药以分别治之。应根据瘀血之轻重、体质之强弱酌情运用和血、活血、破血之药。

三、温经散寒

寒主收引，性凝滞，影响气血运行，致瘀血和痛经，常用温经汤、少腹逐瘀汤等，以温经散寒、化瘀止痛。此外根据虚寒、实寒、兼风兼湿的不同，酌情兼而治之。

四、利湿祛痰

湿性重着，黏滞，阻遏气机，多侵下焦。湿邪有风湿、寒湿、痰湿、湿热、湿毒之不同，有内湿、外湿之别，又有在上、在中、在下及在表、在里之异。治之则有化湿、燥湿、利湿之殊。风湿者，羌活胜湿汤主之；寒湿者，苓桂术甘汤、真武汤主之；湿热者，龙胆泻肝汤、四妙散、萆薢渗湿汤主之；湿毒者，五味消毒饮加土茯苓、败酱草、鱼腥草、薏苡仁主之；湿热在三焦者，三仁汤主之。

尤其是湿热为病，病程缠绵，经久不愈，病机似如油入面，治疗如抽丝剥茧，《温病条辨》中的“三仁汤”是治疗此湿热病之良方。

痰注胞中，影响胞宫、胞脉、胞络，损及冲、任、带诸经，可致闭经、不孕等。治宜燥湿化痰，二陈汤为治痰湿之主方，酌加胆南星、竹茹、苍术、白芥子、莱菔子等，其中苍附导痰汤、启宫丸为妇科治疗痰湿之常用方。

五、调治冲、任、督、带及胞宫

冲、任、督、带及胞宫不论在女子的生理上，还是在病理上都占有重要的地位。《医学源流论》曰：“凡治妇人……必先明冲任之脉……此皆血之所从生，而胎之所由系，明于冲任之故，则本源洞悉，而后所生之病，则千条万绪，以可知其所从起。”此重要论述并未引起今人足够的重视，如“治肝、脾、肾，即是治冲任”云云,虽然肝脾肾与冲任关系密切,但是肝脾肾与冲任脉的生理病理并非完全相同。因此,治肝脾肾并不能完全替代治冲任。故冲任之病在理法方药上应当成为一个独立的系统,以更好地辨证论治冲任疾病。

（一）调补冲任

冲任虚衰或冲任不固而致月经过多、闭经、崩漏、胎漏、胎动不安、滑胎、产后恶漏不绝、不孕等,方用固冲汤、补肾固冲丸,药选用肉苁蓉、鹿角胶、鹿茸、枸杞子、巴戟天、山药、人参、白术、当归补养冲脉,选用龟甲、覆盆子、紫河车、阿胶、山萸肉、川续断、菟丝子、炒杜仲、桑寄生以补任脉。

（二）温化冲任

冲任虚寒或寒湿客于冲任,而致月经过少、痛经、带下病、不孕等,方用温冲汤、温经汤、艾附暖宫丸,选用吴茱萸、蛇床子、肉桂、艾叶、小茴香、川椒等以温化冲任。

（三）清泄冲任

热扰冲任,迫血妄行而致月经过多、崩漏、胎漏、产后恶露不绝,热灼冲任,冲任干涸,而致闭经、不孕,方用清经散、清热固经汤、保阴煎,选用知母、黄柏、生地黄、玄参、牡丹皮、黄芩、桑叶、地骨皮等以清泄冲任。

（四）疏通冲任

邪犯冲任,致冲任郁滞,而致月经后期、痛经、闭经、产后恶露不绝、癥瘕等,方用少腹逐瘀汤、桃红四物汤、苍附导痰丸、柴胡疏肝散、桂枝茯苓丸。选用桂枝、赤芍、当归、川芎、苍术、半夏、枳壳、柴胡、香附、炮山甲、莪术等以疏通冲任。

（五）和胃降冲

冲气犯胃,胃失和降而致经行呕吐呃逆、恶阻、倒经等,方用旋覆代赭汤、小半夏加茯苓汤、紫苏饮、橘皮竹茹汤。选用陈皮、半夏、茯苓、紫苏、竹茹、代赭石等以和胃降逆。

（六）温养督脉

督脉为阳脉之海，督脉虚寒，胞脉失煦，而致月经后期，闭经，不孕，经后、产后腰脊背冷，方用右归丸或右归饮、金匮肾气丸。选用鹿茸、附子、肉桂、巴戟天、淫羊藿、川续断、补骨脂、杜仲等以温养督脉。

（七）健脾束带

带脉不束，诸经失约，而致带下病、子宫脱垂、产后脱肛，方用完带汤、补中益气汤。选用人参、白术、茯苓、甘草、黄芪、升麻、白果、芡实、莲子肉、覆盆子、金樱子、莲须、桑螵蛸、生龙骨等以补养约束带脉。

（八）温煦胞宫

命门火衰，胞失温煦，而致月经后期、闭经、不孕等，方用温胞饮、艾附暖宫丸。选用紫石英、附子、肉桂、淫羊藿、巴戟天、艾叶、蜀椒、补骨脂等以温煦胞宫。

（九）补养胞宫

肾虚或血虚致胞宫失养，而致子宫萎缩、月经过少、闭经、滑胎、不孕等，方用归肾丸、五子衍宗丸、四物汤、八珍汤。选用熟地黄、菟丝子、制何首乌、紫河车、鹿角胶、枸杞子、肉苁蓉、当归、白芍、阿胶等以补养胞宫。

（十）固胞举胞

肾主系胞，肾虚系胞无力则子宫脱垂，产后脱肛；脾主升清，脾虚气耗，升举无力，亦致子宫脱垂或产后脱肛。肾虚者宜大补元煎、寿胎丸；脾虚者，宜补中益气汤。

（十一）逐瘀荡胞

瘀血阻滞胞宫，可致月经过少、闭经、漏下淋漓、不孕、癥瘕等，方用桂枝茯苓丸、桃红四物汤、大黄䗪虫丸。选用当归、川芎、赤芍、桃仁、红花、川牛膝、三棱、莪术、水蛭、益母草等以逐瘀荡胞。

（十二）泄热清胞

热邪致胞宫蕴热，而致月经先期、月经过多、经期延长、崩漏、胎动不安、胎漏、带下病等，方用清经散、清热调经汤、清热固经汤。选用黄柏、黄芩、栀子、牡丹皮、赤芍、连翘、鱼腥草、败酱草、红藤等以泄热清胞。

六、解毒杀虫

邪毒外侵或诸虫、湿热壅积成毒，而致带下量多、臭秽，阴部灼痛瘙痒甚而成阴疮等，方用五味消毒饮、萆薢渗湿汤、银翘红藤解毒汤。选用金银花、忍冬藤、败酱草、鱼腥草、蒲公英、土茯苓等解毒；用苦参煎（自拟）外洗或坐浴，选用苦参、土茯苓、百部、鹤虱、萆薢等内服以杀虫。

下篇·各论

第五章　月经病

月经病是指女子月经期、量、色、质发生异常的疾病。

月经病是妇科临床多发病，有月经先期、月经后期、月经先后无定期、月经过多、月经过少、经期延长、经间期出血、崩漏、痛经、闭经、月经前后及绝经前后诸证等。

月经病的病因病机，主要是外感六淫、内伤七情，以及产多乳众、房劳过度等，以致脏腑功能失常，气血失调，导致冲任督带损伤，引发月经病。

月经病的辨证，以月经的期、量、色、质所出现的异常，结合患者的体质禀赋为依据，运用四诊八纲，进行综合辨证。

月经病的治则，是治病求本，消除病因，平衡阴阳。灵活掌握急则治其标，缓则治其本，标本兼治，因人、因地、因时进行调治。月经病的治法应重视一个“调”字，调者，和也，如调肝肾、调心脾、调气血、调冲任，从而达到“阴平阳秘”。合理遣方用药使月经恢复正常，以期治愈月经病。

第一节　月经先期

月经周期提前七天以上，或一月两潮者，称月经先期。

对于月经先期的病因病机，历代医家论述颇多，纵观前医所论，结合临床实际，是以血热与气虚者为多见，而且，血热者多于气虚者。血热，则热扰冲任，血热妄行，故月经先期而至；气虚，则统摄无权，冲任不固，致月经不及期而来。

本篇就月经先期的主要证型,论治如下。

一、血热证

素体阳盛血热,热伏冲任,迫血妄行,致经水先期而下。正如《济阴纲目·论经候愆期》云:“阳太过,则先期而至。”又如《女科经纶》引朱丹溪语曰:“经水先期而至者,血热也。”

主要证候:月经先期、量多,色深红,质稠黏,下血有灼热感,面红唇赤,心烦口渴,溲黄便秘,舌红苔黄,脉滑数。

治法:清热凉血。

方药:芩连四物汤化裁。

生地黄　白芍　当归　黄芩　黄连　栀子　地骨皮　甘草　黄柏

方中生地黄入肾,壮水滋阴,清热凉血,白芍入肝,敛阴益血,当归养血补血,调经而不燥,三药合用,滋阴清热,凉血调经以治本;黄芩、黄连、黄柏清热泻火于三焦,以治其标;栀子、地骨皮清热凉血作辅助;甘草甘缓调和诸药。全方共奏滋阴清热、凉血调经之功。

若血甚多,经期延长者,去当归,加地榆、阿胶以凉血止血。

若血热成瘀,症见血紫黑成块,腹痛者,赤芍易白芍,加丹参、牡丹皮、益母草以活血化瘀。

二、肾阴虚证

肾阴亏损,虚热内生,热扰冲任,经失其固,先期而下。正如《傅青主女科·经水先期》云:“先期经来,只一二点者,人以为血热之极也,谁知肾中火旺而阴水亏乎。”又曰:“先期而至者,火热而水不足也。”

主要证候:月经先期,量少色红,颧红面赤,五心烦热,咽干口燥,或潮热盗汗,小便短黄,舌红苔少,脉细数。

治法:滋阴清热。

方药:知柏地黄汤化裁。

生地黄　熟地黄　山药　茯苓　泽泻　牡丹皮　山萸肉　盐知母　盐黄柏　龟甲　地骨皮　天冬

方中六味地黄汤滋阴补肾,谓"壮水之主,以制阳光";盐知母、盐黄柏滋阴降火;生地黄、龟甲、天冬、地骨皮滋阴清热凉血,加强上药滋阴清热之力。全方共奏滋阴凉血、清热调经之功。

若阴虚阳亢,症见头晕耳鸣,失眠梦多者,加酸枣仁、白芍、枸杞子、菊花以平肝潜阳。

三、肝郁热证

情志不舒,肝气郁滞,郁久化火,木火妄动,疏泄太过,下扰血海,冲任不固,而经不及期先来。正如《万氏女科·不及期而经先行》曰:"如性急躁,多怒多妒者,责其气血俱热,且有郁也。"

主要证候:经行先期,量或多或少,色紫红,或有血块,经行不畅,乳房、胸胁、少腹胀痛,烦躁易怒,口苦咽干,舌红,苔薄黄,脉弦数。

治法:疏肝清热。

方药:丹栀逍遥散。

当归　白芍　柴胡　茯苓　白术　甘草　生姜　薄荷　栀子　牡丹皮

方中逍遥散疏肝解郁,健脾养血;栀子、牡丹皮清肝泻火,凉血散瘀。全方共奏疏肝解郁、清热凉血之功,是治疗肝郁化热,月经先期诸证之良方。

若兼瘀血，症见紫黑血块多，排出不畅，少腹痛甚者，加丹参、桃仁、川芎、益母草以活血化瘀。

若气郁甚，胁肋、乳房、少腹胀痛较重者，加延胡索、川楝子、香附、郁金、陈皮、青皮、枳壳以加强疏肝解郁之力。

四、脾气虚证

脾统血，若饮食、劳倦、思虑伤及脾气，脾虚则统摄无权，冲任不固，致经行先期，或者子盗母气，使心气亦伤，形成心脾两虚。如《景岳全书·妇人规》云："若脉证无火，而经早不及期者，乃其心脾气虚，不能固摄而然。"《女科经纶》引赵养葵语云："如半月或十日而来，且绵延不止，此属气虚。"

主要证候：经行先期，量多色淡质稀，面色无华，神疲肢软，心悸气短，小腹空坠，纳少便溏，舌淡苔薄白，脉虚弱。

治法：补气摄血。

方药：归脾汤。

人参　白术　茯苓　炙甘草　当归　黄芪　酸枣仁　远志　龙眼肉　木香　生姜　大枣

脾气虚，统摄无权，则月经先期，量多色淡质稀诸症毕现。方中黄芪、人参为君，补气健脾；臣以当归、龙眼肉养血和营，合君药以益气养血；用白术、木香健脾理气，使补而不滞；茯苓、远志、酸枣仁养心安神，共为佐药；使以甘草、生姜、大枣和胃健脾，以资生化，则气旺而血充矣。诸药合用，全方共奏补益心脾、补气摄血之功，以上诸症服之自愈。

若肝乘脾土，症见胁痛乳胀者，加柴胡、香附、青皮、川楝子、白芍以疏肝解郁。

若气虚血瘀，症见经行不畅有块者，酌加益母草、茜草、三七以活血化瘀。

若气虚不固，经血淋漓不断者，酌加生龙骨、生牡蛎、赤石脂以固涩之。

月经属阴血，由冲任二脉所主。月经先期的病机主要是冲任不固，因此，月经先期的治疗以固冲调经为本。

第二节　月经后期

月经周期延后七天以上，甚至四五十天一行者，称为月经后期。

《素问·上古天真论》曰："任脉通，太冲脉盛，月事以时下。"月经后期，属月经不调之一，其病机盖由冲任失于通盛所致。若气血瘀阻，寒湿凝滞，使冲任壅滞，失于通畅，血海盈溢受阻，故月经延期而至；或气血阴阳虚弱，冲任不充盛，血海满溢迟缓，而月经后期才来。

兹辨证论治如下。

一、血虚证

素体营血不足，或产乳耗血等，致冲任脉虚，血海不能按时满溢，遂使月经后期。正如《丹溪心法》云："过期而来，乃是血虚。"

主要证候：月经延后，量少色淡质清，伴头晕眼花，心悸少寐，面色苍白，手足麻木，唇舌色淡，脉细无力。

治法：补血调经。

方药：四物汤加味。

当归　白芍　熟地黄　川芎　枸杞子　制何首乌　鸡血藤

丹参　香附

方中四物汤补血养血调经；枸杞子、制何首乌补肝肾，生精血，益冲任；鸡血藤、丹参、香附补血活血，理气调经。全方共奏补血益精、养冲任、调经血之功，营血足，冲任盈，血海按时满溢，月经如期而至，诸症自愈。

兼气虚，症见气短乏力，纳呆便溏者，加党参、黄芪、白术、甘草、山药补气养血。

兼阴虚，症见五心烦热，腰膝酸软者，加山萸肉、桑椹、牡丹皮、怀牛膝滋阴补血。正如《济阴纲目·调经门》引王子亨语曰："经者常候也……阴不及，则后时而来。"

二、血寒证

（一）虚寒证

由于阳气不足，则寒从内生，寒主凝滞，阻碍经脉之流通，以致生化失期，使月经后期而至。正如《景岳全书·妇人规·经脉类》云："然血何以寒？亦惟阳气不足，则寒从中生，而生化失期，是即所谓寒也。"《女科经纶》引赵养葵语亦云："如过期而来者，火衰也。"

主要证候：月经周期延后，血量少色淡，质清稀，小腹绵绵作痛，喜暖喜按，神疲乏力，畏寒，舌淡，脉沉迟无力。

治法：温经散寒，养血调经。

方药：《金匮要略》温经汤。

吴茱萸　当归　芍药　川芎　人参　桂枝　阿胶　牡丹皮　半夏　麦冬　甘草　生姜

方中吴茱萸、桂枝温经散寒暖宫，通利血脉；当归、川芎、白芍、阿胶补血养血，活血调经；牡丹皮祛瘀；麦冬、半夏、生姜润燥降逆和胃;人参、甘草补气和中。全方寒热补泻并用,而以温经散寒,养血益气,祛瘀调经为主。

(二)实寒证

寒为阴邪,其性凝滞,若形寒饮冷,寒邪搏于冲任,血为寒凝,经脉运行不畅,以致月经后期。如《女科要旨·调经》云:"盖阴气胜阳气,则胞寒气冷,血不运行,《经》所谓天寒地冻,水凝成冰。故令乍少,而在月后。"

主要证候:经期延后,量少色黯或有块,小腹冷痛,得热痛减,面色㿠白,畏寒肢冷,苔薄白,脉沉紧。

治法:温经散寒,活血调经。

方药:《妇人大全良方》温经汤加减。

当归　川芎　白芍　牛膝　桂心　莪术　牡丹皮　甘草　香附　小茴香

方中桂心、小茴香温经散寒;当归、川芎活血调经,四药配伍,有温经散寒,调经止痛的作用;人参甘温补气,助桂心温阳散寒;莪术、牡丹皮、牛膝活血祛瘀;白芍、甘草缓急止痛。全方共奏温经散寒、活血祛瘀,益气通阳调经之功。

兼瘀血,症见小腹冷痛拒按,血块多,经行不畅者,加桃仁、红花、五灵脂以活血化瘀。

三、气滞证

肝郁气滞,木失条达,失于疏泄,气行则血行,气滞则血结,冲任受阻而经期后延。如《四圣心源》曰:"木不能泄,则后期而至。"

主要证候:经期延后,血量少,色红质稠,小腹胀甚而痛,时叹息,胸胁乳房胀痛,舌黯,脉弦。

治法:行气开郁,活血调经。

方药:《医宗金鉴》加味乌药汤化裁。

乌药　砂仁　木香　延胡索　香附　甘草　槟榔　生姜　柴胡　青皮　川楝子　当归　川芎

“气为血之帅,气行则血行,气滞则血瘀。”方中乌药理气行滞为君;木香、香附、槟榔、柴胡、青皮、川楝子、生姜、砂仁、延胡索行气疏肝,和胃止痛为臣;当归、川芎养血和血调经为佐;甘草调和诸药为使。全方共奏行气疏肝、活血调经之效。

兼血瘀,小腹痛过于胀,拒按,血紫黑成块者,加桃仁、红花、益母草、五灵脂以活血化瘀。

四、痰阻证

痰为阴邪,其性黏滞。若素体痰盛,痰湿下注,壅滞冲任,血海失于盈溢,以致月经后期。如《济阴纲目·调经门》引朱丹溪语曰:“过期色淡者,痰多也。”

主要证候:经期后延,经量或多或少,色淡,夹杂白浊黏液,素体肥胖,倦怠乏力,或眩晕心悸,咳嗽痰多,舌苔白腻,脉弦滑。

治法:燥湿祛痰,活血调经。

方药:二陈汤加减。

陈皮　半夏　茯苓　甘草　当归　川芎　枳壳　香附　薏苡仁　麦芽　生姜

方中半夏为君,燥湿化痰,降逆和胃;臣以陈皮、生姜理气燥湿,降逆化痰;茯苓、薏苡仁健脾渗湿,俾湿无所聚,则痰无由生;香附、麦芽、枳壳疏肝理气;佐以当归、川芎养血调经;甘草调和诸药。全方共奏燥湿化痰、活血调经之功。

月经后期,或月经量少,进而发展为经闭或不孕,切不可掉以轻心，等闲视之。

第三节　月经先后无定期

月经或前或后，潮无定时，称为月经先后无定期。

经者，常也，月经一月一至，是为正常，故亦曰“月信”。若月经周期紊乱失其常，或赶前，或错后，经行先后无定期，是为不调。

临床上以冲任失调，肝郁，肾虚所致月经先后无定期为常见，辨证论治如下。

一、冲任失调证

《素问·上古天真论》云：“任脉通，太冲脉盛，月事以时下。”若冲脉未盛，血海尚未满盈，而任脉通泄太过，则月经先期而至；若冲脉已盛，血海已满，而任脉通泄不及，则月经后期而来。

主要证候：经期紊乱，先后不定，经少色淡，头晕耳鸣，腰膝酸软，胸胁胀满，或乳房胀痛，舌淡苔薄，脉虚弦。

治法：补肾疏肝，调和冲任。

方药：定经汤。

当归　熟地黄　白芍　柴胡　菟丝子　山药　茯苓　炒芥穗

方中当归、白芍补血养血，柔肝调经；菟丝子、熟地黄补肾益精，补血养冲任；柴胡、炒芥穗疏肝解郁；山药、茯苓健脾和中。全方共奏补肝肾、益精血、疏肝气、养冲任之功。俾肝气疏，精血旺，冲任得养，血海正常蓄溢，则经水自能定期来潮。

二、肝郁证

肝藏血,主疏泄,喜条达,恶抑郁。若情志抑郁,或怒气伤肝,使肝气逆乱,疏泄失职,冲任失调,血海满溢失常。疏泄太过,则经先至;疏泄不及,则经后来。

主要证候:月经先后不定期,经量或多或少,色黯红或紫红,行而不畅,或有血块,经前两胁、乳房、少腹胀痛,经来痛减,精神抑郁,胸闷不舒,嗳气食少,苔薄白,脉弦。

治法:疏肝健脾,养血调冲。

方药:逍遥散。

当归　白芍　柴胡　茯苓　白术　甘草　生姜　薄荷

方中柴胡疏肝解郁,薄荷助柴胡疏肝;当归、白芍养血补血,调冲任;白术、茯苓、甘草健脾和中;生姜温胃行气。全方共奏疏肝健脾、养血调冲任之功,肝气得疏,脾气健运,冲任得养,月经自调。

兼血瘀,症见经血紫黑成块,小腹痛,经行不畅者,加桃仁、延胡索、五灵脂、益母草以活血通经。

肝郁化热,症见血量多色红,质稠者,加牡丹皮、栀子、丹参、茜草、贯众炭以清热凉血,化瘀止血。

三、肾虚证

肾藏精,司开阖,开则施泄,阖则封藏。若肾气不足,开阖失司,施泄与封藏失调,冲任功能紊乱,血海蓄溢失常。开泄太过,则经早来;闭阖太过,则经后行。

主要证候:经来或先或后,量少色淡,质清,头晕耳鸣,腰痛如折,夜尿频多,舌淡苔薄,脉沉弱。

治法:补肾气,调冲任。

方药:归肾丸加减。

熟地黄　山药　山萸肉　当归　枸杞子　杜仲　菟丝子　白芍　补骨脂　桑寄生　益智仁　甘草

方中熟地黄、山萸肉、枸杞子、杜仲、菟丝子、桑寄生补肾气,益精血,养冲任;当归、白芍养血柔肝调经;补骨脂、益智仁温肾暖脾,固精缩尿;山药、甘草健脾和中。全方共奏补肾气、养肝血、调冲任之功。俾肾精旺,肝血充,气血调和,冲任得养,血海正常蓄溢,经水定期而至。

附:冲任失调与月经不调

《素问·上古天真论》曰:"任脉通,太冲脉盛,月事以时下。"盛则满盈,通则开泄。盈满有时,通泄有节,则经以时下。若冲脉未盛,血海未充,任脉通泄太过,则未及期而经至;若冲脉已盛,血海已满,任脉通泄不及,则后期而经来,从而导致经行先期,经行后期,或经行先后无定期。

如果,冲脉已盛,血海已满,而任脉通泄太过,则月经过多,经期延长,甚至发生崩漏;如果,冲脉未盛,血海未充,而任脉通泄不及,则月经过少,经期过短,乃至闭经。

因此,冲任失调,必然导致月经不调。冲任相资,经行如期。

第四节　月经过多

月经周期正常,而经量明显超过正常月经者,称为月经过多。

月经过多,其机理主要是虚、热、瘀。因气为血之帅,血为气之母,血随气行。气虚则血失统摄;血热则妄行流溢;血瘀则血不归经,而致月经过多。

一、脾气虚证

脾统血,脾气虚则统摄无权,冲任之脉不固,经血失于统摄而量多。如《济阴纲目·调经门》引《准绳》曰:"经水过多……为气虚不能摄血。"

主要证候:月经量多,色淡质薄,或清稀如水,面色无华,心悸怔忡,气短懒言,小腹空坠,肢软无力,舌质淡,苔薄润,脉虚弱。

治法:健脾补气,摄血固冲。

方药:归脾汤化裁。

人参　白术　炙甘草　当归　黄芪　酸枣仁　远志　龙眼肉　大枣　炮姜　艾叶炭　阿胶

方中人参、黄芪、白术、大枣、炙甘草健脾补中益气;当归养血补血调经;酸枣仁、远志、龙眼肉养心安神;炮姜、艾叶炭、阿胶温经固涩,止血补血。全方共奏健脾补气、摄血固冲之效。俾脾气旺,冲任固,血得统,经自调。

二、肝血热证

肝藏血,司血海,冲脉附于肝。素体阳盛,或肝郁化火,热扰冲任,血海沸溢,经血妄行,则月经过多。如《万氏女科》曰:"凡经水来太多者,不问肥瘦,皆属热也。"

主要证候:经来量多,色深红或紫红,质稠有块,胸胁及小腹胀痛,心烦口苦,溲黄便秘,舌红苔黄,脉弦数而滑。

治法:清热凉血,止血固冲。

方药：芩连四物汤加减。

生地黄　当归　白芍　黄芩　黄连　牡丹皮　栀子　甘草　地榆　阿胶

方中生地黄清热凉血；当归、白芍、阿胶补血养血敛阴；黄芩、黄连、栀子清热泻火，直折热邪；牡丹皮、地榆清肝热，凉血止血；甘草调和诸药。全方共奏清热凉血、固冲止血之功。俾热邪得清，经血凉和，冲任固密，月经自调。

三、肾阴虚证

肾主冲任，为月经之本。肾阴亏损，虚热内生，热扰冲任，经血妄溢。如《济阴纲目·调经门》引《准绳》曰："经水过多，为虚热。"

主要证候：经行量多，色红质稠，潮热盗汗，头晕耳鸣，腰膝酸软，口燥咽干，舌红少苔，脉细数。

治法：滋阴清热，固冲止血。

方药：加减一阴煎。

生地黄　芍药　麦冬　熟地黄　炙甘草　知母　地骨皮　山萸肉　旱莲草　女贞子　阿胶

方中生地黄、麦冬、知母、地骨皮、旱莲草、女贞子滋阴清热；熟地黄、白芍、山萸肉、阿胶滋肾柔肝，补血敛阴，固冲止血；甘草调和诸药。全方共奏滋阴清热、固冲止血之功，阴充热清，冲任得固，月经自调。

四、血瘀证

瘀血阻滞冲任，新血不得循经而行，故月经量增多。此"旧血不去，新血误行"之谓也。

主要证候:经行乍多乍止,色紫黑有块,小腹疼痛拒按,块下痛减,舌紫黯,有瘀点或瘀斑,脉弦涩。

治法:活血化瘀,安冲止血。

方药:四物汤合失笑散。

熟地黄　当归　川芎　赤芍　炒灵脂　炒蒲黄

方中熟地黄、当归、川芎、赤芍养血和血调经;炒灵脂、炒蒲黄活血祛瘀,止痛止血。全方共奏养血活血、祛瘀止血之功。俾瘀血得祛,血得归经,冲任调和,经水自调。

若因瘀积,如子宫肌瘤,子宫内膜病变等,经血暴下,气随血脱者,当急则治其标,回阳固脱,然后补养气血,俟气血恢复后,再以桂枝茯苓丸、大黄䗪虫丸等破瘀消癥以治其本。

月经过多,易致经期延长,甚至崩漏,不可不重视。

第五节　月经过少

月经周期正常,而经量明显减少,或经期缩短,甚或点滴即净,称为月经过少。

月经过少,病机有虚有实。虚者,精血亏损,血海空虚;实者,瘀滞冲任,血行不畅。临床以血虚、肾虚、血瘀为常见,兹辨证论治如下。

一、血虚证

血乃月经之主要成分,素体营血亏虚,或脾虚化源不足,致冲任不盛,血海不足,而经行量少。如《医学心悟》曰:“血少色淡者,血不足也。”《万氏女科》云:“瘦人经水来少者,责其血虚也。”

主要证候:经量渐少,甚至点滴即净,色淡质清稀,面色萎黄,头晕眼花,心悸怔忡,唇舌色淡,苔薄白,脉虚细。

治法:益气养血,兼补化源。

方药:圣愈汤加味。

熟地黄　当归　白芍　川芎　黄芪　人参　枸杞子　鸡血藤　炙甘草

方中四物汤补血养血调经;枸杞子、鸡血藤协助四物汤养血补肾,益冲任;人参、黄芪、炙甘草健脾益气,资化源。全方共奏益气补血、滋养冲任之功。俾气血旺盛,冲任充盈,经少诸症自愈。

兼脾虚纳少腹泻,肢倦乏力者,圣愈汤去熟地黄加白术、山药、茯苓、砂仁、大枣健脾止泻。

二、肾虚证

肾藏精,肝藏血,肝肾相生,精血同源。若肾气虚,则施化无权,精血亏,则冲任不充,血海不盈,以致月经量少。如《校注妇人良方》按语云:"有因肾水不能生肝而血少者……经云:损其肝者,缓其中;损其肾者,益其精。"

主要证候:月经量少,色淡红或黯淡,头晕耳鸣,腰膝酸软或足跟痛,性欲低下,舌淡少津,脉沉细。

治法:滋补肝肾,养血调经。

方药:当归地黄饮加味。

当归　熟地黄　山药　杜仲　牛膝　山萸肉　炙甘草　巴戟天　菟丝子　枸杞子

方中菟丝子、杜仲、巴戟天补益肾气;熟地黄、山萸肉、枸杞子、牛膝滋补肝肾,补养冲任;山药、炙甘草健脾和中;当归补血调经。全方共奏补肾肝脾、益精养血、补冲任之功。肾精旺盛,气血充沛,冲任充盈,诸症自愈。

三、血瘀证

因寒凝气滞,瘀血内停,瘀阻冲任,血行不畅,致经量减少。

主要证候:经来量少,色紫黑有块,小腹疼痛拒按,块下痛减,舌质紫黯,尖边有瘀点或瘀斑,脉沉涩或弦涩。

治法:活血化瘀调经。

方药:桃红四物汤化裁。

当归　川芎　赤芍　熟地黄　乌药　香附　莪术　五灵脂　川牛膝　甘草　桃仁　红花

方中桃仁、红花、川芎、赤芍、五灵脂、川牛膝、莪术活血祛瘀;乌药、香附理气调经;当归、熟地黄补血滋阴;甘草和中调和诸药。全方共奏活血化瘀、养血调经之效,使瘀血祛,冲任通,血行畅,经少腹痛诸症自可痊愈。

月经过少,常伴有月经后期,经期过短,渐至闭经或不孕。

治宜虚则补之,损则益之,瘀则化之,滞则行之。但要补而不腻,泻而不峻,方可血海满盈,冲任调畅,经行正常。

第六节　经期延长

月经周期正常,而经期超过七天,甚或淋漓达半月者,称为经期延长。

本病病机主要是虚、热、瘀导致冲任不固,而经血逾期不止。

一、气虚证

脾虚气弱,统摄无权,冲任不固,而致经血淋漓不净。如《济阴纲目·调经门》引《准绳》曰:“妇人月水不断,淋漓无时,或因劳损气血,而伤冲任;或因经行而合阴阳,皆令气虚不能摄血。”

主要证候:月经淋漓,过期不净,色淡质清,神疲乏力,心悸怔忡,头晕眼花,食少便溏,舌淡苔薄,脉缓弱。

治法:健脾益气,温经止血。

方药:归脾汤加艾叶炭、黑姜炭、棕榈炭。

黄芪　当归　人参　白术　茯苓　炙甘草　炒酸枣仁　远志　龙眼肉　木香　艾叶炭　黑姜炭　棕榈炭　大枣

方中人参、黄芪、白术、炙甘草、大枣补中益气;当归养血调经;炒酸枣仁、茯苓、远志、龙眼肉养心安神;木香理气;黑姜炭、艾叶炭、棕榈炭暖宫温经止血。全方共奏健脾益气、温经固冲止血之功。

或补中益气汤加味。

黄芪　白术　陈皮　人参　炙甘草　炒升麻　柴胡　当归身　五味子　炮姜　灶心土

方中人参、白术、黄芪、炙甘草补中益气;升麻、柴胡助黄芪升阳举陷;当归补血调经;炮姜、灶心土、五味子温经固涩止血;陈皮理气。全方共奏补气升提、固涩止血之功。

二、血热证

阴虚生内热,或肝郁化热,热扰冲任,血海沸溢,故血善流而不止。如《景岳全书·妇人规·经脉类》曰:“大都热则善流,而愆期不止。”

主要证候:月经淋漓,过期不止,量少色红,颧红潮热,手足心热,口干咽燥,舌红少苔,脉细数。

治法:滋阴清热。

方药:固经丸加减。

黄柏 白芍 龟甲 椿根皮 生地黄 女贞子 旱莲草 地骨皮 山萸肉

方中生地黄、龟甲滋阴潜阳以制虚火;配黄柏清泄相火而保真阴;女贞子、旱莲草、地骨皮、椿根皮滋肾阴,清热止血;白芍、山萸肉敛汗平肝,收敛固涩且养冲任。全方共奏滋阴清热止血之功。

若肝郁化热,经来淋漓不净,色红或有小血块,潮热,两胁及小腹胀痛,咽干口苦,舌红苔薄黄,脉弦数,用丹栀逍遥散以清肝解郁,凉血固经。

三、血瘀证

经产之际,血室正开,余血未净,阴阳交合,而瘀阻胞宫,血不归经,致月经淋漓,过期不净。如《校注妇人良方·调经门》曰:"妇人月水不断,淋漓腹痛,或因劳损气血,而伤冲任;或因经行而合阴阳,以致外邪客于胞内,滞于血海故也。"

主要证候:经期延长,日久不净,血量乍多乍少,夹有瘀块,小腹痛拒按,块下痛减,舌紫黯,边尖有瘀点或瘀斑,脉弦涩。

治法:祛瘀行滞,活血止血。

方药:四物汤合失笑散加味。

熟地黄 当归 赤芍 川芎 炒灵脂 蒲黄 桃仁 益母草 牡丹皮 茜草 香附

方中熟地黄、当归、川芎、赤芍、桃仁养血活血祛瘀;炒灵脂、蒲黄祛瘀止痛止血;益母草、茜草活血祛瘀止血;香附、牡丹皮疏肝行滞,凉血散瘀。全方共奏祛瘀行滞、活血止血之效。

经期延长,常为崩漏之先兆,并且久之可致血虚,务必重视。

第七节　经间期出血

月经周期正常,在两次月经中间,出现周期性的阴道少量出血者,称为经间期出血。

《医宗金鉴·妇科心法要诀》曰:"盖妇人一月经行一度之后,必有一日絪缊之时,气蒸而热,如醉如痴,有欲交接不可忍之状,乃天然节候,是成胎生化之真机也。"

此时,若因阴虚内热,肝郁化火,湿热血瘀或脾虚等,致冲任失调,乃发生氤氲期阴道出血。

一、阴虚内热证

阴虚内热,热伏冲任,于氤氲之时,阳气内动,虚火与阳气相搏,灼伤阴络,迫血妄行,因而出血。

主要证候:经间期出血,量少,色红,质稠,头晕耳鸣,五心烦热,夜寐不宁,腰膝酸软,舌红,苔少,脉细数。

治法:滋阴清热,调冲止血。

方药:知柏地黄汤加减。

生地黄　山药　茯苓　泽泻　牡丹皮　山茱萸　盐知母　盐黄柏　阿胶　茜草

方中知柏地黄汤滋阴清热调冲任;阿胶、茜草滋阴补血,养冲止血而不滞。全方共奏滋阴清热、养冲止血之功。俾阴充火降,冲任伏热清,血宁而血止。

夜寐不宁者,酌加炒酸枣仁、远志宁心安神;出血期酌加地榆、苎麻根凉血止血。

二、肝郁化火证

肝郁化火，热伏冲任，阳气内动，木火相加，热扰血海，迫血妄行，而致出血。

主要证候：经间期出血，时多时少，色黯红，质稠，烦躁易怒，胁乳胀痛，口苦咽干，舌红，苔薄黄，脉弦数。

治法：疏肝清热，凉血止血。

方药：丹栀逍遥散加减。

柴胡　当归　白芍　茯苓　白术　甘草　牡丹皮　栀子　薄荷

方中逍遥散疏肝解郁，健脾养血；牡丹皮、栀子清热凉血止血。全方共奏疏肝清热、凉血止血之功，使肝郁得疏，伏热得清，冲任血宁而血自止。

出血期酌加生地黄炭、槐花凉血止血；胁乳胀痛者酌加川楝子、郁金、香附疏肝理气，解郁止痛。

三、脾虚证

脾虚统摄无权，经间期，阳气内动，冲任不固，故出血。

主要证候：经间期出血，色淡，质稀，量少，神疲懒言，食少便溏，舌淡，苔薄白，脉缓弱。

治法：健脾摄血。

方药：归脾汤加减。

党参　白术　茯苓　甘草　黄芪　炒酸枣仁　艾叶炭　炮姜　灶心土　仙鹤草

方中党参、白术、茯苓、黄芪、甘草、炒酸枣仁、仙鹤草健脾益气，宁心摄血；艾叶炭、炮姜、灶心土温经固涩止血。全方共奏健脾益气、固涩止血之功。俾脾健气升，统摄得权，复加固涩止血之药而血自止。

四、湿热证

氤氲之时，湿热扰冲，迫血妄行而出血。

主要证候：经间期出血，色红而黯，质黏腻，心烦口渴，胸闷纳呆，平时带下量多，小腹痛，舌红，苔黄腻，脉濡数。

治法：清利湿热，凉血止血。

方药：龙胆泻肝汤加减。

龙胆草　栀子　黄芩　车前子　泽泻　生地黄　甘草　茵陈　黄柏　茜草　薏苡仁

方中龙胆草泻肝胆实火，除下焦湿热为君药；栀子、黄芩苦寒泻火，协助龙胆草以清肝胆湿热，为臣药；泽泻、车前子、茵陈、黄柏、薏苡仁清利湿热，共为佐药；恐上药渗利伤阴，故加生地黄养血益阴，生地黄合甘草凉血止血，甘草调中和药，共为使药。全方共奏清热利湿、凉血止血之功。肝火泻，湿热清，出血诸症自愈。

五、瘀血证

氤氲之时，瘀血阻冲任，血不循经而出血。

主要证候：经间期出血，血黯有块，小腹疼痛拒按，抑郁乳胀，舌紫黯或有瘀点，脉涩。

治法：化瘀止血。

方药：逐瘀止血汤加减。

生地黄　炒大黄　赤芍　牡丹皮　归尾　桃仁　三七　茜草　炒蒲黄　乌贼骨　甘草

方中生地黄、归尾、赤芍养血活血;桃仁、大黄、牡丹皮活血祛瘀;三七、茜草、炒蒲黄、乌贼骨祛瘀止血;甘草调和诸药。全方共奏化瘀止血之功,使瘀血祛,新血归经,血安而止。

氤氲期阴道出血,应注意与月经先期或赤带相鉴别。

第八节　崩　漏

经血非时而下,忽然暴下(如山之崩)谓之崩;淋漓不尽(如器之漏)谓之漏,两者常相互转化,故概称崩漏。

崩漏的病因病机颇为复杂,临床上以血热、肾虚、脾虚、血瘀四型为常见。

一、血热证

阴虚火旺则血不内守,阳热亢盛则迫血妄行。故《素问·阴阳别论》云:"阴虚阳搏谓之崩。"血热崩漏有实热和虚热之分。

(一)实热证

主要证候:经血量多,色深红或紫红,质黏稠或夹少量血块,发热面赤,烦躁易怒,口渴喜饮,便干尿赤,舌红苔黄,脉弦数或滑数。

治法:清热凉血,止血调经。

方药:芩连四物汤加减。

黄芩　黄连　生地黄　白芍　当归　栀子　阿胶　地榆　茜草　仙鹤草　地骨皮　贯众炭

方中黄芩、黄连、栀子清热泻火;生地黄、白芍、当归、阿胶滋阴养血,凉血止血;地骨皮、地榆、茜草、仙鹤草、贯众炭清热凉血止血。全方共奏清热泻火、凉血止血之功。热祛血清,冲任自安，血止经调。

血块较多加牡丹皮、赤芍、益母草凉血祛瘀；小腹痛加香附、川楝子疏肝理气以止腹痛。

冲任热盛，则血脉沸溢，正如《女科经纶·崩带门》云："凡妇人感热，血脉妄行，病曰热崩。"

（二）虚热证

主要证候：经血量少淋漓，血鲜红而质较稠，心烦潮热，小便黄，或大便干，舌红苔薄黄，脉细数。

治法：滋阴清热，止血调经。

方药：生脉四物汤加减。

人参　麦冬　五味子　生地黄　白芍　当归　阿胶　知母　地骨皮　龟甲　山萸肉

方中人参、麦冬、五味子益气养阴；生地黄、山萸肉滋肾养阴，与生脉散上下相资，以养冲任；龟甲、地骨皮、知母滋阴清热；当归、白芍、阿胶养血调经止血。全方共奏滋阴清热、养血调经之功。阴复热清，其血自安。

出血似崩者，加地榆、仙鹤草、乌贼骨凉血止血；心烦失眠者加炒酸枣仁、柏子仁、夜交藤养血安神；血久不止，气血亏损而气短乏力，心悸头昏者加黄芪、枸杞子、制何首乌、龙眼肉补气养血。

阴虚则内热，冲任不固，阴血失守，故经血淋漓，非时而下。

二、肾虚证

肾主蛰藏，为冲任之本，肾虚则封藏失职，冲任失调，而致崩漏。

（一）肾阳虚证

主要证候：经来量多或淋漓不尽，色淡质稀，面色晦暗，肢冷畏寒,腰膝酸软,小便清长,舌淡苔薄润,脉沉细。

治法:温肾固冲,止血调经。

方药:右归丸加减。

附子　熟地黄　山药　山萸肉　枸杞子　菟丝子　鹿角胶　杜仲炭　川续断　桑寄生　炒骨脂　巴戟天　炮姜

肾阳虚衰,阳不摄阴,封藏失司,冲任不固,故崩漏不止。方中熟地黄甘温滋肾养血,填精益髓,配山萸肉、山药以生水,谓之"三补";合附子温肾壮阳,温阳止崩;鹿角胶温督脉,固冲任;菟丝子、杜仲炭、巴戟天、川续断、桑寄生、炒骨脂温补肝肾,配枸杞子养血柔肝益冲任;炮姜温经止血。全方共奏温肾固冲、止血调经之功。

气虚而神疲乏力者加黄芪、党参、白术健脾益气。滑脱淋漓不尽者加龙骨、赤石脂固涩止血。

肾阳虚则封藏不固,冲任失约,因而经来无期,淋漓不尽。

(二)肾阴虚证

主要证候:经血时多时少,色鲜红,质稍稠,头晕耳鸣,心烦失眠,舌红无苔,脉细数。

治法:滋肾益阴,止血调经。

方药:左归丸加减。

生地黄　熟地黄　山药　枸杞子　山萸肉　菟丝子　阿胶　女贞子　杜仲　生龙骨　生牡蛎　白芍

肾阴亏虚,冲任失守,崩漏乃作。方中熟地黄、山萸肉、山药滋补肝肾;配阿胶滋肝肾,补冲任,止崩漏;枸杞子、菟丝子、杜仲补肝肾,益冲任;白芍、生地黄、女贞子养血柔肝,滋肾水而养冲任;生龙骨、生牡蛎收敛固冲任。全方共奏滋肾益阴、止崩固经之效。

阴虚火旺,心烦潮热者加盐知母、盐黄柏、龟甲、炒酸枣仁、五味子、麦冬滋阴清热,养血安神。

阴虚则内热,冲任失守,经行非时而下。如《兰室秘藏·妇人门·经漏不止》云:“女人血崩,是肾水阴虚,不能镇守胞络相火,故血走而崩也。”

三、脾虚证

主要证候:经血量多,或淋漓不净,色淡质稀,神疲气短,面色㿠白或浮肿,头晕心悸,纳差,舌淡苔薄润,脉芤或细而无力。

治法:补气摄血,养血止血。

方药:归脾汤加减。

党参　白术　黄芪　茯苓　炙甘草　炒升麻　当归　炒酸枣仁　龙眼肉　炮姜　灶心土　艾叶炭

方中黄芪补气升阳;合四君子汤加强健脾补气之功,以统摄得权;升麻协助上药升提阳气;当归、炒酸枣仁、龙眼肉养血安神益冲任;炮姜、灶心土、艾叶炭温经固涩以止血。全方共奏补气摄血、养血止血之功。气盛血摄,冲任得固,崩漏诸症自愈。

兼腰痛者加川续断、杜仲炭补肾壮腰膝,固冲止血。

脾为后天之本,主统血。脾气虚则统摄无权,故致崩漏。如《万氏女科·崩漏章》云:“妇人崩中之病,皆因中气虚不能收敛其血。”

四、血瘀证

主要证候:经血淋漓不绝,或骤然暴下,色黯或黑,夹有血块,小腹疼痛,块下痛减,舌质紫黯,或有瘀斑,脉沉涩或弦涩。

治法:活血化瘀,止血调经。

方药:四物汤合失笑散加味。

当归　川芎　赤芍　生地黄　炒五灵脂　炒蒲黄　益母草　牡丹皮　三七　香附　甘草

方中生地黄、牡丹皮清热凉血散瘀;当归、川芎、赤芍、益母草活血化瘀;炒灵脂、炒蒲黄祛瘀止血;三七化瘀止血;香附理气调经;甘草调和众药。全方共奏活血化瘀、止血调经之功。俾瘀血祛,新血生,血得归经,崩漏诸症自愈。

兼气虚乏力者加党参、黄芪健脾益气,以资化源;小腹胀痛甚者加乌药、延胡索理气止痛;下血量多者加乌贼骨、茜草散瘀止血。

《女科经纶·崩带门》曰:"大凡血之为患,欲出未出之际,停在腹中,即成瘀血。"瘀阻冲任,血不归经,发为崩漏。

若暴崩如注,失血过多,头晕气短,心悸汗出,甚则手足逆冷,昏厥,脉微欲绝,阳气虚脱者,应急投独参汤或参附汤回阳救逆固脱。昔人有言,见血休治血,必先调其气,以有形之血,不能速生,无形之气,所当急固也。

总之,崩漏的病机在于冲任失调。《血证论·经血》云"血者阴也,冲任主之",冲任是月经之本,虚、热、瘀等多种病因直接或间接地损伤冲任,冲任功能失调,导致经血非时而下。因此,只要把握脏腑气血的病理变化,适当地调理冲任,恢复冲任的生理功能,崩漏自可痊愈,明乎此,则对崩漏一证的认识,思过半矣。

此外,治崩之则,仍依《内经》"急则治其标,缓则治其本"和方全"塞流、澄源、复旧"之训。

第九节　闭　经

凡女子年逾 18 岁月经尚未初潮,或已行经而又中断 3 个月以上者,称为闭经。前者称原发性闭经,后者称继发性闭经。妊娠期、哺乳期及绝经后的闭经,属生理现象,不作病论。

闭经一证,病因病机颇为复杂,执其要者,可分为虚实两端:虚者,源泉匮乏,血海空虚,无余可下;实者,邪阻经隧,闭塞不来。正如《景岳全书·妇人规·血枯经闭》云:“血枯之与血隔,本自不同,盖隔者,阻隔也;枯者,枯竭也。阻隔者,因邪气之隔滞,血有所逆也。枯竭者,因冲任之亏败,源断其流也。”

临床上,闭经常见的证型,实者有气滞血瘀和痰湿阻滞;虚者有气血虚弱和肝肾不足,证治如下。

一、气滞血瘀证

气为血帅,气行则血行,气滞则血滞,滞甚则成瘀。冲任瘀滞,胞脉阻隔,故经水不行。《万氏女科·经闭不行》云:“忧愁思虑,恼怒怨恨,气郁血滞而经不行。”

主要证候:月经闭止,精神抑郁,胸胁胀满,小腹胀痛,舌质紫黯,或有瘀点,脉沉涩,或沉弦。

治法:理气活血,祛瘀通经。

方药:血府逐瘀汤加减。

当归　川芎　赤芍　桃仁　红花　柴胡　枳壳　川牛膝　甘草　香附　乌药　益母草　泽兰　丹参

方中四物汤去熟地黄,赤芍易白芍,养血调经;桃仁、红花、益母草、泽兰、丹参活血化瘀;柴胡、枳壳、香附、乌药疏肝理气解郁,使气行则血行;川牛膝导瘀血下行,甘草调和诸药。诸药合用,全方共奏活血化瘀养血、理气解郁之效,使气血流畅,冲任瘀血消散,经闭得通,诸证自除。

偏气滞,胸胁及小腹胀甚,乳房胀痛者加青皮、木香、槟榔、橘核疏肝解郁止痛。

偏血瘀,小腹疼痛拒按者,加三棱、莪术、五灵脂、延胡索、水蛭或䗪虫活血化瘀止痛。

寒凝者,畏寒,小腹冷痛加吴茱萸、肉桂、小茴香温经活血止痛。

热瘀者,小腹灼痛,带下色黄,大便干燥,加牡丹皮、黄柏、酒大黄清热活血止痛。

二、痰湿阻滞证

“脾主湿”,脾虚失运,脂膏壅积,聚湿成痰,便成痰湿,痰湿黏腻,滞碍冲任,壅塞胞脉而经不行。《女科切要》曰:“肥白妇人,经闭而不通者,必是湿痰与脂膜壅塞之故也。”

主要证候:月经停闭,形体肥胖,神疲倦怠,头晕目眩,胸闷,呕恶多痰,或面浮足肿,带多色白,苔腻,脉滑。

治法:燥湿祛痰,活血通经。

方药:二陈汤合逍遥散加减。

陈皮　半夏　茯苓　甘草　当归　赤芍　柴胡　白术　生姜　川芎　枳壳　香附　菖蒲　山楂　泽兰

方中二陈汤燥湿化痰,理气和中;逍遥散疏肝解郁,健脾养血;当归、川芎养血活血以通经;枳壳、香附、菖蒲、山楂、泽兰疏肝理气,化痰活血,祛瘀通经。全方共奏健脾燥湿化痰、行气活血调经之效。标本同治,使脾运,湿除,痰消,经脉通畅,月经自行。

湿热阻滞，带下色黄，苔黄腻者，加苍术、薏苡仁、牛膝、连翘、黄柏、益母草祛湿清热，活血调经。

胸闷，呕恶甚者加厚朴、藿香、竹茹理气化湿止呕。

三、气血虚弱证

经水为气血所化生，而脾胃为气血生化之源，故经水由脾胃而生。如《女科经纶》云："妇人经水与乳，俱由脾胃而生。脾胃虚，化源不足，冲任血虚，血海空虚，发为经闭。"《兰室秘藏·妇人门·经闭不行》云："妇人脾胃久虚，或形羸气血俱衰，而致经水断绝不行。"

主要证候：月经由后期量少渐至停闭，面色萎黄，头晕眼花，心悸气短，神疲乏力，或食少便溏，唇舌色淡，脉细弱。

治法：补气养血调经。

方药：十全大补汤加味。

人参　黄芪　白术　茯苓　甘草　熟地黄　当归　川芎　白芍　肉桂　香附　鸡血藤　丹参　山楂

方中四君子汤加黄芪健脾益气，以益气血生化之源；四物汤补血养血，和营调经；肉桂温阳和营，振奋阳气；上药合用气血双补，以治本。香附、鸡血藤、丹参、山楂理气活血以治标。全方共奏补气养血调经之功，使气充血旺，血海充盈，月经通行。

四、肝肾不足证

肝藏血，肾藏精，精血相生，肝肾同源，肝肾为冲任之本，精亏血少，冲任失养，遂成经闭。《医学正传》云："月水全借肾水施化，肾水既乏，则经血日以干涸。"

主要证候:年逾十八尚未行经,或月经由后期量少渐至闭经,头晕耳鸣,腰膝酸软,第二性征不足,舌淡红,脉细弦或细涩。

治法:补肾养肝调经。

方药:归肾丸加味。

熟地黄　杜仲　菟丝子　枸杞子　当归　山茱萸　山药　茯苓　紫河车　鸡血藤　怀牛膝

方中熟地黄、枸杞子、山茱萸养血益阴,补益精髓;杜仲、菟丝子补肝肾,益阴阳;紫河车补精养血;当归、鸡血藤养血活血调经;山药、茯苓益气补脾肾;怀牛膝补肝肾引血下行。诸药合用,全方共奏补肾养肝、填补精血之功,使冲任得养,血海充盈,经行复常。

若形寒肢冷,小便清长,大便不实,性欲淡漠,脉沉弱,肾阳偏虚者加淫羊藿、巴戟天、肉苁蓉、桑寄生、肉桂温肾助阳。

若口燥咽干,五心烦热,脉细弦数,肾阴偏虚者加龟甲、知母、玄参、牡丹皮、地骨皮、白芍滋阴养血,清退虚热。

闭经一证,概分虚实两端。但其病因病机复杂,务必“谨守病机,各司其属”,辨证论治。“虚者补之”,但要补中有疏,不可滋滞;“实者泻之”,但要泻中有调,不可峻攻。做到因势利导,不可以通为快。特别对于虚证闭经,若不知培补,而一味通经,便像张景岳所云:“血枯者不可通也,血既枯矣,而复通之,则枯者愈枯,其与榨干汁者何异?”

第十节　痛　经

痛经为妇科临床常见病。妇女正值经期,或行经前后,周期性出现小腹疼痛或痛引腰骶,甚则剧痛致昏厥者,称为痛经。

痛经的病机有虚、实、寒、热的不同，其中以气滞血瘀和肝肾亏损两型最为多见。

一、气滞血瘀证

“气行则血行，气滞则血瘀。”若肝气怫郁，郁则气滞，气滞血亦滞，血海气机不利，经血运行不畅，以致发为痛经。

主要证候：经行前后不定期，经前或经期小腹胀痛拒按，经量少或经行不畅，经色紫黯有块，块下痛减，伴见胸胁、乳房胀痛，舌质黯或见瘀点，脉弦或弦涩。

治法：理气化瘀，调经止痛。

方药：膈下逐瘀汤合四逆散加减。

当归　川芎　赤芍　桃仁　红花　柴胡　枳壳　香附　延胡索　五灵脂　乌药　牡丹皮　甘草

方中柴胡、香附、乌药、枳壳疏肝理气行滞；当归、川芎、赤芍、桃仁、红花活血化瘀；延胡索、五灵脂化瘀行气止痛；牡丹皮凉血活血散瘀；甘草缓急止痛，调和诸药。全方共奏理气化瘀、调经止痛之功。

偏气滞者，胸胁、乳房及小腹胀甚，加青皮、川楝子、槟榔、木香、麦芽、王不留行、郁金疏肝理气，活血止痛。

偏血瘀者，小腹痛甚，血块较多，行而不畅，加丹参、三棱、莪术、制乳香、制没药、水蛭活血化瘀止痛。

偏寒者，小腹冷痛，得热痛减，加吴茱萸、肉桂、附子、小茴香、艾叶温经止痛。

偏热者，经期长，经色黯红，量较多，有灼热感，加牡丹皮、川楝子、薏苡仁、酒大黄、生地黄凉血活血止痛。

二、寒凝血瘀证

《傅青主女科》曰："夫寒湿乃邪气也，妇人有冲任之脉，居于下焦……经水由二经而外出，而寒湿满二经而内乱，两相争而作疼痛。"

主要证候：经前或经期小腹冷痛拒按，得热痛减；或经行后期，经血量少，色黯有瘀块；面色青白，畏寒肢冷；舌黯苔白，脉沉紧而涩。

治法：温经散寒，化瘀调经止痛。

方药：少腹逐瘀汤加减。

当归　川芎　赤芍　小茴香　干姜　五灵脂　没药　延胡索　肉桂　甘草　桃仁　红花

方中肉桂、干姜、小茴香温经散寒止痛；当归、川芎、赤芍、桃仁、红花活血化瘀，调经止痛；五灵脂、没药、延胡索化瘀止痛；甘草调和诸药，并缓急止痛。全方共奏温经散寒、化瘀调经止痛之功。

腹疼剧烈者，加三棱、莪术以活血化瘀止痛；腹中有包块者，加炮山甲、皂角刺以消癥散结。

三、气血虚弱证

《景岳全书·妇人规》云："凡人之气血，犹源泉也，盛则流畅，少则壅滞，故气血不虚则不滞。"

主要证候：经期或经后小腹隐隐作痛，喜按喜温，小腹及阴部空坠不适；月经色淡，量少，质清稀，头晕心悸，失眠，神疲乏力；舌质淡，脉细弱无力。

方药：圣愈汤加味。

人参　黄芪　熟地黄　当归　白芍　川芎　枸杞子　茯神　龙眼肉　香附　砂仁　甘草　生姜　大枣

方中人参、黄芪补脾益气；熟地黄、当归、白芍养血补血；枸杞子、茯神、龙眼肉、大枣补血益气，养心安神，益冲任，合上药以治本；川芎、香附、砂仁、甘草、生姜和血理气，调经止痛以治标。全方共奏补气养血益冲任、调经止痛之功，使气血充，冲任得养，血海充盈，胞脉得养，痛经自止。

四、肝肾亏损证

肝肾为冲任之本，冲为血海，与肝经关系密切。任主胞胎，与肾经直接有关。当肝肾亏损，精血不足，冲任胞宫失于荣濡，因而发生痛经。

主要证候：经期或经后小腹绵绵作痛，经色黯淡，经量少而质薄，伴见耳鸣，头晕，眼花，小腹空坠不温，苔薄白，脉沉细。

治法：益肾养肝，调经止痛。

方药：自拟益肾养肝汤。

熟地黄　巴戟天　杜仲　桑寄生　川续断　山萸肉　当归　川芎　白芍　怀牛膝　乌药　香附　益母草　炙甘草

方中巴戟天、杜仲、桑寄生、川续断、山萸肉、怀牛膝补肝肾，壮腰膝，强筋止痛；熟地黄、当归滋阴养血，合前药补肝肾，养营血以治本；乌药、香附疏肝理气；川芎、益母草活血化瘀，合白芍、乌药、香附活血理气以治标；炙甘草调和诸药并缓急止痛。全方共奏益肾养肝、调经止痛之功，使肾气实，筋骨坚，阴血充，气机畅，胞宫、冲任得以温养，则痛经自止。

肾阳虚甚，小腹空坠冷痛者，加附子、肉桂、吴茱萸温经止痛。

肝肾阴虚，潮热者，加鳖甲、龟甲、地骨皮滋肝肾，清虚热。

兼气虚，小腹隐痛喜揉按，神疲乏力，面色萎黄者，加黄芪、白术、山药健脾益气止痛。

气滞血瘀所致的痛经为实证，属“不通而痛”；肝肾虚损所致的痛经为虚证，属“不荣而痛”。通常认为，“不通则痛”，然而临床表明，即使通也未必不痛，肝肾亏损所致的痛经，就不是因为不通而痛的，而是因为精血亏损，冲任胞宫失于荣濡而痛的，这种痛叫作“不荣而痛”。那么，不通为什么就痛呢？我认为这是因为某种原因引起血运不畅，导致冲任胞宫缺血拘急而作痛的。因此，不通仅是痛证的中间环节，其实质仍在于组织器官因供血不足，失于荣濡，“不荣而痛”的。也就是说，不通是标，不荣是本，虚证直接造成“不荣而痛”，实证（不通）则间接引起“不荣而痛”，两者殊途而同归耳。故痛证的根本机理在于“不荣而痛”。

因此，痛经一证，于经前、经期行气活血、调经止痛以治其标，固属当务之急，而在经后滋补肝肾，调养气血以治其本岂可忽乎？

附：子宫内膜异位症与子宫腺肌症

子宫内膜异位症与子宫腺肌症是西医妇科学的两个病，其病因病理虽然不同，但与痛经、月经不调、不孕的临床症状却极为相似，因此，可合并进行辨证论治。

一、气滞血瘀证

“通则不痛，痛则不通。”

主要证候：经行小腹胀痛甚，拒按，伴吐、泻，经量或多或少，经色紫黯有块，婚久不孕，经前胸胁、乳房胀痛，舌质紫黯，有瘀斑，脉弦涩。

治法：理气活血，化瘀止痛。

方药：血府逐瘀汤加减。

当归　川芎　赤芍　桃仁　红花　柴胡　枳壳　香附　延胡索　川牛膝　山楂　益母草　甘草

方中当归、川芎、赤芍、桃仁、红花、益母草活血化瘀；柴胡、枳壳、香附理气行滞；延胡索、山楂化瘀活血止痛；川牛膝引血下行；甘草缓急止痛，调和诸药。全方共奏理气活血、化瘀止痛之功，使气顺血调，则痛经自止。

二、痰瘀互结证

《医宗金鉴·妇科心法要诀》曰："或因积血胞寒热，痰饮脂膜病子宫。"

主要证候：经行小腹坠痛，经色紫黯，质稀，下腹包块胀满，婚久不孕，形体肥胖，胸脘满闷，泛恶多痰，带下量多，大便不爽。舌质紫黯，苔厚腻，脉弦。

治法：化痰除湿，活血化瘀。

方药：启宫丸合桂枝茯苓丸加减。

半夏　陈皮　苍术　香附　茯苓　川芎　桂枝　牡丹皮　赤芍　桃仁　当归　延胡索　神曲　甘草

方中二陈汤加苍术、神曲化痰除湿；当归、川芎、桃仁、赤芍、牡丹皮、延胡索养血活血，化瘀止痛；香附疏肝理气，调经止痛；桂枝、甘草温经止痛。全方共奏化痰除湿、活血化瘀之功，使痰祛血活，冲任胞宫气血流畅，痛经何患之有。

若腹中包块胀痛者，减甘草，加炮山甲、皂角刺、浙贝母、海藻、昆布以消痰散结。

三、肾虚血瘀证

《素问·上古天真论》曰："女子……肾气盛……二七而天癸至，任脉通，太冲脉盛，月事以时下，故有子。"

主要证候：经行腹痛，腰骶酸痛，月经量少，经色黯淡，婚久不孕，头晕耳鸣，面色晦暗，眼眶黧黑，舌质淡黯，或有瘀点、瘀斑，苔薄白，脉沉细涩。

治法：补肾化瘀。

方药：归肾丸合桃红四物汤加减。

熟地黄　山药　枸杞子　山茱萸　茯苓　杜仲　菟丝子　当归　川芎　赤芍　桃仁　红花

方中熟地黄、山药、枸杞子、山茱萸、茯苓、杜仲、菟丝子补肝肾，养冲任以治本；当归、川芎、赤芍、桃仁、红花活血化瘀调经以治标。全方共奏补肾活血、标本同治之功，冲任胞宫充盈而流畅，自无痛经之患。

若偏肾阳虚，面色㿠白，形寒肢冷者，加肉桂、淫羊藿、巴戟天以温补肾阳；若偏肾阴虚，五心烦热，咽干口燥者加墨旱莲、女贞子、牡丹皮以滋阴清热。

第十一节　经行乳房胀痛

经行乳房胀痛与肝、胃、肾三脏关系密切，乳头属肝，乳房属胃，足少阴肾经入乳内，而且肝肾同源，如果肝气郁结，肝胃郁热，肝肾阴虚均可导致经行乳房胀痛。

一、肝气郁结证

经期阴血下注冲任，冲气偏盛，循肝经上逆，若肝经气血郁滞，乳络不畅，遂致经行乳房胀痛。

主要证候：经前经期乳房胀痛，或乳头痒痛，甚而不可触衣，经行不畅，胸闷胁胀，心烦易怒，口苦咽干，舌黯红，苔薄白，脉弦涩。

治法：疏肝理气，通络止痛。

方药：柴胡疏肝散加减。

柴胡　白芍　枳壳　川芎　香附　陈皮　甘草　佛手　麦芽　丝瓜络　延胡索　橘核　白蒺藜　王不留行

方中柴胡、白芍、枳壳、川芎、香附、陈皮、佛手、麦芽、白蒺藜、橘核疏肝理气，活血化瘀；白芍、甘草缓急止痛；丝瓜络、王不留行、延胡索疏肝活血，通络止痛。全方共奏疏肝理气、活血通络、消胀止痛之功。

二、肝胃郁热证

主要证候：经前经行乳房灼痛，乳头胀痛，或有结块，或溢乳，心烦，头痛头晕，口苦，口渴，经色红，舌红苔黄，脉弦数。

治法：疏肝清热，通络止痛。

方药：丹栀逍遥散合五味消毒饮加减。

柴胡　白芍　当归　茯苓　甘草　牡丹皮　栀子　蒲公英　紫花地丁　野菊花　金银花　连翘　生麦芽　丝瓜络　桔梗　薄荷　瓜蒌

方中柴胡、白芍、当归、茯苓、甘草、牡丹皮、栀子、薄荷、生麦芽疏肝解郁，清热止痛；蒲公英、紫花地丁、野菊花、金银花、连翘、丝瓜络、瓜蒌清肝胃郁热，化痰宽胸，利气通络；假桔梗为舟楫，瓜蒌为向导，领诸药直达病所。全方共奏疏肝清热、通络止痛之功。

三、肝肾阴虚证

素体肝肾阴虚，逢经行阴血下注胞宫，阴血益虚，冲任不足，乳络失养，而致乳房胀痛。

主要证候：经行或经后乳房作胀，按之无块而柔软，腰膝酸软，头晕耳鸣，两目干涩，口干咽燥，五心烦热，月经量少，舌红少苔，脉细数。

治法：滋肾养肝。

方药：一贯煎加味。

生地黄　沙参　麦冬　当归　川楝子　枸杞子　桑叶　菊花　甘草　牡丹皮　丝瓜络　白芍　佛手

方中当归、白芍、枸杞子补阴血，养肝肾，益冲任；臣以生地黄、沙参、麦冬、菊花、桑叶补阴液，以滋肝肾；佐以白芍、甘草柔肝止痛；使以丝瓜络、佛手、牡丹皮、川楝子疏肝理气，通络止痛。全方共奏滋肾养肝、补益冲任、除胀止痛之功。

经行乳房胀痛应与乳癖、乳痈鉴别。

第十二节　经行吐衄

每值经期或经期前后，发生有规律的、周期性的吐血、衄血者，称为经行吐衄。

经行吐衄，亦谓之“逆经”。《素问·至真要大论》曰：“诸逆冲上，皆属于火。”火性炎上，火迫气血，循经上逆，发为经行吐衄。

一、肝火证

肝火素盛,或肝郁化火,冲脉附于肝,肝热移于冲脉,当经期血海充盈,冲气旺盛,血海之血随冲气逆上,而为吐血、衄血。如《女科经纶》引方约之语曰:“忿怒过度则气逆,气逆则血亦逆。”《类证治裁》曰:“按月倒经,血出鼻口,此由肝火上迫,不循常道。”

主要证候:经前或经期吐血、衄血,量多色红,月经提前,量多或不行,心烦易怒,两胁胀痛,口苦咽干,头晕耳鸣,溲黄便秘,舌红苔黄,脉弦数。

治法:清肝泻火,引血下行。

方药:清肝引经汤加味。

当归　白芍　生地黄　牡丹皮　栀子　黄芩　川楝子　茜草　牛膝　甘草　白茅根　三七　益母草

方中栀子、黄芩、川楝子清肝泻火;牡丹皮、白芍凉血散瘀;茜草、三七止血化瘀;生地黄、白茅根凉血止血;牛膝、益母草引血下行;当归补养肝血;甘草调和诸药。全方共奏清肝泻火、凉血止血、散瘀调经之功。俾经行者自行,衄血者自止。

二、胃热证

胃火炽盛,血分蕴热,冲脉隶于阳明,经期血海满盈,胃热夹冲气逆上,而为吐血、衄血。如《血证论》云:“血之归宿,在于血海,冲为血海,其脉上隶于阳明,未有冲气不逆上而血逆者也。”

主要证候:经前或经期吐血、衄血,色红量多,口干咽燥,渴欲冷饮,溲黄便结,舌红苔黄,脉洪数。

治法:清胃泻火,平冲降逆。

方药:玉女煎加味。

熟地黄 石膏 知母 牛膝 麦冬 牡丹皮 白茅根 益母草 大黄 黄连 甘草 赤芍 犀角(现以水牛角代)

方中知母、石膏清胃火之有余;熟地黄、麦冬滋肾阴之不足;牡丹皮、赤芍凉血散瘀;牛膝、大黄、益母草平冲降逆,引血下行;黄连、犀角(现以水牛角代)、白茅根清热泻火,凉血止血;甘草调和诸药。全方共奏清热泻火、壮水滋阴、凉血散瘀止血之功。

胃虚热者,症见经期或经后吐血、衄血,血色鲜红,量少,口燥咽干,舌干红少苔,脉细数。宜益胃生津,平冲下气,以《金匮要略》麦冬汤加减。

麦冬 半夏 人参 甘草 山药 大枣 牡丹皮 丹参 牛膝 白芍 桃仁

方中麦冬养阴生津,清虚热;半夏平冲下气与麦冬为伍,润而不燥;人参、甘草、山药、大枣养胃益气,气能生津,津液充沛,虚火自敛。牡丹皮、白芍、丹参、桃仁凉血散瘀;牛膝引血下行。全方共奏益胃生津、平冲下气、调经止衄之功。

张锡纯曰:"阳明胃虚,其气化不能下行以镇安冲气,则冲气亦易于上干,冲中之气既上干,冲中之血自随之上逆,此倒经之所由来也……是以其方非为治倒经而设,而略为加减,即以治倒经甚效,愈以叹经方之涵盖无穷也。"

三、阴虚肺燥证

素体阴虚,经行冲脉气盛,冲气夹虚火上逆,灼伤肺络,以致吐衄。《沈氏女科辑要笺正》说:"倒经一证,亦曰逆经,乃有升无降,倒行逆施,多由阴虚于下,阳反上冲。"

主要证候：经期或经后吐血、衄血，量少，色鲜红，头晕耳鸣，手足心热，颧红，潮热，干咳少痰，咽干口渴，月经先期，量少，舌红绛，无苔，脉细数。

治法：滋阴润肺，引血下行。

方药：顺经汤加味。

当归　熟地黄　沙参　白芍　黑芥穗　茯苓　牡丹皮　牛膝　白茅根　天冬　百合　地骨皮　知母　阿胶　甘草

方中当归、白芍养血调经；沙参、天冬、百合滋阴润肺；熟地黄滋肾养肝；知母、地骨皮、牡丹皮清热凉血；茯苓宁心健脾；黑芥穗引血归经；阿胶、白茅根补血止血；牛膝引血下行；甘草调和诸药。全方共奏滋阴润肺、引血下行、调经止衄之功。

经行吐衄的病机和治则，与一般的衄血同中有异。其异在于经期血海满盈，冲脉夹火热逆上，灼伤阳络而导致有规律的、周期性的经行吐衄。其治既要清热止衄，又不碍经行。因此，平冲降逆，引血下行是其特点。药物中，生地黄、白茅根凉血止血；牡丹皮、赤芍凉血散瘀；栀子、大黄泻火散瘀；茜草、三七止血化瘀；牛膝、益母草引血下行，以上诸药，诚不失为治经行吐衄之良药。

至于西医学子宫内膜异位症所致的经行吐衄，亦在本篇辨证之中。

第十三节　经行感冒

经行之际，出现感冒症状，经后缓解者，称为经行感冒。

《妙一斋医学正印种子编·女科》曰："妇人遇经行时，身骨疼痛，手足麻痹，或生寒热，头疼目眩，此乃触经感冒。"

素体卫阳不固，外邪或伏邪，乘经行阴血下注胞宫，身体益虚而发生感冒。可谓“邪之所凑,其气必虚”。

一、风寒证

主要证候:经行期间,发热,恶寒,无汗,头痛,身痛,鼻塞流涕,咳嗽痰白,舌淡红,苔薄白,脉浮紧。经后证缓解。

治法:解表散寒。

方药:荆防败毒散加减。

羌活　荆芥　防风　柴胡　前胡　桔梗　枳壳　茯苓　川芎　当归　甘草

方中羌活、荆芥、防风发汗解表,散寒除湿;柴胡辛散表邪以清热;前胡、桔梗宣肺止咳;枳壳宽胸理气;茯苓、甘草健脾除湿和中;当归、川芎养血调经。全方共奏解表散寒、宣肺止咳、养血调经之功。

二、风热证

主要证候:经行之际,发热身痛,微恶风,头痛汗出,咽痛,口渴欲饮,鼻塞咳嗽,痰稠或黄,舌红苔黄,脉浮数。经后渐愈。

治法:疏风清热。

方药:银翘散加减。

金银花　连翘　牛蒡子　荆芥穗　薄荷　赤芍　牡丹皮　当归　甘草

方中金银花、连翘疏散风热,清热解毒;薄荷、牛蒡子疏散风热,清利头目,解毒利咽;荆芥穗解毒散邪;赤芍、牡丹皮、当归凉血散瘀,养血补血;甘草调和诸药,护胃安中。全方共奏辛凉透表、解热解毒、凉血散瘀、养血调经之功。

头痛甚加菊花疏散风热,清利头目;桑叶疏散风热止头痛,清宣肺热止咳嗽；咳嗽甚加桔梗、炒杏仁、浙贝母、前胡宣肺清热，化痰止咳。

三、邪入少阳

主要证候：经行之际，往来寒热，胸胁苦满，嘿嘿不欲饮食，口苦咽干，心烦欲呕，头晕目眩，舌红，苔薄白或薄黄，脉弦数。经净即愈。

治法：和解表里。

方药：小柴胡汤加减。

柴胡　黄芩　人参　半夏　甘草　生姜　大枣

方中柴胡、黄芩解表清热；人参、半夏、甘草益气和胃；生姜、大枣调和营卫。全方共奏和解表里之功。

经血色黯有块，小腹痛者加当归、川芎、香附、桃仁活血化瘀，理气调经止痛。

此方治邪入少阳，和解表里，亦可治热入血室之证。

“正气存内，邪不可干”，经后服玉屏风散益气固表以增强机体抗病能力，预防经行感冒。

第十四节　经行头痛

每逢经期或经行前后出现的以头痛为主症者，称为经行头痛。经行头痛为临床常见病。

头为“诸阳之会”“清阳之府”，五脏精华之血，六腑清阳之气皆上注于头。若气血充盈，阴阳升降如常，月经调和，自无头痛之虞。否则，经行气血波动，或气血亏虚，脑髓失养；或邪犯清空，而阴阳升降失常，导致经行头痛。

一、血虚证

妇人以血为主,若素体血虚,经行阴血下注胞宫,精血益虚,脑髓失养,而致经行头痛。

主要证候:经期或经后头痛头晕,经行量少,面色无华,心悸怔忡,舌淡苔薄,脉细。

治法:滋阴养血,调经止痛。

方药:四物汤加味。

熟地黄　白芍　当归　川芎　何首乌　枸杞子　白蒺藜　菊花　蔓荆子　甘草

方中君以四物汤补血调血;臣以何首乌、枸杞子滋肝肾,补精血,养冲任,上药合用以治本;佐以菊花、蔓荆子、白蒺藜清利头目止头痛以治标;使以甘草调和诸药。全方共奏滋阴补血、调经止痛之功。

若兼气虚,清阳不升,症见神疲乏力,纳呆,脉虚细者,加党参、黄芪、白术健脾益气。

二、肝肾阴虚证

肝藏血,肾藏精,精血同源。若素体肝肾阴虚,髓海不足,经行阴血下注,阴精益虚,水不涵木,风阳上扰,致经行头痛。

主要证候:经期或经后头痛头晕,目干涩而胀痛,腰酸耳鸣,口干咽燥,舌红苔薄黄,脉弦细而数。

治法:滋阴养血,柔肝息风。

方药:杞菊地黄丸加味。

熟地黄　山药　山萸肉　茯苓　泽泻　牡丹皮　枸杞子　菊花　钩藤　白芍　白蒺藜

方中杞菊地黄汤滋阴补肾，养肝清头以治本；钩藤、白芍、白蒺藜平肝潜阳，疏风止痛以治标。诸药合用，全方共奏滋阴养血、柔肝息风之功。

《素问·至真要大论》云："诸风掉眩，皆属于肝。"若肝体不足，肝用有余，风阳循经上扰清空，症见颠顶掣痛，目胀如脱，心烦易怒，面红口苦，脉弦数者，宜平肝潜阳，用天麻钩藤饮加减。

天麻　钩藤　石决明　川牛膝　杜仲　益母草　桑寄生　夜交藤　茯神　白芍　川楝子　夏枯草　菊花

方中天麻、钩藤平肝潜阳治头晕痛，配石决明潜阳；川牛膝、益母草引血下行，使偏亢阳气复为平衡，且利经行；夏枯草、川楝子、白芍、菊花泻肝火，疏肝气，平肝阳，清头目；夜交藤、茯神养心安神；杜仲、桑寄生补肝肾，固根本。全方共奏平肝潜阳、息风止痛之功。

若木火偏亢，症见头痛剧烈，口苦目赤，小便色黄者，宜清肝泻火，用栀子清肝汤加减。

栀子　柴胡　牡丹皮　茯苓　川芎　白芍　当归　甘草　桑叶　菊花　龙胆草　夏枯草

方中柴胡、栀子、龙胆草、夏枯草清肝泻火；桑叶、菊花清肝明目；牡丹皮清热凉血；当归、川芎、白芍养血柔肝调经止痛；茯苓、甘草和中调和诸药。全方共奏清肝泻火、养血止痛之功。

若肝郁血虚，症见经行头痛目眩，两胁作痛，经前乳胀，月经不调，神疲食少，或往来寒热，舌淡红，脉弦虚者，宜疏肝解郁，健脾养血，用逍遥散加味。

当归　白芍　柴胡　茯苓　白术　甘草　生姜　薄荷　蔓荆子　红花　牡丹皮　川芎　青皮

方中逍遥散疏肝解郁，健脾养血；加青皮、蔓荆子以加强疏肝解郁,清利头目之功;再加牡丹皮、川芎、红花活血化瘀以利经行。诸药配合,全方共奏疏肝解郁、健脾养血之功,堪称治疗肝郁血虚,头痛目眩,两胁作痛,经前乳胀,月经不调之良方。

三、血瘀证

头为诸阳之会,瘀血内阻,经行不畅,血瘀络痹,不通则痛。

主要证候:经前或经行,头痛如刺,痛有定处,经行不畅,腹痛有块,色紫黯,舌黯或边尖有瘀点,脉弦涩。

治法:调气活血,化瘀通络。

方药:通窍活血汤。

赤芍　川芎　桃仁　红花　老葱　麝香　生姜　大枣

方中赤芍、川芎、桃仁、红花行血中之滞,化瘀通络;生姜、老葱、麝香香窜通阳开窍,活血止痛;大枣缓和芳香辛散药物之性。全方共奏活血通窍、行瘀通经的作用。治疗头面上部血瘀之经行头痛有卓效。

四、痰湿上扰证

素体湿盛,或脾虚运化失常,痰湿内生,湿邪内泛,经行阴血下注,脾气益虚,痰湿更甚,致清阳不升,浊阴不降,上扰清空,而经行头痛。

主要证候:经前或经期头痛且重,昏蒙如裹,胸脘痞闷,纳呆呕恶,月经后期量少,苔白腻,脉弦滑。

治法:健脾除湿,化痰降逆。

方药:半夏白术天麻汤加味。

半夏　橘红　茯苓　白术　天麻　生姜　甘草　白蒺藜　蔓荆子　川芎　白芷　羌活

方中半夏燥湿化痰;天麻息风止头晕痛,两者合用,为治风痰头痛眩晕之要药。《脾胃论》曰:"足太阴痰厥头痛,非半夏不能疗,眼黑头旋,风虚内作,非天麻不能除。"本方以半夏、天麻为君药;白术、茯苓、甘草健脾祛湿,益气和中,以治生痰之源,为臣药;橘红、生姜理气化痰,为佐药;白蒺藜、蔓荆子、川芎、白芷、羌活祛风除湿止痛,为使药。诸药相合,全方共奏化痰息风、健脾祛湿之功。

若痰湿化热,兼见口苦,大便不畅,苔黄浊者,去白术,加黄连、枳壳、竹茹、菖蒲以清热化痰。

若肝寒犯胃,症见颠顶头痛,干呕吐涎沫,胃脘作痛,经行少腹冷痛者,宜温肝暖胃,降逆止痛。用吴茱萸汤合佛手散加味。

吴茱萸　人参　生姜　大枣　当归　川芎　半夏　香附

该证病机为中焦虚寒,浊阴上逆,故以温中补胃,下暖肝肾而立法。方中吴茱萸下气降逆,中温脾胃,下暖肝肾为君药;配伍党参、大枣温中补虚为臣药;当归、川芎、香附、半夏、生姜活血理气,降逆化痰为使药。诸药合用,全方共奏温降浊阴、调经止痛之功。

据经络分布,则循经用药,大抵太阳头痛,多在头后部,下连项,加羌活、藁本;阳明头痛,多在前额部及眉棱等处,加葛根、白芷;少阳头痛,多在头之两侧,并连及耳部,加柴胡、蔓荆子;厥阴头痛,则在颠顶部位,或连于目系,加吴茱萸、川芎。明乎此,可奏事半功倍之效。

第十五节　经行发热

每值经期或经行前后,出现以发热为主症者,称为经行发热。

经行发热,证类颇繁,既有虚实寒热之殊,又有内伤外感之异。其病机盖由营卫失于谐和故尔。

本篇就经行发热属内伤者,择其要而简述之。

一、阴虚证

阴血素虚,值经期或经后阴血愈虚,阴虚生内热,故致经行发热。如《女科经纶》萧慎斋按语云:“若经后发热,则是血脉空虚,阴虚不足。”

主要证候:经期或经后发热,午后潮热,颧红,五心烦热,烦躁少寐,经行量少,色红,舌红少苔,脉细数。

治法:养阴清热。

方药:加味地骨皮饮化裁。

当归　生地黄　白芍　胡黄连　牡丹皮　地骨皮　玄参　麦冬　知母　甘草　龟甲

柯韵伯曰:“阴虚者,阳必凑之,故热。”朱震亨曰:“阴常不足,阳常有余。宜常养其阴,阴与阳齐,则水制火,斯无病矣。”方中生地黄、玄参、麦冬、龟甲滋阴潜阳以制虚火;配以知母、胡黄连、牡丹皮清泄相火而保真阴;地骨皮清退虚热;当归、白芍养血敛阴;甘草调和诸药。“壮水之主,以制阳光”,诸药合用,全方共奏养阴清热之功,真阴得养,虚火内清,则诸症自愈。

《济阴纲目·论调经大法》曰:“发热之中……经行为血虚有热也。”

血虚者,症见经后发热,头晕眼花,身倦乏力,心悸不安,面色无华,唇甲色淡,月经量少色淡,舌淡脉弱。

治法:补益气血。

方药:当归补血汤合四物汤加味。

当归　黄芪　白芍　熟地黄　川芎　制何首乌　枸杞子　牡丹皮　丹参　白薇　甘草

血属阴,血虚则阳无所依,而浮散于外,故多发热。当归补血汤之重用黄芪大补脾肺之气,以资生化之源,配以当归养血和营,共为君药;四物汤补血调血共为臣药;枸杞子、制何首乌补肝肾,养精血共为佐药;牡丹皮、丹参、白薇、甘草散瘀养阴,清热和中共为使药。诸药合用,全方共奏补益气血之功,阳生阴长,气旺血生,虚热自退耳。

二、气虚证

素体脾气虚弱,经行气随血泄,其气益虚,营卫失谐,遂致经行发热。

主要证候:经期或经后发热,恶风自汗,神疲肢软,短气懒言,食少便溏,月经量多,色淡质稀,舌淡,脉虚弱。

治法:益气健脾,甘温除热。

方药:补中益气汤加味。

黄芪　白术　陈皮　人参　炙甘草　升麻　柴胡　当归　防风　浮小麦　生姜　大枣

方中君以黄芪补中益气,升阳固表止汗;臣以人参、白术、甘草益气健脾,合黄芪益气补中;佐以陈皮理气和胃,当归、大枣、生姜养血和营,浮小麦益气除热止汗;使以升麻、柴胡、防风协助主药升提下陷之阳气,且解标热。诸药合用,全方共奏益气健脾、甘温除热之功,使脾胃强健,中气充足,则发热自除,此“甘温除大热”之谓。

三、营卫不和证

经行阴血下泄，营血益虚，营阴不能内守，卫阳不能外固，营卫失谐，故经行发热。

主要证候：经行或经后时冷时热，汗出恶风，身痛，经行腹痛，量少色淡，舌淡苔薄白，脉缓弱。

治法：调和营卫。

方药：桂枝汤加味。

桂枝　白芍　甘草　生姜　大枣　黄芪　当归　防风

方中君以桂枝解肌表，臣以白芍和营阴，二药同用，一散一收，调和营卫，和解表里；生姜、防风助桂枝以解肌表，大枣、当归、黄芪助白芍以和营阴，且补气血，共为佐药；炙甘草调和诸药为使。诸药配伍，全方共奏调和营卫之功。柯琴曰："此方（桂枝汤）为仲景群方之冠，乃滋阴和阳，解肌发汗，调和营卫之第一方。"

四、血热证

素体阳盛血热，逢经期冲脉之气旺盛，气火内燔，致经行发热。

主要证候：经前或经期，发热，面赤口渴，心烦易怒，月经先期，量多色深红，溲黄便秘，舌赤唇红，脉数。

治法：凉血清热。

方药：清经散加减。

生地黄　牡丹皮　地骨皮　白芍　青蒿　茯苓　黄柏　黄芩　栀子　甘草

方中牡丹皮、青蒿、黄柏、黄芩、栀子凉血清热泻火；地骨皮、生地黄清虚热而滋肾水；白芍养血敛阴；茯苓行水泄热；甘草调和诸药。全方共奏清热泻火、凉血养阴之功,使热去而不伤阴,热退血安而经自调。

五、气郁证

情志不畅,肝气郁滞,气郁化火,经行冲脉旺盛,气火内燔,故经行发热。

主要证候:经前或经期,发热或潮热,头痛目眩,口燥咽干,胁痛乳胀,经期不定,经来小腹胀痛,舌淡红,脉弦数。

治法:疏肝解郁,清热调经。

方药:丹栀逍遥散加味。

柴胡　当归　白芍　茯苓　白术　甘草　生姜　薄荷　香附　青皮　丹参　益母草　郁金　白薇

方中柴胡疏肝解郁,当归、白芍养血补肝,三药相合,补肝体而助肝用(肝"体阴而用阳")为君药;配伍茯苓、白术为臣药,以达补中理脾之用;生姜、薄荷、香附、青皮、郁金、白薇、丹参既助本方疏散调达之用,又有清热调经之功,共为佐药;使以甘草健脾并调和诸药。诸药合用,全方共奏疏肝解郁、清热调经之功,使肝郁得解,血虚得养,脾虚得补,潮热得除,诸症自愈。

六、血瘀证

瘀血内阻,留滞胞宫,经行之际,瘀阻气滞,壅遏营卫,致营卫失谐,故经行发热。

主要证候:经前或经期,乍寒乍热,少腹胀痛或刺痛,经色紫黯有块,伴胸闷烦躁,口渴不欲饮,舌质紫黯,或舌边尖有瘀斑,脉沉涩。

治法:活血化瘀,清热调经。

方药:血府逐瘀汤加味。

当归　川芎　赤芍　生地黄　桃仁　红花　枳壳　柴胡　桔梗　甘草　牛膝　鳖甲　牡丹皮　丹参　益母草

方中当归、川芎、赤芍、桃仁、红花、丹参、益母草活血祛瘀;牛膝祛瘀血,通血脉,并引瘀血下行;柴胡疏肝解郁,升达清阳;桔梗、枳壳开胸行气,使气行则血行;生地黄、牡丹皮、鳖甲凉血清热,配当归养血润燥,使祛瘀而不伤阴血;甘草调和诸药。合而用之,全方共奏活血化瘀、清热调经之功,使瘀祛气行,经调热清。

经行发热多属内伤发热,然经行发热又具妇科特点。妇人以血为主,为阴柔之体。因此,经行发热与血之虚实热瘀密切相关。其治疗应结合月经特点,养血祛邪为主,清热不宜过于寒凉,祛瘀切勿过于攻破,以期达到气血调畅,营卫和谐,"阴平阳秘"。

第十六节　经行身痛

每逢经期,或经行前后,肢体或周身疼痛者,称为经行身痛。

临床上经行身痛以气血虚弱和血瘀所致者为常见。

一、气血虚弱证

《内经》曰:"气主煦之,血主濡之。"素体气血虚弱,经来气随血下注血海,气血益感不足,因此,经脉失于温煦和濡养而周身疼痛。如《济阴纲目·调经门》引《产宝》云:"经水者,行血气,通阴阳,以荣于身者也。气血盛,阴阳和,则形体通。或外亏卫气之充养,内乏荣血之灌溉,血气不足,经候欲行,身体先痛也。"

主要证候：经行或经后腰腿或周身疼痛，麻木，经量少，色淡质清，小腹空坠，疠痛，少气懒言，四肢乏力，头晕目眩，唇爪无华，舌淡，脉细弱。

治法：补气养血，温经止痛。

方药：当归补血汤合小建中汤加味。

当归　黄芪　桂枝　白芍　炙甘草　生姜　大枣　饴糖　鸡血藤　秦艽

方中黄芪、当归、大枣补气养血生血；白芍、甘草、饴糖缓急止痛，且可温中补虚；桂枝、生姜、鸡血藤、秦艽温经补血，活血通络止痛。全方共奏补气养血、温经通络止痛之功。

二、血瘀证

气滞或寒凝，而气血瘀滞，瘀血痹阻经络，经脉不畅，因此经行身痛。

主要证候：经前或经期，肩臂痛，腰痛，腿痛，或周身疼痛，经行不畅，小腹疼痛，血紫黑成块，舌紫黯，边尖有瘀点，脉弦涩。

治法：活血祛瘀，通痹止痛。

方药：身痛逐瘀汤。

秦艽　川芎　桃仁　红花　甘草　羌活　没药　五灵脂　香附　牛膝　地龙　当归

方中当归、川芎、桃仁、红花、没药、五灵脂、香附活血祛瘀，疏肝解郁，调经止痛；羌活祛风胜湿，善治肩臂疼痛，牛膝引瘀血下行，善治腰腿痛，二药与秦艽、地龙合用，有活血祛风，通痹止痛之效；甘草调和诸药。全方共奏活血祛瘀、通痹止痛之功。

经行身痛除以上两型外，尚有经行感冒身痛或痹证身痛经行加重者，则不属本篇讨论的范围，须另行论治。

第十七节　经行口舌生疮

每逢经期出现口舌生疮，糜烂，伴随月经周期发作者，称为经行口舌生疮。

经行口舌生疮，辨证论治如下。

一、心火上炎证

“舌为心之苗”，若心火素盛，“胞脉属心而络于胞中”，经行之际，阴血下注，心阴益虚，心火愈亢，火性炎上，心火循经上炎，而发经行口舌生疮。正如《素问·至真要大论》曰：“诸痛痒疮，皆属于心。”

主要证候：经行口舌生疮，鲜红微肿，灼热而疼，心中烦热，失眠梦多，口干咽燥，小便短赤，经行色鲜红量多，舌红苔薄黄，脉数。

治法：清热泻火，导热下行。

方药：导赤散加味。

生地黄　木通　甘草梢　竹叶　黄连　栀子　莲子心　丹参　菖蒲　灯心草　酸枣仁　桔梗

方中生地黄清热凉血养阴，木通降火利水，为君药，二药合用，利水而不伤阴；黄连、莲子心、栀子、竹叶、灯心草、甘草梢清心利水，引热下行从小便而出，共为臣药；酸枣仁、菖蒲、丹参宁心安神，凉血活血，合用为佐药；桔梗为使药，开宣肺气，引小便下行，有“提壶揭盖”之义，又可引药上行直达病所，起舟楫之用。全方共奏清热泻火、导热下行之功。

二、胃热炽盛证

“口为胃之门户”,若素体胃肠蕴热,经行而冲气偏盛,且冲脉隶于阳明,冲气夹胃热上冲,而致经行口舌生疮。

主要证候:经行口舌生疮,溃烂疼痛,胸膈烦热,口渴口臭,便秘溲赤,经来量多色深红,舌红苔黄,脉滑数。

治法:清胃泄热。

方药:凉膈散加味。

栀子　黄芩　连翘　甘草　薄荷　大黄　芒硝　牛膝　竹叶　蜂蜜

《灵枢·脉度》曰:“心气通于舌,脾气通于口。”今上、中二焦邪热亢盛,胃津受灼,心火上炎,燥热上冲,故口舌生疮诸症生焉。方中薄荷、连翘、竹叶、栀子、黄芩疏解邪热于上,更用调胃承气汤以荡热于中,并加白蜜寓缓下之急。牛膝利尿行瘀,引血下行,既引热下行,又利经行。全方共奏清上泻下、泻火通便之功,使上、中二焦之邪热迅速消解,则胸膈自清,诸症可愈。

兼湿热,口疮红肿起疱,糜烂,黄白黏腻分泌物多,舌苔黄腻者,加菖蒲、茯苓、黄连、滑石、佩兰、薏苡仁。

三、阴虚火旺证

肾为月经之本,若素体肾阴亏虚,经行阴血下注,肾水益感不足,水不济火,心火愈旺,虚火循经上炎,发为经行口舌生疮。

主要证候:经行口舌生疮,色红灼疼,五心烦热,头晕耳鸣,口燥咽干,腰膝酸软,溲短色黄,月经量少色红,舌红少苔,脉细数。

治法:滋阴降火。

方药:知柏地黄汤加味。

熟地黄 山药 山萸肉 茯苓 泽泻 牡丹皮 知母 黄柏 天冬 麦冬 玄参 怀牛膝 丹参

方中六味地黄汤滋肾阴;知母、黄柏泻相火;加天冬、麦冬、玄参滋阴降上焦浮游之火;怀牛膝、丹参引血与热下行,且利月经。全方寓有“壮水之主,以制阳光”之义,全方共奏滋阴降火之功。阴升火降,水火既济,口疮自愈。

经行口舌生疮,古典医籍虽无专篇论述,但在临床,却不属罕见。其治疗,有是病,用是药,既勿忘经期,亦不拘于经期。

同时,饮食清淡而多样,情志舒畅而愉快诚属重要。

第十八节 经行泄泻

每逢经期,或经行前后即大便泄泻,或溏泄,或水泻,经净渐止者,称为经行泄泻。

一、脾虚证

脾为后天之本,主运化而统血。若素体脾虚,复因经行脾气益虚,脾虚则化湿无权,湿浊随脾气下陷而致经行泄泻。如《傅青主女科·调经·经前泄水》云:“夫脾统血,脾虚则不能摄血矣。且脾属湿土,脾虚则土不实,土不实而湿更甚。所以经水将动,而脾先不固,脾经所统之血,欲流注于血海,而湿气乘之,所以先泄水而后行经也。”

主要证候:月经前后,或经期,大便溏泄,经行量多,色淡质稀,伴面色萎黄,神疲肢软,或面目虚浮,腹胀,头晕目眩,舌淡,苔白腻,脉濡缓。

治法：健脾渗湿，调经止泻。

方药：参苓白术散加味。

人参　白术　茯苓　甘草　薏苡仁　桔梗　山药　莲子肉　白扁豆　砂仁　白芍　香附　生姜

方中人参、白术、山药、莲子肉益气健脾，和胃止泻为君；臣以茯苓、薏苡仁、白扁豆渗湿健脾；佐以甘草益气和中，砂仁、生姜和胃行脾化湿，香附理气调经；使以桔梗载药上行，宣肺利气，借肺之布精而养全身。诸药合用，全方共奏健脾渗湿、调经止泻之功。

若中气下陷，子宫下垂或后倾者，宜补中益气汤加味。

黄芪　白术　陈皮　党参　甘草　升麻　柴胡　当归　枳壳　砂仁　生姜

方中黄芪为君，补中益气；臣以人参、炙甘草、白术益气健脾；佐陈皮、砂仁、生姜理气和胃，当归养血调经；使以升麻、柴胡协助君药升提下陷之阳气。诸药合用，全方共奏补气升提之功，使脾胃强健，中气充足，泄泻自止。

二、肾虚证

肾为先天之本，主开阖，司二便，而月经本于肾。若素体先天不足，复经行肾气更虚，命火不能上暖脾土，肾气不能下司二便，随经行湿浊下注，故经行泄泻。如《素问·至真要大论》曰：“诸厥固泄，皆属于下。”

主要证候：经期或经后，大便泄泻，或五更而泻，月经色淡质清，伴腰膝酸软，头昏耳鸣，畏寒肢冷，舌淡苔白，脉沉迟，尺脉尤著。

治法：温肾扶阳，暖土固肠。

方药:健固汤合四神丸加味。

党参　白术　茯苓　薏苡仁　巴戟天　吴茱萸　肉豆蔻　五味子　补骨脂　干姜　炙甘草　大枣

方中君以补骨脂、巴戟天补命门之火,以温脾阳;臣以四君子汤益气补中,健脾养胃;佐以吴茱萸、干姜、肉豆蔻、五味子、薏苡仁温肾暖脾,固涩止泻;使以大枣、甘草补中益气,缓和药性。全方共奏温肾扶阳、暖土固肠之功。《医方集解》曰:"久泻皆由命门火衰,不能专责脾胃。"又曰:"大补下焦元阳,使土旺火强,则能制水而不复妄行矣。"

三、肝脾不调证

肝主疏泄,藏血。若素有抑郁,肝气不舒,复因经来,肝血下泄,肝气益横,乘脾克土,脾胃受伤,运化失常而致经行泄泻。如叶天士曰"阳明胃土已虚,厥阴肝风振动"是也。

主要证候:经前或经期,肠鸣腹痛,大便泄泻,泻必腹痛,胸胁胀痛,嗳气不舒,经行腹痛,血紫黑或有小血块,舌黯,苔薄白,脉弦而缓。

治法:疏肝补脾,调经止泻。

方药:痛泻要方合芎归山楂汤加味。

白术　白芍　陈皮　防风　当归　川芎　山楂　香附　甘草　青皮　柴胡

痛泻要方主治痛泻。吴崑《医方考》曰:"痛泻不止者,此方主之,泻责之脾,痛责之肝,肝责之实,脾责之虚,脾虚肝实,故令痛泻。"方中白术、甘草益气健脾;白芍疏肝,合甘草缓急止痛;柴胡、防风、青皮、陈皮疏肝理气,醒脾和胃;当归、川芎、山楂、香附养血活血,调经止痛。全方共奏疏肝补脾、调经止痛之功。

经行乃妇女气血波动之时,月经与脾肾肝关系密切,脾肾素虚,肝气素郁之体,经行血下,脾肾更虚,肝气益横,或脾气本虚,或火不暖土,或木乘脾土,终致脾胃运化失职,湿浊下注,而经行泄泻。正如《景岳全书·泄泻》云:“泄泻之本,无不由于脾胃。”

经行泄泻,若因痛经而致后重欲便,或泄泻者,则应以治痛经为主,痛经愈而泻自止。

第十九节　经行浮肿

经行前后或经期出现面目及四肢浮肿者,称为经行浮肿。

对于月经与浮肿的关系,早在《金匮要略·水气病脉证并治第十四》就已有论述:“问曰:病有血分水分,何也?师曰:经水前断,后病水,名曰血分,此病难治;先病水,后经水断,名曰水分,此病易治。何故?去水,其经自下。”此虽未明言经行浮肿,但已寓有血水互化的关系和活血利水之意。

经行浮肿,盖因肾、脾、肝三脏功能失调,复因经行冲任失调,影响血水的转输、气化,水气泛溢肌肤所致。

一、脾肾阳虚证

《素问·水热穴论》曰:“肾者,胃之关也,关门不利,故聚水而从其类也。”《素问·至真要大论》曰:“诸湿肿满,皆属于脾。”肾主水液,为冲任之本;脾主运化,为气血生化之源。若脾肾阳虚,脾虚则水无所制,肾虚则水无所主,水湿不运,经行血气下注,冲任脉虚,脾肾之气益虚,转输、运化失职,水湿泛溢肌肤,致令浮肿。

主要证候:经行面浮肢肿,腹胀纳少,神疲肢冷,腰膝酸软,便溏,经行量少或量多,色淡质稀,舌淡苔白,脉沉缓。

治法:温肾健脾,利水调经。

方药:《金匮要略》桂枝茯苓丸加味。

桂枝　茯苓　白芍　牡丹皮　桃仁　附子　白术　黄芪　巴戟天　补骨脂　菟丝子　怀牛膝　甘草

方中附子、桂枝温阳化气利小便;巴戟天、补骨脂、菟丝子温补肾阳;黄芪、白术、甘草、茯苓健脾益气,渗湿利尿;白芍、怀牛膝疏肝补肾,活血利尿;桃仁、牡丹皮活血散瘀调经。全方共奏温肾健脾、利水调经之功。

二、气滞血瘀证

肝主疏泄,主冲任,藏血。若七情郁结,气机不畅,血行受阻,气滞血瘀,冲任脉阻,血瘀水停,发为肿胀。《女科经纶·月经门》曰:“若血水相并,脾胃虚弱,壅滞不通,变为水肿。”《金匮要略·水气病脉证并治第十四》曰:“血不利则为水。”

主要证候:经行肢体肿胀,胸闷胁胀,善叹息,经行后期,血黯有块,伴经行腹胀痛,舌紫黯,脉弦涩。

治法:疏肝理气,活血利水。

方药:《金匮要略》当归芍药散加味。

当归　芍药　川芎　茯苓　白术　泽泻　桂枝　益母草　泽兰　川牛膝　柴胡　桃仁　香附　青皮

方中当归、芍药、川芎养血活血利水,《神农本草经》曰“芍药,主邪气腹痛……止痛,利小便,益气”;桂枝、茯苓、白术、泽泻温经通阳,健脾利水;益母草、泽兰、牛膝活血利水;柴胡、青皮、香附、桃仁疏肝理气,活血调经。诸药合用,全方共奏疏肝理气、活血利水之功。肝疏气顺,血活水利,浮肿诸症自愈。

经行浮肿,其病机和治法和水肿病同中有异。其同者,肾、脾、肝功能失调;其异者,与月经有关。月经由冲任所主,经行或冲任脉虚,或冲任郁滞,两者相因,致经行浮肿。其治除与水肿同外,另有调经和活血利水之法。活血利水法为水肿病的治疗新开一条路径。

第二十节　经行瘾疹

经期全身皮肤起丘疹,或起风团,瘙痒,经净渐退者,谓之经行瘾疹。

其病因病机如《哈荔田妇科医案医话选》云:“经血下脱,腠理空虚,风邪外袭,郁于肌肤之故。”

一、血虚证

素体血虚,经行阴血下脱,阴血益虚,血虚生风,风胜则痒。

主要证候:经行身起丘疹,瘙痒难忍,夜间更甚,月经量少,色淡,心悸头晕,面色无华,皮肤干燥,舌质淡红,苔薄,脉虚数。

治法:《医宗必读》云:“治风先治血,血行风自灭。”治以养血祛风,润燥止痒,以消瘾疹。

方药:当归饮子加味。

当归　川芎　白芍　生地黄　防风　荆芥　黄芪　甘草　白蒺藜　何首乌　胡麻仁

方中四物汤合何首乌、黄芪、甘草补血养血,益气固表以治本;荆芥、防风、白蒺藜、胡麻仁祛风止痒以治标。全方共奏补血养血、润燥祛风、止痒消疹之效。

二、风热证

经行阴血下泄，阴血相对不足，风热之邪乘虚而入，搏于肌肤腠理，热胜风生，致发风疹。

主要证候：经行身起红色丘疹，或呈风团状，瘙痒极甚，感触风热益甚，月经先期，色红量多，口燥喜冷饮，小便黄或短赤，大便秘结，舌红苔黄，脉浮数。

治法：疏风清热，消疹止痒。

方药：银翘散加减。

金银花　连翘　竹叶　荆芥　牛蒡子　薄荷　甘草　牡丹皮　石膏　防风　菊花　蝉蜕　桑叶

方中银翘散加减疏风清热；牡丹皮、石膏、防风、菊花、蝉蜕、桑叶凉血清热，祛风消疹止痒。全方共奏疏风清热、消疹止痒之功。

第二十一节　经行情志异常

经行情志异常，多与心、肝、脾三脏功能失常有关。心藏神，主血脉，在志为喜；肝主疏泄，藏魂，主藏血，在志为怒；脾主运化，藏意，主统血，在志为思。经行气血骤变，喜、怒、思太过或不及皆可致经行情志异常。

一、痰火上扰证

素痰盛火旺，逢经期气血下注冲任，冲气旺盛，夹痰火上扰神明，而致情志异常。

主要证候：经期心烦不寐，狂躁不安，甚则无故骂詈，面红目赤，痰多便燥，经血量多色红，舌红苔黄腻，脉弦滑数。

治法：清热涤痰，宁心安神。

方药：清心涤痰汤加减。

黄连　茯神　陈皮　半夏　竹茹　甘草　枳实　菖蒲　炒酸枣仁　胆南星　麦冬　天竺黄　大黄

方中胆南星、陈皮、半夏清热涤痰；天竺黄、竹茹清热化痰除烦；菖蒲、炒酸枣仁、茯神宣窍安神；麦冬、黄连养阴清热；枳实、大黄理气泄热；甘草调和诸药。诸药合用，全方共奏清热涤痰、宁心安神之功。俾热祛痰除，则神清志定而病自除。

若默默不语，或喜悲伤欲哭，数欠伸，呵欠连连，治宜甘麦大枣汤合百合地黄汤加减，养心安神，和中缓急。

二、肝气郁结证

素情志不遂，肝气郁结，久郁化火，逢经期冲气旺盛，夹肝火上逆，扰乱心神，遂致情志异常。

主要证候：值经期，情绪不宁，抑郁不乐，胸闷胁胀，心烦失眠，甚或烦躁易怒，月经先后不定期，经血有块，行而不畅，舌质红，苔薄白，脉弦或弦细。

治法：疏肝解郁。

方药：酸枣仁汤合逍遥散加减。

酸枣仁　茯苓　川芎　柴胡　当归　白芍　甘草　合欢花　远志　郁金　青皮　菖蒲

方中酸枣仁、远志、菖蒲、茯苓、合欢花宁心安神，宣窍祛痰；柴胡、青皮、川芎、郁金疏肝活血，行气解郁；当归、白芍、甘草养血调经，柔肝缓急。全方共奏宁心安神、宣窍祛痰、疏肝解郁之功，使郁解痰祛，神志自安。

烦躁、失眠甚者合栀子豉汤清热除烦。

三、心脾两虚证

素“思虑伤脾损心血”,值阴血下注胞宫而经行,营血益虚,心失所养而致情志异常。

主要证候:心悸怔忡,健忘失眠,面色少华,神情呆滞,倦怠懒言,经血淡少,或质稀量多,舌淡苔薄,脉虚细。

治法:补益心脾,养血安神。

方药:归脾汤。

人参　白术　茯神　炙甘草　当归　黄芪　炒酸枣仁　远志　龙眼肉　木香　生姜　大枣

方中黄芪、人参、白术、炙甘草补脾益气;当归、龙眼肉补血养心;茯神、炒酸枣仁、远志宁心安神;木香理气醒脾,防益气补血之药滋腻碍脾;生姜、大枣调和脾胃以资化源。全方共奏益气补血、健脾养心、安神定志之功。

经行情志异常,大致分兴奋和抑郁两型,其病机经行气血骤变是标,而情志太过、不及是本,“治病必求于本”。此证除药物治疗外,心理疏导亦在所必须。

第二十二节　绝经前后诸证

《素问·上古天真论》云:“女子……七七任脉虚,太冲脉衰少,天癸竭,地道不通,故形坏而无子也。”妇人年届七七,肾气渐衰,天癸将竭,冲任脉虚,生殖机能丧失,脏腑功能逐渐衰退,机体阴阳平衡失调,以致出现一系列或轻或重的证候,给患者造成痛苦。

据临床表现，绝经前后诸证可分如下三型辨证论治。

一、肾阴虚证

主要证候：月经先期，量多色红，或淋漓不断，头晕耳鸣，腰膝酸软，五心烦热，烘热汗出，皮肤干燥，感觉异常，口干便燥，或带下量少，阴道干涩，性交阴痛，舌红少苔，脉细数。

治法：滋肾养阴。

方药：六味地黄丸合大补阴丸加味。

熟地黄　山药　茯苓　山萸肉　泽泻　牡丹皮　知母　黄柏　龟甲　制何首乌

方中大补阴丸之熟地黄、龟甲滋阴潜阳以制虚火；配黄柏、知母清泄相火而保真阴；加何首乌滋肾填精。与六味地黄丸合用，全方共奏滋肾填精、养阴潜阳之功。

兼水不涵木，肝阳偏亢，症见头目眩晕，烦躁易怒者，加天麻、钩藤、枸杞子、菊花、白芍、牛膝平肝潜阳，滋水涵木。

兼水不济火，心火偏亢，症见心悸，失眠多梦，喜怒无常者，加酸枣仁、五味子、菖蒲、黄连、鸡子黄、甘草、小麦、大枣、百合泻心火，滋肾水，交通心肾。

二、肾阳虚证

主要证候：月经量多，色淡质稀，或淋沥不绝，神疲肢冷，精神萎靡，面色晦暗，腰膝酸软，面浮肢肿，便溏，尿频失禁，舌淡苔薄，脉沉细无力。

治法：温肾扶阳。

方药：右归丸加味。

熟地黄　山药　山茱萸　枸杞子　鹿角胶　菟丝子　杜仲

当归　肉桂　附子　补骨脂　巴戟天　仙茅　淫羊藿

方中熟地黄滋肾养血，填精益髓，配山萸肉、山药以生肾水；附子、肉桂温肾壮阳，补益命门，与上药水火互济；补骨脂、巴戟天、仙茅、淫羊藿补肾壮阳；菟丝子、杜仲、鹿角胶补肝肾，温督脉；当归、枸杞子养血柔肝益冲任。全方共奏温补肾阳、滋补肝肾、调养冲任之功。

兼火不燠土，脾虚不运，症见自利不渴，呕吐腹痛，腹满不食者去当归、枸杞子之碍脾，加党参、白术、干姜、甘草健脾益气止呕。

兼心脾两虚，气血虚弱，症见心悸怔忡，健忘失眠，体倦食少者，加服归脾丸。

若阴阳两虚，时而畏寒，时而烘热汗出，头晕耳鸣，腰膝乏力者用二仙汤合大补阴丸。仙茅、淫羊藿、当归、巴戟天、知母、黄柏、龟甲、熟地黄滋阴降火，调理冲任。

三、肝郁脾虚证

主要证候：月经赶前错后，量或多或少，经前乳房作胀，忧虑多疑，抑郁不乐，头痛目眩，口燥咽干，往来寒热，神疲倦怠，恶心食少，舌淡红，脉弦而虚。

治法：疏肝解郁，健脾养血。

方药：逍遥散加味。

当归　白芍　柴胡　茯苓　白术　甘草　生姜　薄荷　香附　佛手

方中逍遥散疏肝解郁，健脾养血；香附、佛手行气疏肝解郁。全方共奏疏肝解郁、健脾养血之功。俾气机舒畅，脾健血旺，以上诸症自愈。

兼肝郁血虚,发热或潮热,自汗或盗汗,头痛目赤,怔忡不宁,小便涩痛者加牡丹皮、栀子凉血清热泻火。

《素问·生气通天论》云:“阴平阳秘,精神乃治。”绝经前后诸证,西医称为更年期综合征,诸多证候的出现,是机体阴阳平衡失调的结果,是妇女脏腑、组织、器官由强到弱,由盛到衰的转变时期,毕竟是将届老年,其证自然属虚,肾虚是致病之本。治疗宗王冰“益火之源以消阴翳,壮水之主以制阳光”,或兼寒热(火)痰郁,也须在补虚的基础上兼而治之,从而燮理阴阳,达到“以平为期”,使患者平平安安地度过围绝经期。

第二十三节　经断复来

绝经期月经停止一年以上,再次出现阴道出血者称为经断复来。

《素问·上古天真论》云:“女子……七七任脉虚,太冲脉衰少,天癸竭,地道不通。”

妇人年至50岁左右自然绝经乃正常生理现象,然绝经一年以上阴道复流血者,有非病者,但多数属病理现象,其中亦有恶性病变者,务必慎重。

一、血热证

血热内盛,灼伤冲任,迫血妄行,致经断复来。

主要证候:阴道出血,量多质稠,色深红,伴带下色黄量多,有臭味,口苦咽干,尿黄便秘,舌红苔黄,脉滑数。

治法:清热凉血,固冲止血。

方药:芩心丸合益阴煎加味。

黄芩　生地黄　知母　黄柏　龟甲　砂仁　甘草　牡丹皮　地榆　苎麻根

方中生地黄、知母、龟甲滋阴清热，固冲止血；黄芩、黄柏、牡丹皮清热泻火凉血；地榆、苎麻根凉血止血；砂仁、甘草理气和中，调和诸药。全方共奏清热凉血、固冲止血之效。俾阴充热清，冲任凉和，经血自止。

带下多，味臭者，加薏苡仁、车前子、鱼腥草、乌贼骨、土茯苓清热利湿止带。

二、肾阴虚证

阴虚火旺，灼伤冲任，迫血妄行，遂致经断复来。

主要证候：阴道出血，色红，量少质稠，头晕耳鸣，腰膝酸软，潮热颧红，口干咽燥，阴道干涩灼痛瘙痒，舌红少苔，脉细数。

治法：滋阴清热，固冲止血。

方药：知柏地黄丸加减。

知母　黄柏　生地黄　山药　茯苓　山茱萸　泽泻　牡丹皮　龟甲　墨旱莲　地榆　阿胶　茜草

方中知柏地黄丸滋阴降火益冲任；龟甲、阿胶为血肉有情之品，滋阴养血，固冲止血；墨旱莲、地榆、茜草凉血止血。全方共奏滋阴清热、固冲止血之功。

三、肝郁脾虚证

肝脾两伤，肝失疏泄，脾失统血，冲任不固，而经断复来。

主要证候：阴道出血，量少色淡，质稀，情志抑郁，两胁胀满，神疲乏力，气短懒言，舌淡苔白，脉弦细。

治法：疏肝健脾，固冲止血。

方药：安老汤加减。

党参　黄芪　白术　山茱萸　阿胶珠　熟地黄　香附　黑芥穗　甘草　白芍　炒杜仲　仙鹤草

方中党参、白术健脾益气；黄芪补中益气，升清阳；熟地黄、山茱萸滋阴补血；炒杜仲、阿胶珠补肝肾，固冲止血；白芍养血柔肝；香附疏肝理气；黑芥穗、仙鹤草疏风收敛止血；甘草调和诸药。全方共奏疏肝健脾、固冲止血之功。

兼心悸失眠者加茯神、炒酸枣仁、龙眼肉养血安神宁心。

四、血瘀证

气滞血瘀，瘀阻冲任，血不归经而外溢，致经断复来。

主要证候：阴道出血，色黯有块，量或多或少，小腹刺痛拒按，舌紫黯，或有瘀斑点，脉细涩。

治法：化瘀固冲。

方药：桃红四物汤合失笑散加减。

当归　川芎　熟地黄　白芍　桃仁　炒五灵脂　炒蒲黄　红花　三七　茜草　甘草

方中桃红四物汤活血化瘀，养血补血；失笑散活血止血；三七、茜草化瘀止血；甘草调和诸药。全方共奏养血化瘀、固冲止血之功。

经断复来，《医宗金鉴·妇科心法要诀》中的治法值得借鉴："经断复来血热甚，芩心醋丸温酒吞，益阴知柏龟生地，缩砂炙草枣姜寻。血多热去伤冲任，十全大补与八珍，暴怒忧思肝脾损，逍遥归脾二药斟。"

经断复来，傅青主论述亦属精辟。《傅青主女科·年老经水复行》条云："妇人有年五十外或六七十岁忽然行经者，或下紫血块,或如红血淋,人或谓老妇行经,是还少之象,谁知是血崩之渐乎!夫妇人至七七之外,天癸已竭,又不服济阴补阳之药,如何能精满化经,一如少妇?然经不宜行而行者,乃肝不藏脾不统之故也。非精过泄而动命门之火,即气郁甚而发龙雷之炎,二火交发,而血乃奔矣,有似行经而实非经也。此等之症,非大补肝脾之气与血,而血安能骤止?方用安老汤。"

注意事项:如《医宗金鉴·妇科心法要诀·经闭门》曰:"妇人七七天癸竭,不断无疾血有余,已断复来审其故,邪病相干随证医。"即提示我们,经断复来恶性病变的概率比较大,首诊必须先进行检查,如宫颈细胞学检查、B 超检查,发现异常,需进一步检查,以排除恶性病变。

第六章　带下病

带下病是指带下色、质、味异常以及量明显增多或减少的疾病。

带下有广义和狭义之分。广义的带下泛指妇科病；狭义的带下指妇女阴道流出的一种黏性液体，连绵不断，其状如带。

带下又有生理性和病理性之别。生理性带下是指女子发育成熟后，阴道内分泌的少量无色无臭的黏液，有润泽阴道的作用；病理性带下即指带下病。

带下病为妇科常见病，多与湿邪有关。湿为阴邪，性重着黏滞，其病常缠绵反复，不易速愈。常并发阴痒、月经不调、闭经、不孕等。带下以白、黄、赤常见。亦有带下过少，阴道失润，而致阴道干涩、灼痛者。

妇女阴道分泌物量多，绵绵不断，或色质气味异常者，称为带下病。

俗话说："十女九带。"带下病为妇女的常见病、多发病。

《内经》云："任脉为病……女子带下瘕聚。"《校注妇人良方》云："人有带脉，横于腰间，如束带之状，病生于此，故名为带。"带下病的病因病机主要为肝、脾、肾功能失调，复受外邪侵犯，致使任脉失固，带脉失约发为本病。

带下病的辨证论治如下。

一、肝郁证

肝经素有湿热，或肝郁化热，复感湿邪，湿热下注，损伤任、带二脉,发为本病。如《傅青主女科·带下》云:“夫青带乃肝经湿热。”又云:“盖湿热留于肝经,因肝气之郁也”。

主要证候:带下量多,色青绿,或黄赤相兼,质黏稠,味秽臭,伴口苦咽干,胸乳胀痛,少腹掣痛,小便黄赤,大便不爽,舌红苔黄腻,脉弦数或濡数。

治法:疏肝解郁,清热利湿。

方药:丹栀逍遥散合四妙丸加减。

牡丹皮　栀子　当归　白芍　柴胡　苍术　白术　茯苓　甘草　薏苡仁　黄柏　黄芩　滑石　车前子　菖蒲　茵陈

方中柴胡、栀子、牡丹皮清肝凉血;茯苓、苍术、白术、薏苡仁、菖蒲健脾祛湿化浊;当归、白芍柔肝清热,合甘草缓急止痛,防肝侮脾;黄芩、黄柏、茵陈清热除湿;滑石、车前子利湿;甘草清热,调和诸药。全方共奏疏肝解郁、清热利湿之功。

湿热郁久成毒,湿毒甚,带下黄绿如脓,臭秽,阴部灼痛,伴发热,小腹疼痛拒按者,加金银花、连翘、贯众、蒲公英、冬瓜仁清热解毒,利湿排脓。

二、脾虚证

脾主运化,脾虚则运化失职,湿浊不化,流溢下焦,伤及任、带二脉,发为本病。如《傅青主女科·带下》云:“脾气健而湿气消,自无白带之患矣。”

主要证候:带下色白或淡黄,无臭,量多如涕,绵绵不断,伴面色萎黄,四肢欠温,面浮足肿,神疲纳呆,大便溏薄,舌淡,苔白腻,脉濡弱。

治法:健脾益气,升阳除湿。

方药:完带汤加味。

白术 山药 人参 白芍 车前子 苍术 甘草 陈皮 黑芥穗 柴胡 黄芪 薏苡仁 芡实 茯苓 藿香 菖蒲

方中人参、黄芪补气不碍湿；白术、山药、薏苡仁、茯苓健脾益气祛湿；苍术、陈皮运脾燥湿；车前子清利湿邪；柴胡、黑芥穗既有升阳之效，又与白芍为伍而柔肝，防肝侮脾；芡实收涩止带；藿香、菖蒲芳香化湿浊；甘草调和诸药。全方共奏健脾益气、升阳除湿之功。

三、肾虚证

肾主蛰藏。肾阳虚，则封藏失职，津液滑脱而为带下病。肾阴虚，则虚火妄动，任、带失固，津液下夺而成带疾。如《傅青主女科·带下》云："唯有热邪存于下焦之间，则津液不能化精，而反湿也。"

（一）肾阳虚证

主要证候：带下量多如蛋清，绵绵不绝，伴腰脊酸楚，畏寒腹冷，小便清长，大便溏薄，舌淡嫩，苔薄白，脉沉迟。

治法：温肾固精止带。

方药：鹿角菟丝子丸加味。

鹿角霜 菟丝子 杜仲 白术 莲须 芡实 白果 山药 龙骨 牡蛎 山萸肉 巴戟天

方中鹿角霜温养肾气；菟丝子、巴戟天温阳益肾；杜仲补肾强腰固带脉；白术补中益气；莲须、白果、芡实、山药、山萸肉收涩补脾，固肾止带；龙骨、牡蛎收涩固带。全方共奏温肾固精止带之功。

（二）肾阴虚证

主要证候：带下淡红，或赤白相兼，质黏稠，伴阴道灼热，五心烦热，头晕眼花，腰酸耳鸣，舌红少苔，脉细数。

治法：滋阴清热止带。

方药：知柏地黄丸合四乌贼骨一藘茹丸加减。

生地黄　山药　山茱萸　牡丹皮　泽泻　茯苓　知母　黄柏　茜草　乌贼骨　芡实　莲子肉

方中生地黄、知母、黄柏、牡丹皮滋肾阴，清虚热；山萸肉滋肝肾，酸收止带；山药、芡实、茯苓、莲子肉固肾健脾利湿；泽泻利湿；乌贼骨收涩固带止血；茜草清热止血。全方共奏滋阴清热止带之功。

“带下之病，妇人多有之”，古人按五脏分五色，似嫌牵强。《傅青主女科》开宗明义地指出：“带下俱是湿证。”带浊本为阴湿之物，言其湿证，颇合临床实际。

妇女经行、产后胞脉空虚，湿毒之邪乘虚侵入，复因脾虚失运，湿浊不化，致湿毒之邪损伤任、带，发为本病。故治疗多以健脾除湿为主，佐以疏肝、固肾、清热解毒之药，恒能奏效。

第七章 妊娠病

妊娠期间,发生的与妊娠有关的疾病,称为妊娠病。

常见的妊娠病:恶阻,妊娠腹痛,胎动不安,胎漏,堕胎,小产,滑胎,胎萎不长,子肿,子痫,子嗽,子淋,妊娠小便不通,妊娠身痒,妊娠贫血,难产等。

妊娠病,多因素体虚弱,尤其是脾、肾两虚,复感六淫之邪,或七情内伤,或房劳过度及跌仆意外所致。

妊娠病的主要病机:肾虚,胞失所系,胎元不固;脾虚,生化乏源,气血不足,胎失所养;肝郁,气机不畅,形成气逆、气滞、痰郁等病理变化。妊娠后阴血下聚冲任养胎,孕妇气血益感不足,加之上因,易成妊娠病。

妊娠病的治疗原则:治病与安胎并举。王海藏云:“胎前气血和平,则百病不生。若起居饮食调摄得宜,绝嗜欲,安养胎元,虽感别症,总以安胎元为主。”又云:“安胎有二法,如母病以致动胎者,但疗母则胎自安;或胎元不固,或触动以致母病者,宜安胎则母自愈。”汪石山云:“凡胎前总以养血,健脾清热,疏气为主。”赵养葵云:“胎茎之系于脾,犹钟之系于梁也。若栋柱不固,栋梁亦挠。必使肾中和暖,然后胎有生气,日长而无陨坠之虞,何必定以黄芩、白术哉。”

胎异常而不宜保者,应下胎益母。

妊娠病慎用汗、下、利之法,禁用妊娠禁忌药。若因病非用不可者,务必慎重,一定铭记“衰其大半而止”的明训,掌握治病不伤胎的原则。

第一节　恶　阻

妊娠早期出现厌食,恶心呕吐,甚则食入即吐,伴头晕,肢体倦怠,择食者,称为恶阻。

胃主受纳,以和为贵,以降为顺。冲脉隶于阳明,今胎元初结,冲气较盛,冲脉之气上逆,胃失和降而致恶阻。

恶阻,临床上以胃虚,肝胃不和及痰湿阻胃者为常见。

一、胃虚证

胃气素弱,初孕冲气较盛,其气上逆犯胃,胃失和降,而致恶阻。

如《古今医鉴》曰:"妊娠恶阻病……谓妇人有孕恶心,阻其饮食也,由胃气怯弱。"

(一)虚寒证

主要证候:恶心不食,呕吐清涎,或食后即吐,伴胃脘胀满,恶闻食气,思睡欲卧,畏寒乏力。舌淡苔白,脉缓滑无力。

治法:健脾温胃,降逆止呕。

方药:吴茱萸汤合六君子汤加减。

人参　吴茱萸　生姜　白术　茯苓　半夏　陈皮　砂仁　大枣　甘草

方中吴茱萸温胃暖肝以祛寒,和胃降逆以止呕;四君子健脾益气;大枣合人参以益脾气,合生姜以调脾胃;陈皮、半夏助吴茱萸温胃化痰,降逆以止呕;甘草调和诸药。全方共奏健脾温胃、降逆止呕之功。

(二)虚热证

主要证候:恶心呕吐,胃中灼热,饥不欲食,食入即吐,或吐血样物,口燥咽干,形体消瘦,倦怠乏力。舌红少苔,脉细滑数。

治法:清热益胃,降逆止呕。

方药:橘皮竹茹汤合麦冬汤加减。

人参　麦冬　竹茹　陈皮　半夏　茯苓　黄连　黄芩　石斛　姜汁　甘草　芦根

方中麦冬、竹茹、芦根、石斛甘寒清润,养阴生津;黄连、黄芩清胃,与麦冬、竹茹、芦根、石斛合用,燥性减而清热之用存;人参益胃气,养胃阴;二陈汤行气降逆止呕,与麦冬、竹茹、芦根、石斛合用,使滋而不滞。全方共奏清润益胃、降逆止呕之功。

二、肝胃不和证

肝火犯胃,胃失和降,夹冲气上逆而致恶阻。如《女科经纶·胎前证》引罗太无曰:"孕妇三月,呕吐痰并饮食,每寅卯时作,作时觉少腹有气上冲,然后膈满而吐,此肝脉夹冲气之火冲上也。"

主要证候:呕吐苦酸黄绿样物,口苦咽干,胸闷胁痛,时寒热,心烦躁急,头晕目眩,舌红,苔黄燥,脉弦滑数。

治法:抑肝和胃,降逆止呕。

方药:小柴胡汤合苏叶黄连汤加减。

柴胡　黄芩　人参　半夏　紫苏叶　黄连　甘草　生姜　陈皮　竹茹　枳壳　佛手

方中柴胡、黄芩清少阳邪热,一升一降无劫阴之弊;黄连、竹茹清胃而不伤阴;人参益胃气;陈皮、枳壳、佛手、半夏、生姜、紫苏叶理气疏肝和胃,降逆止呕;甘草调和诸药。全方共奏疏肝和胃、降逆止呕之功。

三、痰湿阻胃证

脾胃为生痰之源，脾胃虚则痰浊不化，停聚中脘，阻遏胃气，痰饮随冲气上逆则成恶阻。如《校注妇人良方》曰："妊娠恶阻病……由胃气怯弱，中脘停痰。"

主要证候：呕吐痰涎，胸闷不思饮食，头晕且重，心悸气短，倦怠嗜卧，口中淡腻。舌淡苔白腻，脉缓滑。

治法：祛痰和胃，降逆止呕。

方药：小半夏汤加味。

半夏　生姜　白术　茯苓　陈皮　砂仁　枳壳　甘草

方中半夏燥湿化痰，降逆止呕为君；生姜为呕家圣药，既制约半夏毒性又能降逆止呕，还能温胃散饮为臣；白术、茯苓健脾祛湿，陈皮、枳壳、砂仁理气健脾，和胃化痰为佐；甘草调和诸药为使。全方共奏温胃化痰、降逆止呕之功。

兼痰热者加竹茹、枇杷叶、黄芩、黄连清热降逆，燥湿化痰。

恶阻一病，轻者可待其自愈，重者气阴两亏，不仅危及孕妇，而且伤及胎气，可谓"喜病"有忧，岂可轻视哉。

恶阻以呕吐不食为主症，其病位在胃，病机为胃失和降，治宜和胃降逆。而小半夏汤为止呕方之祖，其中半夏、生姜为降逆止呕之圣药，吾常以此方随症加减治疗恶阻，恒收良效。然半夏一药，医籍多列为妊娠禁药，其实"有故无殒"。高鼓峰谓半夏曰："与参术同用，不独与胎无碍，而且大有健脾安胎之功。"该药最能止呕安胎，若惧而不用，呕吐加剧，反而伤胎。

此外，生姜之用，以取汁兑入为好。汤剂用法，以多次、小量、频服更佳。

第二节　胎漏、胎动不安

妊娠期中，阴道不时少量下血者，称为胎漏。若腰酸腹痛或小腹坠胀，或伴有阴道出血者，称为胎动不安。两者常是堕胎、小产的先兆，西医学称为先兆流产。

胎漏、胎动不安，临床常见的有肾虚、脾虚、血热和外伤四种证型。

一、肾虚证

《女科经纶·嗣育门》引《女科集略》云："女之肾脏系于胎，是母之真气，子所赖也。"肾为先天之本，主生殖，肾脏系于胎。肾虚则冲任不固，血海不藏，阴血下漏，胎失所系，发为本病。

主要证候：妊娠期中，腰酸腰痛，小腹坠痛，阴道少量下血，头晕耳鸣，小便频数或失禁，或有堕胎史，舌淡苔白，脉滑，尺沉弱。

治法：补肾安胎。

方药：寿胎丸加味。

桑寄生　菟丝子　川续断　阿胶　熟地黄　炒杜仲　山药　艾叶炭　甘草　白术

方中菟丝子补肾养精，固冲任；川续断、桑寄生、炒杜仲固肾强腰安胎；阿胶、熟地黄养血补血，止血安胎；山药、白术健脾益气安胎；艾叶炭合阿胶加强止血安胎之功；甘草调和诸药。全方共奏补肾、固冲任、止血安胎之功。

兼气虚加人参、黄芪、大枣健脾补气；兼血虚加黄芪、当归身、枸杞子；阳虚甚者加补骨脂、巴戟天温补肾阳；阴虚甚者加女贞子、旱莲草、山萸肉、麦冬滋阴养血补肾。

二、脾虚证

《临证指南医案·胎前》云："胎气系于脾，如寄生之托于苞桑，茑与女萝之施于松柏。"脾为后天之本，主运化，为气血生化之源。脾虚则气血生化不足，"气主煦之，血主濡之"，气虚则不能载胎，血虚则不能养胎，冲任不固而致本病。

主要证候：妊娠期，阴道少量流血，色淡红，质稀薄，神疲肢倦，面色㿠白，心悸气短，腰酸腹胀或坠痛，舌淡苔薄白，脉细滑而弱。

治法：健脾安胎。

方药：归脾汤加减。

黄芪　人参　白术　炙甘草　炒酸枣仁　龙眼肉　阿胶珠　茯苓　山药　大枣

方中黄芪甘温补气，升举胎气，人参大补元气、固护胎元共为君；阿胶珠养血止血安胎，炒用又不碍脾，白术、茯苓、山药健脾益气为臣；龙眼肉、炒酸枣仁补益心脾，养心安神，炙甘草、大枣补气调中和脾胃，以资化源为佐使。全方共奏补气健脾、养心安胎之功。

兼血虚者加熟地黄、当归身滋阴补血；兼肾虚者加杜仲炭、川续断、桑寄生、菟丝子固肾强腰安胎。

三、血热证

朱丹溪曰："胎漏多因于血热。"《经效产宝·妊娠伤寒热病防损胎方论》云："非即之气，伤折妊妇，热毒之气侵损胞胎。"热扰胎元，则胎动不安；热灼冲任，则血妄行，致发胎漏。

主要证候：妊娠胎漏下血，色鲜红，或胎动下坠，心烦不安，手足心热，口干咽燥，小便短黄，大便秘结，舌红，苔薄黄而干，脉弦滑数。

治法：凉血安胎。

方药：保阴煎加减。

生地黄　熟地黄　白芍　黄芩　阿胶　知母　麦冬　山药　山萸肉　甘草

方中生地黄清热凉血滋阴；熟地黄、白芍、山萸肉补肝肾，固冲任以安胎；知母、麦冬加强生地黄清热凉血滋阴之功；阿胶养血止血安胎，合黄芩加强止血清热安胎之功；山药健脾补肾，防滋阴清热之剂碍脾；甘草调和诸药。全方共奏清热凉血滋阴、养血安胎之功。

热甚者加黄连、黄柏清热除烦；兼肾虚者加炒杜仲、桑寄生、菟丝子、川续断固肾强腰安胎。

四、外伤证

《诸病源候论·妇人妊娠病诸候》云："行动倒仆，或从高堕下，伤损胎络，致血下动胎。"跌仆损伤冲任，气血失和。气乱而胎失所载，血乱则胎失所养，致发本病。《医宗金鉴·妇科心法要诀》云："胎伤……下血腹痛佛手散，胶艾杜续术芩加。"

主要证候：妊娠受伤，腰酸，腹胀坠痛，或阴道下血，色紫红，或有小血块，舌正常，或稍黯，脉滑无力。

治法：和血安胎。

方药：佛手散合寿胎丸加味。

当归　川芎　黄芪　黄芩　阿胶　艾叶炭　川续断　桑寄生　炒杜仲　白术

方中佛手散补血而不滞血，行血而不伤血，使气血和，胎元安；黄芪健脾补气，升提胎气；川续断、桑寄生、炒杜仲固冲强腰安胎；阿胶养血止血安胎；白术、黄芩、艾叶炭合阿胶加强止血安胎之功又不伤阴血。全方共奏和血补肾、止血安胎之功。

《济阴纲目·胎前门·胎动不安》引《妇人大全良方》云："妊娠胎动不安者，由冲任经虚，受胎不实也。"又曰："妊娠漏胎者，谓妊娠数月而经水时下也，此由冲任脉虚……冲任气虚，则胞内泄，不能制其经血，故月水时下，亦名胞漏血，血尽则人毙矣。""冲为血海，任主胞胎"，冲任之气固，则胎有所载；冲任之血盛，则胎有所养，自无胎漏、胎动不安之虞。否则，不论是肾虚、脾虚而冲任脉虚，还是血虚、跌仆而冲任损伤，均可使冲任不固，胎失载养而导致胎漏、胎动不安，甚则流产。然而冲任之本在肾，肾气盛则冲任固，肾气虚则冲任失约，因此，胎漏、胎动不安的主要病机在于肾气虚，冲任不固。

值得强调的是妊娠最忌腰痛。因肾以系胞，腰为肾之外府，腰痛往往是胎漏、胎动不安的主要症状。正如《女科经纶·胎前证》引《妇人大全良方》云："妇人肾以系胞，妊娠腰痛，甚则胎堕，故妊娠腰痛，最为紧要。"

妇人怀孕以后，调情志，慎起居，适劳逸，节饮食，戒房事，注意孕期保健在所必须，特别是有流产史者，孕后戒房事尤为重要。

怀孕后，一旦出现阴道流血，腹痛，下坠感，腰痛等胎动不安症状者，务必及时辨证论治，切不可等闲视之。

第三节　妊娠腹痛

妊娠期间，小腹疼痛，反复发作者，称为妊娠腹痛。

妊娠腹痛，因胞脉阻滞或胞脉失养而致，所以古人称之为胞阻。

一、虚寒证

"气主煦之"，阳气素虚，孕后气血下聚养胎，肾阳益虚，阳虚则寒盛，子脏失于温煦，而致腹痛。如《金匮要略·妇人妊娠病脉证并治》曰："妇人怀娠六七月……腹痛，恶寒者，少腹如扇，所以然者，子脏开故也。"

主要证候：妊妇小腹冷痛，绵绵不止，面色㿠白，形寒肢冷，舌淡苔薄白，脉沉弱。

治法：暖宫止痛，养血安胎。

方药：胶艾汤加味。

当归　白芍　川芎　熟地黄　阿胶　甘草　艾叶　盐杜仲　川续断　巴戟天　盐补骨脂　砂仁

方中艾叶、杜仲、川续断、巴戟天、补骨脂补肾暖宫止痛安胎；四物汤补血调血以养胎元；阿胶养血安胎止血；砂仁温肾健脾；甘草调和诸药。全方共奏温肾暖宫止痛、养血安胎之功。

二、血虚证

"血主濡之"，素体血虚或化源不足，妊后血聚养胎，阴血愈亏，血虚则胞脉失其荣养，而小腹疼痛。如《张氏医通》曰："腹痛，或发或止，名曰胎痛，属血少。"

主要证候：妊娠小腹疠痛，面色萎黄，头晕目眩，心悸怔忡，舌淡红，脉细滑。

治法：养血安胎，缓急止痛。

方药：当归芍药散加减。

当归　白芍　川芎　白术　茯苓　甘草　党参　熟地黄　桑寄生　砂仁

方中当归、白芍、川芎养血柔肝,缓急止痛;党参、白术、茯苓、砂仁补气健脾以益化源固胎元;熟地黄、桑寄生养血补肾,固冲安胎;甘草合白芍加强缓急止痛之功,并能调和诸药。全方共奏养血安胎、缓急止痛之功。

三、血热证

素体血热,或肝郁化热,孕后血聚养胎,虚热益甚,热灼胞脉,则小腹灼痛。

主要证候:小腹灼痛,拘急不舒,口干而苦,心烦少寐,便秘溲黄,舌红苔薄黄,脉弦数而滑。

治法:凉血安胎,缓急止痛。

方药:芍药甘草汤加味。

白芍　甘草　黄芩　白术　生地黄　川楝子

方中白芍酸寒,养血敛阴,柔肝止痛;甘草甘温健脾益气,两药相合酸甘化阴,缓急止痛;黄芩、生地黄相配既能清肝热,又能养肝阴;川楝子既能理气止痛,又能疏泄肝热,合白芍防疏泄太过,又加强止痛之功;白术健脾补气固胎元。全方共奏养血凉血、缓急止痛、安胎之功。

四、气滞证

肝藏血,司血海,喜条达。孕后血聚养胎,肝气易郁,血气郁滞,胞脉受阻,而小腹疼痛。

主要证候:孕后小腹及胁肋胀痛,抑郁不舒,嗳气吞酸,心烦易怒,舌红苔薄黄,脉弦细而滑。

治法:疏肝解郁,养血安胎。

方药:逍遥散加味。

柴胡　当归　白芍　茯苓　白术　甘草　生姜　薄荷　紫苏梗　枳壳　佛手　香附

方中柴胡疏肝解郁,当归、白芍养血和血柔肝,合甘草缓急止痛;茯苓、白术、生姜健脾补气,实土御木侮;薄荷疏散肝气,透达肝经郁热;紫苏梗、枳壳、佛手、香附加强柴胡疏肝理气止痛之功。全方共奏疏肝解郁、养血安胎之功。

妊娠腹痛,临床常见,若治不及时,常可致胎动不安,乃至流产。

同时,妊娠腹痛,须与孕期痢疾、泄泻以及孕痈、宫外孕、流产所致的腹痛相鉴别。

第四节　胎萎不长

胎儿于宫内生长发育迟缓,腹形明显小于正常妊娠月份,而胎儿尚存活者,称为胎萎不长。

对于胎萎不长,自隋代以来,医家多有论述,唯明代张景岳对其病因病机和治法的论述颇详,可惜方未备焉。《景岳全书·妇人规·胎孕类》曰:“妊娠胎气本乎血气,胎不长者,亦惟血气之不足耳。故于受胎之后而漏血不止者有之,血不归胎也;妇人中年血气衰败者有之,泉源日涸也;妇人多脾胃病者有之,仓廪薄则化源亏而冲任穷也;妇人多郁怒者有之,肝气逆则血有不调,而胎失所养也。或以血气寒而不长者,阳气衰则生气少也;或以血热而不长者,火邪盛则真阴损也。凡诸病此者,则宜补,宜固,宜温,宜清。但因其病而随机应之……胎气渐充,自无不长。”

余以为,漏血不止者,养血固冲,宜胶艾汤;血气衰败者,补气养血,宜八珍汤;脾胃病者,健脾养胃,宜六君子汤;郁怒者,疏肝解郁,健脾养血,宜逍遥散;血气寒者,养血温胞,宜长胎白术丸;血热者,清热凉血,宜保阴煎。

至于其他宿疾所致者,应随证治之。

第五节　子　烦

孕妇烦闷不安,心惊胆怯,郁郁不乐,或烦躁易怒者,称为子烦。

对于子烦的病因,《沈氏女科辑要笺正》做了高度的概括,其曰:"子烦病因,曰痰,曰火,曰阴亏。"

一、痰火证

痰饮素停胸中,孕后阴虚阳盛,两因相感,痰热相搏,上扰心胸,故令心胸烦闷。

主要证候:心烦少寐,头晕心悸,胸脘满闷,恶心呕吐,苔黄而腻,脉滑数。

治法:清热涤痰。

方药:温胆汤加味。

半夏　竹茹　枳实　橘皮　生姜　甘草　黄芩　茯苓　麦冬

方中半夏燥湿化痰,降逆止呕,合生姜加强其化痰止呕之功;竹茹、黄芩清热化痰,止呕除烦,合麦冬加强清热宁心除烦之功,并且防燥伤阴;枳实、橘皮、茯苓理气健脾利湿以杜生痰之源;甘草调和诸药。全方共奏燥湿化痰、清热除烦之功。

二、肝热证

忧思恼怒，肝气郁结，复因孕后血聚养胎，阴血不足，肝易化火，木火上炎，扰及心神，故令心烦不安。

主要证候：心烦易怒，头晕目眩，胸胁胀痛，口苦咽干，或潮热，舌红苔薄黄，脉弦滑而数。

治法：疏肝解郁，清热除烦。

方药：丹栀逍遥散加味。

当归　白芍　柴胡　茯苓　白术　甘草　牡丹皮　栀子　黄芩　知母　薄荷　生姜　竹茹

方中柴胡疏肝解郁，当归、白芍养血和血柔肝，合甘草缓急止痛；茯苓、白术、生姜健脾补气，实土御木侮；薄荷疏散肝气，透达肝经郁热；牡丹皮、栀子清肝经郁热，除烦；黄芩、知母、竹茹加强清热除烦之功。全方共奏养血疏肝、清热除烦之功。

三、阴虚证

素体阴虚，孕后血聚养胎，阴血益虚，阴虚生内热，热扰心胸，故烦闷不宁。

主要证候：心中烦热，坐卧不宁，午后潮热，手足心热，口干咽燥，干咳无痰，渴不多饮，小溲短黄，舌红苔薄黄而干，脉细数而滑。

治法：养阴清热，安神除烦。

方药：酸枣仁汤加味。

酸枣仁　甘草　知母　茯苓　川芎　麦冬　生地黄　黄连　莲子心　灯心草

方中酸枣仁重用养血安神；配以川芎一辛散一酸收，更好发挥养血调肝之功;茯苓能宁心安神,培土荣木;知母合麦冬、生地黄养阴清热除烦;黄连、莲子心、灯心草清心降火安神,合以上滋阴之品无燥而伤阴之弊;甘草调和诸药。全方共奏养阴清热、安神除烦之功。

"无热不成烦",子烦一证,或兼痰,兼郁,兼虚,但其主因是一个"热"字。

第六节　子　肿

妊娠期间,孕妇面目、肢体肿胀者,称为子肿。

子肿一证,由脏气本虚,复因妊娠,血聚养胎,脏气益虚,致肺、脾、肾功能失职,津液代谢失调,水湿泛溢所致。

临床常见证型有:脾虚、肾虚、气滞三型。

一、脾虚证

孕妇脾气素虚,或过食生冷,内伤脾阳,致运化失职,土不制水,水湿停聚,流于四肢,泛溢肌肤,遂为浮肿。如《济阴纲目·胎产门》引《产宝》曰:"妊娠肿满,由脏气本弱,因妊重虚,土不克水。"

主要证候:妊娠数月,面目四肢浮肿,或遍及全身,肤色淡黄或㿠白,皮薄光亮,胸闷纳呆,气短懒言,口淡无味,大便溏薄,舌胖嫩,苔薄白或薄腻,边有齿痕,脉缓滑无力。

治法:健脾利水。

方药:参苓白术散加减。

党参　茯苓　白术　甘草　桔梗　山药　莲子肉　砂仁　白扁豆　陈皮　黄芪　大腹皮

方中四君子汤加黄芪补气健脾利湿，山药、莲子肉、白扁豆、大腹皮健脾利湿，通调水道；砂仁醒脾入肾安胎，合陈皮健脾燥湿；桔梗能引药上行，宣通肺气，通调水道，下输膀胱。全方共奏健脾利湿安胎之功。

二、肾虚证

素体肾虚，孕后阴血下聚养胎，有碍肾阳敷布，不能化气行水，故聚水而从其类，泛溢而为浮肿。如《沈氏女科辑要笺正》云："妊娠发肿，良由真阴凝聚，以养胎元，肾家阳气，不能敷布，则水遂泛溢莫制。"

主要证候：孕后数月，面浮肢肿，下肢尤甚，按之没指，心悸气短，下肢逆冷，腰酸无力，舌淡苔白润，脉沉细。

治法：温阳化气利水。

方药：真武汤。

附子　白术　茯苓　生姜　芍药

方中附子温阳化气行水，因有破坚堕胎之弊，附子用量要少，中病即止，要先煎、久煎；白术、茯苓、生姜健脾利湿；白芍既能养阴，防伤阴，又有利水作用。全方共奏温阳化气利水之功。

真武汤中之附子，有破坚堕胎之弊，用之宜慎重。但医圣用之，已有先例。如《金匮要略》云："妇人妊娠……其胎愈胀，腹痛恶寒者，少腹如扇……当以附子汤温其脏。"此可谓"有故无殒，亦无殒矣"。

三、气滞证

素多忧郁，气机不畅，孕后胎体渐长，有碍气机升降。清阳不升，浊阴不降，水湿停聚，泛溢肌肤，遂致肿胀。

主要证候:妊娠三四个月后,双脚先肿,渐及于腿,皮色不变,随按随起,头晕胀痛,胸闷胁胀,食少,苔薄腻,脉弦滑。

治法:理气行滞,健脾利水。

方药:逍遥散加味。

柴胡　当归　白芍　茯苓　白术　甘草　生姜　薄荷　紫苏叶　枳壳　香附　木瓜　泽泻

方中柴胡疏肝解郁,当归、白芍养血和血柔肝,加强肝经疏泄功能而不伤阴;茯苓、白术、生姜、泽泻健脾利湿;薄荷疏散肝气;紫苏叶、枳壳、香附、木瓜加强柴胡疏肝理气之功;甘草调和诸药。全方共奏养血疏肝、健脾利水之功。

子肿,或在气,或在水。其辨如沈尧封云:“病在有形之水,必皮薄色白而亮。病在无形之气,其证必皮厚,色不变。”

临床根据水肿的程度,分为四度。

(+):小腿及足部明显浮肿,经休息自消。

(++):水肿上延至大腿及外阴,皮薄光亮。

(+++):水肿已波及腹部及外阴,肿势较前更甚。

(++++):全身浮肿,少数病人可伴有腹水。

附1:子满

妊娠五六月,腹大异常,胎间有水气,胸膈胀满,甚或喘不得卧者,称为“子满”。

子满的病机:脾胃素弱,复因孕后血聚养胎,脾气更虚,水湿不运,蓄积于胞,以致胎水肿满。如《诸病源候论》云:“胎间水气子满……此由脾胃虚弱,而夹以妊娠故也。”

主要证候:妊娠中期,腹大异常(胞中蓄水),胸膈满闷,喘逆不安,神疲肢软,舌淡胖,苔白腻,脉沉滑无力。

治法:健脾渗湿,养血安胎。

方药:千金鲤鱼汤加味。

鲤鱼　白术　生姜　白芍　当归　茯苓　陈皮　砂仁

方中白术、生姜、茯苓健脾利水;白芍、当归养血和血固胎;鲤鱼专治水气而养胎;陈皮、砂仁性温,燥湿健脾利水并能安胎。全方共奏健脾渗湿、养血安胎之功。

子满似西医学之"羊水过多"。治不及时,则损胎儿。如《济阴纲目·胎前门》曰:"水渍于胞,儿未成形,则胎多损坏。"

附2:羊水过多

妊妇(38周后)羊水超过2000mL者,称为羊水过多。羊水过多证,属中医学子满、胎水、胎水肿满、胎中蓄水范畴。

余认为,羊水过多与水液代谢障碍有关。肺为水之上源,主通调水道,脾主运化,肾主水,三焦为决渎之官,故孕妇水液代谢障碍致羊水过多,与上述脏腑功能失调有关。

一、脾虚湿聚,肺失通调证

主要证候:妊娠中期,胎水过多,腹大异常,胸膈满闷,呼吸短促,神疲肢软,四肢或全身浮肿,纳差便溏,舌质淡,苔白腻或白滑,脉沉滑无力,或濡弱。

治法:健脾化湿,开宣肺气,消肿安胎。

方药:全生白术散合桔梗汤加减。

炒白术　白芍　当归　茯苓　陈皮　桔梗　甘草　黄芪　砂仁　大腹皮　桑白皮　生姜

方中黄芪、炒白术、茯苓、陈皮健脾理气燥湿以行水;大腹皮、桑白皮、砂仁、生姜宽中理气,利水消肿;当归、白芍养血安胎,使水去而不伤胎;桔梗开宣肺气,有提壶揭盖之妙;甘草调和诸药。全方共奏健脾化湿、开宣肺气、利水消肿、安胎之功。

二、脾肾阳虚证

主要证候:妊娠数月,胎水过多,腹大异常,胸膈胀满,胸闷气短,腰膝酸软,肢体浮肿,下肢尤甚,按之没指,形寒肢冷,舌质淡,舌质胖嫩,苔白润,脉沉细无力。

治法:温肾健脾,利水安胎。

方药:真武汤合五苓散加减。

炒白术　茯苓　白芍　桂枝　泽泻　猪苓　砂仁　巴戟天　炒杜仲　车前子　赤小豆　陈皮　生姜

方中炒白术、茯苓、生姜健脾利湿,桂枝温阳化气行水;泽泻、猪苓、车前子、赤小豆渗利水湿,合白芍渗利而不伤阴;砂仁、陈皮理气燥湿,通调水道;巴戟天、炒杜仲温肾,助桂枝温阳化气行水,补肾安胎。全方共奏温肾健脾、利水安胎之功。

附子为妊娠禁用药,一般不用或以巴戟天、炒杜仲代之;桂枝为妊娠慎用药,必用时亦须慎重,取"有故无殒"之意。

慢性羊水过多者,用茯苓、赤小豆、粳米、大枣适量煮粥,食疗之。

第七节　子　痫

妊娠后期,或值临产,或新产后,发生眩晕倒仆,昏不知人,四肢抽搐,全身强直,目睛上视,须臾自醒,醒后复作,或昏迷不醒,称为子痫,亦名子冒。

子痫发生的主要病机是肝阳上亢。如《素问·至真要大论》

云："诸风掉眩，皆属于肝。"临床常见的有肝风内动和脾虚肝旺两型。

一、肝风内动证

素体阴虚，孕后精血聚以养胎，肾精益亏。水不涵木，则肝阳偏亢，阳亢则化风；水不济火，则心火亢盛，火盛则炼液成痰。风火相扇，而筋脉拘急；痰火交炽，而上蒙清窍，遂发子痫。如《素问·至真要大论》曰："诸暴强直，皆属于风。诸热瞀瘛，皆属于火。"

主要证候：妊娠后期，颜面潮红，心悸而烦，头晕目眩，猝然昏不知人，四肢抽搐，目睛上视，气粗痰鸣，牙关紧闭，口吐涎沫，舌红苔薄黄，或黄腻，脉弦滑而数。

治法：平肝息风，豁痰开窍。

方药：羚角钩藤汤加减。

羚羊角　钩藤　桑叶　菊花　川贝母　天麻　茯神　甘草　郁金　菖蒲　竹沥　天竺黄　栀子　黄连　黄芩　莲子心

方中羚羊角、钩藤清热凉肝，息风止痉为主药；辅以桑叶、菊花清热息风；邪热亢盛灼津为痰，川贝母、天麻、郁金、竹沥、天竺黄、菖蒲清热祛痰；茯神、栀子、黄连、黄芩、莲子心清热宁心以安胎；甘草清热，调和诸药。全方共奏凉肝息风、豁痰开窍之功。

二、脾虚肝旺证

脾虚运化失职，一则化源不足，精血虚少，肝失濡养，而肝阳上亢；二则水湿停聚，发为水肿，留滞经络，则筋脉阻滞，失于柔和。两者相因，子痫作矣。如《素问·至真要大论》曰："诸痉项强，皆属于湿。诸湿肿满，皆属于脾。"

主要证候:妊娠后期,面浮肢肿,胸闷欲呕,头晕且胀,突发项强,四肢抽搐,纳差便溏,舌苔腻,脉虚弦而滑。

治法:平肝潜阳,健脾利湿。

方药:当归芍药散加减。

当归　白芍　茯苓　白术　泽泻　大腹皮　白蒺藜　天麻　钩藤　石决明　葛根　甘草

方中当归、白芍养血柔肝,平肝潜阳以止痉;天麻、钩藤、葛根、白蒺藜、石决明加强清肝止痉之功;茯苓、白术、泽泻、大腹皮健脾利湿;甘草清热,调和诸药。全方共奏平肝潜阳、健脾利湿之功。

西医学之妊娠高血压综合征相当于中医学子痫病。西医学认为:妊娠 24 周以后,高血压,浮肿,蛋白尿,严重时出现抽搐,昏迷,心、肾功能衰竭,甚至发生母婴死亡。迄今为止,仍为孕妇死亡的重要原因之一。

因此,痫证发作时,情况紧急,需中西医结合抢救,以免贻误病机,危及母婴生命。

第八节　子　喑

因妊娠而声音嘶哑,甚或失音者,称为子喑。

《素问·奇病论》曰:"黄帝问曰:人有重身,九月而喑,此为何也?岐伯对曰:胞之络脉绝也。帝曰:何以言之?岐伯曰:胞络者,系于肾,少阴之脉,贯肾系舌本,故不能言。帝曰:治之奈何?岐伯曰:无治也,当十月复。"《内经》虽为穷理之言,孕妇患此,喑哑不适,必另有所因,岂可坐以待之。

《仁斋直指方》曰:"心为声音之主,肺为声音之门,肾为声音之根。”从脏腑经络的整体观言之,失音一证,以心、肺、肾三脏病变为主,子喑亦不例外。

一、肺阴虚证

心火素旺,灼肺伤津,复因孕后血养胎元,则阴血更亏,肺阴愈虚,肺失濡养,致声道燥涩,发音不利,渐成子喑。如《女科经纶·胎前证》引张子和语曰:“心火下降,而肺金自清,故能作声也。”

主要证候:妊娠八九月,声嘶喑哑,口干咽燥,或久咳不已,五心烦热,颧红盗汗,舌红少津,脉细数。

治法:滋阴清热,养肺利咽。

方药:养金汤加味。

生地黄　阿胶　杏仁　知母　沙参　麦冬　桑白皮　白蜜　桔梗　甘草　川贝母　莲子心

方中生地黄、知母、沙参、麦冬、莲子心滋阴润肺,清心火;阿胶、白蜜滋阴润肺,养血安胎;杏仁、桑白皮、桔梗、川贝母、甘草清肺利咽。全方共奏滋阴清热、润肺利咽之功。

二、肾阴亏证

素体肾阴亏虚,心火失济,火旺灼金,金水失生,复因孕后精血荫胎,肾阴益亏,阴津不能上承舌本,而致子喑。如《女科经纶·胎前证》引马玄台语曰:“……治之当补心肾为宜。”

主要证候:妊娠后期,声音嘶哑,咽喉干燥,头晕耳鸣,手足心热,心悸而烦,腰酸膝软,舌红苔少,脉细数。

治法:滋肾养阴。

方药:麦味地黄丸加味。

熟地黄　山茱萸　山药　泽泻　茯苓　牡丹皮　麦冬　五味子　沙参　玄参　甘草　石斛

方中六味地黄丸滋补肾阴,合麦冬以清心火;合五味子养心阴,宁心神,敛肺气;沙参、玄参、甘草滋阴清肺利咽;石斛味甘微寒,既能滋阴生津,又能除热利咽。全方共奏滋肾清心利咽之功。

"妇人重身,九月而喑",可不必治,如必欲治之,则如上述,侧重滋养心、肺、肾。

第九节　子　嗽

妊娠咳嗽,名曰子嗽。

子嗽属内伤咳嗽之范畴。或因阴虚肺燥,或因肝火犯肺,致肺失宣降而咳嗽。至于外感咳嗽,则不属本篇讨论的范围,宜照顾妊娠的生理特点,随证治之。

一、阴虚肺燥证

素体肺肾阴虚,孕后阴血聚以养胎,则阴血愈亏,阴虚火旺,灼伤肺津,肺乏濡润,失于清降,而久咳不已。如《校注妇人良方·妊娠疾病门》引朱丹溪语曰:"胎前咳嗽,由津液聚养胎元,肺乏濡润,又兼郁火上炎所致。"

主要证候:久嗽不已,干咳无痰,或痰中带血,头晕目眩,手足心热,咽干口燥,颧红潮热,舌红少苔,脉细数而滑。

治法:养阴润肺,止嗽安胎。

方药:麦味地黄丸加味。

熟地黄　山药　茯苓　山萸肉　泽泻　牡丹皮　麦冬　五

味子　沙参　川贝母　百合　桔梗　甘草

方中麦味地黄丸养阴清润收敛肺气，合沙参、川贝母、百合、桔梗、甘草加强清润利咽止咳之功。全方共奏养阴润肺、止嗽安胎之功。

二、肝火犯肺证

抑郁忧忿，情志不遂，肝郁化火，孕后阴血养胎，肝火益盛，木火刑金，炼液成痰，致久咳不已。如《女科要旨·胎前》曰："怀孕咳嗽，由于火盛克金。"

主要证候：咳嗽吐痰，或痰带血丝，两胁作痛，烦热口苦，咽喉干燥，面红潮热，舌苔薄黄，脉弦数而滑。

治法：清肝解郁，止咳安胎。

方药：丹栀逍遥散加味。

当归　白芍　柴胡　茯苓　甘草　生姜　薄荷　牡丹皮　栀子　桑叶　桑白皮　枇杷叶　全瓜蒌　川贝母　桔梗　枳壳

方中当归、白芍养血柔肝安胎；柴胡、薄荷、牡丹皮、栀子疏散肝经郁热；茯苓、甘草、生姜健脾和中祛湿，以绝生痰之源；桑叶、桑白皮 、枇杷叶、全瓜蒌、川贝母、桔梗、枳壳清肺化痰，降气止咳。全方共奏养血安胎、清肝止咳之功。

妊娠咳嗽，日久不已，不仅伤肺，而且伤胎。正如《杏轩医案》云："夫嗽则周身百脉震动，久嗽不已，必致胎动。"因此，妊娠咳嗽，必须及时治疗。

第十节　子　淋

妊娠期间，出现尿频、尿急、淋沥涩痛等症状者，称为子淋。

子淋属泌尿系统感染性疾病,其病机主要是热灼膀胱,气化不利。因此,治疗以清热通淋安胎为主。

一、实热证

(一)心火炽盛证

心与小肠相表里,心火炽盛,移热小肠,传入膀胱,灼津伤络,故小便淋痛。如《医学正传》曰:"妊娠心经蕴热,小便赤涩不利,淋沥作痛。"

主要证候:孕妇尿少色赤,淋沥涩痛,面赤心烦,渴喜冷饮,或口舌生疮,舌尖红,欠润少苔,脉细数。

治法:清热通淋。

方药:导赤散加味。

生地黄　甘草梢　木通　淡竹叶　黄连　麦冬　茯苓　灯心草　栀子

方中生地黄清心凉血,下滋肾水,辅以淡竹叶清心除烦,引热从小便而出,佐以木通上清心火,下利小便;甘草清热解毒,止痛并调和诸药;加黄连、麦冬、栀子、灯心草加强清心火凉血之功;茯苓健脾利水,加强通淋之功。全方共奏清心养阴通淋之功。

(二)湿热下注证

摄生不慎,感染湿热,蕴结下焦,膀胱气化不利,故小便淋痛。如《医略六书》曰:"妊娠六七个月,溺出涩痛,淋沥不断,脉带沉数,此湿热积于膀胱,气不施化,而溺窍不利也。"

主要证候:孕妇突感尿频、尿急、尿痛、尿淋沥,色黄赤,或寒热,口干不欲饮,舌红苔黄腻,脉滑数。

治法:清热利湿,通淋。

方药:猪苓汤加味。

猪苓　茯苓　泽泻　阿胶　滑石　柴胡　黄芩　栀子　车前子　甘草梢　石韦

方中猪苓、茯苓、泽泻、滑石利湿清热通淋,阿胶养阴止血安胎,与利湿通淋药同用利湿而不伤阴,养阴而不敛邪;柴胡、黄芩、栀子清肝经湿热;车前子、甘草梢、石韦加强清热通淋之功。全方共奏清热利湿通淋、养阴安胎之功。

二、虚热证

肾阴素虚,孕后血聚养胎,阴津愈亏,阴虚则生内热,热灼膀胱,遂成子淋。如《校注妇人良方·妊娠疾病门》曰:“妊娠小便淋者,乃肾与膀胱虚热,不能制水。然妊娠胞系于肾,肾间虚热而成斯症,甚者心烦闷乱,名曰子淋也。”

主要证候:妊娠数月,小便频数淋沥,灼热刺痛,尿少色深黄,形体消瘦,潮热颧红,手足心热,心烦少寐,大便秘结,舌红,苔薄黄而干,脉细滑数。

治法:滋阴清热,通淋。

方药:知柏地黄汤加味。

熟地黄　山药　山萸肉　茯苓　泽泻　牡丹皮　知母　黄柏　麦冬　甘草　车前草

方中熟地黄、山药、山萸肉滋补肝肾,固护胎元;茯苓、泽泻渗利行水;牡丹皮凉血清热,合知母、麦冬加强滋阴清热之功;甘草、车前草清热通淋。全方共奏滋阴清热通淋之功。

孕妇,安胎为要。治疗子淋,诸如牡丹皮、木通活血之品以及滑石、车前滑利之品,均在慎用之列,谨防伤及胎元。

第十一节　妊娠小便不通

妊娠期间,小便不通,甚或小腹胀急疼痛,心烦不得卧,称为妊娠小便不通,属转胞范畴。

《素问·灵兰秘典论》曰:"膀胱者,州都之官,津液藏焉,气化则能出矣。"妊妇,或气虚无力举胎,或肾虚无力系胞,胎压膀胱,胞系了戾,膀胱气化不行,而致小便不通。

一、气虚证

中气素虚,孕后胎体渐大,气虚无力举胎,胎重下坠,压迫膀胱,溺不得出。如《女科经纶·胎前证》引赵养葵语曰:"有妊妇转胞,不得小便,由中气虚怯,不能举胎,胎压其胞,胞系了戾,小便不通。"

主要证候:妊娠期间,小便不通,或频数量少,小腹胀急疼痛,坐卧不安,面色㿠白,精神疲倦,头重眩晕,气短懒言,大便不爽,舌质淡,苔薄白,脉虚缓滑。

治法:补气、升陷、举胎。

方药:补中益气汤加味。

黄芪　白术　陈皮　党参　炙甘草　升麻　柴胡　当归　桂枝　桔梗　通草

方中黄芪、白术、党参、炙甘草、陈皮补气健脾以载胎;升麻、柴胡、桔梗升提举胎;当归养血和血安胎;桂枝温阳化气行水;桔梗、通草化气行水而通溺。全方共奏补气举胎、化气行水之功。

二、肾虚证

胞系于肾,若肾气素虚,孕后肾气益虚,系胞无力,胎压膀胱;或肾阳虚,不能温煦膀胱化气利水,故小便难。如《金匮要略》云:“妇人病饮食如故,烦热不得卧,而反倚息者,何也?师曰:此名转胞不得溺也,以胞系了戾,故致此病,但利小便则愈,宜肾气丸主之。”

主要证候:妊娠小便频数不畅,继则闭而不通,小腹胀满而痛,坐卧不宁,畏寒肢冷,腰腿酸软,舌质淡,苔薄润,脉沉滑无力。

治法:温肾扶阳,化气利水。

方药:肾气丸加减。

熟地黄　山药　山萸肉　泽泻　茯苓　桂枝　巴戟天　菟丝子　车前子

方中熟地黄、山药、山萸肉滋补肝肾,固护胎元;茯苓、泽泻渗利行水;桂枝温阳化气;巴戟天、菟丝子温补肾阳;车前子利湿通淋。全方共奏温肾扶阳、化气利水之功。

妊娠小便不通与子淋,其鉴别如《证治要诀》曰:“子淋与转胞相类。但小便频数,点滴而痛者,为子淋。频数出少不痛者,为转胞。间有微痛,终与子淋不同。”

第十二节　孕　痈

孕期之肠痈,谓之孕痈。其与“妊娠合并阑尾炎”相契合。《灵枢·痈疽》曰:“热胜则腐肉,肉腐则为脓。”孕痈之形成,亦由寒温乖违,饮食不节,劳逸过度,情志过极等,致气血运行不畅,壅遏化热,腐肉为痈。

一、痈未成脓证

主要证候:肠痈初起,绕脐疼痛,继而转至右少腹疼痛,按之痛剧,发热恶寒,或呕吐,或口渴,或便秘,舌红苔黄或黄腻,脉弦数或滑数。

治法:泄热化瘀。

方药:大黄牡丹汤加减。

大黄 牡丹皮 桃仁 冬瓜仁 赤芍 金银花 连翘 蒲公英 柴胡 黄芩 甘草 川楝子

方中大黄泻肠中瘀结之毒,牡丹皮、赤芍凉血散血祛瘀为君;桃仁助君药通瘀滞,冬瓜仁清肠中湿热,导肠中垢浊共为臣;金银花、连翘、蒲公英、甘草清热解毒;柴胡、黄芩、川楝子清肝理气,散郁热,止痛为佐。全方共奏泄热化瘀、解毒消痈之功。

二、痈脓已成证

主要证候:小腹痛剧,腹皮绷急,拒按,或右少腹肿块,壮热,尿黄便结,舌红苔黄腻,脉滑数。

治法:解毒排脓。

方药:薏苡附子败酱散合大黄牡丹汤加减。

薏苡仁 败酱草 大黄 金银花 连翘 蒲公英 甘草 冬瓜仁 桃仁 牡丹皮 白芷

方中薏苡仁利湿排脓,辅以败酱草逐瘀消肿;白芷易附子,温经祛湿,排脓止痛;冬瓜仁、桃仁、大黄泄热祛瘀通腹;金银花、连翘、蒲公英、甘草、牡丹皮清热解毒祛瘀,合白芷辛散以防苦寒太过使病情迁延不愈。全方共奏清热解毒、逐瘀排脓之功。

肠痈多为热证、实证，理应清热解毒，化瘀通里为治。然痈发于孕期，化瘀通里之药，如桃仁、牡丹皮、薏苡仁、大黄均属妊娠禁药。即使“有故无殒”，在所必用，亦须顾及胎元，用之审慎，中病衰其大半而止。

疮痈以消为贵，故孕痈以早治为佳。

第十三节　羊水过少

妊娠晚期，羊水少于300mL者，称羊水过少。羊水过少，黏稠，混浊，尤其是在妊娠早中期的羊水过少，除致胎儿畸形外，每以流产而告终。

中医对羊水过少的论述甚少，而从“妊娠胎萎燥”“妊娠胎不长”中得到启发。

胎儿靠母体气血津液的滋养以生长发育，而妊妇如果脾肾亏虚，气血虚弱，津液不足，易致羊水过少，危及胎儿。

一、脾虚证

脾乃后天之本，为气血生化之源，若脾虚不运，则气血亏虚，致羊水过少。

主要证候：妊娠中期，胎动较弱，形体小于正常孕月，面色萎黄，神疲乏力，少气懒言，或形体消瘦，头晕心悸，舌质淡少苔，脉细弱无力。

治法：健脾益气，补血滋胎。

方药：归脾汤加减。

人参　炒白术　炙甘草　当归　黄芪　炒酸枣仁　龙眼肉　五味子　山药　制何首乌　桑椹　陈皮　砂仁

方中人参、炒白术、炙甘草、黄芪健脾益气，以资生化之源；当归、制何首乌、龙眼肉、山药、桑椹养肝补血；炒酸枣仁、五味子滋补肝肾，宁心敛阴；陈皮、砂仁理气安胎，防补益之剂滋腻太过碍脾。全方共奏健脾益气、补血滋胎之功。

二、肾虚津亏证

肾乃先天之本，为津血生化之源。肾阴亏虚，则津血衰少，致羊水过少，胎儿失养。

主要证候：妊娠期内，胎儿尚存活，形体小于正常孕月，腰酸膝软，头晕耳鸣，手足心热，或两颧潮红，口干咽燥，大便秘结，舌质红少苔，脉细数。

治法：滋阴补肾，养血安胎。

方药：归肾丸合增液汤加减。

生地黄　熟地黄　山药　山茱萸　菟丝子　炒杜仲　当归　枸杞子　麦冬　玄参　制何首乌　白芍　女贞子

方中生地黄、熟地黄滋阴养血，固冲安胎为君。山茱萸、女贞子、枸杞子、制何首乌滋补肝肾；炒杜仲温肾，起到“善补阴者，必阳中求阴，则阴得阳升而泉源不竭”之功；菟丝子补肾益精安胎；山药滋肾补脾共为臣。当归、白芍滋肝养血和血；麦冬、玄参清热生津润燥为佐。全方共奏补肝肾、益冲任、滋津液、安胎之功。

若气阴两虚者合生脉散，加人参、五味子补气养阴。

第十四节　妊娠身痒

“风胜则痒。”风有内外之分，妊娠身痒，孕后阴血养胎，阴血相对不足，内则血虚易化燥生风；外感风热之邪乘虚搏于肌肤皆可致皮肤瘙痒。

一、血虚证

主要证候：皮肤干燥瘙痒，无疹或有皮疹，疹色淡红，入夜痒甚，面色无华，心悸怔忡，头晕眼干，烦躁失眠，舌淡苔白，脉细数。

治法：滋阴养血，祛风止痒。

方药：当归饮子。

当归　川芎　白芍　生地黄　防风　荆芥　黄芪　甘草　白蒺藜　何首乌

方中四物汤养血和血润燥，起到"治风先治血"之功；合何首乌养血滋补肝肾；黄芪益气固表实卫；防风、荆芥、白蒺藜平肝疏风止痒；甘草益气和中，调和诸药。全方共奏滋阴养血、祛风止痒之功。

此乃"治风先治血，血行风自灭"之谓。

二、风热证

主要证候：皮肤出现风团，或丘疹，疹色红，有灼热感，瘙痒甚，上半身尤重，遇热加重，伴有头痛，咽喉肿痛，舌红苔黄，脉浮数。

治法：疏风清热，养血止痒。

方药：消风散加减。

荆芥　防风　生地黄　当归　牛蒡子　甘草　胡麻仁　何首乌　桑叶　苦参　薄荷　菊花

方中荆芥、防风、牛蒡子、桑叶、薄荷、菊花疏风散邪，清热止痒;生地黄、当归、胡麻仁、何首乌养血润燥,治风先治血之意,并滋养肝肾以固冲任;苦参清热燥湿止痒;甘草清热解毒,调和诸药。全方共奏疏风清热、养血润燥止痒之功。

注意:病毒引起的风疹、疱疹危及胎儿生命,或致畸。

第十五节　妊娠贫血

妇人以血为本,以血为用,尤其是妊娠后,阴血下聚养胎,母血虚耗。若先天禀赋不足,精血亏虚;后天脾胃虚弱,生化乏源,或因失血皆可导致妊娠贫血。

一、肝肾不足证

肝藏血,肾藏精,精化血,孕后精血养胎,若肝肾不足,不能滋养冲任,冲任血虚,必致母胎失养。

主要证候:面色无华,头晕目眩,腰膝酸软,胎萎不长,或生长缓慢,舌淡红,少苔,脉细数。

治法:滋补肝肾。

方药:大补元煎加味。

人参　熟地黄　山药　杜仲　当归　山萸肉　枸杞子　炙甘草　制何首乌　桑椹　阿胶　砂仁

方中人参大补元气为主药;山药、炙甘草补脾气,助人参以资生化之源;熟地黄、当归、山萸肉、枸杞子、制何首乌、桑椹、阿胶滋肝肾,补血养血,固冲任以养胎;杜仲益肝肾,固冲养胎;砂仁理气健脾,防补益之剂过于滋腻。全方共奏补益气血、滋补肝肾、固冲安胎之功。

二、心脾两虚证

心主血，脾生血，思虑过度，劳伤心脾，营血暗耗，心脾血虚，妊娠血聚养胎，母血益虚，若气血乏源，则致妊娠贫血。

主要证候：面色无华，失眠多梦，心悸怔忡，头晕眼花，唇甲色淡，舌淡苔少，脉细弱。

治法：补益心脾。

方药：归脾汤加味。

人参　白术　茯神　炙甘草　当归身　黄芪　炒酸枣仁　龙眼肉　远志　木香　生姜　大枣　阿胶

方中人参、白术、黄芪、炙甘草、生姜益气健脾，以资生化之源；龙眼肉、大枣、阿胶、当归身甘润滋补以养血；茯神、炒酸枣仁、远志以养心安神，为"补其母"；木香醒脾，防滋腻之碍脾。全方共奏补益心脾、滋养胎元之功。

三、气血两虚证

脾胃虚弱，化源不足，或久病、失血致气血两虚，母胎失养。

主要证候：面色萎黄，四肢倦怠，乏力，纳差，腹胀，大便溏薄，胎长缓慢，唇甲色淡，舌淡胖，苔白，脉缓无力。

治法：补气养血。

方药：八珍汤加味。

人参　白术　茯苓　炙甘草　当归　川芎　白芍　熟地黄　阿胶珠　制首乌　黄芪　生姜　大枣

方中人参、熟地黄相配，益气养血安胎为君；白术、茯苓、黄芪、生姜健脾渗湿，助人参益气补脾，当归、白芍、阿胶珠、制首乌、大枣养血和营，助熟地黄滋养心肝，共为臣；川芎活血行气，防滋补之剂碍脾为佐;炙甘草益气和中,调和诸药为使。全方共奏补气养血安胎之功。

若贫血严重可致胎动不安,胎萎不长,甚则堕胎、小产、胎死腹中,或危及妊妇生命。

第十六节 妊娠不寐

妊妇入寐困难,甚而彻夜不寐一周以上者,谓之妊娠不寐。《景岳全书·不寐》云:“盖寐本乎阴,神其主也,神安则寐,神不安则不寐。”妊娠阴血下聚养胎,或心肾不交,或心脾两虚,或心胆气虚均可导致不寐。

一、心肾不交证

妊妇阴血下聚养胎,或素体肾阴亏虚,致肾水虚不能上济心火,心火偏旺,虚火扰神而不寐。

主要证候:妊娠心烦不寐,入寐困难,心悸多梦,腰膝酸软,或潮热盗汗,五心烦热,咽干少津,舌红少苔,脉细数。

治法:滋阴降火,交通心肾。

方药:天王补心丹合百合地黄汤加减。

生地黄　酸枣仁　柏子仁　茯神　远志　五味子　玄参　麦冬　人参　黄连　当归身　百合　甘草

方中生地黄滋阴养血清热;玄参、麦冬、百合甘寒滋润以清虚火,使心肾相交;当归身补血养肝;人参、茯神、甘草益气宁心,人参有很好的安神益智功能;酸枣仁、柏子仁、远志补益心脾,安神益智;五味子敛气生津以防心气耗散;黄连合玄参、麦冬、百合清心火而不伤阴。全方共奏滋阴降火、养心安神之功。

二、心脾两虚证

素思虑过度，妊娠后气血下注养胎，心脾两虚，心神失养，神不安舍而不寐。

主要证候：妊妇不易入睡，多梦易醒，心悸健忘，神疲食少，伴头晕目眩，四肢倦怠，腹胀便溏，面色无华，舌淡苔薄，脉细弱。

治法：补益心脾，养血安神。

方药：归脾汤合甘麦大枣汤。

人参　白术　茯苓　炙甘草　当归　黄芪　炒酸枣仁　远志　龙眼肉　木香　大枣　生姜　小麦

方中人参补益心脾，有很好的安神益智功能为君；白术、茯苓、炙甘草、黄芪、大枣、生姜、小麦健脾益气，助君药安神益智；当归补血养肝；炒酸枣仁、远志、龙眼肉补益心脾，安神益智；木香醒脾防滋腻太过。全方共奏补益心脾、固胎元、养血安神之功。

三、心胆气虚证

妊娠血下聚养胎，致肝血不足，虚阳上扰，心神不宁，夜寐不安。

主要证候：妊妇虚烦不得眠，心悸盗汗，胆怯易惊，头目眩晕，咽干口燥，舌淡，脉弦细。

治法：养血安神，清热除烦。

方药：酸枣仁汤合栀子豉汤加味。

酸枣仁　甘草　知母　茯苓　川芎　生地黄　菖蒲　远志　栀子　淡豆豉　党参

方中酸枣仁甘润入心、肝，养血补肝，宁心安神为君；党参、茯苓、菖蒲、远志宁心安神益智，知母、生地黄滋阴润燥，清热除烦，助君药安神除烦为臣；佐以川芎辛散，调肝血，疏肝气，与酸枣仁相伍，一散一收，补血与行血结合，具有养血调肝之妙，栀子、淡豆豉与知母、生地黄相合，除烦而不伤阴；甘草和中缓急，调和诸药为使。全方共奏养血除烦、安神养胎之功。

《金匮要略心典·方论》曰："魂不藏故不得眠，酸枣仁补肝敛气，宜以为君。而魂既不归，容必有浊痰燥火乘间而袭其舍者，烦之所由作也。故以知母、甘草清热滋燥；茯苓、川芎行气除痰，皆所以求肝之治，而宅其魂也。"

妊妇不寐总以虚证为多，严重不寐，影响胎元，故治疗以滋阴益气，养血安神，保胎为要。

第十七节　妊娠泄泻

妊娠期间，大便次数增多，粪质稀溏者，谓之妊娠泄泻。

妊妇外感寒湿，内伤食滞，或脾胃素虚，致脾运失职，小肠清浊不分发生泄泻。《医宗必读》曰"无湿不成泻"，但湿泻主要责之于脾胃运化失调。

一、外寒内湿证

主要证候：妊妇泄泻清稀，甚则呈水样，脘闷食少，恶心呕吐，肠鸣腹痛，恶寒，发热，头痛，身痛，舌质白腻，脉濡缓。

治法：解表散寒，化湿止泻。

方药：藿香正气散加减。

藿香　紫苏　白芷　桔梗　陈皮　半夏　茯苓　大腹皮　甘草　炒白术　厚朴　黄连　砂仁　木香　生姜

方中藿香辛温解在表之风寒，芳香化在里之湿浊为君；陈皮、半夏、砂仁、木香、生姜理气燥湿，和胃止呕，茯苓、炒白术健脾运湿以止泻，共助藿香化湿浊，止吐泻，共为臣；厚朴、大腹皮行气畅中，化湿滞，紫苏、白芷辛温助藿香发散风寒，且紫苏醒脾止呕，白芷燥湿化浊，桔梗升清，助脾健运；黄连燥湿止泻，清热和胃，共为佐；甘草调和诸药且和中为使。全方共奏解表散寒、化湿止泻之功。

二、食滞证

《素问·痹论》曰："饮食自倍，肠胃乃伤。"妊妇贪食好逸，伤滞胃肠，传化失司而致伤食泄泻。

主要证候：肠鸣腹痛，便臭如败卵，泻后痛减，脘腹胀满，嗳腐吞酸，恶食呕逆，舌苔厚腻，脉滑。

治法：消食导滞，和胃止泻。

方药：保和丸加减。

焦山楂　神曲　炒谷芽　陈皮　半夏　茯苓　炒莱菔子　连翘　炒麦芽　鸡内金　木香　砂仁　生姜

方中焦山楂消食化积，尤善消肉食油腻之积，共为君；神曲善消酒食陈腐之积，炒谷芽、炒麦芽、炒莱菔子、鸡内金消谷面之积，共为臣，且炒莱菔子能下气导滞；君臣相配可消一切饮食积滞。陈皮、半夏、木香、砂仁行气化滞，和胃止呕；茯苓、生姜健脾祛湿止泻；连翘清食积之郁热，共为佐。全方共奏消食导滞、和胃止泻之功。

三、脾胃虚弱证

妊妇素体脾胃虚弱，脾气虚不能运湿，湿自内生，胃肠功能失司而发泄泻。

主要证候:妊妇泄泻,大便溏薄,脘闷呕吐,面色萎黄,形体消瘦,神疲倦怠,四肢乏力,舌淡红苔白,脉虚缓。

治法:健脾益气,渗湿止泻。

方药:参苓白术散加减。

人参 炒白术 茯苓 甘草 白扁豆 山药 莲子肉 砂仁 桔梗 芡实 黄芪 木香 陈皮 神曲 生姜 大枣

方中四君子汤合黄芪补益脾胃之气,固护胎元为君药;辅以白扁豆、山药、莲子肉、芡实合炒白术淡渗利湿,莲子肉、芡实健脾止泻;砂仁、木香、陈皮、神曲辛温芳香醒脾,佐四君子汤促进脾胃健运,吐泻可止;桔梗载药上行,调畅气机,以助健运;生姜、大枣调胃和中,止吐泻。各药配伍,补其虚,调其气,渗其湿,全方共奏健脾益气、渗湿止泻之功。

其他如湿热泻、痛泻、五更泻等参《中医内科学》辨证论治。

泄泻一证,虽不是妊妇专病,但若暴泻失液,久泻气血亏虚可致妊妇羊水过少,胎萎不长,甚则堕胎等严重证候,切不可轻视。

第十八节 妊娠便秘

妊娠期间,粪便在肠内停留过久,干结难解,或粪质不硬,虽有便意,便而不畅的病证,谓之妊娠便秘。

妊娠便秘,多为虚证,或因脾肺气虚,传送无力;或因血虚、阴虚肠道失润所致。

一、气虚便秘

妊娠中晚期，胎体渐大，脾肺气虚，升提无力，肠道受压，传送无力而致便秘。

主要证候：大便并不干硬或先硬后溏，虽用力努挣，但排便困难，便后汗出气短，神疲乏力，面色㿠白，舌淡苔白，脉弱。

治法：益气润肠。

方药：补中益气汤加味。

黄芪　陈皮　火麻仁　枳壳　党参　白术　甘草　升麻　柴胡　当归身　蜂蜜

方中黄芪、白术、党参益肺脾之气，脾主运化，肺与大肠相表里，脾肺之气足，促进肠道运化及传输功能；升麻、柴胡升举清阳，配陈皮、枳壳升清降浊；火麻仁、当归身、蜂蜜补血润肠通便；甘草调和诸药。全方共奏补气养血、润肠通便之功。

二、血虚便秘

妊娠期间，血聚养胎，或妊妇素体血虚，致肠道失于荣养而便秘。

主要证候：大便干结，面色无华，头晕目眩，心悸气短，健忘失眠，口唇色淡，舌淡苔白，脉细弱。

治法：养血润燥通便。

方药：四物汤加味。

当归身　熟地黄　白芍　川芎　桑椹　枸杞子　制何首乌　阿胶　柏子仁　火麻仁　甘草

方中当归身、熟地黄、白芍、桑椹、枸杞子、制何首乌、阿胶养肝补血，润肠通便，固冲安胎；川芎和血行气；柏子仁、火麻仁润肠通便;甘草和中,调和诸药。全方共奏养血安胎、润燥通便之功。

三、阴虚便秘

妊娠中,阴血下聚荫胎,或妊妇素体阴虚致肠道失于濡润而便秘。

主要证候:大便干结,状若羊粪,形体消瘦,头晕耳鸣,颧红少寐,腰膝酸软,或潮热盗汗,口燥咽干,舌红少苔,脉细数。

治法:滋阴润肠通便。

方药:增液汤加味。

生地黄　玄参　麦冬　女贞子　百合　沙参　枸杞子　桑椹　黑芝麻　制何首乌　当归身　蜂蜜　甘草

方中生地黄、玄参养阴清热;麦冬、百合、沙参增液润肠;女贞子、枸杞子、桑椹、黑芝麻、制何首乌、当归身养血滋阴,润肠通便;蜂蜜、甘草调和脾胃,润肠通便。全方共奏滋阴养血、增津液、润肠道、“增水行舟”之功。

第十九节　妊娠痢疾

痢疾是便下脓血,腹痛,里急后重为主症的肠道传染病。

痢疾的主要病因是感受时邪疫毒和饮食不洁两个方面。其病机主要是邪蕴肠腑,气血壅滞,传导失司,肠道脂络受伤而成。痢疾与泄泻不同,如《景岳全书》所说:“泻浅而痢深,泻轻而痢重,泻由水谷不分,出于中焦;痢以脂血伤败,病在下焦。”

一、湿热痢

湿热蕴结，熏灼肠道，气血壅滞。

主要证候：腹痛，里急后重，痢下赤白脓血，黏稠如胶冻状，腥臭，肛门灼热，小便短赤，发热，头身疼痛，舌红苔黄腻，脉滑数。

治法：调和气血，清热燥湿。

方药：香连丸合黄芩汤加减。

黄连　木香　黄芩　芍药　甘草　焦山楂　金银花炭　防风　马齿苋　陈皮

方中香连丸、黄芩汤相合，黄连、黄芩清热燥湿；木香、陈皮、焦山楂行气导滞止痛；芍药、甘草能凉血和血，缓急止痛；金银花炭、马齿苋、防风清肠中之热毒，治脓血痢。全方共奏清热燥湿、调气和血、通因通用之功。

二、疫毒痢

疫邪热毒，壅滞肠道，燔灼气血。

主要证候：痢下鲜紫脓血，腹痛剧烈，里急后重，壮热口渴，头痛烦躁，恶心呕吐，甚至神昏惊厥，舌质红绛，苔黄燥，脉滑数。

治法：清热解毒，凉血除积。

方药：白头翁汤合葛根芩连汤加减。

白头翁　黄连　黄柏　秦皮　黄芩　甘草　葛根　白芍　金银花　地榆　木香　马齿苋

两方相合，白头翁清热解毒，凉血治痢，葛根解表退热，升清阳止下利共为君；黄连、黄柏、秦皮、黄芩清热燥湿，厚肠止利为臣；甘草、白芍凉血和血，缓急止痛；木香行气导滞止痛；金银花、地榆、马齿苋清热解毒,凉血止血痢为佐。全方共奏清热解毒、燥湿凉血止痢之功。

三、休息痢

久痢正伤,邪恋肠道,传导不利。

主要证候:下痢时发时止,经久不愈,腹胀痛,痢下赤白黏冻,大便次数增多,倦怠乏力,舌淡红苔腻,脉濡数。

治法:温中清肠止痢。

方药:连理汤合香连丸加味。

干姜　人参　白术　黄连　茯苓　炙甘草　木香

方中干姜辛热,振奋脾阳以止泻为君;人参甘温,大补元气,善补脾胃之气为臣;白术、茯苓健脾祛湿,与人参相配加强健脾益气之功,黄连清热燥湿厚肠胃,木香醒脾与黄连相配行气止痛为佐;炙甘草缓中益胃,调和诸药为使。全方共奏温中祛湿、清肠止痢之功。

滑利下脱者加赤石脂、粳米以止涩固脱。

其他,如寒湿痢,阴虚痢,虚寒痢参阅《中医内科学》论治。

第八章　产后病

妇人产后,发生与分娩及产褥有关的疾病,称为产后病。

产后常见病有产后血晕,产后痉证,产后腹痛,产后发热,产后恶露不绝,产后身痛,产后大便难,产后排尿异常,产后自汗,产后缺乳,产后乳汁自出等。

产后病的病因病机是产后亡血伤津,瘀血内阻,多虚多瘀,复感六淫或内伤,以发产后诸病。

产后病的辨证,在运用中医一般辨证方法的同时,须结合产后病的特点进行"三审",即先审小腹痛与不痛,以辨恶露有无停滞;次审大便通与不通,以验津液之盛衰;再审乳汁行与不行,及饮食之多少,以察胃气之强弱,进行综合辨证。

产后病的治疗,前人根据产后气血骤虚的情况,提出产后用药"三禁",即禁大汗,以防亡阳;禁峻下,以防亡阴;禁通利小便,以防亡津液。朱丹溪云:"产后有病先固气血,故产后以大补气血为主,虽有杂病以末治之。"叶以潜又以"去瘀血为先"。鉴于产后"多虚多瘀"的特点,应二说合参,本着"务拘于产后,勿忘于产后"的原则,掌握补虚不滞邪,攻邪不伤正的分寸合理用药。注意:祛寒勿过于温燥,清热勿过于苦寒,开郁勿过于耗散,消导必兼扶脾。总之,扶正祛邪,勿犯"虚虚实实"之戒。

第一节　产后腹痛

产后以小腹疼痛为主症者,称为产后腹痛。

临床根据“产后多虚、多瘀”的特点，产后腹痛诚可分为血虚与血瘀两型论治。

一、血虚证

素禀血虚，复因产时、产后失血，血海骤虚，胞脉失养，致不荣而痛。如《女科经纶 · 产后证》慎斋按云：“产后有下血过多，冲任空虚，肝经血少而腹痛。”《金匮要略 · 妇人产后病脉证治第二十一》云：“产后腹中㽲痛，当归生姜羊肉汤主之。”㽲痛者，缓缓痛也。以方测证，并根据腹痛的性质，可以断定，此为血虚寒痛。

主要证候：产时或产后出血过多，小腹隐痛，喜按喜温，伴头晕目眩，大便燥结，舌质淡苔薄，脉虚细。

治法：补血益气。

方药：当归生姜羊肉汤加味。

当归　生姜　羊肉　川芎　酒白芍　党参　砂仁

方中当归羊肉味厚，补产后之阴血；生姜散腹中之寒；党参、砂仁补气健脾温中；川芎、酒白芍合当归养血和血止痛。全方共奏养血和血、补气散寒止痛之功。

寒甚，小腹冷痛者，加肉桂、小茴香温阳散寒止痛。

二、血瘀证

产后感寒，寒凝血滞，或情志抑郁，气滞血瘀，恶露不行，或行而不畅，胞脉阻滞，致不通而痛。如《诸病源候论 · 产后小腹痛候》曰：“此由产时恶露下少，胞络之间，有余血者，与气相击搏，令小腹痛也。”《金匮要略 · 妇人产后病脉证治第二十一》云：“产后腹痛……此为腹中有干血着脐下。”

主要证候：小腹疼痛，拒按，腹胀硬，恶露不下，或量少，涩滞不畅，色紫黯有块，或胸胁胀痛，舌质黯，脉弦涩。

治法：活血化瘀止痛。

方药：生化汤加味。

当归　川芎　桃仁　黑姜　炙甘草　黄酒　童便　益母草　炒五灵脂　延胡索

方中当归补血活血为君；川芎活血行气，桃仁活血祛瘀共为臣；黑姜温经散寒止血止痛为佐；炙甘草和中，调和诸药为使；与益母草、炒灵脂、黄酒、童便、延胡索合用，全方共奏活血祛瘀、温经止痛之功。

若寒凝血瘀，症见小腹冷痛，绞痛，得热痛减，脉沉紧者，加小茴香、肉桂、防风温阳散寒止痛。

偏气滞，症见胀甚于痛，胸胁满闷者，加香附、枳实、乌药、青皮。

兼气虚，伴神疲肢倦者，加黄芪、党参。

若血瘀化热，症见小腹刺痛，得热痛增，恶露量少色紫，口干，心烦，便艰，舌黯红，脉弦细数者，加牡丹皮、丹参、红花、赤芍、连翘、酒大黄。

产后腹痛，不外虚实两端，然产后"诚多虚证"，因此，《女科经纶》就有"产后血块腹痛戒用峻厉药"的明训，所以治疗产后腹痛，应注意于"补血之中，以行通瘀之法"。同时亦应注意，补血勿过于阴柔滋腻，以免影响恶露畅行，留瘀为患。

第二节　产后恶露不绝

产后恶露持续 20 天以上仍淋漓不断者，称为产后恶露不绝，或曰恶露不尽，恶露不止。

恶露指胎儿娩出后,胞宫内遗留的余血、浊液,即分娩时应流出的瘀血。如《女科经纶·产后证》曰:“新产恶露,属养胎之余血,杂浊浆水。”《傅青主女科·产后编下卷·恶露》云:“恶露,即裹儿污血。”

恶露不绝之病因病机有虚实寒热之不同。临床常见者有血瘀、气虚、血热等。

一、血瘀证

产后胞脉空虚,寒邪乘虚入胞,血为寒凝成瘀;或因七情郁结,气滞而血瘀。《医宗金鉴·妇科心法要诀·产后病·恶露不绝证治》曰:“……或因瘀血腹中停。”

主要证候:产后恶露过期淋漓不尽,涩而不爽,量时多时少,色紫黯有块,小腹疼痛拒按,或胸腹胀痛。舌质紫黯,或舌边尖有瘀点,脉弦涩。

治法:活血,化瘀,止血。

方药:生化汤合失笑散加味。

当归 川芎 桃仁 炮姜 炙甘草 炒灵脂 炒蒲黄 益母草

方中当归、川芎养血活血化瘀;桃仁活血化瘀止痛;炮姜温经散寒止血;炙甘草和中止痛;炒灵脂、炒蒲黄、益母草化瘀止痛,生新止血。全方共奏活血化瘀、生新止血止痛之功。

兼肝郁胁腹胀痛者,加香附、乌药、柴胡、延胡索疏肝理气,活血止痛。

兼寒凝小腹凉痛者,加炒小茴香、山楂温经活血,散瘀止痛。

兼气虚小腹空坠者,减炒五灵脂,加人参、黄芪补中益气。

对于生化汤,《胎产新书》曰“行中有补,化中有生”,诚可谓生化之妙，神乎其神。

二、气虚证

素体虚弱，复因产后失血耗气，或产后操劳过度伤及脾气，气虚冲任不固，血失统摄而致恶露逾期不绝。《校注妇人良方》曰："胃气下陷而不统血。"《医宗金鉴·妇科心法要诀·产后病·恶露不绝证治》曰："恶露不绝伤冲任……或因虚损血不摄。"

主要证候：产后恶露过期不止，量多，色淡，质稀，无臭气，面色㿠白，短气懒言，神疲肢倦，小腹空坠。舌质淡，苔薄白，脉缓弱。

治法：补气摄血，固冲任。

方药：补中益气汤加味。

人参　黄芪　白术　炙甘草　当归　陈皮　升麻　柴胡　炮姜　艾叶炭　大枣

方中人参、白术、黄芪、炙甘草、大枣补中益气；当归、艾叶炭、炮姜温经补血止血；升麻、柴胡升阳举陷。全方共奏补气养血摄血之功。

兼气虚不运夹瘀血者，加益母草、炒蒲黄以活血祛瘀止血。

兼肝肾亏损，头晕耳鸣，腰膝酸软者，加续断、桑寄生、盐杜仲、菟丝子、熟地黄、阿胶以补肝肾，固冲任。

张景岳曰："若脾气虚不能摄血而血不止者，宜寿脾煎或补中益气汤。"（《景岳全书·妇人规·产后恶露不止》）

三、血热证

素体阴虚，又因产后失血伤津，营阴愈亏，虚热内生。或嗜食辛热温燥之品,或感受热邪,或肝郁化热,热扰冲任,迫血妄行致恶露过期不净。

主要证候:产后恶露过期不绝,量较多,色紫红,质黏稠,或有臭秽气,面色潮红,口燥咽干。舌质红少苔,脉细数。

治法:养阴,清热,止血。

方药:保阴煎加减。

生地黄　熟地黄　白芍　山药　续断　盐杜仲　甘草　阿胶　旱莲草　乌贼骨

方中熟地黄、白芍补血敛阴;生地黄清热凉血,滋阴生津;山药、甘草益阴和营;旱莲草、乌贼骨增强养阴清热止血之功;盐杜仲、续断固肾止血;阿胶补血养阴止血。全方共奏滋阴清热、养血止血之效。

若肝郁化热,恶露不绝,量或多或少,色深红,两胁胀痛,心烦,舌尖边红,苔薄黄,脉弦细数。宜疏肝解郁,清热凉血,方用丹栀逍遥散加减。

若感受热毒,邪热与余血相搏,互结胞中,症见恶露量多,色紫黯,或臭秽如败酱,伴发热,小腹刺痛者。宜保阴煎去熟地黄,加忍冬藤、败酱草、金银花、蒲公英、红藤、冬瓜仁、地榆清热解毒,凉血止血。

张景岳曰:"产后恶露不止,若因血热者,宜保阴煎,清化饮。"(《景岳全书·妇人规·产后恶露不止》)《医宗金鉴·妇科心法要诀·产后病·恶露不绝证治》曰:"恶露不绝伤冲任,不固时时淋漓行……审色污淡臭腥秽,虚补实攻要辨明。"

鉴于产后多瘀多虚之特点,用药宜祛瘀不伤正,补虚不留瘀,方为妙手。

第三节　产后大便难

产后大便数日不解，或大便艰涩，便时干燥疼痛者，称为产后大便难。

产后大便难，仲景将其作为产后三病之一，并对其病因病机做了精辟论述。《金匮要略·妇人产后病脉证治第二十一》云："新产妇人……亡津液，胃燥，故大便难。"对此，《校注妇人良方》的论述亦属精辟，其曰："产后大便秘涩，因肠胃虚弱，津液不足也。"

余在临床上，将产后大便难分气虚、血虚、津液亏虚三型论治。

一、气虚证

《素问·灵兰秘典论》曰："大肠者，传道之官，变化出焉。"大肠传送糟粕的能力，要靠肺气的推动，若元气素虚，或产后耗气，致使元气亏虚，输送无力，传道失职，大便壅滞不行，致大便难。

主要证候：大便秘涩，临厕努责，或便出不干，伴汗出气短，神疲，舌淡脉虚。

治法：益气养血，润肠通便。

方药：黄芪汤加味。

黄芪　陈皮　火麻仁　白蜜　杏仁　当归　党参　枳壳

方中黄芪、党参益肺脾之气，脾主运化，肺与大肠相表里，脾肺之气足，促进肠道运化及传输功能；陈皮、枳壳疏导气机，使腑气通畅；火麻仁、当归、白蜜补血润肠通便；杏仁既能降泻肺气以通便,又能润肠通便。全方共奏补气养血、润肠通便之功。

二、血虚证

“血主濡之”,大肠之传导,需血之濡润,若素体血虚,复因产后失血过多,而致血虚,血虚失润,而肠燥便秘。如《女科经纶·产后证》引薛立斋云“产后大便不通,因去血过多,大肠干涸”,又引单养贤曰“产后大便日久不通,因血少肠燥故也”。

主要证候:产后大便数日不解,便时干燥艰涩疼痛,腹胀痛不甚,伴面色萎黄,皮肤不润,舌淡,脉细涩。

治法:养血润肠。

方药:四物汤加味。

当归　川芎　熟地黄　白芍　肉苁蓉　枸杞子　何首乌　阿胶

方中当归、熟地黄、白芍、枸杞子、制何首乌、阿胶养肝补血,润肠通便,并滋养胎元;川芎和血行气;肉苁蓉温养精血,润燥滑肠。全方共奏养血安胎、润燥通便之功。

三、津液亏虚证

津液有濡养脏腑之功,大肠之传导亦需津液的滋润。若阴虚之体,或产后耗伤津液,致津液亏虚,肠失濡润,胃中枯燥,而大便秘涩难解。如《圣济总录》曰:“大肠者,传道之官,变化出焉。产后津液减耗,胃中枯燥,润养不足,糟粕壅滞,故令大便难,或致不通。”《女科经纶》引郭稽中亦曰:“产后水血俱下,肠胃虚竭,津液不足,是以大便秘涩不通。”

主要证候:大便秘结数日不解,或便时肛裂出血,皮肤干燥,口苦,舌干红,脉细数。

治法：滋阴润燥。

方药：增液汤加味。

生地黄　玄参　麦冬　当归　女贞子　枸杞子　阿胶　白芍　柏子仁　火麻仁

方中生地黄、玄参养阴清热；麦冬、柏子仁、火麻仁增液润肠通便；当归、女贞子、枸杞子、白芍、阿胶养血滋阴，润肠通便。全方共奏滋阴养血、增津液、润肠道、"增水行舟"之功。

若兼腹胀痛，潮热者，加大黄、桃仁通腑泄热。

产后气血津液骤虚，肠道失于濡润，糟粕无力输送，以致大便秘涩难解。轻者饮食调理，增加蔬菜，适当活动，促进胃肠蠕动，俟气血渐旺，津液回复，大便自调。重者养血益气，润肠通便，遣方用药，按法治之。

第四节　产后发热

产褥期出现以发热为主症，并伴有其他症状者，称为产后发热。

产后发热的病因病机，多责之于产后之虚，而复感外邪，致营卫失调所致。

临床以外感邪毒、六淫、内伤血虚、血瘀为常见。

一、感染邪毒证

产伤和出血，元气受损，胞脉空虚，血室大开，邪毒乘虚侵入胞宫，正邪交争而发热。

主要证候：发热恶寒，小腹疼痛拒按，恶露量多，或少而不畅，色紫黑如败酱，有臭味，烦躁口渴，尿少色黄，大便燥结，舌红苔黄,脉数有力。

治法:清热解毒,凉血化瘀。

方药:五味消毒饮加味。

蒲公英　金银花　野菊花　紫花地丁　天葵子　连翘　蒲黄　五灵脂　牡丹皮　赤芍　鱼腥草　益母草

方中蒲公英、金银花、野菊花、紫花地丁、天葵子、鱼腥草、连翘清热解毒,蒲公英能清利下焦湿热;蒲黄、五灵脂、益母草活血化瘀止痛;牡丹皮、赤芍凉血活血清热。全方共奏清热解毒、活血化瘀之功。

若小腹痛甚,恶露不畅,有臭味,高热不退,大便秘结者,宜大黄牡丹汤加味。

酒大黄　牡丹皮　桃仁　冬瓜仁　芒硝　连翘　败酱草

泄热,活血,通腑。

若见营血症状者,宜结合产后特点,按温病营血分证论治,必要时中西医结合抢救。

二、外感证

产后失血伤气,百脉空虚,腠理不密,风寒之邪乘虚袭入,致营卫不和而发热。如《景岳全书·妇人规·产后类》曰:"产后有外感发热者,盖临盆之际,多有露体用力,无暇他顾,此时或遇寒邪,则乘虚而入,感之最易。"《医宗金鉴·妇科心法要诀》亦曰:"产后……感受风寒,则为外感发热。"

主要证候:产后恶寒发热,头痛,肢体疼痛,无汗,或见咳嗽流涕,舌苔薄白,脉浮。

治法:养血疏风。

方药:荆防四物汤加味。

熟地黄　赤芍　当归　川芎　荆芥　防风　紫苏叶　甘草　生姜　葱白

方中四物汤养血扶正，行气活血；荆芥、防风、紫苏叶、生姜、葱白疏风散寒解表；甘草调和诸药。全方共奏养血散寒解表之功。

若风热感冒，症见发热，微恶风寒，头痛，咳嗽，口渴，或咽喉肿痛，微汗或无汗，舌尖边红，苔薄黄，脉浮数者，宜辛凉解表，方用银翘散。

三、血瘀证

产后恶露不下，瘀血停滞，阻碍气机，营卫失调故发热。如《诸病源候论·产后寒热候》云："凡产，余血在内，亦令寒热，其腹时刺痛者是也。"《医宗金鉴·妇科心法要诀》亦云："产后……若恶露不去，瘀血停留，则为瘀血发热。"

主要证候：寒热时作，恶露不下，或下而涩少，色紫黯有块，小腹疼痛拒按，口燥而不欲饮，舌质紫黯，或有瘀点，脉弦涩。

治法：活血化瘀。

方药：生化汤加味。

当归　川芎　桃仁　炮姜　炙甘草　牡丹皮　丹参　益母草　连翘　赤芍　香附

方中当归补血活血，化瘀生新为君；川芎、香附活血行气，桃仁活血祛瘀，合益母草、丹参、赤芍、牡丹皮加强活血清热之功，使瘀祛热退共为臣；炮姜止血，连翘清热解毒为佐；炙甘草和中，调和诸药为使。全方共奏活血化瘀清热之功。

四、血虚证

产后失血过多，阴血暴虚，阳无所附，以致阳浮于外而发热。

如《济阴纲目·产后门·发热》引王节斋云:“凡妇人产后,阴血虚,阳无所依,而浮散于外,故多发热。”薛立斋亦说:“新产妇人,阴血暴亡,阳无所附而发热。”

主要证候:产后失血较多,身微热,自汗,头晕目眩,心悸少寐,腹痛隐隐,恶露量少色淡,手足麻木,舌淡红,苔薄,脉虚稍数。

治法:补血益气。

方药:圣愈汤加味。

熟地黄　白芍　当归　川芎　黄芪　党参　炮姜　甘草

方中四物汤养血活血,使阳有所附;黄芪、党参健脾益气,固护卫气;炮姜止血;甘草和中,调和诸药。全方共奏补血益气、固护卫气之功。

若阴虚内热,症见午后热甚,颧红,口渴喜冷饮,大便干燥,小便黄赤,舌红,苔薄黄而干,脉细数者,宜滋阴清热养血,方用加减一阴煎加味。

生地黄　熟地黄　白芍　麦冬　知母　地骨皮　甘草　青蒿　鳖甲

方中地骨皮、青蒿清退虚热为君;知母、鳖甲、生地黄滋阴清热为臣;白芍、麦冬、熟地黄养血滋阴为佐;甘草调和诸药为使。全方共奏滋阴、退虚热之功。

附:

1.“新产后伤寒,不可轻易发汗”论

《女科经纶·产后证》引吴蒙斋语云:“新产后伤寒,不可轻易发汗……大抵产后,大血空虚,汗之则变筋惕肉瞤,或郁冒昏迷,或搐搦,或便秘,其害非轻。”

2.产后发热用干姜(炮姜)论

《女科经纶·产后证》引吴蒙斋曰:"凡有发热,宜与四物为君,加柴胡、人参、炮姜最效。盖干姜辛热,能引血药入血分,气药入气分,且能去恶生新,有阳生阴长之道。以热治热,深合《内经》之旨。"

《女科经纶·产后证》引朱丹溪曰:"产后发热,此热非有余之热,乃阴虚生内热耳,以补阴药大剂服之。必用干姜者何也?曰:干姜能入肺利气,入肝经引血药生血。然不可独用,与补阴药同用,此造化自然之妙。"

《女科经纶·产后证》引王节斋曰:"妇人产后阴虚,阳无所依,浮散于外,故发热。用四物汤补血,以炙干姜之苦温从治,收其浮散,以归于阴也。"武叔卿曰:"……热甚加炒干姜者,不从阳引阴,亦可从阴引阳,微乎微乎。"

第五节　产后身痛

产后出现肢体关节酸楚、疼痛、麻木、重着等症者,称为产后身痛,或称产后关节痛。

一、血气虚弱证

"血主濡之,气主煦之",若素体虚弱,临产失血耗气,百节空虚,肢体经脉失于气血之荣养而疼痛。如《医学心悟》曰:"产后遍身疼痛,良由产时百节开张,血脉空虚,不能荣养。"

主要证候:产后遍身肢体疼痛,酸楚,麻木,畏风自汗,面色㿠白,头晕心悸,气短乏力,兼乳汁不足,舌淡苔白,脉细弱。

治法:补血益气,温经止痛。

方药:黄芪桂枝五物汤加味。

黄芪 桂枝 白芍 当归 鸡血藤 秦艽 防风 生姜 大枣

方中黄芪补在表之卫气;桂枝散风寒而温经通痹,与黄芪配伍可益气温阳,和血通经,黄芪得桂枝能固表而不留邪,桂枝得黄芪能益气而振奋卫阳;当归、白芍养血和营,濡养肌肤;鸡血藤舒筋活血;秦艽祛风止痛;防风、生姜疏散风邪,可加强桂枝之效;大枣既合当归、白芍以补营血,又防桂枝燥烈太过,伤及阴血。全方共奏益气养血、通经止痛之功。

肩臂痛甚加川芎、片姜黄、桑枝活血通络,片姜黄最宜除肩臂疼痛。

下肢痛甚,兼便秘,加独活、桑寄生、肉苁蓉、牛膝补肾润肠,活血止痛,并且牛膝引药下行。

腰痛甚,或足跟痛,肉桂易桂枝,加川续断、杜仲、巴戟天补肾强腰,温经通络。

二、外感证

产后气血亏虚,百节开张,若风寒湿邪乘虚而入,留着经络、关节、肌肉,滞而不通,因作疼痛。如《圣济总录》云:“产后气血俱弱,邪气易袭,藏于肌腠之间,与正气相搏,则令头痛,体痛,发热恶寒。”

主要证候:周身关节疼痛,屈伸不利,或痛无定处,或痛如锥刺,或肢体肿胀,麻木重着,步履艰难,恶风畏寒,得热则舒,舌淡苔薄白,脉细缓。

治法:养血祛风,散寒除湿。

方药:独活寄生汤。

独活　桑寄生　秦艽　防风　细辛　当归　白芍　川芎　干地黄　杜仲　牛膝　人参　茯苓　甘草　桂心

方中独活性善下行,以祛下焦与筋骨间的风寒湿邪;秦艽祛风湿,舒筋络而利关节;防风祛一身之风而胜湿;细辛长于搜剔阴经之风寒湿邪,又除经络留湿;桂心温经散寒,通利血脉;桑寄生、杜仲、牛膝以补益肝肾而强壮筋骨,且桑寄生兼可祛风湿,牛膝尚能活血以通利肢节筋脉;当归、川芎、干地黄、白芍养血和血;人参、茯苓、甘草健脾益气。且白芍与甘草相合,尚能柔肝缓急,以助舒筋。当归、川芎、牛膝、桂心活血,寓"治风先治血,血行风自灭"之意。甘草调和诸药。全方共奏散寒除湿、养血祛风之功。

若风胜,痛无定处者,加羌活;寒盛,痛甚,得热痛减者,加制草乌、生姜;湿胜,肢体肿胀,麻木重着者,加苍术、薏苡仁、木瓜;兼头痛者,加蔓荆子。

三、血瘀证

产后体虚,若血为寒凝,或产后余血未尽,留滞经络,痹阻肢体、关节,以致身痛。如《叶天士女科》曰:"产后遍身疼痛……若血瘀不尽,流于遍身,则肢节作痛。"

主要证候:产后肩臂痛,腰痛,腿痛,或周身疼痛,伴恶露不畅,或不绝,小腹疼痛,舌黯红,苔白,脉细弦,或涩。

治法:养血活血,祛瘀通络。

方药:身痛逐瘀汤。

秦艽　川芎　桃仁　红花　甘草　羌活　没药　五灵脂　香附　牛膝　地龙　当归

方中秦艽、羌活祛风除湿;川芎、桃仁、红花、当归活血祛瘀;

没药、五灵脂、香附行血气，止疼痛；牛膝、地龙疏通经络以利关节；甘草调和诸药。全方共奏养血活血、祛瘀通络之功。

产后体虚，百节开张，宜精心将养，谨避风寒。一旦罹患身痛，务必治愈，若失治误治，或治不彻底，常经久不愈，甚至遗患终身，岂可忽乎！

第六节 缺 乳

产后乳汁甚少或全无，称为缺乳。

乳汁为气血所化生，乳汁“资于冲任”。如《景岳全书·妇人规·乳病类·乳少》曰：“妇人乳汁乃冲任气血所化，故下则为经，上则为乳。”

产后缺乳，其病机不外虚实两端。虚则为气血虚弱，冲任脉虚；实则为肝郁气滞，冲任郁阻。治宜虚则补之，实则疏之。正如《济阴纲目·乳病门·乳汁不行》引《三因方》云：“产后有二种乳脉不行，有血气盛而壅闭不行者；有血少气弱，涩而不行者。虚当补之，盛当疏之。”

一、气血虚弱证

乳汁为气血所化。乳房属胃，“冲脉隶于阳明”，若脾胃虚弱，化源不足，或产后失血伤津，以致气虚血少，冲任不充，乳汁因而甚少或全无。如《妇人大全良方》云：“妇人乳汁，乃气血所化。若元气虚弱，则乳汁短少……盖乳汁资于冲任。”《诸病源候论·妇人产后病诸候·产后乳无汁候》亦曰：“……既产则水血俱下，津液暴竭，经血不足者，故无乳汁也。”

主要证候：产后乳少，甚或全无，乳汁清稀，乳房柔软，无胀感，面色少华，神疲食少，舌淡少苔，脉虚细。

治法：补气养血，佐以通乳。

方药：八珍汤加味。

人参　当归　白芍　熟地黄　川芎　白术　黄芪　甘草　通草　猪蹄

方中人参与熟地黄相配，益气养血；白术、黄芪健脾益气，助人参益气补脾；当归、白芍养血和营，助熟地黄滋养心肝；川芎活血行气，使熟地黄、当归、白芍补而不滞；通草、猪蹄通气下乳；甘草益气和中，调和诸药。全方共奏益气养血、通气下乳之功。

兼血少肠燥便秘者，去白术之温燥，加肉苁蓉、制何首乌、黄精滋阴润肠之品。

兼津亏口燥咽干者，去白术之温燥，加麦冬、天花粉、玄参滋阴养液之品。

兼脾虚泄泻者，去熟地黄之碍脾，加山药、砂仁、桔梗健脾升清。

二、肝郁气滞证

乳汁的运行，靠肝之疏泄，气之运行。乳头属肝，“肝主冲任”，若产后情志抑郁，气机不畅，肝失疏泄，冲任郁滞，乳络不通，阻碍乳汁运行，因而乳汁缺少，甚或不下。如《儒门事亲》云：“或因啼哭悲怒，郁结气溢闭塞，以致乳脉不行。”

主要证候：产后乳汁分泌少，甚或全无，情志抑郁不乐，胸胁胀闷，乳房胀硬而痛，或有微热，饮食不振，舌正常，苔薄黄，脉弦细或数。

治法：疏肝解郁，通络下乳。

方药：逍遥散加减。

当归　白芍　柴胡　茯苓　白术　甘草　青皮　炮山甲　通草　王不留行　全瓜蒌　漏芦　桔梗　橘络　丝瓜络

方中柴胡、青皮疏肝解郁，条达肝气；当归、白芍养血和血，柔肝缓急；茯苓、白术、甘草健脾益气；通草、橘络、丝瓜络理气通络；炮山甲、王不留行、全瓜蒌、漏芦祛瘀散结，通络下乳；桔梗载药上行；甘草尚能调和诸药。全方共奏疏肝解郁、理气散结、通经下乳之功。

兼发热乳痛者，加黄芩、栀子、蒲公英、连翘、薄荷清肝解毒。

兼伤食嗳腐吞酸，腹胀泄泻者，去全瓜蒌润肠通便之弊，加焦山楂、陈皮、砂仁理气消食。

缺乳为产后常见病，其病因非一，宜随证治之。然产妇失血伤津，毕竟是虚弱之体。纵有气血郁滞，乳汁不下，须通乳者，亦不可一味利窍通乳，应当寓通于补之中，方切病机。否则，如傅青主所云："世人不知大补气血之妙，而一味通乳，岂知无气则乳无以化，无血则乳无以生，不几向饥人而乞食，贫人而索金乎！"

治缺乳验方：

前猪蹄1对

以上加葱、姜、盐料，煎煮至猪蹄烂熟，取汁饮之，猪蹄量胃口而食。

气血虚弱者，加黄芪、党参、当归健脾益气养血。

俗语云："山甲、通草、王不留行，产妇服多乳自流。"

第七节　髂股静脉血栓形成

髂股静脉血栓形成，又称疼痛性股白肿，属中医学脉痹范畴。病机为瘀血痹阻络脉，营血回流受阻，水津外溢，聚而为湿，流注下肢而成。

主要证候：产后，下肢（多出现于左下肢）肿胀，皮肤颜色不改变，有时亦可出现紫红色，站立时更为明显，大腿和小腿内侧有轻微疼痛和压痛。

治法：化瘀通络利湿。

方药：桃红四物汤合四妙散加减。

当归尾　川芎　赤芍　桃仁　红花　川牛膝　苍术　薏苡仁　水蛭　泽兰　防己　香附　甘草　茯苓　桂枝　黄芪

方中当归尾、赤芍、桃仁、红花、川牛膝活血化瘀；川芎、香附活血行气止痛；苍术、薏苡仁、茯苓、黄芪健脾渗湿；水蛭破血逐瘀；泽兰、防己活血利水；桂枝温通经脉；甘草调和诸药。全方共奏活血化瘀、健脾利湿、通络止痛之功。

治疗期间患者应卧床休息，并抬高患肢，以改善血液循环，待症状好转后，再逐渐下床活动。

若血栓脱落，引起胸痛、气促、咳嗽、面色青紫，脉数而弱，血压下降等肺动脉栓塞症状时应中西医结合治疗，以免发生意外。

第九章　妇科杂病

妇科杂病，是指妇人经、带、胎、产以外的妇科疾病。

常见的妇科杂病有：癥瘕、不孕症、阴痒、阴疮、子宫脱垂、脏躁等。

妇科杂病，病因病机颇为复杂，应把握妇人生理病理特点，根据脏腑功能失调，气血不和，冲任阻滞或失养的具体情况，综合分析，具体辨证，“有是病，用是药”，对证治疗。

第一节　乳　癖

乳癖是指乳房内出现形状、大小、数目不一的硬结肿块。对此，前人已有所认识和较为形象的描述，如清代《疡医大全》载：“乳癖乃乳中结核，形如丸卵，或坠重作痛，或不痛，皮色不变，其核随喜怒为消长，此名乳癖。”乳癖是妇女的常见病，因此，值得重视和研究。

乳头属肝，乳房属胃，肾经入乳内，余认为乳癖的主要病机在于肝、脾、肾功能紊乱，气血津液运行失常，冲任失调，终致痰瘀互结，积聚于乳房，结成肿块。

临床上，余将乳癖分为肝郁、肝郁脾虚和肝郁肾虚三型辨证论治。

一、肝郁证

肝藏血，主疏泄。年轻气盛，情志不遂，导致肝气郁结，气滞则血瘀;或情志抑郁,情怀不畅,肝失疏泄,横犯脾胃,湿聚成痰,瘀痰互结,成为乳癖。

主要证候:乳内肿块扁平较软,随月经前后及情志怒喜而增减,伴心烦易怒,胸胁及乳房胀满作痛,经前尤重,或月经不调,痛经,不孕。舌黯红,或有瘀点,苔薄黄,脉弦。

治法:疏肝理气,活血散结。

方药:疏肝解郁汤加味。

柴胡　青皮　郁金　香附　丹参　川芎　泽兰　延胡索　川楝子　王不留行　麦芽　桃仁　橘核　荔枝核　甘草　枳壳　路路通

方中柴胡、青皮、延胡索、川楝子、枳壳、郁金、麦芽疏肝理气止痛;香附、丹参、川芎、泽兰、桃仁活血化瘀;橘核、荔枝核、王不留行、路路通通络散结;甘草调和诸药。全方共奏疏肝理气、活血止痛、通络散结之功。

二、肝郁脾虚证

脾主运化,为生痰之源。饮食劳倦,思虑伤脾;或肝乘脾土,或肾失温化,导致脾虚,运化失职,聚湿成痰,痰凝乳络,发为乳癖。

主要证候:乳内肿块呈卵圆形,光滑较坚实,无胀痛,伴头晕,胸闷,痰多,咽喉不利,纳呆。舌淡,苔白腻,脉细滑。

治法:疏肝健脾,化痰散结。

方药:逍遥散合瓜蒌薤白半夏汤加减。

当归　白芍　柴胡　茯苓　白术　甘草　瓜蒌　半夏　橘络　海藻　昆布　浙贝母　海浮石　三棱　莪术　薏苡仁

方中柴胡疏肝解郁;白芍、当归疏肝养血;茯苓、白术、甘草健脾和胃;瓜蒌、半夏、橘络、海藻、昆布、浙贝母、海浮石、三棱、莪术、薏苡仁化痰软坚散结。全方共奏疏肝解郁、健脾和胃、软坚散结之功。

三、肝郁肾虚证

《外科医案汇编》云:“乳中结核,虽云肝病,其本在肾。”乳癖起于肝,根于肾。肾阴虚,则水不涵木,木气不疏,或气滞血瘀,或气滞生痰;肾阳虚,则火不燠土,土失运化,聚湿成痰。精血亏虚,冲任虚弱,乳络失养,正虚邪客,则成乳癖。

主要证候:乳内肿块呈厚片状或结节状,较坚韧而难消,伴目眶黯黑,腰酸膝软,经无定期,或婚久不孕。舌黯,苔白,脉弦细数尺弱。

治法:疏肝滋肾,通络散结。

方药:滋水清肝饮加减。

柴胡　当归　白芍　山萸肉　茯苓　山药　牡丹皮　泽泻　生地黄　天冬　牛膝　丝瓜络　夏枯草　鳖甲　牡蛎　莪术

方中柴胡、当归、白芍疏肝养血;山萸肉、茯苓、山药、牡丹皮、泽泻、生地黄、天冬、牛膝滋补肝肾,填精益髓;丝瓜络、夏枯草、鳖甲、牡蛎、莪术通络散结。全方共奏滋阴补肾、疏肝养血、通络散结之功。

乳癖相当于西医学的“乳房纤维囊性增生症(俗称乳腺小叶增生症)”和“乳腺纤维腺瘤”,本病大多可用中药治愈,但少数亦有癌变之可能。因此,宗《内经》“治未病”的思想,对于乳癖一证,以早治防变为上策。

第二节　阴　痒

妇女外阴部及阴道瘙痒不堪，甚则奇痒难忍，坐卧不安者，称为阴痒。

阴痒，其辨证论治分虚实两端。

一、湿热下注证

脾虚生湿，肝郁化热，足厥阴经环阴器，妇人阴户为肝经之分野。湿热循肝经下注阴户，或感染病虫，虫蚀阴中，则阴部作痒。如张景岳《景岳全书·妇人规·前阴类·阴痒》曰："妇人阴痒者，必有阴虫。微则痒，甚则痛。或为脓水淋漓，多由湿热所化。"

主要证候：外阴及阴中瘙痒，甚或疼痛，带下量多，色黄如脓，或如豆渣，或呈泡沫，其气腥臭秽浊。伴心烦少寐，口苦而腻，胸闷食少，舌红，苔黄腻，脉弦数或濡数。

治法：清热渗湿，杀虫止痒。

方药：丹栀逍遥散合四妙丸加减。

当归　白芍　柴胡　茯苓　白术　甘草　牡丹皮　栀子　苍术　黄柏　薏苡仁　牛膝　黄连　车前子　白鲜皮

方中柴胡、当归、白芍、牡丹皮、栀子疏肝清热；茯苓、白术、甘草健脾利湿；苍术、黄柏、薏苡仁、牛膝、黄连、车前子、白鲜皮清热燥湿，止带止痒。全方共奏疏肝健脾、清热利湿、杀虫止痒之功。

外洗方：

苦参　蛇床子　黄柏　百部　白鲜皮　明矾　雄黄

水煎,熏洗阴部。

二、肝肾阴虚证

肝肾阴虚,精血两亏,血虚生风,阴虚化燥。肾主二阴,阴户属肝之分野,阴部失于滋润濡养则阴痒。如张三锡《医学准绳六要》说:“瘦人燥痒属阴虚,坎离为主。”

主要证候:阴部灼热干涩瘙痒,无白带,或带下量少色黄,或呈血色,伴头晕目眩,五心烦热,烘热汗出,腰酸腿软,皮肤干燥,舌红少苔,脉细数。

治法:滋阴降火,调补肝肾。

方药:知柏地黄汤加味。

熟地黄　山药　茯苓　泽泻　山萸肉　知母　黄柏　何首乌　当归　白蒺藜　地肤子　白鲜皮

方中六味地黄汤滋阴补肾;知母、黄柏滋阴降火;当归、何首乌养血祛风;白蒺藜、地肤子、白鲜皮祛风止痒。全方共奏滋阴补肾、清肝泻火、祛风止痒之功。

外洗方:

百合　当归　苦参　生何首乌　地肤子　甘草

水煎,洗阴部。

阴痒分虚实两端,实者,多见于霉菌性阴道炎、滴虫性阴道炎或外阴湿疹等,为肝经湿热下注,虫蚀阴中所致;虚者,常见于老年性阴道炎或外阴白色病变等,为肝肾阴虚,阴户失润所致。阴痒常与带下多少有关,湿热下注者,带下色黄量多,气浊秽臭;肝肾阴虚者,则带下量少或无白带。

阴痒的治疗,“实则泻其子”,清热泻火,渗湿杀虫,以利肝经之湿热;“虚则补其母”,滋阴养血,以补肝肾之阴血,再以“外洗方”熏洗阴户，治疗阴痒，颇如人意。

第三节　阴虱及阴虱疮

阴毛际生虱虫，即阴虱；若搔抓破皮肤受风即成阴虱疮。

阴虱，生于阴毛际皮肤，较体虱大，呈棕红色，形似蜘蛛。

一妇人生阴虱，阴虱紧紧吸吮于阴毛际皮肤之上，奇痒，后搔破局部皮肤，受风成阴虱疮病。

余先以龙胆泻肝汤加减治之。

龙胆草　栀子　黄芩　柴胡　苦参　金银花　连翘　薏苡仁　白芷　甘草　蒲公英　苍术

方中龙胆草泻肝经火热之邪；柴胡、栀子、黄芩助龙胆草清肝泻火；金银花、连翘、蒲公英清热解毒；苦参、薏苡仁、白芷、苍术清热燥湿；甘草调和诸药。全方共奏清肝泻火、清热解毒之功。

待疮病愈，复以苦参百部煎外洗灭虱。

苦参　百部　雄黄　贯众

水煎，外洗局部，日1剂，3剂即愈。

若单纯阴虱，而未成疮疡者，只用苦参百部煎外洗即愈。

第四节　脏　躁

脏躁病首见于《金匮要略・妇人杂病脉证并治第二十二》曰：“妇人脏躁，喜悲伤欲哭，象如神灵所作，数欠伸，甘麦大枣汤主之。”

脏躁既是病名，又是病机。对于躁无可争议，然对于“脏”的认识则众说纷纭。余以《医宗金鉴》中"脏,心脏也"为是。其曰:"心静则神藏,若为七情所伤,则心不得静,而神躁扰不宁也。"至于他脏诸证,亦五行相累故也。

一、心阴不足证

心藏神,主神志。若心阴虚,心失濡养,则神不守舍,神明无主,而致脏躁。《医宗金鉴·订正金匮要略》曰:"喜悲伤欲哭,是神不能主情也,象如神灵所凭,是心不能神明也。"

主要证候:精神不振,或神志恍惚,心中烦乱,悲伤欲哭,失眠健忘,呵欠频作,舌淡红,脉虚细。

治法:甘缓和中,养心安神。

方药:甘麦大枣汤加味。

小麦　大枣　炙甘草　酸枣仁　柏子仁　当归　白芍　茯神　龙齿　竹茹

方中炙甘草、大枣补中缓急;小麦、酸枣仁、柏子仁、茯神、当归、白芍补血养心安神;龙齿、竹茹镇惊安神,清热除烦。全方共奏补中缓急、养心安神之功。

二、心肝火旺证

心主血,藏神,肝藏血,藏魂。若心血不足,肝血亏虚,则阴虚火旺,或为郁怒所激,致心肝火旺,神魂不宁,而发为脏躁。

《灵枢·本神》曰"心藏脉,脉舍神,心气虚则悲,实则笑不休""肝藏血,血舍魂,肝气虚则恐,实则怒"。

主要证候:心烦易怒,懊侬不安,坐卧不宁,哭笑无常,夜卧多梦易惊,口干喜饮,尿黄便燥,舌红苔薄黄,脉弦细数。

治法:滋阴降火,宁心柔肝。

方药：百合地黄汤合酸枣仁汤加味。

百合　生地黄　知母　酸枣仁　茯苓　川芎　麦冬　五味子　白芍　甘草

方中百合、生地黄、知母、麦冬、白芍、甘草养阴清热除烦；酸枣仁、川芎养血调肝；茯苓、五味子宁心安神。全方共奏清热除烦、滋阴柔肝、宁心安神之功。

三、痰火扰心证

《素问·至真要大论》云："诸躁狂越，皆属于火。"若阴血亏虚，虚火内炽，煎液成痰，痰火上扰，则心神不宁，神明无主，成为脏躁。

主要证候：心胸烦闷，思想纷纭，甚则意识不清，语无伦次，殴打骂詈，不避亲疏，舌红，苔黄腻，脉弦滑而数。

治法：清热涤痰。

方药：清心涤痰汤。

党参　茯苓　橘皮　半夏　黄连　竹茹　甘草　枳实　菖蒲　酸枣仁　胆南星　麦冬

方中党参、茯苓、橘皮、半夏健脾化痰；黄连、竹茹、枳实、菖蒲、酸枣仁、胆南星清热涤痰，开窍安神；甘草调和诸药。全方共奏清热化痰、开窍宁神之功。

脏躁一病，多见于妇人经前产后或抑郁恚怒者，男子亦间有之，对其机转，黄杰熙之论述尚属可取。其曰："以药测证，则以属心脏之情志疾患为是。因燥属火，必然血虚火旺，兼有七情之郁，则心脏燥，燥则伤心，象如神灵之所作，心之母乃肝，子令母虚则怒，木火刑金则哭；火旺血水虚，心引肾水上承则欠伸。小麦乃肝谷，用以补肝生心血，甘草、大枣甘以补土纳水谷之津以滋心填液,则燥润,其病可愈。”

第五节　癥　瘕

妇人下腹内结块,或胀,或满,或痛,或伴出血者,称为癥瘕。

《医宗金鉴·妇科心法要诀》云:“但以牢固不移有定处者,为癥为积;推移转动,忽聚忽散者,为瘕为聚可也。故曰:癥者,征也,言有形可征也。瘕者,假也,言假物成形也。”又云:“大抵又以瘕为气病,而癥为血病也。”

肝主疏泄,肝郁则气滞;脾主运化,脾虚不运,则聚湿生痰;肾主水,肾阳虚,则气化不行,水泛为痰,虚、冷、结气皆可致血瘀。气血痰久结不散,结于小腹,而成癥瘕。临床上,痰、气、血兼夹发病成癥瘕,但各有偏重。

一、气滞证

主要证候:小腹部有包块,触之不坚,推之可移,痛无定处,小腹胀满,胸闷胁胀,精神抑郁,月经不调,舌红苔薄,脉沉弦。

治法:行气导滞,活血散结。

方药:香棱丸加减。

木香　丁香　三棱　莪术　枳壳　青皮　川楝子　炒小茴香

方中木香、丁香、炒小茴香温经理气,疏通气机;枳壳、青皮疏肝解郁,行气消胀;川楝子行气止痛;三棱、莪术活血散结。全方共奏行气活血、导滞散结消胀之功。

经行腹痛,血少不畅者,加桃仁、牡丹皮、丹参、延胡索、香附活血化瘀,调经止痛。

二、血瘀证

主要证候:小腹部有结块,积块坚硬,固定不移,疼痛拒按,面色晦暗,肌肤甲错,口干不欲饮,月经色黯有块,舌质紫黯,边有瘀斑,脉沉涩。

治法:活血化瘀,消癥散结。

方药:桂枝茯苓丸加味。

桂枝　茯苓　桃仁　牡丹皮　白芍　三棱　莪术　炮山甲　皂角刺　甘草

方中桂枝温经散瘀;白芍缓急止痛;桃仁、牡丹皮活血化瘀;茯苓健脾益气;三棱、莪术、穿山甲、皂角刺消癥散结;甘草调和诸药。全方共奏活血消癥散结、缓急止痛之功。

月经有块,淋漓不止者,加炒五灵脂、炒蒲黄、三七、乌贼骨、茜草活血止血;血瘀甚,闭经,肌肤甲错,眼眶黯黑者,宜大黄䗪虫丸。

三、痰湿证

主要证候:小腹有包块,按之不坚,或如囊性,固定不移,或痛,或带下量多,形体肥胖,脘痞泛恶,月经后期,甚或经闭,舌淡胖,苔白腻,脉沉滑。

治法:祛湿化痰,消癥散结。

方药:苍附导痰丸加味。

苍术　香附　陈皮　半夏　茯苓　胆南星　枳壳　甘草　生姜　神曲　当归　川芎　莪术　炮山甲

方中二陈汤、苍术、胆南星燥湿化痰,健脾和胃;香附、枳壳理气行滞;当归、川芎、莪术、炮山甲活血消癥;生姜、神曲健脾和胃,温中化痰。全方共奏燥湿化痰、理气活血、消癥散结之功。

脾胃虚弱,神疲,纳差者加党参、白术、砂仁健脾和胃。

肾阳虚,水气不化,下肢浮肿者,加肉桂、附子、薏苡仁、牛膝温肾助阳,利湿。

第六节　不孕症

夫妻同居两年,有正常性生活,而不受孕者,称不孕症。

关于妊娠的机理,文献早有记载。《易经》曰:“天地氤氲,万物化淳,男女媾精,万物化生。”《素问·上古天真论》曰:“女子七岁,肾气盛……二七而天癸至,任脉通,太冲脉盛,月事以时下,故有子。”

以上,妇人肾气旺盛,天癸充盈,任脉通畅,太冲脉充盛,月经正常,把握氤氲的候,男女媾精自可怀孕。其中肾气盛是根本,月经正常是妇人健康的重要标志。

如果肾气虚衰,天癸不至,任脉壅塞,太冲脉空虚,月经失常,即可造成不孕。

以上失调的主要病因病机,外则与寒、热、燥、湿淫盛,内则与肝郁、肾虚、脾虚、气血两虚、气滞血瘀、痰湿壅滞等关系最为密切。

一、肾虚证

肾为先天之本,主生殖。

(一)肾阳虚证

肾阳虚,冲任失于温煦,胞宫虚寒,不能摄精成孕。

主要证候:婚久不孕,月经迟发,或月经后期,甚或闭经,经量少，色淡黯，性欲淡漠，面色晦暗，眼眶黯，腰膝酸痛，畏寒腹冷，小便清长，大便不实，舌淡苔白，脉沉细尺弱。

治法：补肾暖宫，养血温冲。

方药：毓麟珠加味。

人参　白术　茯苓　当归　白芍　川芎　熟地黄　炙甘草　菟丝子　杜仲　鹿角霜　川椒　紫河车　补骨脂

方中八珍汤气血双补，温养冲任；菟丝子、杜仲、紫河车温养肝肾，调补冲任；鹿角霜、川椒、补骨脂温肾助阳。全方共奏温肾助阳、调补冲任之功。

若腹痛甚，小腹冷者加肉桂、巴戟天、川续断、桑寄生温肾止痛；若倦怠乏力，纳呆，便溏者，去熟地黄、白芍，加益智仁、芡实、莲子肉、覆盆子健脾止泻；若经行腹痛者加延胡索、乌药、炒小茴香理气温经止痛。

（二）肾阴虚证

肾阴亏虚，精血不足，冲任空虚，不能摄精成胎。

主要证候：婚久不孕，月经先期，色红量少，甚或闭经，形体消瘦，头晕耳鸣，腰膝酸软，五心烦热，失眠多梦，眼花心悸，皮肤失润，阴道干涩。舌稍红，略干，苔少，脉细数。

治法：滋肾益精，养血补冲。

方药：养精种玉汤加味。

熟地黄　当归　白芍　山萸肉　山药　枸杞子　龟甲胶　桑椹　制何首乌　甘草　女贞子　墨旱莲

方中熟地黄、山萸肉、山药、枸杞子、龟甲胶、桑椹、女贞子、墨旱莲滋肾益精，调补冲任；当归、白芍、制何首乌补血养肝调经；甘草调和诸药。全方共奏滋肾益精、养血调肝、调补冲任之功。

如颧红潮热，五心烦热者加地骨皮、知母、麦冬滋阴清热；如月经量少者加紫河车、鸡血藤补血养血。

二、气血两虚证

脾主运化，为气血生化之源，脾虚气血乏源，或营养不足，或崩漏出血，致气血两虚，冲任失养，不能养精成胎。

主要证候：婚久不孕，月经量少色淡，食少体倦，面色萎黄，头晕心悸，健忘失眠，身体羸弱，舌淡嫩少苔，脉细弱。

治法：益气补血，补益冲任。

方药：归脾汤加味。

人参　白术　茯苓　炙甘草　当归　黄芪　酸枣仁　远志　龙眼肉　木香　生姜　大枣　制何首乌　山药

方中人参、白术、炙甘草、黄芪、山药补脾益气；当归、龙眼肉、制何首乌补血养心；茯苓、酸枣仁、远志宁心安神；木香理气醒脾，生姜、大枣补脾和胃，调和营卫。全方共奏健脾益气、养心补血、补益冲任之功。

三、肝郁证

肝郁不疏，气血失调，冲任不相滋，故多年不孕。

主要证候：多年不受孕，月经先后不定期，量或多或少，色黯有块，经前经期乳房胀痛，或溢乳，或小腹胀痛，善叹息，精神抑郁，或烦躁易怒。舌黯红，苔薄白，脉弦细。

治法：疏肝解郁，养血调冲。

方药：开郁种玉汤加味。《傅青主女科·嫉妒不孕》条，开郁种玉汤注云："方似平平无奇，然却能解妒种子，不可忽视。"

当归　白芍　白术　茯苓　牡丹皮　香附　天花粉　甘草

柴胡　枳壳　青皮　川楝子

方中当归、白芍、柴胡疏肝解郁，养血柔肝；白术健脾；茯苓健脾宁心；香附、枳壳、青皮、川楝子行气解郁；牡丹皮、天花粉泻火生津；甘草调和诸药。全方共奏疏肝解郁、养血柔肝、健脾益气之功。

兼经前乳胀有块者加丝瓜络、橘核、麦芽疏肝通络；兼胸胁胀满甚者，去白术，加佛手、郁金、玫瑰花疏肝解郁。

四、血瘀证

瘀阻冲任，胞宫、胞脉不畅，故婚久不孕。如《医宗金鉴·妇科心法要诀》云："因宿血积于胞中，新血不能成孕。"

主要证候：婚久不孕，月经后期，量少，色黯有块，痛经，块下痛减；或闭经，少腹痛拒按，舌紫黯，边有瘀点，或瘀斑，脉弦细涩。

治法：温经活血化瘀，调经助孕。

方药：少腹逐瘀汤加味。《医林改错·少腹逐瘀汤》云："此方种子如神。"

当归　川芎　赤芍　五灵脂　没药　生蒲黄　肉桂　炒小茴香　干姜　延胡索　桃仁　红花　莪术　牛膝　香附　甘草

方中肉桂、炒小茴香、干姜温经散寒；当归、川芎、赤芍养营和血；五灵脂、没药、生蒲黄、莪术、延胡索化瘀止痛；桃仁、红花、牛膝、香附活血化瘀；甘草调和诸药。全方共奏温经散寒、活血化瘀、调经止痛之功。

若兼阴虚，五心烦热者，去干姜、肉桂、小茴香，加生地黄、牡丹皮、丹参养阴活血；若婚久不孕，胞络瘀阻者，加炮山甲、王不留行、白芥子活血祛痰，散结通络。

五、痰湿证

痰湿内盛,壅阻气机,胞脉闭塞,不能摄精成孕。如《医宗金鉴·妇科心法要诀》云:“因体盛痰多,脂膜壅塞胞中而不孕。”

主要证候:婚久不孕,形体肥胖,经行后期,经血量少,甚则闭经,带下量多,质黏色白,头晕心悸,胸闷泛恶,身重体倦,面目虚浮,或苍白无华。舌淡胖,苔白腻,脉滑。

治法:燥湿化痰,理气调冲。

方药:启宫丸加味。

半夏　苍术　香附　茯苓　神曲　陈皮　川芎　胆南星　白芥子　枳壳　甘草　菖蒲　薏苡仁

方中半夏、苍术、陈皮、胆南星、菖蒲燥湿化痰;香附、神曲、白芥子、枳壳理气消滞;川芎散郁和血;茯苓、白术、甘草、薏苡仁祛湿和中;甘草调和诸药。全方共奏燥湿化痰、理气消滞之功。

兼心悸失眠者,加炒酸枣仁、远志宁心安神;兼闭经者加当归、丹参、益母草、川牛膝、桂枝养血活血调经;若痰瘀互结成瘕者,去甘草,加海藻、昆布、莪术、炮山甲、浙贝母、乌贼骨软坚化痰散结。

第七节　宫环出血

妇人上环,避孕既有效又安全。但也有个别妇人上环后,暂不适应,出现阴道流血副反应。妇科将其归属于经期延长、月经过多、崩漏范畴。

一、血热妄行证

素体血热，上环胞脉损伤，热灼冲任，血自妄行。

主要证候：经期延长，月经量过多，色深红，或非经期阴道流血，口渴心烦，尿黄，便秘，舌红苔黄，脉滑数。

治法：清热凉血，固冲止血。

方药：清热固经汤加减。

黄芩　焦栀子　生地黄　地骨皮　地榆　阿胶　生藕节　陈棕炭　炙龟甲　牡蛎粉　甘草　苎麻根　牡丹皮　炒蒲黄

方中黄芩、焦栀子、牡丹皮清热泻火；生地黄、地榆、生藕节、苎麻根清热凉血，固冲止血；地骨皮、炙龟甲、牡蛎粉育阴潜阳；阿胶补血止血；陈棕炭收涩止血；炒蒲黄化瘀止血；甘草调和诸药。全方共奏清热凉血、固冲止血之功。

二、瘀热互结证

环居子宫，损伤胞宫，瘀血化热，瘀热搏结，扰动冲任，血不归经而出血。

主要证候：上环后，经期延长，经量增多，或时多时少，淋漓不尽，血色黯红，有块，小腹胀痛，伴发热，心烦口渴，尿黄便秘，舌红苔薄黄，脉弦数。

治法：凉血化瘀止血。

方药：清热调经汤合失笑散加减。

当归　川芎　白芍　生地黄　香附　桃仁　牡丹皮　炒五灵脂　炒蒲黄　黄芩　茜草　三七　甘草　败酱草　柴胡　连翘

方中当归、川芎、桃仁、香附活血化瘀；白芍、生地黄、牡丹皮、茜草、柴胡清热凉血;黄芩、败酱草、连翘清热燥湿;炒五灵脂、炒蒲黄、三七化瘀止血;甘草调和诸药。全方共奏活血化瘀、清热凉血之功。

三、气虚血瘀证

素体脾虚,统摄无力,上环伤宫,出血成瘀,气虚血瘀以致出血。

主要证候:上环后经期延长,经量增多,或非经期阴道持续出血,淋漓不尽,血色黯红,或有块,经行不畅,神疲体倦,面色㿠白,气短懒言,小腹空坠,舌淡黯,苔薄,脉缓。

治法:补气化瘀止血。

方药:举元煎合失笑散加味。

黄芪　白术　升麻　炙甘草　炒五灵脂　炒蒲黄　茜草　益母草　当归　炮姜

方中黄芪、白术、炙甘草补中益气;升麻助黄芪升阳举陷;炒五灵脂、炒蒲黄化瘀止血;茜草、益母草、当归活血化瘀;炮姜温经止血。全方共奏健脾益气、化瘀止血之功。

第八节　老年皮肤瘙痒症

年届老年,气血两虚,皮肤失养,或腠理疏松,复受风邪,“风胜则痒”,以致皮肤瘙痒。

一、血虚生风证

老年血虚化燥,风自内生,肌肤失于濡养而作痒。

主要证候:皮肤干燥脱屑,隐隐作痒,夜间益甚,抓痕满布,头晕眼干,心悸失眠,面色无华,神疲乏力,舌淡红,脉细弱。

治法:养血润燥,息风止痒。“治风先治血,血行风自灭。”

方药:当归饮子加味。

当归　川芎　白芍　生地黄　防风　荆芥　白蒺藜　何首乌　黄芪　甘草　菊花　蝉蜕

方中四物汤加防风、荆芥、何首乌养血祛风;白蒺藜疏肝泄风;菊花、蝉蜕疏风清热止痒;黄芪、甘草益气固表。全方共奏养血祛风、润燥止痒之功。

二、气虚受风证

老年气虚,腠理空疏,卫外不固,复感风邪而瘙痒。

主要证候:恶风自汗,隐隐身痒,气短懒言,面色㿠白,身体肥胖,倦怠乏力,食少便溏,舌淡胖,脉虚弱。

治法:益气固表,祛风止痒。

方药:玉屏风散合桂枝汤加减。

黄芪　防风　白术　桂枝　白芍　甘草　制何首乌　当归　白蒺藜　茯苓　山药　酸枣仁

方中黄芪、桂枝益气固表,调和营卫;白术、茯苓、山药、甘草健脾益气;防风散风御邪;当归、白芍、酸枣仁、制何首乌养血;白蒺藜祛风止痒。全方共奏益气固表、养血祛风止痒之功。

三、血瘀证

瘀血内阻,气血不畅,经脉郁滞,肌肤失养而瘙痒。

主要证候:肌肤瘙痒,日久不愈,皮肤干燥,甚见瘀斑,面色晦暗,口唇青紫,舌干不欲饮,舌黯有瘀点,脉弦涩。

治法:活血化瘀,祛风止痒。“气行则血行,血行风自灭,风息则痒止。”

自拟方：当归　川芎　赤芍　丹参　生地黄　牡丹皮　桃仁　防风　白蒺藜　红花　制何首乌　甘草　蝉蜕　僵蚕　橘皮　香附

方中当归、川芎、赤芍、丹参、桃仁、红花、牡丹皮活血化瘀；橘皮、香附理气散瘀；防风祛风散邪；生地黄、制何首乌养血祛风；白蒺藜、蝉蜕、僵蚕祛风止痒；甘草调和诸药。全方共奏活血化瘀、祛风止痒之功。

老年皮肤瘙痒，经久不愈，往往影响饮食和睡眠，诸方可酌加焦三仙（焦麦芽、焦神曲、焦山楂）、炒酸枣仁、合欢皮、夜交藤等健胃消食与养心安神药，以应“胃不和则卧不安”及“诸痛痒疮，皆属于心”之训。

第九节　老年阴道干涩症

妇人年届七七，天癸已竭，带下量少或全无，阴道失润而干涩。

生理性带下，是人体正常的津液，是肾精下润之液，有充养和濡润前阴空窍之作用，即“津津常润”之谓。老年肝肾两亏，或脾肾两虚而阴血匮乏，津液短缺，带下缺如，阴道失润而致阴道干涩。

一、肝肾阴虚证

七七之后，肝肾阴虚，精血津液亏虚，带下极少或全无，阴道失于润养而干涩。

主要证候：带下极少或全无，阴道干涩灼痛，或瘙痒不适，头晕耳鸣，两目干涩，腰膝酸软，口干便燥，五心烦热，夜寐不宁，舌红少津，脉细数。

治法：滋肾养血，生津润燥。

方药：左归饮合增液汤加味。

熟地黄　山药　枸杞子　山萸肉　茯苓　甘草　玄参　麦冬　生地黄　制何首乌　白芍　龟甲

方中熟地黄、山萸肉、枸杞子补益肝肾；山药、茯苓、甘草益气健脾；制何首乌滋阴养血；玄参、麦冬、生地黄、白芍清热养阴，润燥生津。全方共奏滋阴补肾、健脾养心、润燥生津之功。

二、脾肾两虚证

年届老年，阴精亏虚，加之后天脾虚，化源不足，致精血两亏，带下缺失，阴道空窍失于濡养，出现阴道干涩不适。

主要证候：带下缺失，阴道干涩，或伴瘙痒，神疲乏力，腰膝酸软，头昏耳鸣，食少便溏，舌淡，苔薄白，脉细弱。

治法：健脾补肾，养血益精，润燥止痒。

方药：归肾丸合四君子汤加味。

熟地黄　山药　山萸肉　茯苓　当归　枸杞子　杜仲　菟丝子　人参　白术　甘草　制何首乌

方中熟地黄、山萸肉滋补肝肾；枸杞子、杜仲、菟丝子补肾益精；山药、茯苓、人参、白术、甘草健脾益气；当归、制何首乌养血润燥止痒。全方共奏补肾益精、健脾养心、润燥止痒之功。

妇人七七后，任脉虚，太冲脉衰少，天癸竭，阴血亏虚。阴虚则燥，燥胜则干；血虚生风，风胜则痒，阴道干涩瘙痒，故以滋阴养血，润燥止痒以治之。

第十节 阴道干涩症

阴道干涩症，指妇女阴道干涩，甚至疼痛的病证。俗话说“十女九带”，妇女阴道需生理性带下的滋润而不干涩。正如《沈氏女科辑要笺正》引王孟英按语云：“带下，女子生而即有，津津常润，本非病也。”

生理性带下，即阴内常有的无色无臭，稍黏而不稠的少量液体，属于体内津液之一，它产生于脾肾，从水谷所化生，而主宰于肾。《灵枢·决气》说：“谷入气海，淖泽注于骨，骨属屈伸，泄泽补益脑髓，皮肤润泽，是谓液。”《素问·逆调论》说：“肾者，水脏，主津液。”生理性带下尤与肾的作用密切，它与肾气盛，天癸至，任脉充，太冲脉盛有直接关系，是阴液之一。故在有月经，生殖年龄的妇女，则阴道津津常润，在月经初潮之前及绝经之后，则阴道津液较少。

生理性带下，具有润泽女性生殖器官的作用，而且生理性带下的有无也是体内津液荣枯盛衰的表现。妇女带下增多，固属病态，若阴道过于干涩，带下缺如也属病证。

阴道干涩症，余在临床上按脾虚和肾虚两型论治。

一、脾虚证

主要证候：阴道干涩，带下极少甚则全无，月经色淡，头晕目眩，心悸乏力，面色萎黄，纳少，舌质淡，脉细弱。

治法：健脾益气，养血生津。

方药：归脾汤加减。

人参　白术　黄芪　甘草　当归　酸枣仁　远志　龙眼肉

山药　熟地黄　五味子　黄精

方中人参、白术、黄芪、甘草、山药补脾益气以生血，使气旺而血生；当归、龙眼肉补血养心；酸枣仁、远志宁心安神；熟地黄、五味子、黄精养阴生津。全方共奏健脾益气、养阴生津之功。

《素问·五脏别论》云："胃者，水谷之海。"《素问·太阴阳明论》云："脾与胃，以膜相连耳，而能为之行其津液。"生理性带下，属体内津液之一，源于水谷，生化输布于脾胃。若脾胃虚则化源竭，脾不行津，则津液不至。津液亏，则带下无，故阴道失于滋润而干涩。

二、肾虚证

主要证候：阴内无白带，干涩灼热而痛，尤其性交时阴痛甚或阴道少量流血，头晕眼花，腰膝酸软，大便干燥，小便短赤，舌红少津，脉细数。

治法：滋肾养阴，生津润燥。

方药：六味地黄汤合大补阴丸加减。

生地黄　熟地黄　山药　山萸肉　牡丹皮　龟甲　盐知母　盐黄柏　枸杞子　甘草　五味子　麦冬　女贞子　玉竹

方中生地黄、熟地黄、山萸肉、龟甲、山药、枸杞子滋肾填精；盐知母、盐黄柏滋阴降火；牡丹皮清泄肝火，并制山茱萸之温；五味子、麦冬、生地黄、女贞子、玉竹养阴生津；甘草调和诸药。全方共奏滋肾益精、养阴生津之功。

阴虚火旺，性交痛，阴道流血者加黄连阿胶汤：阿胶、黄连、黄芩、白芍、鸡子黄以清心降火，滋肾养血。

张志聪曰："肾主藏津液，所以灌精濡空窍者也。"肾阴虚，津液亏，或阴虚火旺，灼伤津液，津液枯涸，不能濡润孔窍，故阴道干涩灼痛，甚则流血。

阴道干涩症，前贤论述较少，此症均属妇人隐忍难言之疾。余以脾虚、肾虚，带下缺如，津液亏虚致阴道失于濡润辨证立论，用健脾补肾，滋阴生津法治疗，效果令人满意。

第十一节　阴　挺

阴挺包括子宫脱垂和阴道壁膨出。

阴挺的主要病机是冲任不固，带脉失约，升摄无力。

一、气虚不摄证

若脾胃素虚，中气不足，复因产多乳众，分娩过累，产后操劳过早、过度，使脾气益虚，中气下陷，冲任不固，带脉失约，升举无力以致子宫下脱。

主要证候：子宫下垂或脱出阴道口外，劳则加重，面色㿠白，神疲乏力，少气懒言，小腹下坠，或带下量多，色白质稀，舌淡苔薄白，脉弱。

治法：补气升举。

方药：补中益气汤加味。

黄芪　白术　人参　陈皮　炙甘草　升麻　柴胡　当归　枳壳　山药　莲子肉　芡实　生姜　大枣

方中黄芪补中益气，升阳举陷；白术、人参、炙甘草、山药、莲子肉、芡实助黄芪益气健脾；血为气之母，故用当归、生姜、大枣养血和营；升麻、柴胡升阳举陷，助黄芪升提下陷之中气；陈皮、枳壳理气行滞，使补而不滞，行而不伤。全方共奏补气升阳、健脾益气之功。

若小便频数加金樱子、桑螵蛸、覆盆子、五味子收敛固脱；若腰膝酸痛加炒杜仲、巴戟天、菟丝子、川续断补肾壮腰膝。

二、肾虚不固证

肾藏精而系胞，素肾虚，加产后房劳过度，精血虚少，胞宫胞脉失养则冲任不固，带脉失约，系胞无力致子宫下脱。

主要证候：子宫脱垂或脱出阴道口外，腰骶酸痛，小腹下坠，头晕耳鸣，小便频数，舌淡苔薄，脉沉弱。

治法：补肾固脱。

方药：归肾丸加味。

熟地黄　山药　山萸肉　茯苓　当归　枸杞子　杜仲　菟丝子　炙甘草　乌梅　五味子　龙骨　黄芪　金樱子

方中熟地黄、山药、山萸肉补肾填精；当归、枸杞子、杜仲、菟丝子滋补肝肾；茯苓、炙甘草、黄芪健脾益气；乌梅、五味子、龙骨、金樱子收敛固脱。全方共奏补肾填精、收敛固脱之功。

三、湿热下注证

分娩之后，将养不慎，湿热内侵，或肝脾不调湿热内生。湿热蕴结，下注胞宫，损伤胞宫胞脉，致子宫下脱而糜烂。

主要证候：阴挺下脱，红肿溃烂，黄水淋漓，带下量多，色黄，味臭，肛坠疼痛，发热，小便黄赤，或尿频尿痛，舌质红，苔黄腻，脉弦数。

治法：清热利湿。

方药：丹栀逍遥散合四妙散加减。

当归　白芍　柴胡　茯苓　苍术　牡丹皮　栀子　黄柏　薏苡仁　甘草　车前子　鱼腥草　土茯苓　黄芩　败酱草　连翘

方中柴胡、牡丹皮、栀子疏肝解郁，清热凉血；当归、白芍养血柔肝；茯苓、苍术、薏苡仁健脾渗湿；黄柏、车前子、鱼腥草、土茯苓、黄芩清热利湿；败酱草、连翘清热解毒；甘草调和诸药。全方共奏清热利湿、疏肝健脾之功。

《本草纲目》曰："脱则散而不收，故用酸涩温平之药，以敛其耗散。"临床上治疗阴挺除升提、固涩外，若合并感染者，必用清热利湿解毒之药以治之。

第十二节　盆腔炎

一、急性盆腔炎

急性盆腔炎病情重而凶险，证多属热、属实。

（一）热毒炽盛证

主要证候：恶寒发热，甚则高热寒战，头痛身痛，下腹疼痛拒按，或有包块。带下量多，色黄或赤，质黏稠或如脓血，臭秽，伴经量过多，经期延长，口渴欲饮，大便秘结，小便短赤，舌质深红，苔黄，脉滑数。

治法：清热解毒，凉血散瘀。

方药：五味消毒饮加味。

金银花　野菊花　蒲公英　紫花地丁　紫背天葵　连翘　黄芩　牡丹皮　薏苡仁　柴胡　黄柏　甘草　赤芍

方中金银花、野菊花、蒲公英、紫花地丁、紫背天葵、连翘清热解毒排脓；牡丹皮、柴胡、赤芍清热凉血，活血祛瘀；黄芩、薏苡仁、黄柏清热利湿；甘草调和诸药。全方共奏清热利湿、凉血解毒、活血祛瘀之功。

带下多而臭者，加茵陈、车前子、鱼腥草。

盆腔脓肿形成者，加冬瓜仁、败酱草、天花粉、白芷、乳香、红藤清热化瘀排脓；腹胀便秘者，加枳实、川厚朴、大黄、桃仁行气导滞，清热通腑。

（二）湿热瘀结证

主要证候：下腹胀痛下坠，或疼痛拒按，痛连腰骶，时而发热，带下色黄量多，质稠味秽，尿频色黄，大便干结不爽，舌红苔黄腻，脉弦滑。

治法：清热利湿，化瘀散结。

方药：大黄牡丹汤加味。

大黄　牡丹皮　冬瓜仁　芒硝　桃仁　败酱草　红藤　赤芍　薏苡仁　甘草　连翘　香附

方中大黄泄热逐瘀，荡涤肠中湿热瘀结之毒；芒硝泄热导滞，软坚散结，助大黄荡涤邪热；败酱草、红藤、连翘清热解毒，活血止痛；牡丹皮、桃仁、香附、赤芍清热凉血，活血祛瘀；冬瓜仁、薏苡仁排脓祛湿；甘草调和诸药。全方共奏清热利湿、活血化瘀、散结止痛之功。

若小腹胀坠疼痛甚者，加乌药、枳壳、木香、延胡索、炒川楝子行气止痛；若经量多而经期长者，加茜草、乌贼骨、三七、马齿苋、黄芩、生地黄清热散瘀，凉血止血。

急性盆腔炎，病情重而凶险者，需中西医结合治疗。

二、慢性盆腔炎

慢性盆腔炎，病程迁延，多由气滞湿瘀，损伤胞宫、胞络所致。

（一）脾虚气滞，湿浊内停证

主要证候：小腹胀痛，缠绵日久，痛连腰骶，经期尤甚，精神疲倦,四肢乏力,食少纳呆,大便先干后溏,月经后期,经量或多或少,带下量多,色白黏稠,舌胖淡黯,苔薄白,脉弦缓。

治法:健脾化湿,行气祛瘀。

方药:当归芍药散合桂枝茯苓丸加减。

当归　白芍　茯苓　川芎　白术　泽泻　桂枝　牡丹皮　桃仁　木香　香附　薏苡仁　甘草

方中白芍养肝和营止痛;当归、川芎养血和血;茯苓、白术健脾益气;桂枝温经活血;牡丹皮、桃仁、木香、香附化瘀行气消癥;泽泻、薏苡仁利水渗湿;甘草调和诸药。全方共奏健脾益气、利水渗湿、活血化瘀之功。

若月经后期,腹痛甚者,加丹参、泽兰、益母草、延胡索、乌药以活血调经止痛。

(二)寒湿凝滞证

主要证候:小腹冷痛,遇热则减,经期腹痛加重,月经量少,色黯有块,腰骶坠胀冷痛,带下色白,量多,神疲乏力,婚久不孕,舌淡黯,苔薄白,脉沉迟。

治法:温经散寒,化瘀止痛。

方药:少腹逐瘀汤加味。

当归　川芎　赤芍　小茴香　肉桂　干姜　五灵脂　延胡索　没药　生蒲黄　茯苓　薏苡仁

方中小茴香、肉桂、干姜温经散寒;当归、川芎、赤芍养营活血;五灵脂、延胡索、没药、生蒲黄化瘀止痛;茯苓、薏苡仁健脾利湿。全方共奏温经散寒、活血化瘀止痛之功。

若兼肿块者,加桃仁、炮山甲、莪术以化瘀消癥;兼腰酸者,加川续断、杜仲、桑寄生、巴戟天以补肾。

慢性盆腔炎,多致月经不调和婚久不孕。该病多由急性盆腔炎治疗不彻底,演变而来,“因虚、积冷、结气所致”。

第十三节　性交疼痛

妇人性交时阴道及小腹疼痛,古称小户嫁痛。

性交痛多与心肝火旺、肝经郁热、肝肾阴虚致冲任、胞脉、胞络灼伤或失养所致。

一、心肝火旺证

“心主神明”“心主血脉”“胞脉者属心而络于胞中”“诸痛痒疮,皆属于心”,肝藏相火,主血海,君火动,相火翕然随之,心肝火旺,热灼阴户而致性交痛。

主要证候:性交时阴道灼痛,痛连少腹,心烦怔忡,失眠多梦,盗汗颧红,头痛眩晕,胸胁胀痛,经前乳房胀痛,小便赤,舌红少津,脉弦细数。

治法:滋阴清热,养心柔肝,止痛。

方药:酸枣仁汤合一贯煎加味。

酸枣仁　知母　茯苓　甘草　川芎　沙参　麦冬　当归身　生地黄　枸杞子　川楝子　白芍

方中酸枣仁养血补肝,宁心安神;知母、沙参、麦冬、生地黄、枸杞子、白芍滋阴润燥,清热除烦;茯苓宁心安神;当归身、川芎、川楝子调肝血而疏肝气,与酸枣仁相伍,辛散与酸收并用,补血与行血结合,具有养血调肝之妙;甘草和中缓急,调和诸药。全方共奏养血柔肝、滋阴润燥、行气止痛之功。

二、肝经郁热证

前阴为宗筋之会，肝经绕阴器，抵少腹，如素性抑郁，郁久化火，热灼前阴而致性交痛。

主要证候：性交时前阴痛灼热，引及少腹，上连两乳，心烦易怒，口干口苦，胸胁胀痛，经前乳房胀痛，舌质红，苔薄黄，脉弦数。

治法：疏肝清热，理气止痛。

方药：丹栀逍遥散加味。

当归　白芍　柴胡　茯苓　甘草　白术　牡丹皮　栀子　薄荷　生姜　川楝子　生地黄

方中牡丹皮清热凉血，活血祛瘀；栀子泻火除烦，清热利湿，凉血解毒；柴胡、川楝子疏肝解郁，行气止痛；薄荷透达肝经郁热；生姜辛散达郁；当归、白芍、生地黄养血柔肝；茯苓、甘草、白术健脾益气。全方共奏清肝泻火、行气止痛之功。

三、肝经湿热证

肝经湿热下注，阴器失和，导致性交痛。

主要证候：性交时阴中、小腹热痛，甚或性交后疼痛数日不解，胸胁苦满，心烦易怒，咽干口苦，两耳轰鸣，带下量多，色黄黏稠，或含血丝，秽臭难闻，或阴痒，大便不爽，舌质红，苔黄腻，脉弦滑数。

治法：清肝泄热，利湿止痛。

方药：龙胆泻肝汤加味。

龙胆草　黄芩　栀子　泽泻　木通　车前子　当归　柴胡　甘草　生地黄　川楝子　败酱草　白芍　牛膝　连翘　黄柏

方中龙胆草泻肝胆实火，利肝经湿热；黄芩、栀子泻火燥湿；泽泻、木通、车前子导湿热从水道而去；牛膝引热下行；败酱草、连翘、黄柏清热燥湿；当归、生地黄、白芍养血滋阴，使邪去而阴血不伤；柴胡疏畅肝胆之气，引诸药归于肝胆之经；川楝子疏肝行气止痛；甘草调和诸药，护胃安中。全方共奏清肝泻火、清热燥湿、行气止痛之功。

四、肝肾阴虚证

肝肾阴虚，精亏液涸，玉液不沥，阴中干涩，冲任失养，阴中失润，则交合阴痛。

主要证候：交合时阴道干涩，玉液沥少，阴中灼热涩痛，头晕耳鸣，目涩昏花，腰膝酸软，性欲低下，房事后腰痛如折，平素带下少，五心烦热，月经不调，舌红少津，苔少，脉细数。

治法：滋补肝肾，养阴育液。

方药：知柏地黄丸加减。

生地黄　熟地黄　山药　山萸肉　泽泻　牡丹皮　茯苓　知母　黄柏　牛膝　枸杞子　女贞子　制何首乌　龟甲　甘草

方中生地黄、熟地黄、山药、山萸肉、枸杞子、女贞子、制何首乌、龟甲滋阴补肾，填精益髓；泽泻利湿泄浊，减生地黄、熟地黄之滋腻；茯苓淡渗脾湿；牡丹皮清泄虚热；知母、黄柏滋阴降火；牛膝引热下行；甘草调和诸药。全方共奏滋阴补肾、填精益髓之功。

第十四节　性欲淡漠

七情六欲，人之天性，性欲是人的一种自然生理现象。妇人性欲低下或缺失,不但影响正常生活,甚至影响生育。

一、心肾阳虚证

心属火,藏神,其用为思;肾属水,藏精。若产多乳众,大病、久病之后,或房劳过度,致心肾阳虚。心阳虚,则心火下不能温助肾之真阳;肾阳虚,则肾中真阳上不能温养心火,以致相火与君火不能翕然相随,而发生性欲淡漠。

主要证候:性欲淡漠,心悸自汗,畏寒肢冷,倦怠神疲,面色㿠白,腰酸腿软,阴中冷,大便不实,小便清长,月经后期,色淡量少,质稀,甚或闭经,舌淡苔薄白,脉沉细而迟。

治法:温补心肾,振奋性欲。

方药:保元汤合右归饮加味。

黄芪　人参　炙甘草　肉桂　附子　熟地黄　山萸肉　山药　枸杞子　杜仲　淫羊藿　巴戟天　鹿茸　菟丝子

方中黄芪、人参、炙甘草健脾益气温阳;肉桂、附子补肾中元阳,温里散寒;熟地黄、山萸肉、山药、枸杞子滋阴益肾,养肝补脾,填精补髓,取“阴中求阳”之义;杜仲、菟丝子补肝肾,强腰膝;淫羊藿、巴戟天、鹿茸补肾壮阳,振奋性欲。全方共奏温肾壮阳、振奋性欲之功。

二、肾阳虚证

主要证候:性欲淡漠,腰膝酸软,头晕耳鸣,小腹虚冷,下肢凉,夜尿多,面色晦暗,舌淡苔薄白,脉细弱。

治法:温肾扶阳。

方药:右归丸加味。

熟地黄　山药　山萸肉　枸杞子　菟丝子　鹿角胶　杜仲

当归 附子 肉桂 巴戟天 肉苁蓉 淫羊藿 阳起石

方中鹿角胶、附子、肉桂培补肾中元阳，温里祛寒，为君药。熟地黄、山药、山萸肉、枸杞子滋阴益肾，养肝补脾，填精补髓，取"阴中求阳"之意，为臣药。再用菟丝子、杜仲补肝肾，强腰膝，配以当归养血和血，共补肝肾精血；巴戟天、肉苁蓉、淫羊藿、阳起石温肾助阳，共为佐药。诸药合用，全方共奏温肾扶阳、阴阳兼顾、肝脾肾并补之功，妙在阴中求阳，使元阳得以归原。

三、肾阴虚证

主要证候：性欲低下，头晕目眩，耳如蝉鸣，腰膝酸软，手足心热，口干咽燥，阴中干涩，性交疼痛，性交后腰痛如折，舌红少苔，脉细数无力。

治法：滋阴补肾。

方药：左归丸加味。

熟地黄 山药 山萸肉 枸杞子 怀牛膝 菟丝子 龟甲胶 鹿角胶 女贞子 制何首乌 西洋参 黄精 桑椹

方中重用熟地黄滋肾填精，大补真阴，为君药。山萸肉养肝滋肾，涩精敛汗；山药补脾益阴，滋肾固精；枸杞子、女贞子、制何首乌、西洋参、黄精、桑椹补肾益精，养阴生津；龟、鹿二胶，为血肉有情之品，峻补精髓，龟甲胶偏于补阴，鹿角胶偏于补阳，在补阴之中配伍补阳药，取"阳中求阴"之义，均为臣药。怀牛膝、菟丝子益肝肾，强腰膝，健筋骨，俱为佐药。诸药合用，全方共奏滋阴补肾、填精益髓之效。

四、肝郁证

主要证候：性欲淡漠，厌恶性生活，抑郁寡欢，两胁胀痛，烦躁易怒,善太息,月经先后不定期,经前乳房胀痛,舌红苔薄白,脉弦细。

治法:疏肝解郁。

方药:逍遥散合一贯煎加减。

当归 白芍 柴胡 茯苓 甘草 薄荷 生地黄 枸杞子 沙参 麦冬 川楝子 佛手 合欢花 远志 菖蒲

方中柴胡疏肝解郁,使肝气得以条达;当归、白芍、生地黄、枸杞子养阴和血,柔肝缓急,与柴胡同用,补肝体而助肝用,使血和则肝和,血充则肝柔;沙参、麦冬滋养肺胃,养阴生津,意在佐金平木,扶土制木;木郁不达致脾虚不运,故以茯苓、甘草健脾益气,既能实土以御木侮,且使营血生化有源,共为佐药。薄荷、川楝子、佛手疏肝解郁,透达肝经郁热;合欢花、远志、菖蒲解郁安神;甘草尚能调和诸药,兼为使药。诸药合用,全方共奏疏肝解郁、健脾益气之功,使肝郁得疏,血虚得养,脾弱得复,气血兼顾,肝脾同调。

五、气血虚弱证

主要证候:性欲低下,性交后疲惫,体力不支,头晕眼花,两目干涩,气短乏力,心悸少寐,皮肤干燥,毛发稀疏无泽,月经色淡量少,阴中干涩,面色苍白,唇舌色淡,苔薄白,脉细弱。

治法:补气养血,增强性欲。

方药:人参养荣汤加味。

人参 白术 茯苓 炙甘草 熟地黄 当归 白芍 黄芪 五味子 远志 砂仁 制何首乌 枸杞子 桑椹

方中人参与熟地黄相配,益气养血;白术、黄芪健脾渗湿,助人参益气补脾;当归、白芍、五味子、制何首乌、枸杞子、桑椹养血和营，助熟地黄滋养心肝；茯苓宁心安神，远志交通心肾，使心阳下交于肾，肾阴上承于心；砂仁醒脾和胃；炙甘草益气和中，调和诸药。全方共奏补气养血、交通心肾、增强性欲之功。

第十五节 梦 交

女子梦中与人交合，甚或伴有精神恍惚，幽居不欲见人，悲伤自泣，语无伦次者，称为梦交。

梦交多由欲念不遂，心火偏亢，肾阴亏虚，阴虚火旺，心神不守，肾精不藏；或因思虑过度，劳伤心脾，气血亏损，心神失养所致。

一、心火亢盛证

心属火，藏神，其用为思。若思欲过度，心火亢盛，神不守舍发为梦交。

主要证候：梦交频作，心烦意乱，意欲不遂，口燥咽干，或口舌生疮，心神恍惚，甚而语无伦次，舌尖红，苔薄黄，脉数。

治法：清心泻火，安神定志。

方药：黄连阿胶汤合甘麦大枣汤加味。

黄连　黄芩　白芍　阿胶　鸡子黄　甘草　小麦　大枣　莲子心　菖蒲　竹茹　竹叶　生地黄　栀子　茯神　珍珠母

方中黄连、黄芩、莲子心、竹茹、竹叶、栀子清热泻火；阿胶、白芍、生地黄滋肾益阴；鸡子黄滋肾阴，养心血而安神；菖蒲、茯神、珍珠母、小麦养心安神定志；甘草、大枣益气和中。诸药合用，全方共奏清心泻火、安神定志之功，肾水可旺，心火可清，心肾交通，水火既济。

二、阴虚火旺证

肾阴虚,心火旺,君火动,相火翕然以随之,发为梦交。

主要证候:梦交频频,夜梦纷纭,心烦意乱,不欲见人,腰膝酸软,五心烦热,头晕目眩,舌红苔少,脉弦细数。

治法:滋阴补肾,养心安神。

方药:天王补心丹合知柏地黄丸加减。

生地黄　玄参　茯苓　远志　天冬　麦冬　甘草　柏子仁　酸枣仁　丹参　山药　山萸肉　牡丹皮　当归　知母　黄柏　五味子　龙骨　牡蛎

方中生地黄入心能养血,入肾能滋阴,故能滋阴养血,壮水以制虚火;山药、山萸肉助生地黄滋阴补肾;天冬、麦冬、牡丹皮滋阴清热;柏子仁、酸枣仁养心安神;当归补血润燥;玄参、知母、黄柏滋阴降火;茯苓、远志养心安神;五味子、龙骨、牡蛎安神定志;丹参清心活血,合补血药使补而不滞,则心血易生;甘草调和诸药。全方共奏滋阴养血、补心安神之功。

三、心脾两虚证

思虑过度或劳伤心脾,心脾两虚,气血亏虚,心无所养,神无所护,故发梦交。

主要证候:梦交频发,交后精神萎靡,心悸怔忡,心神恍惚,头目昏沉,气短乏力,健忘少寐,食少便溏,面色萎黄,舌淡苔薄白,脉细弱。

治法:补益心脾,安神宁志。

方药:归脾汤加味。

人参　白术　茯苓　炙甘草　当归　黄芪　炒酸枣仁　龙

眼肉　远志　木香　生姜　大枣　龙骨　牡蛎　五味子　菖蒲

方中以人参、白术、炙甘草、黄芪大队甘温之品补脾益气以生血，使气血旺而血生；当归、龙眼肉甘温补血养心；茯苓、炒酸枣仁、远志、龙骨、牡蛎、五味子、菖蒲安神宁志；木香辛香而散，理气醒脾；生姜、大枣调和脾胃，以资化源。全方共奏益气补血、健脾养心之功。

第十六节　流产后出血

人工流产，药物流产或妊娠早期自然流产后 2 周阴道仍流血者，称流产后出血。属产后恶露不绝范畴。

一、瘀阻胞宫证

流产后胞宫、冲任损伤，出血成瘀，或宫内组织物残留，瘀血阻滞，血不归经而妄行。

主要证候：出血量时多时少，或淋漓不尽，色紫黯有块，小腹阵痛，块下痛减，舌质紫黯，脉细涩。

治法：化瘀止血。

方药：生化汤加味。

当归　川芎　桃仁　炮姜　炙甘草　炒五灵脂　炒蒲黄　三七　茜草　益母草　赤芍

方中当归补血活血，化瘀生新，行滞止痛；川芎活血行气；桃仁、赤芍、益母草活血祛瘀；炮姜入血散寒，温经止痛；炒灵脂、炒蒲黄、三七、茜草化瘀止血；炙甘草和中缓急，调和诸药。全方共奏化瘀止血之功，寓生新于化瘀之内，使瘀血化，新血生。

二、气虚不固证

素体脾虚,流产后耗气伤血,致气虚失摄,冲任不固而致流血不止。

主要证候:流产后开始出血量多,后淋漓不尽,色淡质稀,宫内无瘀血残留,小腹空坠,头晕乏力,神疲懒言,面色无华,心悸自汗,纳少便溏,舌淡红,边有齿痕,脉虚无力。

治法:补气摄血。

方药:补中益气汤加味。

黄芪　炒白术　陈皮　人参　炙甘草　当归　升麻　柴胡　仙鹤草　炮姜　茯神　艾叶炭

方中黄芪补中益气,升阳固表;炒白术、人参、炙甘草、茯神补气健脾,增强黄芪补益中气之功;血为气之母,气虚时久,营血亦亏,故用当归养血和营,协人参、黄芪以补气养血;陈皮理气和胃,使诸药补而不滞;升麻、柴胡升阳举陷,协助君药以升提下陷之中气;仙鹤草、炮姜、艾叶炭温经止血;炙甘草调和诸药。诸药合用,全方共奏补气摄血之功,使气虚得补,气陷得升则诸症自愈。

三、湿热蕴滞证

流产后,湿热之邪蕴滞胞宫,灼伤冲任,迫血妄行,导致出血。

主要证候:出血量时多时少,色紫黯,黏腻秽臭,小腹灼痛,发热头痛,腰骶坠痛,纳呆口腻,小便短赤,大便不爽,舌红,苔黄腻,脉滑数。

治法:清利湿热,化瘀止血。

方药:五味消毒饮合失笑散加味。

金银花　蒲公英　野菊花　紫花地丁　紫背天葵　连翘　炒蒲黄　炒五灵脂　牡丹皮　败酱草　薏苡仁　甘草

方中金银花、蒲公英、野菊花、紫花地丁、紫背天葵、连翘、败酱草清热利湿解毒;牡丹皮清热凉血;薏苡仁健脾渗湿;炒蒲黄、炒五灵脂化瘀止血;甘草调和诸药。全方共奏清利湿热,化瘀止血之功。

第十章　养　生

一、生命与健康

人的一生是一个阴阳消长保持相对平衡的过程。即《素问·生气通天论》所云:“阴平阳秘,精神乃治。”生命的结束即“阴阳离决,精气乃绝”。

生、长、壮、老、已就是一个人生命的全过程。在这个过程中,一个正常的人,始终保持着阴阳相对平衡的“健康”状态,以达到尽终其天年,度百岁乃去。但是这个相对平衡的阴阳以及健康状态的质和量是不一样的。初生的婴儿叫健康宝宝,少年曰健康儿童,青年曰健康青年,壮年气血双刚是当然的健康,老年人曰健康老人。从出生至老年,阴阳都保持着相对平衡,都叫健康。真正健康的含义是:人体各器官系统发育良好,功能正常,体质健壮,精力充沛,并具有良好的劳动效能的状态。以上所谓的健康不过是一个笼统的概念。比如,一个初生的婴儿,只有吮乳之力,一个壮年男子可力拔千斤,一个老人手无缚鸡之力,但只要阴阳相对平衡地活着,都叫健康,可见这个相对平衡的阴阳的质和量是有天壤之别的。一个健康的人婴儿期的阴阳谓之“稚阴稚阳”,是生机勃勃,天天向上的阴阳,处于“阴生阳长”的“朝阳”状态;壮年期的阴阳处于隆盛的“日中”状态,俗语谓“气血双刚”;老年期阴阳处于逐渐衰退,没有生气的“夕阳”状态。余把它分别叫作“少阳少阴”“壮阳壮阴”“老阳老阴”。

希望长寿是人的天性,健康长寿更是人的企盼。

男女人体生长衰老变化的过程,《素问·上古天真论》云:“女子七岁,肾气盛,齿更发长;二七而天癸至,任脉通,太冲脉盛,月事以时下,故有子;三七,肾气平均,故真牙生而长极;四七,筋骨坚,发长极,身体盛壮;五七,阳明脉衰,面始焦,发始堕;六七,三阳脉衰于上,面皆焦,发始白;七七,任脉虚,太冲脉衰少,天癸竭,地道不通,故形坏而无子也。丈夫八岁,肾气实,发长齿更;二八,肾气盛,天癸至,精气溢泻,阴阳和,故能有子;三八,肾气平均,筋骨劲强,故真牙生而长极;四八,筋骨隆盛,肌肉满壮;五八,肾气衰,发堕齿槁;六八,阳气衰竭于上,面焦,发鬓颁白;七八,肝气衰,筋不能动;八八,天癸竭,精少,肾脏衰,形体皆极,则齿发去。”由此可见,女子出生至二十一岁,男子出生至二十四岁,是阴生阳长,身体生长发育时期。女子二十一岁至三十五岁,男子二十四岁至四十岁,是阴阳隆盛,身体盛壮期。女子自三十五岁至四十九岁,男子自四十岁至六十四岁,是阴阳渐衰,身体衰老期。

阴阳相对平衡是生命的基本条件,但是相对平衡的阴阳是有限度的。阴阳过亢或过衰,超越或不足人体生理需要的范围,就会导致“阴阳离决,精气乃绝”。

健康长寿的人,相对平衡的阴阳总是保持在人体生理范围之内的。

长寿的人不一定都健康。譬如,植物人、偏瘫患者等长期卧床,生活不能自理的人,即使长寿,但不健康。反之,健康的人也未必长寿。譬如历史上三国时期的周瑜,盛唐时代的程咬金,统领三军,雄姿英发,不谓不健康,然而却英年早逝,并不长寿,其原因就是阳气过亢,超越了人的生理极限。

企盼不老是人的天性。贾棠英云:“人情莫不欲寿。”若要健康长寿就要如《内经》所云“法于阴阳,和于术数,饮食有节,起居有常,不妄作劳”,并且“虚邪贼风,避之有时,恬淡虚无,真气从之,精神内守……志闲而少欲,心安而不惧,形劳而不倦,气从以顺,各从其欲,皆得所愿,故美其食,任其服,乐其俗,高下不相慕……是以嗜欲不能劳其目,淫邪不能惑其心,愚智贤不肖,不惧于物,故合于道”。如此,方能年度百岁,尽终天年。

人体宛如一支点燃的蜡烛,蜡烛有高有低,有粗有细,而点燃的时间有长有短,但终归要熄灭。我们要珍惜生命,顾全两本,让生命的烛光更亮更长。

二、衰老始于肾虚论

肾位于腰部脊柱两侧,左右各一。肾的重要生理功能是主藏精,主水,主纳气,为“先天之本”,在体合骨,生髓,通脑,其华在发,在窍为耳及二阴,在志为恐,在液为唾,与膀胱相表里,通于冬。

人体的生、长、壮、老、已整个生命过程都取决于肾精和肾气的盛衰。

男子年届五八,女子年届五七后逐渐向衰老迈进。男至八八,女至七七即进入老年期。人体衰老始于肾气衰退。

(一)表现

1.齿落发堕

肾主骨,齿为骨之余;肾其华在发。肾气虚则齿发失养枯槁而脱落。

2.耳聋眼花

肾开窍于耳,目属五脏,瞳仁属肾。肾精气虚衰,耳目失养则耳鸣耳聋,耳轮枯焦;双目干涩昏花,喜则流泪。

3.口干咽燥

唾为肾液,肝肾两经循咽喉,肾精液虚少则口咽失润,而咽喉干燥。

4.呼多吸少,动则气喘

肾主纳气,呼出于肺,吸入于肾。肾气虚,动则气耗,肾不纳气,故动则气喘,呼多吸少。

5.健忘失眠

肾主骨生髓,脑为髓海,髓海不足,心神失养,则健忘失眠多梦。

6.头晕头痛

髓海不足则脑转耳鸣,脑髓失养则头痛。

7.腰腿酸痛

腰为肾之外府,主骨,肾气虚,肾精不足,腰酸腿痛,步履蹒跚。

8.二便失调

肾主二便,肾虚则大便秘结难解,或泄泻便溏;小便淋沥不尽,小便清长,或夜尿频多,或咳嗽失禁,遗尿。

9.面浮肢肿

肾主水,助膀胱气化,腰以下属肾,肾阳虚,膀胱气化不行,水液停聚则面浮肢肿,下肢肿甚,按之如泥。

10.性欲减退,经闭过早,阳痿早泄

肾藏精,通脑,主生殖,精气不足,男子则阳痿早泄,甚或精竭;女子则阴道失润而干涩,性欲低下,月经早闭,不孕不育。

11.自汗流涕,未冷先寒

卫阳不足则自汗流涕;命门火衰,体失温煦,故未冷先寒。

12.五心烦热,足跟骨痛

肾阴虚则五心烦热,阴精不足,骨失所养则足跟骨痛。

前人在治疗肾虚证以及延年益寿方面积累了丰富的经验。

王冰曰:“益火之源,以消阴翳;壮水之主,以制阳光,故曰求其属也。”

张景岳《新方八略》云:“善补阳者,必于阴中求阳,则阳得阴助而生化无穷;善补阴者,必于阳中求阴,则阴得阳升而泉源不竭。”

(二)治法方药

1.肾阴虚

(1)六味地黄丸

熟地黄　山茱萸　山药　泽泻　茯苓　牡丹皮

功用:滋补肝肾。

主治:肝肾阴虚。腰膝酸软,头目眩晕,耳鸣耳聋,健忘,遗精盗汗,骨蒸潮热,消渴等。

(2)知柏地黄丸

熟地黄　山茱萸　山药　泽泻　茯苓　牡丹皮　知母　黄柏

功用:滋阴降火。

主治:阴虚火旺。骨蒸劳热,虚烦盗汗,腰背酸痛,遗精,月经先期,月经量多。

(3)都气丸

熟地黄　山茱萸　山药　泽泻　茯苓　牡丹皮　五味子

功用:滋肾纳气。

主治:肾阴虚,气喘,呃逆等。

(4)麦味地黄丸

熟地黄　山茱萸　山药　泽泻　茯苓　牡丹皮　麦冬　五味子

功用:敛肺纳肾。

主治:肺肾阴虚,咳嗽喘逆,潮热盗汗。

(5)杞菊地黄丸

熟地黄　山茱萸　山药　泽泻　茯苓　牡丹皮　枸杞子　菊花

功用:滋肾养肝。

主治:肝肾阴虚,两眼昏花,视物不明,眼目干涩,迎风流泪。

(6)左归丸

熟地黄　山药　枸杞子　山茱萸　川牛膝　菟丝子　鹿角胶　龟甲胶

功用:滋阴补肾。

主治:真阴不足。头目眩晕,腰酸腿软,遗精滑泄,自汗盗汗,口燥咽干,渴欲饮水。

(7)大补阴丸

黄柏　知母　熟地黄　龟甲

功用:滋阴降火。

主治:阴虚火旺。骨蒸潮热,遗精盗汗,咳嗽咯血,心烦易怒,足膝疼热等。

(8)七宝美髯丹

何首乌　茯苓　怀牛膝　当归　枸杞子　菟丝子　补骨脂

功用:滋肾水,益肝血。

主治:肝肾不足。须发早白,齿牙动摇,梦遗滑精,腰膝酸软。

2.肾阳虚

(1)肾气丸

熟地黄　山药　山茱萸　泽泻　茯苓　牡丹皮　桂枝　附子

功用:温补肾阳。

主治:肾阳不足。腰痛脚软,下半身冷,少腹拘急,小便不利或小便反多,消渴,转胞等。

(2)济生肾气丸

熟地黄　山药　山茱萸　泽泻　茯苓　牡丹皮　官桂　炮附子　川牛膝　车前子

功用:温补肾阳,利水消肿。

主治:肾阳不足。腰重脚肿,小便不利。

(3)右归丸

熟地黄　山药　山茱萸　枸杞子　鹿角胶　菟丝子　杜仲　当归　肉桂　制附子

功用:温补肾阳,填精补血。

主治:肾阳不足,命门火衰。气衰神疲,畏寒肢冷,阳痿遗精,阳衰无子,大便不实,完谷不化,小便自遗,腰膝软弱,下肢浮肿等。

3.肾气虚

补肾种子方

淫羊藿　菟丝子　何首乌　熟地黄　枸杞子　桑寄生　金樱子　党参　砂仁

功用:补肾气,养精血。

主治:腰酸无力,全身骨痛,耳鸣,性欲淡漠,牙齿松脱,头发易脱,头晕头痛,健忘失眠,小便清长,潮热盗汗,月经紊乱等。

4.肾阴阳两虚

三才大补丸

补骨脂　杜仲　人参　黄芪　白术　山药　当归　川芎　熟地黄　白芍　阿胶　艾叶　香附　百合　蛤蚧

功用:阴阳双补。

主治:轰热盗汗,畏冷怕热,腰膝酸软,齿摇骨痛,四肢欠温,倦怠乏力,头晕耳鸣,躁烦少寐,失眠头痛,大便时清时溏,小便时黄时清,夜尿多,月经紊乱等。

5.延年益寿方

龟鹿二仙胶

鹿角　龟甲　枸杞子　人参

功用:填阴补精,益气壮阳。

李士材曰:"人有三奇,精、气、神,生生之本也。精伤无以生气,气伤无以生神,精不足者补之以味。鹿得天地之阳气最全,善通督脉,足于精者,故能多淫而寿;龟得天地之阴气最厚,善通任脉,足于气者,故能伏息而寿。二物气血之属,又得造化之玄微,异类有情,竹破竹补之法也。人参为阳,补气中之怯;枸杞为阴,清神中之火。是方也,一阴一阳无偏胜之忧;入气入血,有和平之美。由是精生而气旺,气旺而神昌,庶几龟鹿之年矣,故曰二仙。"

三、保肾养精六要

(一)房事有节,勿纵欲无度

俗语云"好色之人,先竭肾水",精宜藏,不宜泄。

(二)饮食有常,勿过饥过饱

"先天天癸始父母,后天精血水谷生。"饮食不足,则营养不良;饮食自倍,则脾胃乃伤。

(三)劳不过累,闲不过逸

劳累过度,则耗精伤肾;闲而过逸,则气血不行。

《素问·宣明五气》云"久视伤血,久卧伤气,久坐伤肉,久立伤骨,久行伤筋",是谓五劳所伤。

(四)虚邪贼风,避之有时

六气宜人,六淫伤人,虚邪贼风,避之有时。

(五)心神和悦,慎勿过激

七情悦人,过则伤人,有容乃大,知足常乐。

(六)锻炼有素,量体而行

"流水不腐,户枢不蠹",行走拳剑,因人所宜,活动活动,颐养天年。

男贵养精,女贵养血,

保全两本,护肾在前。

附:四季养生

春生夏长秋收冬藏是大自然变化的正常规律。人生天地之间,与大自然息息相关,天人相应,人与大自然的变化顺者昌,逆者亡。

《素问·四气调神大论》中四季养生之经文堪称人类四季养生健身的纲领和法则。余才疏学浅,仅对原文做简要赏析。

陶渊明诗曰:"奇文共欣赏,疑义相与析。"

(一)春季养生

《素问·四气调神大论》:"春三月,此谓发陈,天地俱生。万物以荣,夜卧早起,广步于庭,被发缓形,以使志生,生而勿杀,予而勿夺,赏而勿罚,此春气之应,养生之道也。逆之则伤肝,夏为寒变,奉长者少。"《素问·四气调神大论》赏析:春为一岁首,春季三个月是阳气生发,万物滋荣,启故从新,欣欣向荣的季节。人体肝属木,旺于春,肝性喜条达,恶抑郁,恰合春气。春天是疏肝护肝,养生健身的最佳时节。

唐代诗人白居易诗云:"离离原上草,一岁一枯荣,野火烧不尽,春风吹又生。"俗语亦云:"冬去山明水秀,春来莺语花香。"春天是万象更新,生意盎然,生气勃勃的时节。春季也是肝木用事的时候。《素问·六节脏象论》曰:"肝……通于春气。"春天要夜卧早起,披发宽衣,庭外散步,呼吸新鲜空气,舒缓形体,舒畅肝气,以使志生。古人春天春游踏青,登高眺远,苏堤观柳,过修禊日,曲水流觞,洗濯秽浊,愉悦心情,放风筝,赏心悦目,除放秽气等,置身大自然,顺应春气,都有很好的除陈布新,舒缓形体,陶冶情操,愉悦情志,养肝保健的作用。

春天是自然界万物俱生的季节,人类应当敬畏大自然,保护大自然,多给予,少索取,戒杀戮,赞生育。爱护自然界中的一草一木,一鸟一兽,毋贪口腹而恣杀生禽,毋图近利而豪夺资源,还大自然一个蓝天白云、绿水青山的本来面目。创建一个有利于人类健康的生存环境,与大自然和谐共处,同生共荣。古人就有春不狩猎和君子"启蛰不杀,方长不折"的珍惜生命、保护大自然的优良习俗。人类为了生存是不可能不杀生的,但是不可滥杀,《论语·述而》曰"子钓而不纲,弋不射宿"。人们要爱人及物,保护大自然的生态平衡,绝不可"涸泽而渔,毁林而猎",严禁只顾眼前,不顾长远的做法。

人生天地间,天人相应,人类应顺应春季之生发之气。否则,忤逆春气就会伤肝,肝伤则春之"生气"不足,供给夏令之"长气"的物质力量就不够。肝主木生火,春失所养故伤肝,肝伤则心火失其所生,至夏令就会火气不足而为寒水侮之,故而阳气虚损的寒性病变就会发生。

肝气若生不及,抑郁不舒,易见两胁胀痛,头痛目眩,妇人月经不调,乳房胀痛,或有"伤春"之感等病变,可用逍遥散理脾疏肝,以助肝之生发之气。肝气如果生发太过,肝火上炎则见胁痛头痛,口苦目赤,耳聋耳肿等;肝经湿热下注则出现小便淋浊,阴痒阴肿,妇人带下异常等,宜用龙胆泻肝汤泻肝胆实火,清肝经湿热。肝肾同源,若耗伤肝肾之阴,肝气不舒,症见胸脘胁痛,吞酸口苦,咽干口燥,舌红少津,脉弦细者,可用一贯煎滋养肝肾,疏肝理气以治之。若肝肾阴虚,肝阳偏亢,出现腰膝酸软,头晕目眩,两目昏花、干涩或耳鸣耳聋,盗汗遗精者,宜"壮水之主,以制阳光",用杞菊地黄丸滋肾平肝,以制肝气生发太过,此乃"欲荣其上,必灌其根"之谓。

《素问·玉机真脏论》曰:"春……东方木也,万物之所始生也。"春季养生重在调养肝木之生气,调养肝之生气又重在一个"生"字,故人体要顺应大自然,让肝之生气与自然界万物无拘无束自然而然的生。

(二)夏季养生

《素问·四气调神大论》曰:"夏三月,此谓蕃秀。天地气交,万物华实;夜卧早起,无厌于日;使志无怒,使华英成秀,使气得泄,若所爱在外,此夏气之应,养长之道也。逆之则伤心,秋为痎疟,奉收者少,冬至重病。"《素问·四气调神大论》赏析:夏季的气候特点是炎热。谚云"赤日炎炎似火烧",夏至以前昼长夜短,夏至以后多雨多湿。农谚云"六月涟涟吃饱饭",指的就是雨水较多。在这天暑下逼、地气上蒸的气交中,气温炎热,阳光充足,雨水充沛,有利于植物的生长,乃至其茂盛壮美,开花结果,达到极盛状态。如高骈诗云:“绿树阴浓夏日长……满架蔷薇一院香。”杨万里诗亦云:“毕竟西湖六月中,风光不与四时同,接天莲叶无穷碧,映日荷花别样红。”这都是生物夏季茂长的旺盛景象。人体也阳气外布,而容光焕发。

在这炎热之季,人的生活起居不宜怠惰,应当夜卧早起,适当从事户外活动。不要厌恶长天老日,厌则烦,烦则热,要心静无怒,调节情志,以应“夏长”之气,但不要在烈日下过度劳作以免中暑。

盛夏气候炎热,亦要防暑降温,饮食清凉甘淡但不可恣食生冷;环境要凉爽而不寒冷,目前冰箱、冰柜、电扇、空调纷呈,冷食、冷饮、冷环境具备,这些固然起到一定的降温防暑作用,若恣意贪凉食冷则损伤阳气,戕害胃肠,以致出现头痛头重,感冒发热,呕吐泄泻,全身重着酸痛等症状。

夏季包括长夏,人体阳气旺盛于外,相对阳气虚于内。因此,人们亦有食生姜,吃全羊温里阳,除表湿的良好习俗,正如俗语所云“冬吃萝卜夏吃姜”。

炎夏阳气趋表,人们亦应意向所爱在外,以应夏长之气。汗为心液,乃水谷精微所化,为人体五液之一,具有润泽肌肤,调和营卫,调节体温,排除毒素的作用。夏日魄门开放,溱溱汗出以散热排毒调节体温,如《素问·热论》所云“暑当与汗皆出,勿止”,但也不可过汗、大汗以免伤阳或伤阴。

暑必兼湿,为防治暑湿之病,民间亦有行之有效的偏方,如藿香、薄荷、荷叶、金银花、西瓜翠衣、滑石、甘草、扁豆花等单用或合用代茶饮,饮绿豆汤等。

心在五行属火,通于夏气,《素问·六节脏象论》曰:“心……阳中之太阳,通于夏气。”如果忤逆了夏季养生调神之道,就会伤及心脏,心伤长气不足,火生土,土生金的能力下降,防御功能减弱,至秋感受寒凉之邪,寒热交争,而发为疟疾。

若夏火太盛,人感暑温,出现壮热面赤,烦渴引饮,汗出恶热,脉洪大有力者,宜白虎汤清热生津;若津气两伤,汗多,脉大无力者,宜白虎加人参汤治之;若受暑感寒出现发热头痛,恶寒无汗,口渴面赤,胸闷不舒,舌苔白腻,脉浮而数者,用香薷饮祛暑解表,清热化湿以治之;若夏火不及,感寒伤湿,脾胃失和出现发热恶寒,呕吐泄泻,头痛,胸膈满闷,脘腹疼痛,舌苔白腻者,投藿香正气散解表化湿,理气和中以治之。

故而夏季应重视一个"长"字,以保养"长气"为要,让人体顺应夏长之气以自由自在地长。

（三）秋季养生

《素问·四气调神大论》曰:"秋三月,此谓容平。天气以急,地气以明;早卧早起,与鸡俱兴;使志安宁,以缓秋刑;收敛神气,使秋气平;无外其志,使肺气清,此秋气之应,养收之道也。逆之则伤肺,冬为飧泄,奉藏者少。"《素问·四气调神大论》赏析:秋季天高气爽,山明水静,是诸物平定,万宝成熟的季节,也是肃杀收割之季。谚云"春华秋实";诗云"春种一粒粟,秋收万颗籽";《素问·玉机真脏论》云:"秋……西方金也,万物之所以收成也。"

秋季,天之阳气下降,地之阴气上升,万物呈收敛平衡状态,人体脉亦应之。《素问·脉要精微论》曰:"秋应中衡。"人体顺应自然秋收之气,就要收敛神气,安心静养,平定神志,以避秋金肃杀之气。切勿妄动感情,而喜怒不节,"悲秋"伤肺。务必安静收敛,以养肺之清肃之气。

秋季气候干燥。《素问·六节脏象论》曰"肺……通于秋气”,肺性清肃,喜润恶燥。人们要顺时而养,早卧早起,与鸡俱兴。鸡似禀五常,信乃其一,准时报晓,顺时兴起,禽兽如此,何况人乎。人要到户外呼吸新鲜空气,以吐故纳新;室内保持湿润肃静,以避燥邪之伤;饮食清润而富营养,以滋阴润肺。民间秋天食鸭梨、荸荠、甘蔗、百合、莲藕、甜杏仁;用霜桑叶、枇杷叶、川贝母、麦冬、菊花等水浸加少许蜂蜜代茶饮都有很好的滋阴润肺,止咳平喘作用。

若忤逆秋收之气则伤肺,肺失清肃则秋之温燥或凉燥之邪而乘之,发为干咳、气喘等。

《素问·阴阳应象大论》曰:“燥胜则干。”《素问·至真要大论》曰:“燥者润之。”外感凉燥,症见头痛,恶寒无汗,咳嗽痰稀,鼻塞咽干者用杏苏散以轻宣凉燥,宣肺化痰;外感温燥,症见头痛、身热、干咳无痰,气逆而喘,咽喉干燥、鼻燥,心烦口渴者以清燥救肺汤清燥润肺。

秋以燥气为主,用药宜濡润,即所谓“燥者濡之”。如果秋金收气不足,就无资以奉养冬藏之气,至冬就会出现阴盛阳衰、脾土失温,运化失司而致泄泻。

秋天是一个肃杀萧瑟,成熟收获的季节。欧阳修《秋声赋》曰:“夫秋;刑官也,于时为阴;又兵象也,于行为金。是谓天地之义气,常以肃杀而为心。天之于物,春生秋实。故其在乐也,商声主西方之音,夷则为七月之律。商,伤也,物既老而悲伤。夷,戮也,物过盛而当杀。”

总之秋季应重视一个“收”字,以保养“收气”为要,勿怀“悲秋”之感,让人体顺应秋收之气以从容不迫地收。

(四)冬季养生

《素问·四气调神大论》曰:“冬三月,此谓闭藏,水冰地坼,无扰乎阳,早卧晚起,必待日光,使志若伏若匿,若有私意,若已有得,去寒就温,无泄皮肤,使气亟夺,此冬气之应,养藏之道也。逆之则伤肾,春为痿厥,奉生者少。"《素问·四气调神大论》赏析:冬季是阳气内伏,万物潜藏的季节,也是天寒地冻最寒冷的季节。《素问·脏气法时论》曰:"肾者,封藏之本,精之处也。"人体与大自然相应,冬季阳气以阴精的形式潜藏于肾,体表阳气相对较少,故不可烦扰,以泄阳气。人们应当早卧晚起,保护闭藏之气;等待日光以避寒邪。人们要情志沉静安宁含蓄,精神内守,若有隐私而不露,如获至宝而窃喜,以顺养冬藏之气。

由于冬季寒冷,人们要减少户外运动,避寒就温。切勿剧烈运动,出汗过多,以耗泄阳气,正谓"蛰虫固密,君子居室"。诸如冬季在室外剧烈活动或劳作,致汗流浃背而精气外泄;破冰冬泳,冻得嘴口黢青而感冒风寒,这些都是与冬藏之道相悖而不可取的。《素问·阴阳应象大论》曰:"冬伤于寒,春必病温。"又曰:"夫精者,身之本也;故藏于精者,春不病温。"

冬季人们不仅要减少户外活动避寒就温而且要减少房事以护阴精;进食温补以生阳气。如吃火锅,喝当归生姜羊肉汤,食栗子、核桃、大枣等干果都有很好的补肾养血补气的作用。俗语说:"冬天进补,春天打虎。"然冬补要适当,不可骤补蛮补,否则会酿热伤阴或生痰,民间就有"冬吃萝卜"以甘凉清热化痰的习惯。

"肾……通于冬气",若违悖冬季藏养之道则伤肾,肾伤藏养不足则奉养春生之气就少,来年身体不健,甚而发生痿厥、温病诸疾。

人物一理,如真氏曰:"冬季闭藏不密,温暖无霜雪,则来年阳气无力,五谷不登,人身亦是如此。"

冬季肾阴虚者,症见头晕目眩,腰酸腿软,遗精滑泄,自汗盗汗,口燥咽干,渴欲饮水,舌光少苔,脉细数等用左归丸或左归饮滋阴补肾以治之。肾阳虚者,症见神疲气衰,畏寒肢冷,或阳痿遗精或不孕不育,或大便不实,或小便自遗或腰膝酸软,下肢浮肿等,用右归丸或右归饮温补肾阳填精补血以治之。

总之,冬季应注重一个“藏”字,以保养“收”气为要,让人体顺应冬藏之气,以静谧不喧地藏。

第十一章　《金匮要略》实践篇及经方实践

汉代张仲景《金匮要略》之《妇人妊娠病脉证并治第二十》《妇人产后病脉证治第二十一》《妇人杂病脉证并治第二十二》三篇，是中医最早的妇科病专篇医著。其内容已包括月经病、带下病、妊娠病、产后病及妇人杂病五大类妇科疾病，具备了中医妇产科学的雏形，并开创了妇科病辨证论治的先河。因此，《金匮要略》妇人病三篇被称为妇产科学之源头。其中经文44条，方剂34首，这些方剂沿用至今，行之神效，誉称经方，实属难得可贵。

余熟读《金匮要略》，喜欢用《金匮要略》经方治疗妇科疾病。今将对《金匮要略》妇人病原文的浅释及其经方的实践运用简述如下。

第一节　妇人妊娠病脉证并治第二十

一、恶阻

【原文】师曰：妇人得平脉，阴脉小弱，其人渴(呕)，不能食，无寒热，名妊娠，桂枝汤主之。于法六十日当有此证，设有医治逆者，却一月，加吐下者，则绝之。

妇人停经六十日	渴(呕)——内多热(或冲气犯胃)	恶阻——桂枝汤和调阴阳
	不能食——脾胃虚弱	
	无寒热——表无邪气	
	平脉——平和无病之脉	
	阴脉小弱——血聚养胎，胎气暂弱	

妊娠渴(呕)，不能食，可诊为恶阻。恶阻，或因肝郁化热，肝

火上逆,或因脾胃虚弱,冲气上逆犯胃,均可导致胃失和降而呕吐不食等症,余量其虚实寒热,常用苏叶黄连汤、橘皮竹茹汤、香砂六君子汤或保生汤治疗恶阻,每取良效。然对于阴阳失和的恶阻病例用桂枝汤治疗亦获殊效。

桂枝汤为《伤寒论》群方之冠,徐彬云:"桂枝汤外证得之,为解肌和荣卫;内证得之,为化气调阴阳也。"

刘某,女,35 岁,妊娠 42 天。该女素体虚弱,自汗恶风。今进食呕吐,恶闻食臭,不能食,或寒热,小腹凉痛,大便稀,舌质淡红,脉小弱。

诊断:恶阻。

辨证:阴阳失和,胃气上逆。

治法:调和阴阳,降逆止呕。

方药:桂枝汤加减。

桂枝 9g,白芍 15g,甘草 6g,生姜 3 片,大枣 6 枚,陈皮 12g,党参 15g。水煎服,日 1 剂。

上方服 6 剂,恶阻愈。

其中桂枝、生姜为降逆、和胃止呕之要药。

【原文】妊娠呕吐不止,干姜人参半夏丸主之。

妊娠{
呕吐不止——脾胃虚寒,痰饮凝滞,血聚养胎,冲气上逆胃失和降
干姜人参半夏丸主之——温中补虚,蠲饮止呕

王某,女,38 岁,妊娠 56 天。患者素有受凉或饮食生冷即腹痛,肠鸣,泄泻,呕吐及月经后期,经血色淡量少,经后腹痛病史。今呕吐不止,吐出水样物,面色无华,头晕乏力,胃腹冷痛,大便稀。

诊断:恶阻。

辨证:脾胃虚寒,饮邪上逆,胃失和降。

治法:温中补虚,降逆止呕。

方药:干姜人参半夏丸加减。

干姜 6g,人参 10g,半夏 10g,白术 12g,陈皮 12g,茯苓 15g。水煎服,日 1 剂。

9 剂呕吐止,恶阻愈。

干姜、半夏为妊娠禁忌药,陈修园引高鼓峰语云:"半夏与参术同用,不独于胎无碍,且大有健脾安胎之功。"半夏、生姜为降逆止呕之圣药,余用之治疗恶阻,常获良效。半夏、人参、生姜对胎无害,余认为脾胃虚寒之恶阻,用干姜配人参、白术于胎亦无害也。所谓有病则病当之。

二、妊娠伴癥瘕、胎漏

【原文】妇人宿有癥病,经断未及三月,而得漏下不止,胎动在脐上者,为癥痼害。妊娠六月动者,前三月经水利时,胎也。下血者,后断三月衃也。所以血不止者,其癥不去故也,当下其癥,桂枝茯苓丸主之。

妇人{宿有癥病 / 漏下不止}
- {经断未及三月 / 胎动在脐上者} 为癥痼害
- {妊娠前三月经水利时,六月脐下动者} 胎也
- {所以下血不止者 / 其癥不去故也} 当下其癥

→ {下癥止血 / "有故无殒"} 桂枝茯苓丸

患者宿有癥疾,今妊娠未及三月,胎动不安,漏下不止,皆因癥痼为害。血存则养其胎,血下则胎不安。癥不去则新血不守,下血不止。故用桂枝茯苓丸下癥安胎。

张某,女,28 岁,妊娠 49 天,阴道流血 3 天,血色暗红,量不多,腰酸痛,小腹坠痛。彩超示:宫内妊娠囊 1.8cm×1.6cm,内可

见胎芽及心管搏动，宫腔内少量积血，右附件区探及一囊性回声，大约 4.6cm×3.8cm，壁略厚。舌质略暗，脉数微涩。

诊断：胎漏并癥瘕。

辨证：瘀血阻滞。

治法：活血止血，补肾安胎。

方药：桂枝茯苓丸加味。

桂枝 9g，茯苓 15g，白芍 15g，牡丹皮 15g，桃仁 10g，菟丝子 30g，桑寄生 15g，盐续断 30g，阿胶 15g(烊化)，盐杜仲 15g。水煎服，日 1 剂。

服 3 剂血止，继服 6 剂。复查彩超，胎心可，未见宫腔积血及卵巢囊肿。

按语：瘀血碍胎元长养，若瘀血不去，则新血不能入胞养胎，致胎元不固，所以用桂枝茯苓丸治标祛瘀血，消癥瘤，用寿胎丸固本以止血安胎。

此方桂枝、桃仁、牡丹皮均为妊娠禁忌药，而用于癥瘕致胎漏者，为《内经》“有故无殒，亦无殒也”。

【原文】师曰：妇人有漏下者；有半产后因续下血都不绝者；有妊娠下血者，假令妊娠腹中痛，为胞阻，胶艾汤主之。

妇人	漏下者 半产后续下血不绝者 妊娠下血 妊娠腹痛(或伴下血)	冲任虚寒 血不内守	调补冲任 固经止血	胶艾汤主之

【原文】妇人…… 有妊娠下血者……胶艾汤主之。

崔某，女，26 岁，停经 46 天，阴道流血 3 天，以往有自然流产史，孕前月经量少。今阴道流血色淡或略暗，血量少，腰酸，小腹凉、坠痛，舌质淡红，脉弱。彩超示：宫内妊娠囊 1.8cm×1.2cm，内见小胎芽及微弱心管搏动,宫腔有少量积血。

诊断:胎漏。

辨证:肾虚血少,冲任不固。

治法:养血补肾,固冲任以止血安胎。

方药:胶艾汤加味。

熟地黄 15g,当归 12g,川芎 6g,白芍 15g,阿胶 15g(烊化),艾叶炭 9g,甘草 6g,党参 15g,炒川续断 30g,炒杜仲 15g,桑寄生 15g,菟丝子 30g。水煎服,日 1 剂。

服 3 剂血止,腰腹痛减轻,上方减川芎,继服 3 剂。彩超示:无宫腔积血,胎心搏动明显。后足月顺产一健康男婴。

胎漏病因病机多端,肾主生殖主冲任,冲为血海,任主胞胎,余认为肾虚血少,冲任不固是胎漏的主要病机。余常用寿胎丸合胶艾汤加减治疗胎漏,取得良好的疗效。

【原文】妇人……假令妊娠腹中痛,为胞阻,胶艾汤主之。

李某,女,40 岁。妊娠 2 个月,小腹痛 10 天余,阴道流血 3 天。患者小腹冷痛,绵绵不已,喜温喜按,阴道流血色淡,量少,腰酸,面色萎黄,形寒肢冷,纳少乏力,舌质淡,苔白滑,脉沉细滑。

诊断:胞阻。

辨证:冲任虚寒,胞脉失于温煦荣养。

治法:滋补冲任,暖宫止血,安胎。

方药:胶艾汤加味。

当归 15g,川芎 6g,白芍 15g,熟地黄 15g,阿胶 15g(烊化),艾叶 10g,党参 15g,炒白术 12g,炒川续断 15g,炒杜仲 15g,菟丝子 30g,巴戟天 12g。水煎服,日 1 剂。服 9 剂痊愈。

【原文】妇人……有半产后因续下血都不绝者……胶艾汤

主之。

王某,女,43岁,妊娠5个月,于10天前,胎陨已堕,恶露迄今不净,色淡红,量不多,质稀,小腹隐痛下坠,腰膝酸软,乏力,大便略干,舌质淡红,脉虚弱。

诊断:半产后,下血不绝。

辨证:冲任不固,血失统摄。

治法:温补冲任,止血。

方药:胶艾汤加味。

阿胶15g(烊化),艾叶10g,当归12g,川芎9g,酒白芍15g,熟地黄15g,甘草6g,炮姜6g,香附15g,益母草15g。水煎服,日1剂。

上方服6剂,血止而平复。

【原文】妇人有漏下者……胶艾汤主之。

单某,女,48岁,经乱无期半年余。今阴道流血半月不净,血色淡红,量不多,淋漓不止,腰膝酸软,面色无华,舌质淡红,脉弱。

诊断:崩漏。

辨证:肾虚,冲任不固。

治法:补肾,固冲止血。

方药:胶艾汤加味。

当归15g,川芎6g,白芍15g,熟地黄15g,阿胶15g(烊化),艾叶9g,炒川续断15g,炒杜仲15g,桑寄生15g,炮姜6g。水煎服,日1剂。

上方12剂,血止,身体渐复。

以上漏下,半产后下血不绝、妊娠下血、妊娠腹痛(胞阻)四证,其病机均为冲任虚寒、不固,故皆以胶艾汤治之。此堪称异病同治的典范。

三、妊娠腹痛

【原文】妇人怀娠六七月,脉弦发热,其胎愈胀,腹痛恶寒者,少腹如扇,所以然者,子脏开故也,当以附子汤温其脏。

妇人
- 发热——阴盛于内,阳浮于外
- 其胎愈胀、腹痛恶寒
  - 寒主凝滞——寒气凝滞
  - 气主温煦——胞胎失于温煦
- 脉弦——阴气盛
- 子脏开——失闭藏之令,故阴中寒气习习如扇

→ 温阳散寒　暖宫安胎——附子汤

文后附子汤未见,仅知《伤寒论·辨少阴病脉证并治》中之附子汤。由附子、人参、白芍、白术、茯苓组成。余曾用附子汤减附子加巴戟天、川续断、淫羊藿、炒杜仲、桑寄生、炙甘草治疗妊娠虚寒小腹冷痛证。因附子辛热有毒,为妊娠禁忌药,《名医别录》谓其"堕胎为百药之长",故弃而不用。

【原文】妇人怀娠,腹中疞痛,当归芍药散主之。

疞(jiao)痛:指拘急作痛。疞又读"朽 xiu",指绵绵作痛。

妇人怀娠
- 腹中疞痛——肝脾不和,肝木乘脾土
- 下肢浮肿、小便不利
  - (或有症)脾虚湿困

→ 养血疏肝　健脾利湿 → 当归芍药散

周某,女,38 岁。妊娠 7^{+} 个月,小腹绵绵作痛 1 月余,伴有面唇少华,眩晕耳鸣,面浮肢肿,心悸少寐,纳呆食少,大便稀,小便不利,舌质淡,苔薄白,脉细弦。

诊断:妊娠腹痛。

辨证:肝脾不调,血虚胞脉失养。

治法:调和肝脾,养血渗湿,安胎止痛。

方药:当归芍药散加味。

当归 15g,白芍 15g,炒白术 12g,茯苓 15g,泽泻 15g,炒杜仲 15g,川续断 15g,水煎服,日 1 剂。

9 剂腹痛止,诸症消而胎安。

四、妊娠小便难

【原文】妊娠,小便难,饮食如故,当归贝母苦参丸主之。

妊娠	小便难——血虚,湿热郁滞下焦	养血润燥	当归贝母
	饮食如故——中焦无病	清热利湿	苦参丸

小便难:尿频、尿急、尿痛、尿余沥、欲解不能之谓。

张某,女,28 岁,妊娠 8 个月。近两天,尿频尿急尿痛,尿余沥,尿急不尽,欲解不能,尿短赤,小腹坠痛并带下黄稠有异味,阴痒,舌质红,苔黄腻,脉滑数。

诊断:妊娠小便难。

辨证:湿热下注,侵及膀胱、阴道。

治法:清热利湿,通淋。

方药:当归贝母苦参丸加味。

当归 12g,浙贝母 10g,苦参 12g,车前子 15g(包煎),泽泻 12g,甘草梢 10g,茯苓 15g,白芍 12g,龙胆草 10g。水煎服,日 1 剂。

服 2 剂小便利,腹痛止,继服 5 剂以善其后。

《神农本草经》曰:“苦参主……溺有余沥。”“贝母主……淋沥邪气。”

《本草纲目》曰:“苦参主治……溺有余沥……小便黄赤。”“贝母主治……淋沥邪气。”

由此可见,苦参、贝母均有清热利湿,利小便之功;当归和血补血,补女子诸不足。

五、妊娠水气即子肿

【原文】妊娠有水气，身重，小便不利，洒淅恶寒，起即头眩，葵子茯苓散主之。

妇人：
- 有水气——身肿为水湿停聚，泛溢肌肤
- 身重——湿性重浊，水盛身肿
- 小便不利——水湿内停，气化受阻
- 洒淅恶寒——水湿停聚，卫阳被郁
- 起即头眩——湿泛清道，清阳不升

→ 膀胱气化受阻，水湿停聚

治法：清利窍道，利水通阳。

方药：葵子茯苓散主之。

妊娠水气属"子肿"范畴，主症为遍身肿，小便不利，伴有恶寒，头眩。"肾主水""脾主运化""气行则水行"，临床上妊娠子肿多责之于肾虚，脾虚以及气滞。该条病机以脾虚气滞，气化受阻，小便不利为关键。故以葵子茯苓散健脾利尿消肿。然葵子有滑胎之弊，余一般不用，茯苓是治子肿之要药，在所必用。余常用白术散(《全生指迷方》)：白术、茯苓、大腹皮、生姜皮、陈皮治疗子肿。

六、胎动不安

【原文】妇人妊娠，宜常服当归散主之。

此方为胎前产后常用之剂，丹溪曰："此方养血清热之剂也，瘦人血少有热，胎动不安，素曾半产者，皆宜服之。"并称"黄芩、白术为安胎之圣药"。

余仅就"妊娠常服当归散"做浅探：常服此方，必有此方所治常有之证。此方药物按功用大致可分为三组：①当归、白芍、川芎养血补血活血；②黄芩清热；③白术健脾益气。血虚脾虚加之冲任伏热，胞宫失养必有小腹热痛之症。白术健脾，既防芍药之阴柔，黄芩之苦寒碍胃，又补益中州气血生化之源。从当归芍药散方看，当归、芍药为君药，当归、川芎养血活血，芍药养血缓急止痛，因此，治疗妊娠腹中㽲痛；而当归散较当归芍药散少泽泻、茯苓渗利水湿之药，多黄芩清伏热之药，两方较之主药相同，因此，当归散亦治妊娠腹痛无疑。只是本证无湿邪而有伏热而已。由此看来，从当归芍药散可足以佐证当归散所治主症为妊娠腹痛。有是病用是药，尽管“黄芩、白术”为安胎圣药，但无病亦不可服药，更不可常服。

肝郁脾虚
- 当归芍药散：当归　白芍　川芎　白术　茯苓　泽泻
  ——肝郁脾虚，脾虚偏重于肝郁，水湿重
- 当归散：当归　白芍　川芎　白术　黄芩
  ——肝郁偏重于脾虚，肝郁化热。

秦某，女，26岁，妊娠5个月，素体偏瘦。患小腹灼痛，胎动不安，大便先硬后溏，舌质红，脉细数。

诊断：胎动不安。

辨证：血虚兼冲任伏热，热灼胞宫。

治法：养血补血，清热安胎。

方药：当归散加味。

当归12g，白芍15g，川芎6g，白术12g，黄芩12g。水煎服，日1剂。

6剂而小腹热痛止，胎自安。

当归散方后云：“妊娠常服即易产，胎无苦疾。产后百病悉主之。”此寓言深刻，即妊娠有疾苦服之，疾苦除，气血调和而胎安易产；同理产后诸疾，有当归散证者悉用此方主之。

七、养胎

【原文】妊娠养胎，白术散主之。

《内经》曰："阴平阳秘，精神乃治。"所谓养胎就是调整妊娠身体阴阳相对平衡，给胚胎一个温和良好的生长环境，使之健康成长发育直至足月出生。白术散中白术、牡蛎健脾除湿，川芎温血行滞，蜀椒去寒，乃治湿寒之剂，与当归散治湿热之剂同中有异，相得益彰。

妊娠脾阳不运，寒湿中阻，可引起心腹时痛，呕吐痰涎，致胎动不安。故用白术散健脾温中，除湿安胎。

若腹痛甚加芍药抑肝扶脾，缓急止痛；心下痛甚倍川芎疏肝行滞以止痛；心烦吐痛，不能食，加细辛、半夏祛寒止痛，降逆和胃止呕；复以醋浆水、小麦汁、大麦粥调养肝脾以养胎。

第二节　妇人产后病脉证治第二十一

一、产后三病

【原文】问曰："新产妇人有三病，一者病痉，二者病郁冒，三者大便难，何谓也？"师曰：新产血虚，多汗出，喜中风，故令病痉；亡血复汗，寒多，故令郁冒；亡津液，胃燥，故大便难。

产后三病：
- 痉——筋病也；血虚汗多，筋脉失养，风入而益其劲也
- 郁冒——神病也；亡阴血虚，阳气遂厥，而寒复郁之，眩而目瞀也
- 大便难——液病也；亡津液、失血多而胃燥，则大肠失润而便难也

（三者）亡血伤津则一

《医宗金鉴》认为新产之妇，喜汗出，以调和荣卫。又恐汗出

过多,表阳不固,风邪易入,而为痉病。新产之妇,喜其血行,以去其瘀血。而又恐血下过多,阴亡失守,虚阳上厥,而为郁冒。新产虽喜其出汗,喜其血行,又恐不免过伤阴液,致令胃干肠燥,而为大便难。

关于产后病,张景岳之论颇为中肯。《景岳全书·妇人规》曰:“产后气血俱去,诚多虚证,然有虚者,有不虚者,有全实者,凡此三者,但当随证随人,辨其虚实,以常法治疗,不能执有诚心,概行大补,以致助邪。”

总之产后“多虚多瘀”,故本着“勿拘于产后,亦勿忘于产后”的原则,进行辨证论治。临床上产后虚证实多,应注意用药汗、下、利三禁,勿犯虚实之戒。

产后痉病、郁冒、大便难三病,均为产后血虚、多汗、伤津所致。

(一)病痉

孙某,女,32岁,产后7天病痉。患者产后失血较多,微感风寒,症见项背强几几,牙关紧,四肢微抽搐,恶风身微热,无汗,舌质淡红,脉细数。

诊断:产后痉病。

辨证:产后亡血伤津,复感风寒,筋脉失养,肝风内动。

治法:育阴养血,解表止痉。

方药:荆防四物汤加葛根。

荆芥10g,防风10g,当归15g,川芎10g,熟地黄15g,白芍15g,葛根15g,甘草6g。水煎服,日1剂。服3剂痉止热退。

(二)郁冒

【原文】产妇郁冒,其脉弱,呕不能食,大便反坚,但头汗出;所以然者,血虚而厥,厥而必冒,冒家欲解,必大汗出,以血虚下厥,孤阳上出,故头汗出;所以产妇喜汗出者,亡阴血虚,阳气独盛,故当汗出,阴阳乃复。大便坚,呕不能食,小柴胡汤主之。

郁冒	冒,大汗出 —— 亡阴血虚,阳气独盛		小柴胡汤
	头汗出——孤阳上出		
	汗出,阴阳乃复——汗出阳气略减,阴阳暂得相对平衡		
	大便坚 呕不能食	气血虚弱,肝气郁结,枢机不利所致	

小柴胡汤治郁冒呕不能食,大便反坚等。如陈修园曰:"益阴阳之枢,操自少阳,非小柴胡汤不能转其枢而使之平。"同时该方使"上焦得通,津液得下,胃气因和"而使食进呕止,大便通畅。

本条论述产妇郁冒的病因病机及证治。

值得提出的是"产后喜汗出者,亡阴血虚,阳气独盛,故当汗出,阴阳乃复"。此亡阴血虚是本,而阳气独盛,汗出是标。其阳气独盛,是阴血虚,阳气相对而盛,并非实盛,汗出阳气略减,与阴阳暂得相对平衡,以达所谓的"阴阳乃复"。其实阴阳处于低水平的相对平衡,乃需补气养血,达到真正的阴阳乃复。

许某,女,36 岁,生一女婴,9 天病郁冒。患者产后失血较多,复情志不舒,症见头晕眼花,郁闷不舒,呕不能食,大便略干,头汗出,舌质淡红,脉微弱。

诊断:产后郁冒。

辨证:气血虚弱,肝气郁结,枢机不利。

治法:补益气血,和利枢机。

方药:小柴胡汤合佛手散。

人参 10g,柴胡 12g,黄芩 12g,半夏 10g,甘草 6g,当归 15g,川芎 10g,生姜 3 片,大枣 6 枚。水煎服,日 1 剂。服 6 剂,诸症悉愈。

（三）大便难

【原文】病解能食，七八日更发热者，此为胃实，大承气汤主之。

此证除发热外，应见腹满而痛，大便秘结，脉沉实等胃家实证，可谓景岳“全实证者”。

余治产后大便难多以养血润燥，滋阴润肠通便为治。

案例1

梁某，女，42岁，产前贫血，产后复失血较多，大便干燥，5天未大便，腹无胀痛，饮食可，乳汁少而清稀，面色微黄，心悸失眠，舌质淡，苔薄白，脉虚弱。

诊断：产后大便难。

辨证：血虚津亏，大便不润所致。

治法：养血润燥。

方药：四物汤合五仁丸加减。

当归15g，川芎10g，白芍15g，熟地黄15g，柏子仁12g，松子仁12g，郁李仁10g，火麻仁15g，生何首乌12g，肉苁蓉12g，阿胶15g（烊化），蜂蜜15g（后下）。水煎服，日1剂。9剂而愈。

案例2

朱某，女，26岁，素体阴虚，大便秘结，今产后数日不解大便，解时艰涩，大便秘结，伴颧红咽干，五心烦热，脘满胀痛，小便黄，舌质红少津，苔薄黄，脉细数。

诊断：产后大便难。

辨证：阴虚火燥，大便燥结。

治法：滋阴清热，润肠通便。

方药：增液汤合麻子仁丸加减。

生地黄15g，玄参12g，麦冬12g，杏仁10g，火麻仁15g，枳壳15g，白芍15g,女贞子12g,生何首乌12g。水煎服,日1剂。7剂而愈。

临床上,气虚失运或阳明腑实大便难者亦有之,均宜辨证而治,"投鼠忌器",以保护气血津液为要务。

二、产后腹痛

【原文】产后腹中疞痛,当归生姜羊肉汤主之;并治腹中寒疝,虚劳不足。

产后血虚受寒,血虚则经脉不荣,寒多则脉绌急,故腹中里急绵绵作痛,以药测证当有喜温喜按之证,以当归、生姜补血祛寒,羊肉温中补虚。

程林曰:"产后血虚有寒,则腹中急痛。"《内经》曰:"厚味者为阴。"当归、羊肉味厚者也,用之补产后之阴,佐生姜以散腹中之寒,则疞痛自止。夫辛能散寒,补能去弱,三味辛温补剂也,故并主虚劳寒疝。

杨某,女,40岁,剖宫产后1个月,失血较多,复受寒邪而腹中绵绵作痛,数日不休,喜温喜按,少量恶露迄今不净,眠差心悸,头晕眼花,食少,乳汁不足,大便略干。舌质淡红,苔薄白,脉细弱。

诊断:产后腹痛。

辨证:产后血虚,受寒经脉失于温养。

治法:温中补虚,养血止痛。

方药:当归生姜羊肉汤加味。

当归15g,生姜10g,羊肉90g,酒白芍15g,黄芪15g,砂仁3g。水煎至肉熟,吃肉喝汤,日1剂,服至9剂腹痛止,诸症痊愈。

按语:《本草纲目》曰:"羊肉苦甘大热无毒。暖中,字乳余疾……虚劳寒冷,补中益气……止痛,利产妇。"《本草纲目·羊肉汤》曰:“产后厥痛,产后虚羸,产后带下,崩中垂死,补益虚寒,妇人无乳。”

羊肉为血肉有形之物,温中补虚,最宜产后食用。

【原文】产后腹痛,烦满不得卧,枳实芍药散主之。

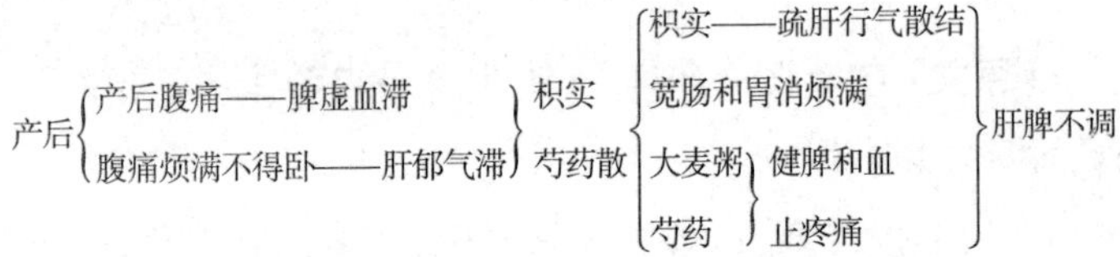

薛某,女,24 岁,产后 21 天,因生气,饮食不节,致腹痛,烦满,不得卧,恶露未净,嗳气,两胁胀痛,大便不畅。舌质红,苔薄白,脉弦细。

诊断:产后腹痛。

辨证:肝脾不调。

治法:疏肝行气,健脾和血止痛。

方药:枳实芍药散加减。

枳实(麸炒)15g,白芍 15g,柴胡 12g,木香 10g,当归 12g,川芎 10g。水煎服,日 1 剂,药后服大麦粥 1 小碗。6 剂诸症悉除。

【原文】师曰:产妇腹痛,法当以枳实芍药散,假令不愈者,此为腹中有干血着脐下,宜下瘀血汤主之。亦主经水不利。

妇人腹痛,若气血郁滞者,服枳实芍药散当愈。今瘀血内停,阻滞冲任,宜下瘀血汤活血化瘀止痛。余如经水不利之闭经、痛经、月经过少,堕胎不全,产后恶露不绝,因瘀血所致者亦可用本方治之。

案例 1

倪某,女,21 岁,妊娠 49 天,药物流产后半月,阴道尚少量流血,小腹刺痛,大便干结,舌质略暗,脉沉涩。彩超示:宫腔探及

3.2cm×2.5cm 略强回声。

诊断：产后恶露不绝。

辨证：堕胎不全，瘀血内停。

治法：活血化瘀止痛。

方药：下瘀血汤加味。

酒大黄 12g（后下），桃仁 10g，䗪虫 3g，当归 15g，川芎 10g，牛膝 15g，五灵脂 10g（包煎），益母草 30g，甘草 6g。水煎服，日 1 剂。

服至 3 剂下瘀血似猪肝样 3 块，阴道流血止，腹痛愈。

案例 2

赵某，女，27 岁，结婚 1 年，同居不孕，今停经 7 个月，以往月经 17 岁初潮，4～5 天/2～3 月，今阴道少量流血，色暗，小腹刺痛拒按，乳房胀痛，便秘，一度认为先兆流产。舌质暗，边有瘀斑，脉沉涩。彩超示：子宫大小正常，内膜厚 1.2cm。查血人绒毛膜促性腺激素（HCG）<0.5mIU/mL。

诊断：继发闭经。

辨证：气滞血瘀。

治法：活血化瘀，行气调经。

方药：下瘀血汤加味。

酒大黄 12g（后下），桃仁 10g，䗪虫 3g，当归 15g，川芎 10g，赤芍 15g，莪术 10g，红花 10g，香附 15g，柴胡 12g，牛膝 15g，甘草 6g。水煎服，日 1 剂。

服至 5 剂经至，血色暗，量多，有块，7 天净。经后口服归肾汤加减，经前服下瘀血汤合逍遥散加减。调理 6 个月，月经正常并怀孕。

案例 3

张某，女，23 岁，产后半月，小腹痛，恶露少，涩滞不畅，时而下少量紫黑血块，大便干，舌质暗，脉弦涩。

诊断：产后腹痛。

辨证：瘀血内停，阻滞子宫。

治法：活血化瘀止痛。

方药：下瘀血汤加味。

酒大黄 12g（后下），桃仁 10g，䗪虫 3g，当归 15g，川芎 10g，炒五灵脂 10g（包煎），红花 10g，益母草 15g，甘草 6g。水煎服，日 1 剂。

服 2 剂恶露量多，有紫黑血块，腹痛止，大便畅，上方减红花、䗪虫，加黄芪 15g，炮姜 6g，茜草 15g，三七 6g，炒蒲黄 15g（包煎），服 3 剂，恶露净，诸证悉平。

【原文】产后七八日，无太阳证，少腹坚痛，此恶露不尽；不大便，烦躁发热，切脉微实，再倍发热，日晡时烦躁者，不食，食则谵语，至夜即愈，宜大承气汤主之。热在里，结在膀胱也。

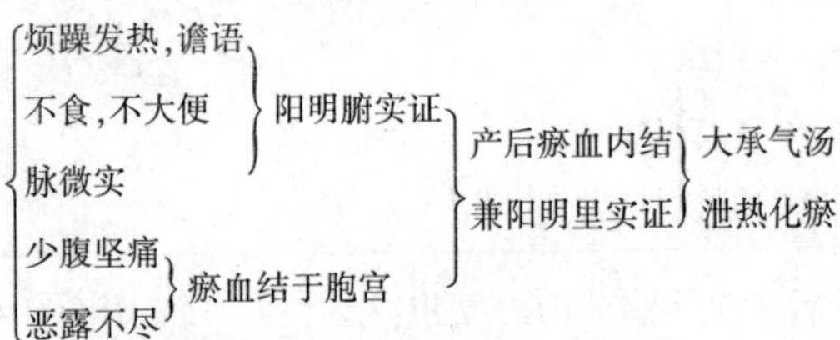

此条病情颇复杂，综观全文乃属产后瘀血内结，兼阳明里实证，故用大承气汤泄热化瘀，一举两得。

褚某，27 岁，产后半月，小腹坚硬而痛，拒按，恶露色暗量少不净，今 7 天未解大便，烦躁发热，时而谵语，舌质暗，苔黄燥，脉数沉实。

诊断：产后恶露不绝。

辨证：瘀血内阻，阳明里实。

治法:泄热通便,活血化瘀。

方药:大承气汤加味。

大黄 12g(后下),厚朴 12g,枳实 12g,芒硝 10g(后下),当归 15g,川芎 10g,丹参 15g,桃仁 10g,益母草 15g,甘草 6g。水煎服,日 1 剂。

上方服 2 剂恶露量多有块,下燥屎 5～6 枚,继服 2 剂,热退身凉和,恶露净,腹痛止。

方中大黄既可泄热通便,又可活血化瘀,使瘀随热下。

三、产后中风

【原文】产后风,续之数十日不解,头微痛,恶寒,时时有热,心下闷,干呕汗出,虽久,阳旦证续在耳,可与阳旦汤。

产后发热：
- 头痛,恶寒,时发热,汗出等症状持续数十日不解 → 产后营卫俱虚,感受风邪,病虽迁延日久,但太阳中风表证仍在 → 解表祛风、调和营卫 → 桂枝汤(阳旦汤)
- 心下闷、干呕 → 余以为此乃太阳中风欲传少阳之证 → 解郁清热、降逆止呕 → 可加柴胡、黄芩、半夏

邵某,女,36 天,素体阳虚,怕冷,今产后 24 天,感受风寒,头痛,恶风寒,时而发热自汗,伴心下胀闷,干呕 2 周,舌质淡红,脉浮缓。

诊断:产后中风。

辨证:产后营卫俱虚,感受风邪,欲传少阳。

治法:解表祛风,和解少阳。

方药:桂枝汤合小柴胡汤加减。

桂枝 9g,白芍 15g,甘草 6g,柴胡 12g,黄芩 12g,党参 15g,半夏 10g,生姜 10g,大枣 6 枚。水煎服,日 1 剂。上方 5

剂，诸症悉平。

【原文】产后中风，发热，面正赤，喘而头痛，竹叶汤主之。

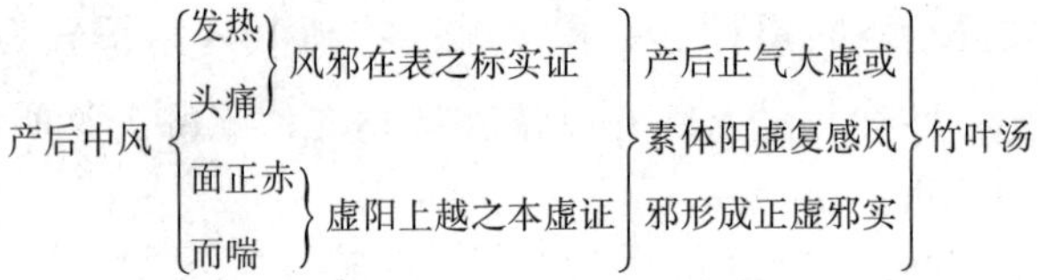

产后中风
- 发热、头痛——风邪在表之标实证
- 面正赤、而喘——虚阳上越之本虚证

产后正气大虚或素体阳虚复感风邪形成正虚邪实——竹叶汤

方中用竹叶、葛根、防风、桔梗、桂枝、生姜疏散表邪以退热；人参、附子、大枣、甘草扶阳固本以防虚脱，乃为标本兼治之法。

崔某，女，42岁，产后10余日，素体阳虚，今因偶感风邪，致发热，头痛，项强，身痛无汗，乏力而喘，舌质淡红，质薄白，脉浮无力。

诊断：产后中风。

辨证：风邪外束，正气内虚。

治法：解肌祛邪，益气扶正。

方药：竹叶汤。

竹叶12g，葛根15g，防风12g，桔梗10g，桂枝6g，党参15g，甘草6g，附子5g(先煎)，生姜3片，大枣3枚。水煎服，日1剂。服3剂汗出身凉和，身痛止。

四、乳中虚

【原文】妇人乳中虚，烦乱，呕逆，安中益气，竹皮大丸主之。

此乳中虚为病机，烦乱呕逆为主症，安中益气是治法，竹皮大丸乃方药。仲景言简意赅，仅19个字就将乳中虚证的理法方药跃然纸上，且尤重病机，仲景之辨证论治之妙，由此可见一斑。

乳中亦可为产后。《说文解字》曰："人及鸟生子曰乳。"《广雅·释诂一》曰:“乳,生也。”

王某,女,24岁,剖宫产后22天,乳汁不足,乳汁清稀,每哺乳时即心烦意乱,呕吐,头晕,心慌自汗,口渴。其母侍奉满月,每见其女哺乳时的痛苦之状,甚怜之,陪其延余就诊。患者面部浮红,乏力,食少,恶露迄今未净,大便干,舌质淡红少苔,脉虚。

诊断:乳中虚。

辨证:气血亏虚,虚热内扰。

治法:清热降逆,安中益气。

方药:竹皮大丸加减。

竹茹12g,白薇6g,石膏12g(先煎),人参10g,桂枝6g,甘草9g,麦冬12g,茯神15g,炒酸枣仁15g,柏子仁12g,当归12g,白芍15g,大枣6枚。水煎服,日1剂。

“中焦受气取汁,变化而赤是为血”,故下安胃以和气。患者素中气不足,复哺乳,则中焦益虚乏,上不能入心化血以奉养心神,则心神无依而烦乱,心慌自汗;下不能安胃和中气则冲气上逆而呕逆。

方以甘草、人参、桂枝、大枣补虚建中气,配当归养血以资化源,治头晕心慌;竹茹、石膏、麦冬、白薇甘寒清热降逆止呕逆、除烦渴;炒酸枣仁、柏子仁、茯神敛汗宁心以治烦乱自汗。

上方服3剂,证减大半,6剂而安。

五、产后下利

【原文】产后下利虚极,白头翁加甘草阿胶汤主之。

妇人产后,气血已亏,复加之下利更伤其阴血,故曰“虚极”。《伤寒论》曰“热利下重者,白头翁汤主之”,又曰“下利,欲饮水者,以有热故也,白头翁汤主之”。若发热,腹痛,里急后重,下利脓血以白头翁汤主之。今产后,血虚阴亏而虚极,故加阿胶以养阴血,甘草益气和中。此证为虚中夹实证,此方为虚实并理之正剂。“下利”是主症;“极虚”是眼目。

谭某,女,38岁,时值夏日,产后失血较多,今弥月恶露尚未净,由于饮食不洁,患痢疾。发热,腹痛,里急后重,肛门灼热,泻痢脓血,赤多白少,渴欲饮水,体力不支,舌质淡红,苔薄黄,脉细滑数。

诊断:产后痢疾。

辨证:湿热兼阴虚。

治法:清热止痢,养阴补血。

方药:白头翁加甘草阿胶汤化裁。

白头翁15g,秦皮9g,黄柏6g,黄连9g,金银花炭15g,麸炒白芍15g,木香10g,阿胶15g(烊化),甘草6g。水煎服,日1剂。上方连服6剂,利止热退以收全功。

第三节　妇人杂病脉证并治第二十二

一、妇人病的成因、证候、治则

【原文】妇人之病,因虚、积冷、结气,为诸经水断绝,至有历年,血寒积结胞门,寒伤经络,凝坚在上,呕吐涎唾,久成肺痈,形体损分。在中盘结,绕脐寒疝;或两胁疼痛,与脏相连;或结热中,痛在关元,脉数无疮,肌若鱼鳞,时着男子,非止妇身。在下未多,经候不匀,令阴掣痛,少腹恶寒;或引腰脊,下根气街,气冲急痛,膝胫疼烦,奄乎眩冒,状若厥癫;或有忧惨,悲伤多嗔,此皆带下,非有鬼神,久则羸瘦,脉虚多寒。三十六病,千变万端,审脉阴阳，虚实紧弦，行其针药，治危得安；其虽同病，脉各异源，子当辨记，勿谓不然。

俗语云："男子贵在精，女子贵在血。"妇人之病，其病因病机约有三端，曰虚，曰冷，曰结气。盖血脉贵充悦，气血喜温和，生气欲条达，否则，血寒经绝，胞门闭而经络阻关，而变生百病。

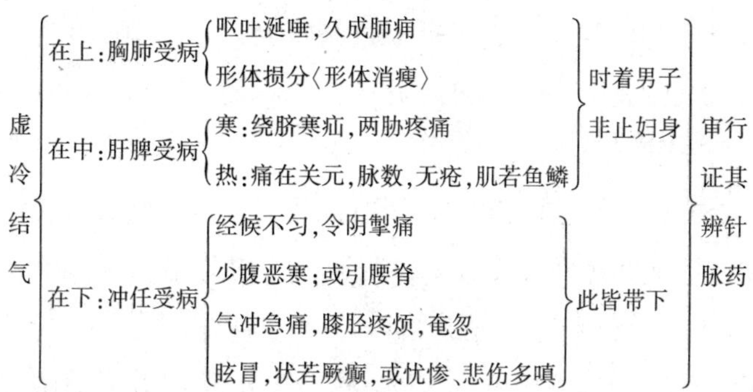

二、热入血室

【原文】妇人中风，七八日续来寒热，发作有时，经水适断，此为热入血室，其血必结，故使如疟状，发作有时，小柴胡汤主之。此条亦见于《伤寒论·辨少阳病脉证并治》篇。

妇人中风
- 七八日续来寒热、发作有时经水适断——热入血室、其血必结（结而未实）
- 故使如疟状、发作有时——邪留血室、亦侵经络
- ——小柴胡汤——热邪解而乍结之血自行

热入血室，是指妇人月经适来或适断时，感受外邪，邪热与血互搏结于血室所致的病证。血室狭义指子宫，广义指子宫、肝以及冲任脉。

薛某，女，32岁，行经2天而受外感，寒热往来，夜晚热甚，月

经中断，小腹硬痛，头晕头痛，两胁胀闷，口干苦，恶心不欲食，舌质红，脉弦数。

诊断：热入血室。

辨证：热入血室，经水瘀结。

治法：清解邪热，活血化瘀。

方药：小柴胡汤合桃红四物汤加减。

柴胡 12g，黄芩 12g，半夏 10g，当归 15g，川芎 10g，赤芍 15g，桃仁 10g，红花 9g，连翘 15g，五灵脂 10g（包煎），甘草 6g，生姜 6g。水煎服，日 1 剂。

上方服 3 剂，热大减，月经复行 2 天，有紫黑血块而灼热，小腹硬痛消失，但仍发热，头晕，口苦咽干，胁胀不欲食，柴胡证仍在，以小柴胡汤 3 剂，其病痊愈。

【原文】妇人伤寒发热，经水适来，昼日明了，暮则谵语，如见鬼状者，此为热入血室。治之无犯胃气及上二焦，必自愈。

妇人伤寒经水适来：
- 发热：邪热内陷血室；与血搏结
- 昼日明了、暮则谵语、如见鬼状：血为阴，暮亦为阴；阴邪遇阴乃发

→ 热入血室；必自愈（邪热随血而出）

治之无犯胃气及上二焦——病因血热上扰，不属阳明胃实，故不能下，以免伤及胃气；病不在上中二焦，故不可汗出，以免伤及上二焦。

余以为，妇人伤寒，发热，谵语，热入血室，不可听其自愈，可刺期门穴或用小柴胡汤加减治之。

【原文】妇人中风，发热恶寒，经水适来，得之七八日，热除脉迟，身凉和，胸胁满，如结胸状，谵语者，此为热入血室也，当刺期

门,随其实而取之。

妇人中风经水适来——热入血室
- 发热恶寒——外感表邪
- 得之七八日、热除脉迟身凉和——(表)邪热去
- 胸胁满、如结胸状——邪热入里,热结血室肝脉受阻,气血不利谵语者——血热上扰,神明不安

《金匮要略心典》云:血室者,冲任之脉,肝实主之。故治疗取肝经募穴之期门,随其结热之微甚而刺之,以泄其瘀热。

【原文】阳明病,下血谵语者,此为热入血室,但头汗出,当刺期门,随其实而泻之,濈然汗出者愈。

阳明病——热入血室
- 下血
  - 热侵血室,迫血妄行
  - (冲为血海,隶于阳明)
- 谵语——血互结,上扰心神
- 但头汗出——里热熏蒸于上
- 伴有胸胁或少腹急结、硬痛等

故治疗刺肝之募穴期门,随其实而泻之,致濈然汗出(邪热从外宣泄)而愈。

三、梅核气

【原文】妇人咽中如有炙脔,半夏厚朴汤主之。

脔,肉切成块名脔,炙脔即烤肉块。

《医宗金鉴》云:"咽中如有炙脔,谓咽中痰涎,如同炙肉,咳之不出,咽之不下者,即今梅核气病也。此病得于七情郁气,凝涎而生。故用半夏、厚朴、生姜,辛以散结,苦以降逆,茯苓佐半夏,以利饮行涎,紫苏芳香,以宣通郁气,俾气疏涎去,病自愈矣。"

余认为梅核气,多由情志不舒,气郁生痰,痰气交阻,上逆咽

喉之间而成。亦有肝郁气滞或肝郁化火所致者。

案例1

李某，女，39岁，咽中如有炙脔加重3个月，自诉婆媳不和，情志不畅，觉胸闷，时嗳气，咽中梗阻如有炙脔，咳之不出，咽之不下，饮食无碍，食道钡透无异常。月经尚正常，舌红苔白滑，脉弦缓。

诊断：梅核气。

辨证：情志郁结，痰气交阻。

治法：行气化痰，降逆散结。

方药：半夏厚朴汤加味。

半夏10g，厚朴12g，茯苓15g，紫苏梗12g，紫苏叶12g，枳壳15g，瓜蒌15g，郁金12g，枇杷叶12g，桔梗10g，香附15g，甘草6g，合欢花12g，生姜10g。水煎服，日1剂。

上方服3剂，咽部梗阻、胸闷减轻，继服9剂症除。

案例2

谭某，女，41岁，咽中异物感数年，因与邻居不睦，经常生气，自觉咽中有异物感，胸胁胀痛，嗳气不舒，头晕胀痛，失眠多梦，月经后期，经行不畅，小腹胀痛，舌质红，苔白，脉弦细。

诊断：梅核气。

辨证：肝郁气滞。

治法：疏肝理气，解郁散结。

方药：柴胡疏肝散加味。

柴胡12g，枳壳15g，川芎10g，白芍15g，香附15g，陈皮12g，甘草6g，郁金12g，佛手12g，紫苏梗12g，合欢花12g，菖蒲10g，青皮12g，茯神15g，白蒺藜12g。水煎服，日1剂。

上方4剂，症大减。12剂病愈。

案例3

戚某,女,26岁,因常与丈夫发生口角,心烦易怒,自觉咽中梗阻不畅,胸闷,两胁胀痛,口苦,咽干,头痛目眩,月经先期,血黯有块而小腹胀痛,经前乳房胀痛,小便黄,大便干,舌质红,苔薄黄,脉弦数。

诊断:梅核气。

辨证:肝郁化火。

治法:疏肝解郁,清热泻火。

方药:丹栀逍遥散合龙胆泻肝汤加减。

当归15g,白芍15g,柴胡12g,茯苓15g,甘草6g,牡丹皮15g,栀子10g,龙胆草10g,黄芩12g,炒川楝子10g,郁金12g,菊花12g,青皮12g,陈皮12g,炒酸枣仁15g,枳壳15g。水煎服,日1剂。

上方服6剂,症状好转,12剂而愈。

总之,梅核气病,虽夹痰,兼火,但肝郁气滞是其主要病机,关键是在一个"气"字上,所以该病除药物治疗外,心理疏导,戒气忌怒在所必须。

四、脏躁

脏躁最早见于《金匮要略·妇人杂病脉证并治第二十二》。

【原文】妇人脏躁,喜悲伤欲哭,象如神灵所作,数欠伸,甘麦大枣汤主之。

脏躁多由五脏阴液不足,心神失养,复受情志刺激所致。《素问·灵兰秘典论》曰:"心者,君主之官,神明出焉。"神是人体生命活动现象的总称。神、魂、魄、意、志和思、虑、智分别由五脏所主，且赖气血、津液的滋养得以维持。妇人以血为主，属阴柔之体，性格颇为内向，情志多脆弱，若津血匮乏，五脏濡养不足，复受情志刺激，心神无主，多致脏躁。

（一）脏阴不足，心神失养

主要证候：精神恍惚，时时悲伤欲哭，不能自主，心中烦乱，睡卧不安，言行失常，喜怒不节，欠伸频作，舌质淡红，脉虚。

治法：养心安神，和中缓急。

方药：甘麦大枣汤加味。

甘草 15g，小麦 30g，大枣 6 枚，当归 15g，白芍 15g，茯神 15g，酸枣仁 15g，柏子仁 12g，生龙骨 15g（先煎），生牡蛎 15g（先煎）。水煎服，日 1 剂。

（二）阴虚肺热，心神失养

主要证候：精神恍惚，喜悲伤欲哭，卧寐不宁，或默默不语，如神灵作怪，口苦，小便赤，舌红少津，脉微数。

治法：滋阴清肺，养心安神。

方药：百合地黄汤加味。

百合 30～60g，生地黄 15g，知母 10g，麦冬 12g，酸枣仁 30g，菖蒲 10g，小麦 30g，天冬 12g，沙参 12g，鸡子黄 1 枚（搅令相得）。水煎服，日 1 剂。

（三）肝阴血虚，火扰心神

主要证候：虚烦不能眠，头晕目眩，心悸，盗汗，咽干口燥，时时呵欠，喜悲伤欲哭，舌质红，脉弦细数。

治法：养心安神，清热除烦。

方药：酸枣仁汤加减。

酸枣仁 30g，甘草 6g，知母 10g，茯神 15g，川芎 10g，菖蒲

10g,夜交藤30g,珍珠母30g(先煎),当归15g,白芍12g,合欢花15g。水煎服,日1剂。

(四)心脾两虚,心神不宁

主要证候:心悸怔忡,健忘失眠,盗汗烦热,食少体倦,面色萎黄,喜悲伤欲哭,数欠伸,月经色淡或淋漓不止,舌质淡,苔薄白,脉细缓。

治法:益气补血,健脾养心安神。

方药:归脾汤加味。

人参10g,白术12g,茯苓15g,炙甘草10g,黄芪15g,龙眼肉12g,酸枣仁15g,木香10g,当归12g,远志6g,菖蒲10g,生姜3片,大枣6枚。水煎服,日1剂。

(五)肾阴不足,虚火扰心

主要证候:心烦不眠,精神恍惚,健忘呵欠,无故悲伤欲哭,或喜笑无常,善恐惧,舌质红,少苔,脉细数。

治法:滋阴清热,养血安神。

方药:知柏地黄汤合补心丹加减。

生地黄15g,山药15g,茯苓15g,泽泻15g,山茱萸12g,牡丹皮15g,盐知母6g,盐黄柏6g,炒酸枣仁30g,人参10g,天冬12g,麦冬12g,玄参12g,丹参15g,远志6g,柏子仁12g,五味子6g,甘草6g。水煎服,日1剂。

杨某,女,26岁,素体弱,有痰厥病史。偶与婆母口角,即抑郁不乐,次晨卧床不起,目瞑昏睡,继以已故大姑姐之身份,胡言乱语,谓丈夫叫弟弟,谓儿子叫外甥,说娘(婆婆)心狠。于是举家惶惶,邻人惊骇,谓其大姑姐附身,为神灵所作。延余诊之,视病人神疲乏力,面色萎黄,时而悲伤啼哭,时而喜笑不休,时而喃喃自语,时而昏昏欲睡,或呵欠连连,舌质淡红苔少,脉细数。此乃脏阴不足,五脏失养,复因情志刺激,致五志虚火内动,上扰心神,发为脏燥。余虑其弱不胜药,仅嘱以甘麦大枣汤频频饮之。次日凌晨,神志渐醒,患者对病中言行毫无记忆,仅感头昏神疲乏力,大便略秘,复以甘麦大枣汤加百合、党参、菖蒲煎服,调理一周,患者病愈如常人。

关于脏燥《金匮要略》未明何脏,诸家解说不一。《医宗金鉴》认为是心脏;曹颖甫先生谓肺脏;尤怡认为是子脏;陈修园则认为五脏属阴,不必拘于何脏。仁者见仁,智者见智,各有道理。

《女科要旨》曰:"脏属阴,阴虚而火乘之则为燥,不必拘于何脏……五志生火,动必关心;阴脏既伤,穷必及肾是也。"

《金匮要略心典》曰:"脏燥,沈氏所谓子宫血虚,受风化热者是也。血虚脏燥,则内火扰而神不宁,悲伤欲哭,如有神灵,而实为虚病;前《五脏风寒积聚篇》所谓邪哭使魂魄不安者,血气少而属于心也。数欠伸者,经云:肾为欠,为嚏;又肾病者,善伸数欠颜黑,盖五志生火,动必关心;脏阴既伤,穷必及肾也。小麦为肝之谷,而善养心气;甘草、大枣甘润生阴,所以滋脏气而止其燥也。"

《医宗金鉴》曰:"脏,心脏也,心静则神藏,若为七情所伤,则心不能静,而神躁扰不宁也,故喜悲伤欲哭,是神不能主情也;象如神灵所凭,是心不能神明也,即今之失志,癫狂病也。数欠伸,喝欠也,喝欠顿闷,肝之病也,母能令子实,故证及也。"

第四节　附　篇

一、温经汤证

【原文】问曰：妇人年五十所，病下利，数十日不止，暮即发热，少腹里急，腹满，手掌烦热，唇口干燥，何也？师曰：此病属带下。何以故？曾经半产，瘀血在少腹不去。何以知之？其证唇口干燥，故知之。当以温经汤主之。

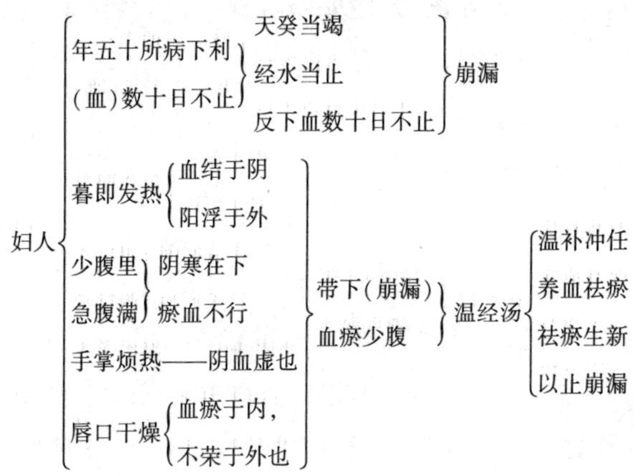

《医宗金鉴》："妇人年已五十，冲任皆虚，天癸当竭，地道不通矣，今下血数十日不止，宿瘀下也；五心烦热，阴血虚也，唇口干燥，冲任血伤，不上荣也；少腹急满，胞中有寒，瘀不行也。此皆经半产崩中，新血难生，瘀血未尽，风寒客于胞中，为带下，为崩中，为经水愆期，为胞寒不孕。均用温经汤主之者，以此方生新祛瘀，暖子宫，补冲任也。"

温经汤方：

吴茱萸　当归　川芎　芍药　人参　桂枝　阿胶　生姜　牡丹皮　甘草　半夏　麦冬

此方可谓调经种子之祖方。经少能通，经多能止，宫寒能孕。临床上在妇科方面此方是治疗月经不调、痛经、赤白带下、崩漏、胎动不安、不孕等最有效的方剂之一。此方亦是虚实并治，寒热兼调的典范。

案例 1

田某，女，43 岁，月经后期兼月经量过少 1 年余。曾行人流和药物流产各 2 次。月经 1～2/40～60 天，月经延期，色淡红，量少或点滴即净，小腹疠痛，喜温喜按，面色皖白，头晕乏力，呕不欲食，腰膝酸软，小便清长，大便先干后溏，舌质淡红苔白，脉细迟弱。

诊断：月经后期兼经量过少。

辨证：冲任虚寒，胞宫失充。

治法：温经补血。

方药：温经汤加减。

盐吴茱萸 6g，当归 15g，川芎 10g，酒白芍 15g，人参 10g，桂枝 10g，阿胶 15g（烊化），牡丹皮 15g，炙甘草 6g，半夏 10g，麦冬 12g，香附 15g，丹参 15g，鸡血藤 18g，生姜 10g。水煎服，日 1 剂。

每经前服 12 剂，连服 3 个月经周期，月经正常。

案例 2

张某，女，42 岁，痛经 2 年余，加重半年。月经 3～4/35^{+}天，经前经期小腹痛，得热痛减，干呕，血色暗，血量少有血块，面色皖白，肢冷畏寒，乳房胀痛。舌质淡有瘀点，脉沉紧。

诊断：痛经。

辨证：寒凝血瘀。

治法：温经散寒，化瘀止痛。

方药：温经汤加减。

盐吴茱萸6g,当归15g,川芎10g,酒白芍15g,桂枝6g,牡丹皮15g,半夏10g,桃仁10g,红花10g,木香12g,砂仁10g(后下),香附15g,丹参15g,甘草6g,生姜10g,水煎服,日1剂。

自经前3天服药7剂,腹痛明显减轻,如此共服3个月经周期,痛经愈,月经正常。

案例3

任某,女,46岁,月经后期2年,不规则阴道流血1年。停经不足2个月,经来迄今23天未净,血色淡红,时而暗红,血量时多时少,时而有血块,小腹痛,面色无华,畏寒乏力,头晕恶心,腰膝酸痛,舌质淡红,边有瘀斑,脉沉细涩。

诊断:崩漏。

辨证:冲任不固兼瘀血。

治法:温补冲任,祛瘀止血。

方药:温经汤加减。

盐吴茱萸6g,当归15g,川芎10g,白芍15g,人参10g,桂枝6g,阿胶15g(烊化),牡丹皮15g,甘草6g,麦冬12g,半夏10g,炮姜6g。水煎服,日1剂。

上方服3剂,血量明显减少,已无血块,但大便溏,腰仍酸痛,上方减麦冬,以阿胶珠易阿胶,加炒杜仲15g,续断15g,茯苓15g,服6剂血止,诸证明显减轻。后以归脾丸以善其后。

案例4

李某,女,27岁,结婚3年,同居不孕,配偶健康。月经2～3/40～70天,经血量少,色淡或黯,有少量血块,带下量多,清稀如水,性欲淡漠,小腹凉,头晕耳鸣,眼眶暗,面部起斑,彩超示:子宫偏小。舌质淡黯,苔白,脉沉细迟弱。

诊断：原发性不孕。

辨证：冲任虚寒兼血瘀。

治法：温补冲任，兼活血化瘀。

方药：温经汤加味。

盐吴茱萸6g，当归15g，川芎10g，白芍15g，人参10g，桂枝9g，阿胶15g（烊化），半夏10g，麦冬12g，牡丹皮15g，甘草6g，桃仁10g，红花10g，丹参15g，生姜10g。水煎服，日1剂。

经前服6剂，经后减桃仁、红花、半夏、麦冬、牡丹皮、丹参，加紫河车6g，巴戟天12g，炒杜仲15g，菟丝子30g，山药15g，紫石英15g，淫羊藿12g，水煎服，日1剂。服12剂。上方加减连服5个月经周期，月经正常并怀孕，足月生一男婴，健康。

二、经水不利

【原文】带下，经水不利，少腹满痛，经一月再见者，土瓜根散主之。

【原文】妇人经水不利下，抵当汤主之。

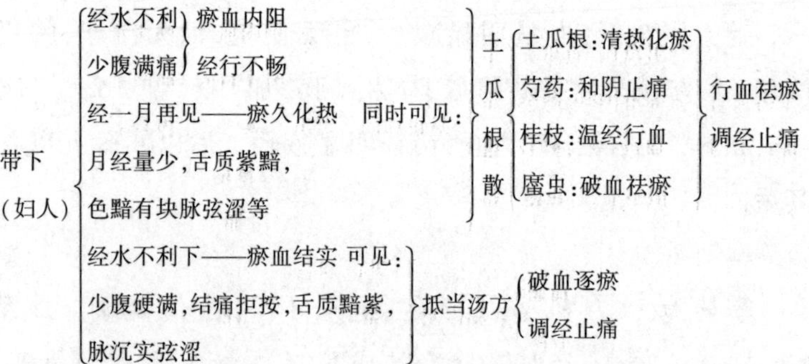

《金匮要略心典》曰："妇人经脉流畅，应期而至……惟其不利，则蓄泄失常，似通非通，欲止不止，经一月而再见矣。少腹满

痛，不利之验也。”“不利下者，明知有血欲行，而不肯利下……是有形之物碍之，故以大黄、桃仁、水蛭、虻虫峻逐之。”

土瓜根散方：土瓜根、芍药、桂枝、䗪虫，酒冲服。

抵当汤方：水蛭、虻虫、桃仁、大黄（酒浸）。

以上两方皆为活血化瘀之剂，前方主治瘀血内停，后方治疗瘀热互结，两方均治经行不畅，即经水不利。

带下，狭义专指妇人带下病；广义泛指妇人带脉以下的病。

案例 1

宋某，女，26 岁，未婚。月经 4～5/40～50 天，经行不畅，血色紫黑有块，血量过少，小腹胀痛拒按，块下痛减，经前乳房胀痛，便秘。舌质紫黯，脉弦细涩。

诊断：月经后期兼量少。

辨证：气滞血瘀。

治法：活血化瘀，行气调经。

方药：土瓜根方合抵当汤加减。

酒芍药 15g，桂枝 10g，䗪虫 6g，水蛭 6g，桃仁 10g，酒大黄 10g（后下），当归 15g，川芎 10g，红花 10g，丹参 15g，牛膝 15g，香附 15g，柴胡 12g，青皮 12g，陈皮 12g，甘草 6g。水煎服，日 1 剂。

经前服 6 剂，经期服 3 剂，连服 3 个月经周期，除月经量少，余症皆愈。以后每于经后服六味地黄丸合归脾丸 2 周，经前服大黄䗪虫丸合逍遥丸 1 周，如此 3 个月，月经正常。

案例 2

赵某，女，27 岁，以往月经 3～4 天/2～3 个月。结婚 3 年，同居未孕。今停经半年余，面色黯有斑，肌肤甲错，时而小腹刺痛，两胁及乳房胀痛，大便干燥。以往每经来血色紫黯，量少有块，小腹痛拒按。舌质黯有瘀斑，脉弦涩。

诊断：闭经。

辨证：气滞血瘀。

治法：活血化瘀，兼行气调经。

方药：土瓜根方合抵当汤加减。

桂枝 10g，酒白芍 15g，䗪虫 6g，水蛭 6g，桃仁 10g，红花 10g，酒大黄 10g（后下），当归 15g，川芎 10g，乌药 10g，牛膝 15g，牡丹皮 15g 丹参 15g，甘草 6g。水煎服，日 1 剂。

上方服至 4 剂经至，小腹痛减，血量少，有血块，继服散剂，血块不多，经行畅利。7 天经净。经后服归肾汤加减，以补肾养冲任。

当归 15g，山药 15g，菟丝子 30g，山茱萸 12g，白芍 15g，枸杞子 12g，川续断 15g，茯苓 15g，巴戟天 12g，桑寄生 15g，熟地黄 15g，牡丹皮 15g，丹参 15g，香附 15g，砂仁 10g（后下）。水煎服，日 1 剂。

连服 9 剂，37 天经复来，血量较前多，如此连调 5 个月经周期，月经正常并妊娠。

三、陷经

【原文】妇人陷经，漏下黑不解，胶姜汤主之。

妇人陷经，漏下黑不解 { 经血色黑 / 漏下不止 } { 冲任虚寒 / 固摄无权 } 胶姜汤

《医宗金鉴》：“陷经者，谓经血下陷，即今之漏下崩中病也。”

《金匮要略心典》：“陷经，下而不止之谓。黑则因寒而色瘀也。胶姜汤方未见，然补虚温里止漏，阿胶、干姜二物已足。林

亿云:恐是胶艾汤。按《千金》胶艾汤有干姜,似可取用。"

陷经:经气下陷,阴道下血不止。

余以为陷经,漏下黑不解,属崩漏范畴。以胶姜汤主之,阿胶止血养冲任;姜炭温经止血,此证属冲任虚寒,经血不固之崩漏。

徐某,女,48岁,患月经后期伴经期延长已2年。停经2月余,今经来40余天不净。开始血量多,有血块7～8天,后淋漓不尽1个多月,血色淡或黯,质清稀,面色皖白,神疲乏力,四肢不温,头晕心悸,腰膝酸软,食少便溏,舌质淡脉沉弱。

诊断:崩漏。

辨证:脾肾两虚,冲任不固。

治法:健脾补肾,固冲止血。

方药:胶姜汤合固本止崩汤加味。

阿胶15g(烊化),姜炭9g,人参10g,黄芪15g,茯苓15g,白术12g,熟地黄15g,当归12g,炒川续断15g,炒杜仲15g,仙鹤草30g,甘草6g。水煎服,日1剂。

上方服3剂,血止。12剂病愈。

四、瘀血、蓄水及带下阴冷

【原文】妇人少腹满如敦状,小便微难而不渴,生后者,此为水与血俱结在血室也,大黄甘遂汤主之。

【原文】妇人经水闭不利,脏坚癖不止,中有干血,下白物,矾石丸主之。

小便微难而不渴
少腹满如敦状 } 生后——水与血结在血室 } 破瘀逐水 大黄甘遂汤

经水闭不利
脏坚癖不止
下白物 } 中有干血 久积化湿热 } 消瘀通经 清热除湿 } 矾石丸

后条仅矾石丸外用尚嫌不足,须配合祛瘀通经及清热除湿内服药。

《医宗金鉴》曰:“敦,大也。少腹胞之室也。胞为血海,有满大之状,是血蓄也。若小便微难而不渴者,水亦蓄也。此病若在生育之后,则为水与血俱结在血室也。主之大黄甘遂汤,是水血并攻之法也。”

尤怡曰:“脏坚癖不止者,子藏干血,坚凝成癖而不去也。干血不去,则新血不荣,而经闭不利矣,由是蓄泄不时,胞宫生湿,湿复生热,所积之血,转为湿热所腐,而成白物,时时自下,是宜先去其脏之湿热。矾石却水除热,合杏仁破结润干血也。”

【原文】妇人阴寒,温阴中坐药,蛇床子散主之。

《金匮要略》云:“阴寒, 阴中寒也。寒则生湿,蛇床子温中以去寒,合白粉燥以除湿也。”

蛇床子,性味苦温,有暖宫除湿,杀虫止痒之功效;铅粉有杀虫之效。以药推证,妇人尚有带下清稀,腰部重坠,阴中瘙痒,及阴中寒冷。此属寒湿带下阴痒。

余治疗寒湿带下病,症见带下色白清稀量多,阴痒者用:蛇床子 30g,明矾 9g(后入),防风 20g,白芷 15g,川椒 12g。水煎熏洗前阴或坐浴,效果良好。

治疗湿热带下病,症见带下色黄,质稠,有异味,前阴瘙痒,或灼热肿痛者用:蛇床子 20g,冰片 2g(后入),白鲜皮 30g,地肤子 30g,黄柏 30g,苦参 30g,土茯苓 30g,百部 15g。水煎熏洗前阴或坐浴,疗效益佳。

五、妇人腹痛

【原文】妇人六十二种风,及腹中血气刺痛,红蓝花酒主之。

红蓝花即红花,有活血通经,祛瘀止痛之效;酒有通血脉,御寒气,行药势之功。红蓝花酒方有治风寒痹痛,筋脉拘挛,胸痹腹冷痛之功效。"风为百病之长""六十二种风可见风邪致病之多端""治风先养血,血行风自灭",红蓝花酒,为活血行血之剂,并无治风之药,此方治风可谓"治风先治血,血行风自灭"之意。

余自拟药酒方:

红花 9g,当归 15g,川芎 10g,牛膝 15g,鸡血藤 30g,地龙 10g,桑枝 15g,桂枝 10g,制何首乌 15g,天麻 15g,白酒(或米酒)3 斤,浸 1 周,每服 30mL,日服 2 次。

治疗产后受风寒之小腹痛、身痛、肢麻;老年人受风身痛;或四肢痛麻;受风血瘀脱发;以及宫寒血瘀之痛经,皆有良效。

《金匮要略心典》曰:"妇人经尽产后,风邪最易袭入腹中,与血气相搏而作刺痛。刺痛,痛如刺也。六十二种风未详。红蓝花苦辛温,活血止痛,得酒尤良,不更用风药者,血行风自去耳。"

【原文】妇人腹中诸疾痛,当归芍药散主之。

《金匮要略心典》曰:"妇人以血为主,而血以中气为主。中气者,土气也。土燥不生物,土湿亦不生物,芎、归、芍药滋其血,苓、术、泽泻治其湿,燥湿得宜,而土能生物,疾痛并蠲矣。"

《金匮要略阐义》曰:"妇人之病,由肝郁者居多,郁则气凝血滞或痛或胀或呕或利。云腹中诸疾痛,诸者,盖一切之辞。当归芍药散,疏郁利湿,利血平肝,既有兼证,不妨加味治之,诚妇人之要方也。"

谢某,女,36 岁,小腹痛半年余。小腹坠胀作痛,痛连腰骶,带下色黄或有血丝,量多,有异味,大便溏,小便热,色黄,舌质红,苔黄腻,脉滑数。彩超示:盆腔积液。西医诊为慢性盆腔炎。

诊断:妇人腹痛。

辨证:肝脾不调,湿热下注。

治法:调肝养血,健脾利湿止痛。

方药:当归芍药散加味。

当归 15g,白芍 15g,茯苓 15g,白术 12g,泽泻 15g,川芎 10g,薏苡仁 30g,牡丹皮 15g,红藤 30g,败酱草 15g,车前子 30g(包煎),连翘 15g,香附 15g,甘草 6g,冬瓜仁 30g。水煎服,日 1 剂。

上方服 6 剂腹痛明显减轻。今逢经至,血黯有块,上方加桃仁 10g。服至 17 剂,腹痛止,带下正常,复查彩超:盆腔积液已无。

【原文】妇人腹中痛,小建中汤主之。

前人云:"脾为后天之本,气血生化之源。"小建中汤乃温脾建中,充气血生化之源之剂,治疗妇人虚寒腹痛。

《金匮要略心典》曰:"营不足则脉急,卫不足则里寒,虚寒里急,腹中则痛,是必以甘药补中缓急为主,而合辛以生阳,合酸以生阴,阴阳和而营卫行,何腹痛之有哉。"

案例 1

王某,女,37 岁,因情志不舒,患腹痛 1 月余。脐周及小腹拘急疼痛,伴呕吐,肛坠欲便,但大便不畅,两胁胀痛,嗳气不舒。患者素有经前乳房胀痛史。舌质淡红,苔薄白,脉弦细。

诊断:妇人腹痛。

辨证:肝脾不调。

治法:疏肝健脾,和胃止痛。

方药:小建中汤加味。

桂枝 10g,甘草 6g,芍药 15g,大枣 6 枚,胶饴 15g(烊化),柴胡 12g, 枳壳 15g,当归 15g,木香 12g,半夏 10g,橘皮 12g,生姜 10g。水煎服,日 1 剂。

该方以芍药、甘草、当归、饴糖、大枣疏肝健脾，缓急止痛；桂枝、半夏、陈皮和胃降逆；柴胡、枳壳、木香疏肝理气宽肠胃。服上方3剂痛止，继服7剂病愈。

案例2

郇某，女，44岁，小腹痛半年余。患者患有月经后期，经血色淡量少，经后腹痛史。今小腹疞痛，喜温喜按，遇寒痛重。面色㿠白，舌质淡红，脉弦细。血虚经脉失养，寒凝经脉不畅，故腹痛。

诊断：妇人腹痛。

辨证：虚寒证。

治法：温中补虚，缓急止痛。

方药：小建中汤加味。

桂枝10g，酒白芍15g，炙甘草6g，饴糖15g，生姜10g，大枣6枚，当归15g。水煎服，日1剂。

上方服12剂，腹痛止，后以当归生姜羊肉汤以善其后。

案例3

蒋某，女，17岁，患经行腹痛3^{+}年。月经2～4/40～50天，经行腹痛绵绵，血色淡，量少，小腹凉，四肢无力，夏天手足烦热，咽干口燥，冬天手足凉，食欲不振，形体消瘦，大便溏，小便清长，舌质淡红无苔，脉弦细。

诊断：痛经。

辨证：脾虚失运，气血亏损。

治法：健中补脾，益气血，止腹痛。

方药：小建中汤。

桂枝9g，白芍15g，炙甘草10g，生姜10g，大枣12枚，饴糖15g（烊化）。水煎服，日1剂。

共服12剂,诸症皆除。

六、转胞

【原文】问曰:妇人病,饮食如故,烦热不得卧,而反倚息者,何也?师曰:此名转胞,不得溺也,以胞系了戾,故致此病,但利小便则愈,宜肾气丸主之。

妇人病
- 饮食如故:病不由中焦
- 烦热不得卧:上气不能下通
- 而反倚息:浊气上逆
- 不得溺:胞系了戾

转胞:温行下焦阳气——肾气丸

《金匮要略心典》曰:"饮食如故,病不由中焦也。了戾与缭戾同,胞系缭戾而不顺,则胞为之转,胞转则不得溺也,由是下气上逆而倚息,上气不能下通而烦热不得卧。治以肾气者,下焦之气肾主之,肾气得理,庶缭者顺,戾者平,而闭乃通。"

赵良曰:"然转胞之病,岂尽由下焦肾虚气不化所致耶?或中焦脾虚,不能散精归于胞;及上焦肺虚,不能下输布于胞;或胎重压其胞;或忍溺入房,皆足成此病,必求其所因以治之也。"

赵士之论颇有见地,肾气虚蒸化无权;脾虚中气下陷,升举无力;肺气虚,通调失职以及胎重压其胞,皆可致胞系了戾,小便不通之转胞。

孔某,女,42岁,妊娠8^{+}个月,突患小便不通,脐下急迫,倚息不得卧,腰酸肢冷,下肢浮肿,舌质淡,苔薄白,脉沉细。

诊断:转胞。

辨证:肾阳虚,膀胱气化不利。

治法:温补肾阳,以利小便。

方药:肾气丸加减。

熟地黄 15g,山药 15g,山茱萸 12g,泽泻 15g,茯苓 18g,牡丹皮 12g,桂枝 6g,巴戟天 15g,淫羊藿 12g。水煎服,日 1 剂。

服 1 剂而小便通,5 剂而病愈。

妊娠小便不通,属《金匮要略》"转胞"范畴。临床上妊娠小便不通,以肾阳亏虚,脾气虚弱之虚证为多见。《内经》曰"肾主水""膀胱者,州都之官,津液藏焉,气化则能出矣"。肾阳虚者以肾气丸主之,方中附子为妊娠禁忌药,须慎用。余常以巴戟天、淫羊藿代之,其效果亦佳。另外,"脾主运化",若脾气虚致清气不升,浊气不降亦可使妊娠小便不通而致"转胞"。余在临床上常以补中益气汤加桔梗治疗"转胞"亦获良效。其方中加桔梗一味舟楫之药,提壶揭盖,宣通肺气,通调水道,妙在其中矣。

七、阴疮

【原文】少阴脉滑而数者,阴中即生疮。阴中蚀疮烂者,狼牙汤洗之。

足少阴脉属肾经,主下焦,前阴为肾之外窍,少阴脉滑主湿盛,数主热盛,为下焦湿热,湿热下注,则前阴发生疮疡,糜烂灼痛、瘙痒,并有带浊淋漓,臭秽等。

《金匮要略心典》曰:"脉滑者湿也,脉数者热也,湿热相合,而系在少阴,故阴中生疮,甚则蚀烂不已。狼牙味酸苦,除邪热气,疥瘙,恶疮,去白虫,故取治是病。"

余用狼牙汤洗之经验甚少,而常用龙胆泻肝汤合萆薢渗湿汤内服,自拟苦参煎外洗,内外兼治,治疗效果益佳。

许某,女,29 岁,前阴生疮疡(西医称巴氏腺囊肿化脓),糜烂灼热痛痒,并有脓性带下,有异味,发热,舌质红,苔黄腻,脉滑数。

诊断：阴疮。

辨证：湿热下注。

治法：清热除湿，解毒凉血。

方药：龙胆泻肝汤合萆薢渗湿汤加减。

龙胆草10g，黄芩12g，栀子10g，泽泻12g，车前子30g（包煎），柴胡12g，生地黄15g，当归12g，萆薢12g，黄柏10g，连翘15g，金银花15g，薏苡仁30g。水煎服，日1剂。

并以苦参煎方外洗阴部。

苦参30g，黄柏20g，冰片2g（后冲），白鲜皮30g，甘草6g，龙胆草15g，白芷15g。

内外并治7天乃愈。

八、阴吹

【原文】胃气下泄，阴吹而正喧，此谷气之实也，膏发煎导之。

余将"阴吹"分"湿热下注""中气下陷"两型论治，效果良好。

案例1

毛某，女，32岁。2年前因产后将养不慎，操劳过早，自觉前阴有簌簌之声，如矢气状，并伴有轻度子宫脱垂，劳则加剧，现已丧失劳动能力。症见面色萎黄，形瘦体弱，四肢乏力，少气懒言，小腹下坠感，小便频数，大便略溏，带下质清色白量多，舌淡苔薄白，脉虚无力。

诊断：阴吹。

辨证：脾胃气虚，中气下陷。

治法：补气升提。

方药：补中益气汤加味。

黄芪30g,党参30g,炒白术12g,当归12g,陈皮10g,炙甘草6g,炒升麻6g,柴胡6g,炒枳壳30g,生姜3片,大枣6枚。水煎服,日1剂。

上方连服32剂,诸症悉除,后以补中益气丸巩固疗效。随访2年,再未复发。

案例2

和某,女,28岁。一年前适逢经期,在河中洗澡后,白带增多。近半年来,自觉经常有气自前阴排出,喧然有声,如矢气状。现症少腹拘急,阴中如矢气样,喧然有声。月经先期量多,色紫红,经后带下量多,色黄稠如脓,味臭秽,阴中瘙痒,大便干燥,小便短赤,口苦咽干,舌质红,苔黄腻,脉滑数。

诊断:阴吹。

辨证:肝胆湿热,冲气下迫。

治法:清热除湿。

方药:龙胆泻肝汤加减。

龙胆草6g,黄芩12g,栀子10g,泽泻12g,车前子15g,当归12g,柴胡12g,甘草6g,生地黄15g,大黄10g(后下),茵陈24g,黄柏10g,薏苡仁30g,苦参12g。水煎服,日1剂。

服27剂,诸症若失,后服逍遥丸以善其后。

按语:对于阴吹的机理,前人论述较少。一般认为是大便不通,气走旁窍所致。然临床所见,大便通利,甚则溏薄而患阴吹者亦不乏其例。笔者认为,因冲脉起于胞中,阴吹之气亦生于胞中,故阴吹与冲气失常有关。由于“冲脉隶于阳明”“冲为血海”而“肝主血海”,所以不论阳明腑气不通,或者脾胃气虚下陷,还是肝经湿热下注等,均可影响冲脉,使冲气下走,而形成阴吹之证。以上两例,前者乃脾胃气虚下陷,使冲气随之下陷所致;后者乃肝胆湿热下注，致冲气下迫所致。故前例用益气升提之补中益气汤而愈；后者以龙胆泻肝汤清热利湿而获效。

第五节　经方实践

一、大黄牡丹汤治疗妊娠肠痈

李某，女，28岁，妊娠3^+个月。转移性右下腹痛2天，阑尾点处压痛拒按，伴有发热，恶心呕吐，口干便秘。查血常规：白细胞11.80×10^9/L，中性粒细胞75%，彩超示：阑尾肿大。患者不愿手术治疗，要求服中药治之。舌红苔黄腻，脉滑数。

诊断：妊娠合并肠痈。

辨证：肠中热结。

治法：清热化结止痛。

方药：大黄牡丹汤加减。

大黄10g（后下），牡丹皮12g，桃仁10g，冬瓜仁30g，金银花15g，红藤15g，连翘15g，败酱草15g，甘草6g。水煎服，日1剂。

上方服2剂，热退，大便通畅，腹痛减。上方去大黄、桃仁，加枳壳12g，木香10g，黄芩12g，连服6剂，症状消失。后产一女婴，健康。

上方大黄、桃仁、牡丹皮均为妊妇禁忌之药，尽管有“有病病当之”“有故无殒”之明训，但毕竟有碍胎之嫌，只可中病而止之。

二、黄芪桂枝五物汤治疗产后上肢痛麻

沈某，女，39岁，产后半月，双上肢痛麻7天。患者素体较弱，顺产后7天，自汗偶受风寒，致双上肢至指端麻木疼痛。患者面色无华，神疲乏力，恶风，自汗，纳少便溏，乳汁稀少，恶露量

少未尽,舌质淡红,苔薄白,脉虚弱。

诊断:产后身痛。

辨证:产后营卫气血不足,复感风寒,致气虚血滞,肌肤失养。

治法:补气养血,调和营卫。

方药:黄芪桂枝五物汤加味。

黄芪 30g,白芍 15g,桂枝 9g,当归 15g,川芎 10g,鸡血藤 30g,桑枝 15g,地龙 10g,生姜 10g,大枣 6 枚。水煎服,日 1 剂。

上方服 9 剂,诸症悉平,肢麻痛愈。

黄芪桂枝五物汤本为治血痹,身体不仁之方,该方治疗产后身痛,肢麻堪为有效首选之剂。

三、橘皮竹茹汤治疗恶阻

梁某,女,37 岁,妊娠 2^{+}个月,呕吐 1 个月,加重 7 天。妊妇自怀孕 39 天即头晕,恶心呕吐,曾输液一度好转,近 7 天,恶心呕吐加重,呕吐黄绿苦水,恶闻油腻,口干苦,头晕乏力,嗳气胁痛,舌质淡红,苔微黄,脉细数。

诊断:恶阻。

辨证:胃虚肝热,冲气上逆。

治法:清肝和胃,降逆止呕。

方药:橘皮竹茹汤加味。

橘皮 12g,竹茹 15g,人参 10g,甘草 6g,紫苏梗 10g,黄芩 12g,黄连 10g,茯苓 12g,柴胡 10g,半夏 10g,生姜 10g(取汁后冲),大枣 3 枚。水煎服,日 1 剂。

3 剂呕吐减轻,但口微渴,食少,上方减柴胡,加麦冬 12g,粳米 30g,继进 6 剂而病愈。

余用橘皮竹茹汤治疗胃虚热恶阻，加苏叶黄连汤治兼肝热恶阻者。若胃阴不足，食少者加麦冬、粳米，取麦冬汤意以治之，疗效亦佳。

四、乌梅丸治疗妊娠合并蛔厥

王某，女，28岁，妊娠7⁺个月（第二胎），素有蛔虫史，猝然右上腹疼痛半天，痛剧呈钻顶样。呕吐苦水，吐蛔虫1条，四肢逆冷，面色苍白，呻吟不已，右上腹部疼痛拒按，舌质红苔薄黄，脉弦细数。

诊断：妊娠合并蛔厥（胆道蛔虫）。

辨证：脏寒胃虚，寒热交错，蛔虫上扰。

治法：祛寒清热，安蛔止痛。

方药：乌梅丸加减。

乌梅12g，人参9g，当归12g，川椒6g，黄连9g，黄柏6g，细辛1.5g，生姜10g，木香10g，砂仁9g（后下），桂枝6g。水煎服，日1剂。

上方服1剂，腹痛减轻，手足温，呕吐止，继进2剂，腹痛止。

乌梅丸中附子、干姜、桂枝属妊娠禁忌药，该患者属妊娠并蛔厥，故方中减附子，少用桂枝，生姜易干姜。

《医宗金鉴》曰："蚘得酸则静，得辛则伏，得苦则下，信为治虫佳剂。"

五、桂枝加龙骨牡蛎汤治妇人梦交

杨某，女，28岁，患梦交一年余，加重1月。患者夫妇两地分居，鲜于夫妻生活思慕色欲，所欲不遂，得梦交证。始病轻，羞于启齿而不就医，后病重，影响身体及正常生活，被迫延医。患者自觉五心烦热,夜难成寐,寐则梦交,头晕眩,腰膝酸软,小便短赤,便秘,月经尚正常。诊之形体较瘦面红,舌质红,少苔,脉弦数。

诊断:梦交。

辨证:肾阴亏虚,心火妄动,相火随之。

治法:滋阴降火,清心安神。

方药:桂枝加龙骨牡蛎汤合大补阴丸加减。

桂枝 2g,白芍 15g,甘草 6g,龙骨 15g,牡蛎 15g,知母 10g,黄柏 10g,生地黄 15g,龟甲 15g(先煎),麦冬 12g,黄连 6g,酸枣仁 15g,玄参 12g。水煎服,日 1 剂。

方中生地黄、玄参、龟甲、知母、黄柏滋阴降火;白芍平肝敛阴,龙骨、牡蛎安神潜阳,收敛精气;酸枣仁、麦冬、黄连、甘草滋阴清心安神;少佐桂枝引火归原。

上方服 9 剂,诸证消失,后以知柏地黄丸合天王补心丹以善其后。

妇人梦交,并非鲜见,只是害羞,难以启齿,隐忍不言而已。

六、栀子豉汤合酸枣仁汤治疗妊娠心烦不寐

范某,女,37 岁,妊娠 3^{+}个月。久患失眠,今心烦不寐加重 7 天。患者 10 天前病感冒发热,害怕打针治疗,而自用生姜、葱白煎汤服之,服后大汗出,身热退。3 天后心烦不寐加重,自觉心中烦热闷乱,莫可名状,夜间神魂不安,不能成寐,头晕目眩,食欲不振,诊病人形体较瘦,神情急躁,两颧微赤,舌质红,苔薄白,脉弦细数。

诊断:妊娠并心烦不寐。

辨证:肝阴不足,虚热内生,上扰神明。

治法：养肝阴，清虚热，安心神。

方药：酸枣仁汤合栀子豆豉汤加味。

酸枣仁 15g，甘草 6g，知母 10g，茯苓 15g，川芎 6g，栀子 10g，淡豆豉 12g，百合 15g，黄连 6g，竹茹 15g，九节菖蒲 10g，合欢花 12g。水煎服，日 1 剂。

上方连服 6 剂，则神宁酣卧，诸症豁然。

七、黄连阿胶汤加味治疗妊娠心烦不寐

颜某，女，27 岁，妊娠 7⁺个月，心烦、不寐半月余，加重 3 天。患者半月前曾患感冒发热，因妊娠畏药自服姜汤发汗热退。其后即心烦不得卧，近 3 天病情加重，虚烦失眠不得卧，纳少，渴喜饮冷，小便短赤，大便干，舌质红少津，脉细数。

诊断：妊娠心烦不寐。

辨证：汗后津伤，肾阴虚，心火旺，热扰心神。

治法：滋阴降火，养心安神。

方药：黄连阿胶汤加味。

黄连 10g，阿胶 15g(烊化)，黄芩 12g，白芍 12g，酸枣仁 15g，麦冬 12g，竹茹 12g，鸡子黄 2 枚(搅令相得)。水煎服，日 1 剂。

1 剂即安静能卧，继服 3 剂而愈。

本证，阴虚是本，火旺是标，因虚致烦，导致不得卧。此标本兼治，正所谓“伏其所主，先其所因”。

八、黄芩加半夏生姜汤治疗妊娠泄泻

崔某，女，26 岁，妊娠 5⁺个月，腹泻 2 天。患者因饮食不洁，致泄泻，7～8 次/日，呈稀便或黄水样便，肠鸣腹痛，臭秽，肛门灼热，饭量大减，并伴有恶心呕吐，头痛，发热口苦，舌红苔薄黄，

脉滑数。

诊断:妊娠泄泻。

辨证:饮食所伤,湿热犯及胃肠。

治法:清热祛湿止泻。

方药:黄芩加半夏生姜汤加味。

黄芩 12g,白芍 15g,甘草 6g,黄连 9g,茯苓 15g,木香 12g,藿香 10g,白豆蔻 6g(后下),党参 15g,炒白术 12g,陈皮 10g,生姜 9g,大枣 6 枚。水煎服,日 1 剂,服 3 剂症愈。

九、茵陈蒿汤合四逆散治疗妊娠胁痛

戚某,女,35 岁,妊娠 4⁺个月,患胁痛 3 天。患者因情志不畅,致右胁及上腹胀痛,痛连同侧肩背,嗳气,伴呕吐发热,小便黄,大便不爽,舌红苔黄腻,脉弦滑数。西医诊为急性胆囊炎,患者延医愿意服中药治疗。

诊断:妊娠胁痛。

辨证:湿热蕴结,肝胆失疏。

治法:疏肝利胆,清利湿热。

方药:茵陈蒿汤合四逆散加味。

茵陈 15g,栀子 10g,大黄 6g(后下),柴胡 12g,枳实 12g,白芍 15g,甘草 6g,黄芩 12g,白豆蔻 10g(后下),木香 12g,炒川楝子 10g,鸡内金 12g,陈皮 12g,半夏 6g,连翘 12g。水煎服,日 1 剂。

上方服 3 剂,热退,胁痛止。继服 4 剂病愈。

十、黄土汤合柏叶汤加减治疗崩漏

邢某,女,49 岁,经血非时而下 2 年余。今阴道流血 40⁺天,淋漓不尽,血色淡,质清稀,面色㿠白,神疲乏力,四肢不温,面浮肢肿,小腹空坠,食少便溏,舌质淡胖,边有齿痕,苔薄白,脉沉细。

诊断:崩漏。

辨证:脾气弱,冲任不固,血失统摄。"气不足便是寒。"

治法:健脾补气,温经止血。

方药:黄土汤合柏叶汤加减。

炒白术12g,甘草6g,党参15g,炮姜6g,艾叶炭10g,柏叶炭15g, 黄芪30g,熟地黄15g,阿胶珠15g(烊化),炒杜仲15g,黄芩9g,灶心土90g(水浸灶心土,取水去土)。水煎服,日1剂。

上方服7剂血止。上方加减继服21日病愈。后服归脾丸以澄源复旧。

十一、泽泻汤合小半夏加茯苓汤加味治疗眩晕

文曰:心下有支饮,其人苦冒眩,泽泻汤主之。

文曰:"卒呕吐,心下痞,膈间有水,眩悸者,小半夏加茯苓汤主之。"

尹某,女,35岁,头晕一天半。患者素有眩晕病史。今因劳累,嗜咸汤过多,突发头晕目眩,头重如蒙,目瞑卧床,睁眼则似坐舟车,伴胸闷心悸,呕吐痰涎,食欲不振,耳鸣耳聋若堵。患者形体偏胖,面色㿠白,舌淡胖,边有齿痕,苔浊腻,脉滑。

诊断:眩晕证。

辨证:痰浊中阻,清阳不升,浊阴不降,上蒙清窍。

治法:燥湿祛痰,升清降浊。

方药:泽泻汤合小半夏加茯苓汤加味。

泽泻30g,半夏10g,茯苓15g,甘草6g,陈皮12g,枳实15g,

苍术12g,菖蒲10g,党参15g,生姜10g。水煎服,日1剂。

上方服1剂呕吐止,眩晕大减。继进2剂,其病豁然。后嘱患者注意休息,少食咸腻,并以香砂六君丸善其后。

眩晕一证,病因病机多端,此例属痰之眩晕,丹溪所云"无痰不作眩"是也。而"脾为生痰之源",脾胃健运,则痰湿不生,因此,健脾益气之药参、术之属亦在所必须。

以上《金匮要略》两方为治水饮之眩晕、呕吐、心悸之方,而水、饮、痰同源,均为重浊阴湿之邪。故治疗眩晕,凡属水饮痰湿所致者均有卓著疗效。

十二、四逆散合瓜蒌薤白半夏汤治疗乳癖

王某,女,34岁,离异2年,乳房胀痛1^+年。患者两侧乳房胀痛,扪及扁平结块不硬,触痛,每于经前或生气后加重,经后结块消失,胀痛减轻,胸闷,两胁胀痛,嗳气时叹息,咽部痰多,抑郁不乐。经行后期而不畅,小腹胀痛。舌质红,苔黄腻,脉弦滑。

诊断:乳癖。

辨证:肝郁痰阻,乳络不畅。

治法:疏肝解郁,化痰散结。

方药:四逆散合瓜蒌薤白半夏汤加味。

柴胡12g,白芍15g,枳实15g,甘草6g,瓜蒌30g,半夏10g,薤白10g,青皮12g,陈皮12g,炮山甲3g,丝瓜络12g,炒麦芽15g。水煎服,日1剂。

经前服药9剂,经后服逍遥丸2周,乳房已不胀痛,乳房结块明显减小。如此调理3个月经周期,并嘱其调节情志,避免经前忧思恚怒,饮食清淡,病愈。

肝主疏泄恶抑郁,脾主运化,为生痰之源。该患者肝气郁

结，克伐脾胃，以生痰邪。本证肝郁是本，痰阻是标，因此用四逆散疏肝抑木，用瓜蒌薤白半夏汤化痰散结，中以逍遥丸扶脾抑木，标本兼治，方获良效。

十三、桂枝汤加味治疗经行发热

经行之际出现发热称为“经行发热”或“经病发热”，古人多以“内伤”或“邪热乘虚而伤”所致。《医宗金鉴》有“在经前则为血热之热，经后则为血虚之热”之辨。

秦某，女，45岁，素有自汗出，每适经期、经后即发热1年余。月经4～5/35±（天），今经行第2天，经血色淡质稀量多，小腹绵绵作痛，发热2天，体温37.2～37.8℃，头痛、自汗恶风、面色浮红，神疲乏力、肌肉酸痛，舌质淡红，苔薄白，脉虚数。

诊断：经行发热。

辨证：营血不足，卫气不固，营卫不和。

治法：调和营卫。

方药：桂枝汤加味。

桂枝9g，白芍15g，甘草6g，黄芪30g，柴胡9g，当归15g，川芎10g，防风10g，生姜10g，大枣6枚。水煎服，日1剂。

上方服2剂热退，头痛减轻，继服4剂诸证好转。经后服补中益气丸2周。上方加减，连调5个月经周期，病愈。

桂枝汤能治太阳中风，营卫不调之证。妇人素体脾虚气弱，气血不足，经期经血过多，营血益虚，阳气浮越，营阴不能内守，阳浮而阴弱，营卫不相谐和，故发热恶风自汗诸症悉除。正如《伤寒论》曰“卫气不共荣气谐和故尔”。虽无外中风邪，而营卫失和之病机相同，故用桂枝汤治之亦效。

十四、小柴胡汤加减治疗经行感冒

经行感冒,古人称“触经感冒”。

姜某,女,29岁,患经行感冒2年余。月经5～6/27⁺天,今月经第2天,发热头痛3天。月经血色暗红,量多,有块,小腹胀痛。每经前即心烦易怒,两乳胀痛,今体温37.8℃,忽冷忽热,头胀痛目眩,胸胁苦满,口苦咽干,欲呕不欲食,舌红,苔薄黄,脉弦数。

诊断:经行感冒。

辨证:肝郁化热,胆火上扰,复感风邪,邪犯少阳。

治法:和解表里。

方药:小柴胡汤加减。

柴胡12g,黄芩12g,党参15g,半夏10g,甘草6g,防风10g,菊花12g,川芎10g,牡丹皮15g,青皮12g,薄荷10g(后下),香附15g,生姜10g。水煎服,日1剂。

服2剂热退,诸证减轻,继服3剂而愈。

经行感冒即经行之际出现感冒,经后缓解之谓。明代岳甫嘉《妙一斋医学正印种子编》曰:“妇人遇经行时,身骨疼痛,手足麻痹,或生寒热,头痛目眩,此乃触经感冒。”《内经》云“正气存内,邪不可干”“邪之所凑,其气必虚”。经行之际,经下体益虚,肝益旺,或有伏热,偶感风邪,易发感冒。

十五、调胃承气汤合栀子柏皮汤治疗经行口糜

经行之际发生口舌糜烂,且反复发作者称为经行口糜。

安某,女,24岁,未婚,以往嗜食辛辣,大便秘结时而带血,患经行口舌糜烂1⁺年。月经6～7/24±天,今经行第2天,口舌糜

烂3天。经血色深红，量多灼热，口腔及咽后壁溃疡4处，舌尖边溃疡2处，溃疡周围红肿，灼痛难忍，心烦易怒，口干口臭，大便干燥难解，小便短赤，舌质红苔黄厚，脉滑数。

诊断：经行口糜。

辨证：胃肠热盛，火攻口舌。

治法：清热泻火，荡涤胃热。

方药：调胃承气汤合栀子柏皮汤加味。

大黄12g（后下），芒硝10g（冲），栀子10g，黄柏9g，竹叶12g，黄连9g，赤芍15g，牡丹皮15g，香附15g，甘草梢10g，牛膝15g。水煎服，日1剂。

服1剂，下燥屎5～6枚，继进3剂，口糜减轻，上方减芒硝、黄柏、牛膝，加知母10g，连翘15g，生地黄15g，竹茹15g，菖蒲10g，佩兰12g，口糜愈。

“冲脉隶于阳明”，经期冲脉偏盛，夹胃火上冲，而致口糜。嘱患者饮食清淡，忌食辛腻。

十六、猪苓汤加味治疗妊娠小便淋痛

妊妇出现尿频，尿急，尿淋沥涩痛，称为妊娠小便淋痛。

郁某，女，28岁，妊娠6个半月，小便淋痛3天。今尿频、尿急、尿痛，小便淋沥，欲解不解，开始小便短赤，今尿血，小腹坠胀，腰痛，舌质红苔黄，脉滑数。

诊断：妊娠小便淋痛。

辨证：湿热下注。

治法：清热利湿。

方药：猪苓汤加味。

猪苓12g，茯苓15g，泽泻15g，滑石15g（包煎），阿胶15g（烊化），甘草梢10g,生地黄15g,车前子20g(包煎),竹叶12g,栀子10g。水煎服,日1剂。

上方服2剂,小便淋痛大减,尿无血。继服4剂,小便正常,无淋痛之苦,病瘥。嘱病人多饮水,忌房事。

十七、桂枝汤合百合地黄汤加味治疗妊娠身痒

和某,女,妊娠7个半月,患皮肤瘙痒10余天。皮肤瘙痒以腹及大腿内侧为甚,无皮疹,搔破有血渗(溢)皮损,皮肤干燥,夜间痒甚,口干舌燥,舌质黯淡,苔白,脉细数。

诊断:妊娠身痒。

辨证:肝肾阴虚,营卫不调。

治法:滋阴润燥,调和营卫。

方药:桂枝汤合百合地黄汤加味。

桂枝9g,白芍15g,甘草6g,百合15g,生地黄15g,生何首乌12g,白蒺藜12g,当归12g,生姜10g,大枣6枚。水煎服,日1剂,3剂。

二诊:药后瘙痒基本消失,干咳无痰,上方加麦冬12g,沙参12g,百合加至30g,继进4剂症平复,再无瘙痒。

瘙痒多为阴血虚复受风邪为患,古人云"治风先治血,血行风自灭"。本方除桂枝汤调和营卫外,百合、生地黄、当归、何首乌、白芍、麦冬、沙参均有养血润燥之功。治妊娠瘙痒寓"血行风自灭"之意。尤其百合一药,因"肺主皮毛""诸痛痒疮皆属于心",皮肤瘙痒多与肺燥失润有关,恰恰百合有养阴润肺,清心安神之功,且《本草纲目》载,百合有治"游风隐疹"的作用,故治疗妊妇瘙痒运用百合寓意深刻。

十八、肾气丸合甘草干姜茯苓白术汤加味治疗经行浮肿

田某,女,46 岁,患经行浮肿 1 年余。月经 7～8/40$^{\pm}$天,月经量多,色淡质稀,每至经期即下肢浮肿,按之没指,晨起四肢及面部亦肿,面色㿠白,腰膝酸软,四肢乏力,畏寒,食欲不振,大便溏薄。舌质淡,苔白,脉沉缓。

诊断:经行浮肿。

辨证:脾肾阳虚,水湿泛滥。

治法:温肾健脾,化气行水。

方药:归肾丸合甘草干姜茯苓白术汤。

桂枝 10g,附子 6g(先煎),熟地黄 15g,山药 18g,茯苓 20g,山萸肉 12g,泽泻 15g,牡丹皮 15g,干姜 9g,甘草 6g,白术 12g。水煎服,日 1 剂。

经前服用 7 剂,今经至,浮肿略减。上方减熟地黄、山萸肉,加当归 15g,黄芪 15g,益母草 15g,连服 6 剂,浮肿消失。经后晚上服济生肾气丸,早晨服归脾丸两用,如此调理 5 个月,病愈康复。

肾主水,肾虚则气化不行;脾主运化,脾虚则水湿不运,以致水湿内停,经行气血下注冲任,脾肾益虚,水湿泛滥肌肤即成经行浮肿之证。治以肾气丸温肾阳助气化;甘草干姜茯苓白术汤温脾阳助健运,则气化得行,水湿得运,浮肿乃消。

十九、吴茱萸汤合当归芍药散加味治疗经行头痛

文曰:“干呕,吐涎沫,头痛者,吴茱萸汤主之。”

李某,女,32 岁,经行头痛伴呕吐半年余。月经 2～3/35^{+}

天,今日经至,经血色淡,质稀量少,小腹胀痛而凉,头顶胀痛并有重压感,呕吐涎沫。经前胸闷两胁胀痛,乳房胀,乳头冷痛,食欲不振,大便溏,舌质淡,苔白厚,脉弦细。

诊断:经行头痛。

辨证:肝寒犯胃,痰浊上逆。

治法:暖肝温胃,降逆化浊。

方药:吴茱萸汤合当归芍药散加味。

吴茱萸 6g,人参 10g,当归 15g,川芎 10g,白芍 15g,茯苓 15g,白术 12g,泽泻 15g,甘草 6g,生姜 10g,大枣 6 枚。水煎服,日 1 剂。

上方服 2 剂,呕吐止,头痛减轻。继服 4 剂,头痛止,余症悉平。

妇人经期气血下注血海,肝寒益甚,痰浊愈盛,“头为诸阳之会”,肝经与督脉会于颠顶,肝寒痰浊循经上逆,蒙蔽清窍则头重痛,横逆犯胃则呕吐涎沫。

吴茱萸、生姜暖肝温胃,降痰浊以止头痛,呕吐;人参、白术、大枣、甘草健脾以绝痰浊之源;泽泻、茯苓渗利水湿,以降痰浊;当归、川芎、白芍补血以养冲任。全方共奏暖肝温胃、健脾除湿、养血益冲之功,收止痛止呕之效。

第十二章　《内经》临床实践及诸家方剂临床实践

一、《内经》临床实践

（一）闭经

《素问·评热病论》曰："月事不来者，胞脉闭也。胞脉者，属心而络于胞中。今气上迫肺，心气不得下通，故月事不来也。"

月事不来，胞脉闭，有实闭与虚闭之别。实闭者，气滞血瘀也；虚闭者，气血两虚也。肺主气，心主血，气行则血行。气滞血瘀者，胞脉瘀滞而不通，经闭不行也；气血两虚者，胞脉枯竭而空虚，无血可下，而经闭不行也。譬如渠道之水流，渠道为淤泥所壅塞，固然渠水不流；然而水源干涸，渠道焉能有汩汩流淌之水也。

案例1

范某，女，25岁。初诊：2009年10月6日。

停经3月余，以往月经3～4/40～50天，有痛经病史。结婚1年余未孕，今胸胁及两侧乳房胀痛，精神抑郁，嗳气叹息，烦躁易怒，少腹胀痛拒按，舌质紫黯有瘀点，脉弦涩。

诊断：闭经。

辨证：气滞血瘀。

治法：疏肝理气，活血化瘀，通经止痛。

方药：血府逐瘀汤加减。

当归15g，川芎10g，赤芍15g，桃仁10g，红花10g，莪术10g，泽兰 12g,牛膝 15g,枳壳 15g,柴胡 12g,乌药 10g,延胡索 12g,青皮 12g, 橘核 12g,香附 15g,甘草 6g。水煎服,日 1 剂,4 剂。

复诊:2009 年 10 月 10 日。

服上药 3 剂,月经来潮,经血色黯有块,块下痛减。上方加五灵脂 10g(包煎),益母草 15g,4 剂。

三诊:2009 年 10 月 14 日。

月经五天净,诸症悉减。服逍遥丸、大黄䗪虫丸 2 周。

四诊:2009 年 11 月 12 日。

经来第 2 天,血色黯红,有少量血块,血量可,余症明显改善。血府逐瘀汤加减,4 剂。

后随访月经正常,并于 2010 年 2 月喜获妊娠。

按语:《万氏女科·经闭不行》曰:“忧愁思虑,恼怒怨恨,气郁血滞而经不行。”气以宣通为顺,气机抑郁,不能行血,冲任不通,胞脉闭塞,则经闭不行;气滞不宣,则精神抑郁,烦躁易怒,嗳气不舒,两胁及乳房胀痛;瘀血内停,积于血海,冲任受阻,胞脉瘀滞,则少腹疼痛拒按;舌黯有瘀点,脉弦涩皆瘀滞之象。方以当归、川芎、赤芍、桃仁、红花、莪术、泽兰活血祛瘀;牛膝引血通经;柴胡、枳壳、香附、乌药、橘核、青皮、延胡索疏肝理气止痛;甘草和中,调和诸药。全方共奏理气活血、祛瘀通经之功。俾瘀祛气行,月经畅行,诸症悉除。正“逸者行之,实则泻之”之谓。

案例 2

王某,女,35 岁。初诊:2010 年 3 月 12 日。

停经半年余,以往月经 2 ～ 3 天/2 ～ 3 个月,有崩漏及贫血病史。月经量少,色淡,质稀,经期逐渐延迟,终至经闭不行。刻下:面色萎黄,神疲肢倦,头晕眼花,心悸气短,毛发不泽易脱落,食欲不振,舌质淡,苔薄白,脉细弱。

诊断:闭经。

辨证:气血两虚。

治法:补中益气,养血调经。

方药:八珍汤加味。

党参15g,炒白术12g,茯苓15g,炙甘草6g,当归15g,熟地黄15g,酒白芍15g,川芎10g,黄芪15g,鸡血藤20g,制何首乌15g,龙眼肉12g,木香10g,砂仁10g(后下),陈皮12g,香附15g。水煎服,日1剂,6剂。

复诊:2010年3月20日。

服药后,诸症有所好转,但月经仍未来潮。

上方加肉桂3g,牛膝15g,6剂。

三诊:2010年3月28日。

3月26日月经来潮,血色红,量不多,迄今未净。

当归15g,川芎10g,熟地黄15g,酒白芍15g,党参15g,炒白术15g,茯苓15g,炙甘草6g,肉桂3g,鸡血藤15g,丹参15g,砂仁9g(后下),香附15g,益母草15g。水煎服,日1剂,4剂。

四诊:2010年4月1日。

月经5天净,余症明显改善。八珍汤加味方继服12剂。后改服归脾丸2个月,月经正常,余症痊愈。

按语:《兰室秘藏·妇人门·经闭不行》云:"妇人脾胃久虚,或形羸气血俱衰,而致经水断绝不行。"患者脾胃素虚,曾罹患崩漏,化源不足,气血亏虚,冲任不充,血海空虚,无血可下,故月经由稀少渐至停闭不行;余症均为血虚不荣,气虚不布之征。方以四君子汤加黄芪补中益气;四物汤合龙眼肉、制何首乌、鸡血藤养血调经;木香、砂仁、陈皮、香附醒脾理气。全方补气养血,使阳生阴长,气充血旺,月经正常,余症皆愈。正"虚则补之"之谓。

若气血两虚,冲任不充,血海空虚,胞脉失养之闭经,不知补益气血,而一味通经不几向饥人求食,向贫人索金乎?与榨干汁何异!

案例 3

《素问·阴阳别论》曰:“二阳之病发心脾,有不得隐曲,女子不月。”

女子属阴柔之躯,多愁善感,常怀隐曲不遂之事,肝为将军之官,性喜条达恶抑郁,肝气郁结,郁久化热,肝火益旺,肝气横逆。《金匮要略·脏腑经络先后病脉证第一》云“见肝之病,知肝传脾,当先实脾”,肝木克伐脾土,脾虚不能为胃行其津液,无力运化胃纳之水谷,致化源匮乏,气血不足。心属火,主血脉,木生火,火旺灼伤阴血,则心血不足。心脾两虚,气血不足,胞脉失养,冲任不充,则女子不月而闭经。

张某,女,36 岁。初诊:1989 年 5 月 2 日。

患者停经 1 年余。月经愆期,经量渐少,以致停闭。刻诊:头晕眼花,两胁胀痛,乳房作胀,心悸怔忡,健忘失眠,食少体倦,面色萎黄,舌质淡红,苔薄黄,脉弦细。

诊断:闭经。

辨证:肝气郁结,心脾两虚。

治法:疏肝解郁,补益心脾。

方药:归脾汤加味。

党参 15g,炒白术 12g,茯神 15g,炙甘草 6g,黄芪 15g,当归 15g,炒酸枣仁 15g,龙眼肉 12g,远志 6g,木香 10g,白芍 15g,五味子 6g,生姜 3 片,大枣 6 枚。水煎服,日 1 剂,6 剂。

复诊:1989 年 5 月 10 日。

服药后,头晕心悸、怔忡失眠、食少体倦明显改善,但月经未行,乳胀胁痛较著。再用逍遥散加味疏肝健脾,和营调经。

柴胡 12g,当归 15g,白芍 15g,炒白术 12g,茯苓 15g,炙甘草 6g,制何首乌 12g,鸡血藤 15g,川芎 10g,丹参 15g,香附 15g,牛膝 15g ,生姜 3 片,薄荷 3g(后下)。水煎服,日 1 剂,6 剂。

三诊:1989 年 5 月 18 日。

乳胀胁痛止,于 5 月 14 日月经来潮,血色淡红,量少,3 天净。更服归脾汤加味,12 剂,继服归脾丸合逍遥丸 2 周。

四诊:1989 年 6 月 25 日。

于 6 月 17 日经至,血色红,量一般,4 天净。余证悉平。

后自经后服归脾汤 6 剂,经前服归脾丸合逍遥丸 2 周,共 3 个月,月经正常。

按语:患者肝气郁结,心脾两虚,胞脉失养,冲任不充致月经周期渐延,经量渐少,终至经闭不行。治用逍遥丸疏肝解郁,和营调经以治标;用归脾汤益气补血,健脾养心以治本。如此标本兼治,俾肝气疏,心脾健,胞脉盈,冲任充,经以时下,不月乃愈。

案例 4

《素问·腹中论》曰:"岐伯曰:病名血枯,此得之年少时,有所大脱血,若醉入房,中气竭,肝伤,故月事衰少不来也。帝曰:治之奈何?复以何术?岐伯曰:以四乌贼骨,一藘茹,二物并合之,丸以雀卵,大如小豆,以五丸为后饭,饮以鲍鱼汁,利肠中及伤肝也。"

脾为气血生化之源,主统血,大脱血则脾气(即中气)竭;肾藏精,肝藏血,肝肾同源,醉以入房则肾精亏,肝血虚(即肝伤),肝脾两虚,气血亏损,冲任不充则月事衰少而不来。以四乌贼骨一藘茹丸健脾益气,养肝补血以致冲任通盛,而月经来潮。

魏某,女,37 岁。初诊:1989 年 9 月 6 日。

患者曾罹患崩漏失血过多，复以房劳过度，致月经逐渐稀少，今经闭不行半年余。症见：面色萎黄，神疲肢倦，头晕眼花，肌肤不泽，毛发脱落，心悸气短，两胁微痛，舌淡苔薄，脉细弱无力。

诊断：血枯闭经。

辨证：肝脾两虚，冲任不充。

治法：健脾益气，补肝调经。

方药：圣愈汤合四乌贼骨一藘茹丸加味。

黄芪30g，党参15g，熟地黄15g，白芍15g，当归15g，川芎10g，茜草15g，乌贼骨15g，枸杞子12g，制何首乌12g，龙眼肉12g，紫河车6g，炙甘草6g。水煎服，日1剂，6剂。

复诊：1989年9月13日。

药后诸症均有好转，但月经未行，上方加怀牛膝15g，香附15g，12剂。

三诊：1989年9月29日。

于9月23日月经来潮，血色淡红，量少，4天净。患者腰酸痛，余症明显改善，上方加炒杜仲15g，菟丝子30g，巴戟天12g，肉苁蓉12g，12剂。

随诊半年，月经正常，余症皆愈。

按语：患者失血复劳伤肝脾致血枯经闭，脾气虚则面色萎黄，神疲肢倦，心悸气短，肌肤不泽；肝血虚则头晕眼花，毛发脱落，两胁微痛；舌淡，脉细弱无力均为气血两虚之征。方以黄芪、党参、龙眼肉、炙甘草健脾益气，滋气血生化之源；四物汤合枸杞子、制何首乌、紫河车、乌贼骨、茜草补肝血，养冲任，调经脉。全方共奏健脾益气、补养肝血、滋养冲任之功效。俾阳生阴长，气旺血盛，冲任通盛，月事如期来潮。

(二)崩漏

《素问·阴阳别论》曰:“阴虚阳搏谓之崩。”《类经》曰:“阴虚者,沉取不足。阳搏者,浮取有余。阳实阴虚,故为内崩失血之证。”

王某,女,30岁。初诊:1996年5月10日。

月经非时而下3月余。今阴道流血半月余,血色红,质稍稠,量不多,伴头晕耳鸣,烦躁易怒,腰膝酸软,五心烦热,舌质红,脉弦细数。

诊断:崩漏。

辨证:阴虚火旺。

治法:滋阴清热,固冲止血。

方药:六味地黄丸加味。

熟地黄15g,山药15g,山萸肉12g,茯苓15g,泽泻15g,牡丹皮15g,白芍15g,栀子10g,旱莲草15g,女贞子12g,甘草6g,盐知母10g,龟甲15g(先煎)。水煎服,日1剂,4剂。

复诊:1996年5月15日。

服药后血已止,但头晕乏力,余症改善,上方加阿胶15g(烊化),太子参15g,6剂。

三诊:1996年5月22日。

诸症悉愈,以六味地黄丸善其后。随访月经正常。

按语:患者崩漏属肾阴虚,肝火旺。阴虚则冲任不固,阴血失守;火旺则扰血,血热则妄行,故阴道不时下血,或淋漓不止。正如张隐庵曰:“阴虚阳盛,则迫血妄行。”肾阴虚则头晕耳鸣,五心烦热,腰膝酸软;肝火旺则烦躁易怒;脉弦细数为阴虚火旺之征。正谓“阴虚阳搏谓之崩”。以六味地黄汤加旱莲草、女贞子、龟甲滋肾阴,固冲任;白芍、栀子、知母平肝泄火宁营血。全方共奏滋阴清热、固冲止血之功。俾阴血充，血热清，冲任固，崩漏止。

（三）带下病

《素问·骨空论》曰："任脉为病……女子带下瘕瘕。"

王冰注曰："任脉起于胞中，上过带脉，贯于脐上，起于季胁章门，似束带状，故曰带下。"

《素问·痿论》曰："思想无穷，所愿不得，意淫于外，入房太甚……及为白淫。"

王冰注曰："白淫，谓白物淫衍，如精之状，男子因溲而下，女子阴器中绵绵下也"。

带下一证，感非一端。或因脾虚湿困，或因肾阳虚衰，或因肾阴匮乏，或因湿热下注，或因湿毒蕴结等，终则损伤任脉，带脉失约所致。须审因辨证，依法治之。

如肾阳虚衰者，带下量多，清冷如水，绵绵不断，腰膝酸软冷痛，形寒肢冷，小腹凉感，面色晦暗，小便清长，夜尿多，大便溏薄，舌淡苔白润，脉沉弱。

治以温肾助阳，固任止带。余用乌鸡白凤丸方加减治之。

鹿角胶（烊化） 牡蛎 桑螵蛸 人参 黄芪 当归 肉桂 白芍 香附 熟地黄 甘草 川芎 山药 芡实 鹿角霜

肖慎斋曰"带下属下元虚冷"是也。

再如肾阴匮乏者，带下量少，色赤黄相间，质稠，有异味，阴道干涩，有灼热感，腰膝酸软，头晕耳鸣，五心烦热，咽干口燥，面部烘热，舌红苔黄，脉细数。

治以滋阴益肾，清热止带。余用易黄汤加减。

山药 芡实 黄柏 车前子（包煎） 知母 生地黄 牡丹皮 泽泻 甘草 女贞子 墨旱莲 麦冬 地骨皮 玄参

萧慎斋曰“带下属血海枯津液内竭”是也。

他如脾虚湿困之完带汤；湿热下注之止带方；热毒蕴结之五味消毒饮等对证治疗颇有良效。

（四）子喑

《素问·奇病论》云：“黄帝问曰：人有重身，九月而喑，此为何也？岐伯对曰：胞之脉络绝也。帝曰：何以言之？岐伯曰：胞络者，系于肾，少阴之脉贯肾，系舌本，故不能言。帝曰：治之奈何？岐伯曰：无治也，当十月复。”

张嶟璜曰：“喑谓有言而无声，故经曰不能言。此不能二字，非绝然不语之谓。凡人之音，生于喉咙，发于舌本。因胎气肥大，阻肾上行之经。以肾之脉，入肺中，循喉咙，系舌本。喉者，肺之部，肺主声音。其人切切私语，心虽有言，而人不能听，故曰喑。肺肾子母之脏，故云不必治。”《医宗金鉴·妇科心法要诀》云：“妊娠九月，孕妇声音细哑不响，谓之子喑。非似子哑，绝然无语也。盖少阴之脉络于舌本，九月肾脉养胎，至其时胎盛阻遏其脉，不能上至舌本，故声音细哑。待分娩之后，肾脉上通，其音自出矣。”此证虽曰不治自愈，如喑哑，咽喉干燥，烦热不堪忍受者，亦需积极治疗，以利胎妊。

宋某，女，29岁。初诊：1987年9月22日。

妊娠8个半月，喑哑7天。咽喉干燥微痛，伴头晕耳鸣，腰膝酸软，手足心热，颧红，心烦心悸，舌红少苔，脉滑细数。

诊断：子喑。

辨证：肺肾阴虚。

治法：滋肾润肺，清热生津，以利喉咽。

方药：百合固金汤加减。

百合15g，生地黄15g，玄参15g，麦冬12g，川贝母6g，桔梗

10g,生甘草 6g,蝉蜕 6g,知母 10g,北沙参 12g,天冬 10g,石斛 10g。水煎服,日 1 剂,3 剂。

复诊:1987 年 9 月 26 日。

音出稍哑,咽喉略润,余症改善,上方加胖大海 3 枚,继服 3 剂。

三诊:1987 年 9 月 30 日。

服药后,声音如常人,余症悉平。

按语:妊娠晚期,肝肾阴虚,适逢秋燥,阴虚内热益甚。肾阴虚,津液失于升华;肺阴虚,津液失于输布,咽喉失于润养而干燥微痛,声音嘶哑难出;余症均为肺肾阴虚之征。百合固金汤加减之生地黄、玄参、石斛、天冬、知母滋肾阴,清虚热;百合、麦冬、沙参、川贝母养肺阴,润肺燥;桔梗、甘草、蝉蜕、胖大海利咽喉,开声音。全方共奏滋阴清热、生津润燥、利咽开音之功效。

子喑一证,虽曰"不治自愈",但亦未尽其然。尤其声音嘶哑难出,咽喉干痛不适,甚至影响胎元者,切不可掉以轻心,坐以待愈。

(五)妊娠并癥瘕

《素问·六元正纪大论》曰:"黄帝问曰:妇人重身,毒之何如?岐伯曰:有故无殒,亦无殒也。帝曰:愿闻其故何谓也?岐伯曰:大积大聚,其可犯也,衰其大半而止,过者死。"

《金匮要略·妇人妊娠病脉证并治第二十》曰:"妇人宿有癥病,经断未及三月,而得漏下不止,胎动在脐上者,为癥痼害。妊娠六月动者,前三月经水利时,胎也。下血者,后断三月血衃也。所以血不止者,其癥不去故也,当下其癥,桂枝茯苓丸主之。"

谭某,女,34 岁。初诊:1986 年 3 月 10 日。

患者妊娠六个半月,近 2 天阴道流血,色黯,量少,右下腹痛，腰酸痛，舌质略黯，苔白，脉弦滑。彩超示：单胎妊娠，胎儿双顶径 5.8cm，胎心规律，羊水适量，右侧附件区探及 5.6cm×4.8cm 无回声（右卵巢囊肿）。

诊断：妊娠并癥瘕。

辨证：瘀血阻滞，冲任不固。

治法：祛瘀消癥，固肾安胎。

方药：桂枝茯苓丸合寿胎丸。

桂枝 10g，茯苓 15g，牡丹皮 15g，白芍 15g，桃仁 10g，菟丝子 30g，桑寄生 15g，续断 15g，阿胶 15g（烊化），甘草 6g。水煎服，日 1 剂，6 剂。

复诊：1986 年 3 月 16 日。

服上药，阴道流血止，腹及腰痛明显减轻，上方加炒杜仲 15g，6 剂。

三诊：1986 年 3 月 24 日。

阴道未再下血，腰腹痛止。彩超示卵巢囊肿已消，胎儿安然无恙。

按语：妊娠并癥瘕，治以祛瘀安胎。祛癥用桂枝茯苓丸。《女科经纶》徐忠可曰："药用桂枝茯苓汤者，桂芍一阴一阳。茯苓、牡丹皮，一气一血。调其寒温，扶其正气。桃仁破恶血，消癥瘕，不嫌伤胎者，有病病当之也。且癥之初，必因于寒，桂能化气，消其本寒。癥之成，必夹湿热为窠囊，茯苓清湿气，牡丹皮清血热，芍药敛肝血而扶脾，使能统血，养正即所以去邪也。"《类经·论治类》亦云："有是故而用是药，所谓有病则病受之，故孕妇可以无殒，而胎气亦无殒也。"安胎止血用寿胎丸。俾癥去胎安两全其美。

然则桂枝、牡丹皮、桃仁毕竟为妊娠禁忌药，非用不可者，宜慎之,慎之!正如张景岳所云:“药不及病,则无济于事,药过于病,则反伤其正而生他患矣。故当知约制,而进止有度也。”正谓《内经》所云:“衰其大半而止。”

(六)不孕症

《素问·骨空论》曰:“督脉者……此生病……其女子不孕。”

督脉者,总督一身之阳经,又称“阳脉之海”。肾为水火之宅,是阳气和阴精的发源地。肾主冲任,冲为血海,任主胞胎。肾气盛,天癸至,任脉通,太冲脉盛,月事以时下,阴阳合,故有子。督任冲三脉关系密切,同起于胞中,女子胞即子宫,是发生月经和孕育胎儿的器官。

若督脉不及,阳气不足,男子则精液清冷,精子稀少无力;女子则不能温煦精子,致宫寒不孕;反之,督脉太过,阳气亢盛,男子则精液浓稠不化,精子灼伤而失活;女子则胞宫枯涸,不能滋润精子而成孕。常言:“寒水之地不生草木,重阴之渊不长鱼龙。”同理久旱酷热亦可成不毛之地,重阳涸竭也能致鱼龙不长之渊。

余治疗督脉为病,女子不孕症,督脉不足,肾阳虚衰者,用右归丸以温肾暖宫,养精种子;督脉太过,阴血亏虚者,用左归丸以滋肾养血,养精种子。此乃“益火之源,以消阴翳;壮水之主,以制阳光”之谓。

俾阴平阳秘,冲任通盛,天地暖和,胞宫温润,摄精成孕,在所必然。

二、《妇人大全良方》方剂临床应用九例

(一)崩漏

案例1

宗某,女,49岁。初诊:1988年8月20日。

自年后月经量多3个月,其后阴道流血淋漓不尽迄今不断,甚是烦恼。血色淡红,质稀,头晕耳鸣,面色㿠白,颜面四肢微肿,四肢不温,倦怠乏力,腰膝酸软,小便清长,大便稀溏,舌淡黯,脉细弱。

诊断:崩漏。

辨证:脾肾两虚,冲任不固。

治法:健脾补肾,固冲止血。

方药:四物汤合举元煎加减。

当归15g,川芎10g,白芍15g,熟地黄15g,黄芪30g,人参10g,龙骨15g,牡蛎15g,赤石脂15g,乌贼骨15g,诃子10g,艾叶炭6g,炙龟甲15g,干姜6g,阿胶15g(烊化),炙甘草6g。水煎服,日1剂,6剂。

复诊:1988年8月26日。

服药后阴道流血止,但腰仍酸痛,上方加炒杜仲15g,续断15g,6剂。

三诊:1988年9月1日。

阴道未见流血,余症亦明显改善,服金匮肾气丸合归脾丸2周以善其后。

后随访半年,月经闭止,诸症悉愈。

按语:肾主冲任,冲脉隶于阳明,患者年届七七,脾肾两虚,冲任不固,故阴道漏下淋漓不止。方以四物汤合龟甲、阿胶养血补肾固冲任;人参、黄芪、炙甘草、干姜健脾益气以统血;龙骨、牡蛎、赤石脂、诃子、乌贼骨、艾叶固涩止血。全方共奏补肾健脾、益气补血、固冲止血之功。

案例2

王某,女,46岁。初诊:1992年3月10日。

阴道流血,淋漓不尽半年余,血色淡红,或稀或稠,无血块,面色晦暗无华,头晕耳鸣,腰膝酸痛,烘热汗出,乍寒乍热,舌淡苔薄,脉沉弱。

诊断:崩漏。

辨证:肾阴阳两虚,冲任不固。

治法:滋阴补阳,固冲止血。

方药:柏叶散主之。

柏叶炭 10g,续断 15g,川芎 10g,当归 15g,生地黄 15g,熟地黄 15g,鳖甲 15g(先煎),龟甲 15g(先煎),禹余粮 15g,阿胶 15g(烊化),赤石脂 15g,牡蛎 30g,地榆炭 15g,艾叶炭 6g,鹿茸 6g(研冲)。水煎服,日 1 剂,4 剂。

复诊:1992 年 3 月 14 日。

阴道流血减少,时有时无,腰膝酸痛减轻,但腹胀,纳呆,上方加砂仁 6g(后下),陈皮 12g,继服 6 剂。

三诊:1992 年 3 月 21 日。

阴道流血止 5 天,余无不适。

随访 1 年,月经正常。

按语:肾主冲任,主蛰藏。肾阴肾阳俱虚,则封藏失职,冲任不固,阴道流血淋漓不尽诸症出现。柏叶散之鹿茸、续断温补肾阳;生地黄、鳖甲、龟甲滋养肾阴;当归、川芎、熟地黄养血补血;赤石脂、禹余粮、牡蛎、柏叶炭、艾叶炭、阿胶、地榆炭固冲止血。全方共奏滋阴补阳、固冲止血之效。

(二)闭经

王某,女,19 岁。初诊:1991 年 10 月 24 日。

停经 3 个月,少腹胀痛拒按,精神抑郁,烦躁易怒,胸胁及乳房胀痛,嗳气不舒,舌紫黯,边有瘀点,脉沉弦而涩。

诊断:闭经。

辨证:气滞血瘀。

治法:理气活血,祛瘀通经。

方药:牛膝散加味。

川牛膝 18g,肉桂 6g,赤芍 15g,桃仁 10g,延胡索 12g,当归 15g,牡丹皮 15g,川芎 10g,木香 12g,红花 10g,香附 15g,乌药 10g,莪术 10g,甘草 6g。水煎服,日 1 剂,6 剂。

二诊:1991 年 10 月 30 日。

上药服至 4 剂月经来潮,色黯有块,块下痛减,血量较多,迄今未净,胸胁乳房胀痛减轻,上方加益母草 30g,炒五灵脂 10g(包煎),炒蒲黄 15g(包煎),4 剂。

三诊:1991 年 11 月 4 日。

月经 5 天净,余症悉平,予逍遥丸服 2 周。

四诊:1991 年 11 月 24 日。

患者两乳复胀,小腹胀痛,予牛膝散加味,6 剂。

五诊:1991 年 11 月 30 日。

服药后月经于 11 月 27 日来潮,证较前改善。

后随访 3 个月,月经周期正常。

按语:陈子明云:“夫冲任之脉起于胞内,为经脉之海。手太阳小肠之经,手少阴心之经也,二经为表里。心主于血,上为乳汁,下为月水也。女子十四而天癸至,肾气全盛,冲任流通,经血既盈,应时而下,名之月水。常以三旬而一见,谓之平和也。若愆期者,由劳伤血气壅结,均令月水不通也。”今患者气机郁滞,血瘀内停,冲任受阻,胞脉不通故月经闭而不行等诸症出现。牛膝散之当归、川芎、赤芍、桃仁、红花、莪术活血化瘀,养血调经;香附、乌药、木香、甘草疏肝理气,气行则血行;肉桂、延胡索温经活血,散瘀止痛;重用牛膝引瘀血下行。全方共奏活血化瘀、温经止痛、行气调经之功。

(三)痛经

单某,女,17岁。初诊:1979年12月3日。

患者素体羸弱,经前恣食生冷,今日经来小腹痛甚,伴吐泻,热敷小腹部疼痛略减,经血量少,色黯有块,畏寒肢冷,面色青白,舌略黯苔薄白,脉沉紧。素有痛经病史。

诊断:痛经。

辨证:寒凝血瘀。

治法:温经散寒,活血止痛。

方药:温经汤加味。

当归15g,川芎10g,白芍15g,肉桂10g,牡丹皮15g,莪术10g,人参10g,甘草6g,牛膝15g,盐吴茱萸6g,陈皮12g,香附15g,生姜3片。水煎服,日1剂,3剂。

二诊:1979年12月6日。

服1剂腹痛减半,吐泻止,3剂尽服腹痛止。后每经前服上方三四剂,共2个月经周期,追访半年,痛经未作。

按语:陈子明曰:"夫妇人月经来腹痛者,由劳伤气血,致令体虚,风冷之气客于胞络,损于冲任之脉……故月经将行之际,血气动于风冷,风冷与血气相击,故令痛……譬如天寒地冻,水滴成冰。"患者体弱,形寒饮冷,寒凝子宫、冲任,寒凝血瘀,经行不畅,故经来小腹冷痛等诸症出现。温经汤方肉桂、吴茱萸温经散寒;当归、川芎、白芍、甘草养营活血,缓急止痛;莪术、牡丹皮、牛膝、香附、陈皮活血化瘀,理气止痛;人参扶助正气。全方共奏温经散寒、活血化瘀、益气和营、调经止痛之功。

(四)经行风疹块

安某,女,41岁。初诊:1989年5月17日。

近2年来,每逢经行之际,面部及全身散在出现风疹块,游走不定,瘙痒难忍,搔之更甚,夜间加剧,经后渐愈。面色无华,肌肤枯燥。月经量少,色淡。末次月经1989年5月16日来潮。舌淡苔薄白,脉细数。

诊断:经行风疹块。

辨证:血虚生风。

治法:养血祛风,止痒消疹。

方药:何首乌散加减。

何首乌15g,防风10g,白蒺藜12g,天麻12g,僵蚕10g,胡麻仁12g,茺蔚子12g,蔓荆子12g,当归15g,白芍15g,生地黄15g,川芎10g,薄荷10g(后下),甘草6g。水煎服,日1剂,3剂。

二诊:1989年5月20日。

疹块消退大半,瘙痒亦减轻,上方加黄芪15g,蝉蜕12g,继服3剂。

三诊:1989年5月23日。

药后诸症悉除,月经5天净。拟养血祛风,调和营卫之剂。

当归15g,川芎10g,白芍15g,熟地黄15g,制何首乌12g,白术12g,黄芪15g,防风10g,甘草6g,白蒺藜12g。水煎服,日1剂,6剂。

此后每于经前3天服何首乌散6剂,共2个月经周期。追访半年,风疹块未作。

按语:营阴不足,血虚生风,风胜则痒,经行时阴血愈虚,故风疹块频发。"治风先治血,血行风自灭。"何首乌散加减方中四物汤合何首乌、防风、胡麻仁、茺蔚子、蔓荆子、薄荷养血祛风以消疹止痒;白蒺藜、天麻、僵蚕疏肝祛风以止痒;甘草调和诸药。全方共奏养血祛风、消疹止痒之功。

(五)恶阻

褚某,女,24岁。初诊:2001年5月6日。

妊娠49天,呕吐7～8天,加重3天。患者素来脾胃虚弱,今反复恶心呕吐,吐出清水痰涎,厌食纳少,头晕,神疲乏力,舌淡苔白,脉缓滑无力。

诊断:恶阻。

辨证:脾胃虚弱,胃失和降。

治法:健脾和胃,降逆止呕。

方药:橘皮竹茹汤加味。

橘皮12g,竹茹15g,甘草6g,人参10g,半夏10g,茯苓15g,苏梗10g,生姜3片,大枣3枚(擘)。水煎服,日1剂,3剂。

复诊:2001年5月9日。

呕吐减轻,仍厌食纳少,嗳气,上方加砂仁6g(后下),3剂。

三诊:2001年5月13日。

呕吐止,饮食渐进,精神转佳。上方减半夏,加炒白术12g,以资巩固。

按语:患者素体脾胃虚弱,妊娠血聚冲任以养胎,冲脉之气偏盛,"冲脉隶于阳明",冲气乘虚夹胃气上逆,胃失和降,致恶阻。橘皮竹茹汤之人参、甘草、茯苓、大枣健脾益气以和胃;半夏、竹茹、生姜和胃降逆止呕;橘皮、苏梗理气和中。全方共奏健脾和冲、降逆止呕之功。

半夏为妊娠禁忌药,与人参、甘草、生姜同用治疗恶阻,不仅对胎无碍,而且是止呕安胎无可替代的圣药,若惧而不用,呕吐加剧,反而伤胎。

（六）子嗽

宋某，女，38岁。初诊：1988年1月31日。

患者妊娠4个半月，素有慢性支气管炎，因感受风寒，咳嗽并哮喘10余天，痰白质稀，鼻塞流清涕，咽喉干痒，头痛恶寒，骨节酸痛，纳差，舌淡苔薄白，脉浮滑。

诊断：子嗽。

辨证：寒邪束肺，肺气失宣。

治法：疏散风寒，宣肺止咳。

方药：桔梗散加味。

紫苏12g，桔梗10g，炙麻黄9g，炙桑白皮12g，赤茯苓15g，天冬12g，川贝母9g，甘草6g，人参10g，炒杏仁10g。水煎服，日1剂，3剂。

二诊：1988年2月3日。

药后咳嗽已爽，但干呕，食欲不振，上方加陈皮12g，半夏9g，炙枇杷叶12g，3剂。

三诊：1988年2月6日。

咳嗽已瘥，胃纳转佳，上方继服3剂，以资巩固。

按语：素患慢性支气管炎，身体素虚，风寒犯肺，肺失宣降，则咳喘诸证出现。桔梗汤加味之麻黄、紫苏解表散寒；桔梗、甘草宣肺利咽；天冬、川贝母、炒杏仁润肺化痰平喘；赤茯苓、桑白皮利湿化痰平喘；陈皮、半夏、枇杷叶、人参燥湿化痰，益气和胃。全方共奏解表散寒、益气和胃、宣肺化痰、止咳平喘之功。

咳嗽虽非胎病，但胎前咳嗽，因津液聚养胎元，肺失濡润，咳嗽往往迁延不愈。久咳或咳剧可损伤胎元，乃至堕胎、小产，切不可掉以轻心。

(七)产后心悸失眠

董某,女,33 岁。初诊:2000 年 9 月 26 日。

产后弥月,患心悸 10 余天,自觉心慌,自汗,胸闷,心烦失眠,倦怠乏力,面色㿠白,舌淡红少苔,脉结。

诊断:产后心悸。

辨证:气血虚弱,心失荣养。

治法:益气滋阴,补血复脉。

方药:滋血汤加味。

当归 15g,川芎 10g,白芍 15g,人参 10g,麦冬 12g,牡丹皮 15g,阿胶 15g(烊化),琥珀 2g(冲),炒酸枣仁 30g,炙甘草 15g,桂枝 9g,半夏 10g,生姜 3 片,大枣 6 枚。水煎服,日 1 剂,5 剂。

二诊:2000 年 10 月 2 日。

服上药心慌明显改善,睡眠亦佳,自汗亦减轻,上方加丹参 15g,9 剂。

三诊:2000 年 10 月 15 日。

心悸缓解,余症悉愈,以归脾丸善后。

按语:心悸乃心跳悸动不安。本证是由产后阳虚不能宣通脉气,阴虚不能荣养心血所致。《濒湖脉学》云:“结脉,往来缓,时一止复来。”方中炙甘草、人参、大枣益气以补心脾;麦冬、阿胶甘润滋阴,养心补血,润肺生津;当归、川芎、白芍补血通脉;生姜、桂枝通阳复脉;牡丹皮、半夏散瘀化痰通脉;酸枣仁、琥珀养心敛汗宁神。全方共奏益气复脉、滋阴补血、安神定志之功。

(八)产后腰痛

栾某,女,37 岁。初诊:1983 年 11 月 17 日。

产后 26 天,腰痛 13 天。产后操劳过早,复感风冷,即腰痛不可转侧,足跟痛,四肢麻木,自汗,恶露未净,舌淡红,苔薄白,脉沉细。

诊断:产后腰痛。

辨证:肾虚。

治法:补肾养血,壮骨祛寒。

方药:产后腰痛方加减。

独活 12g,川芎 10g,白芍 15g,肉桂 6g,川续断 30g,桑寄生 15g,当归 15g,防风 10g,炒杜仲 15g,黄芪 15g,甘草 6g,生姜 3 片。水煎服,日 1 剂,6 剂。

二诊:1983 年 11 月 26 日。

腰痛明显好转,自汗减,恶露尽,上方继服 6 剂,腰痛止,余证悉愈。

按语:陈子明曰:"肾主腰脚,产后腰痛者,为女人肾经系于胞,产则劳伤肾气,损伤胞络;虚未平复而风凉客之,冷气乘腰,故令腰痛也。"此方川续断、桑寄生、杜仲补肾强腰;当归、白芍、川芎养血活血;独活、防风、肉桂温经散寒,祛风通络;黄芪、甘草益气固表;生姜发散风寒。全方共奏补肾养血、强腰壮骨、温经散寒、通络止痛之功。

(九)产后汗出不止

和某,女,42 岁。初诊:2005 年 9 月 12 日。

患者 42 岁得一子甚喜,然则产后昼夜汗出不止,面色皖白,四肢乏力,头晕心悸,夜寐不宁,乳汁少而自溢,舌淡红苔薄白,脉细数而弱。今产后 7 天。

诊断:产后汗出不止。

辨证:气血俱虚,阴液不固。

治法:补气养血,固表止汗。

方药:《经效产宝》疗产后汗出不止方加味。

黄芪 30g,白术 15g,牡蛎 30g,茯苓 15g,防风 10g,麦冬 12g,生地黄 15g,炒酸枣仁 15g,大枣 7 枚(擘),炙甘草 6g。水煎服,日 1 剂,3 剂。

二诊:2005 年 9 月 15 日。

药后汗出已止大半,余症亦好转,上方加党参 15g,6 剂。

三诊:2005 年 9 月 22 日。

汗证已愈,上方继服 3 剂,以资巩固。

按语:陈子明曰:"夫虚汗不止者,由阴气虚而阳气加之,里虚表实,阳气独发于外,故汗出也。血为阴,产后伤血,是为阴气虚也;气为阳,其气实者,阳加于阴,故令汗出。而阴气虚弱不复者,则汗出不止也。""汗为心之液",产后阴阳气血俱虚,内则阴液不能内守,外则阳气不能固秘,营卫不和故产后汗出不止也。方以玉屏风散(防风、黄芪、白术)加大枣、炙甘草益气固表止汗;生地黄、麦冬养阴生津;酸枣仁、茯苓、牡蛎养心安神,敛汗生津。全方共奏益气固表、养阴生津、敛汗宁心之功。

三、《校注妇人良方》方剂临床应用十例

(一)经行眩晕

梁某,女,28 岁。初诊:2011 年 4 月 12 日。

近 2 年来,每逢经期眩晕乃作。经期尚准,今月经第 2 天,自昨天开始头晕目眩,伴呕恶,吐痰涎,经前乳房胀痛,胸胁苦胀满,耳如蝉鸣,舌淡红苔白腻,脉弦滑。

诊断:经行眩晕。

辨证:风痰上扰。

治法:燥湿化痰,平肝息风。

方药:半夏白术天麻汤加减。

半夏10g,白术12g,神曲15g,天麻12g,菖蒲10g,党参15g,苍术12g,陈皮12g,泽泻20g,茯苓15g,炒麦芽15g,甘草6g,生姜3片,川芎10g,桑叶15g,菊花12g,当归15g。水煎服,日1剂,3剂。

复诊:2011年4月15日。

服上药头晕呕吐止,余症亦减轻,上方继服3剂。

以后每于经前服上方6剂,共3个月经周期,眩晕未再发作。

按语:《素问·至真要大论》曰:“诸风掉眩,皆属于肝。”《兰室秘藏·头痛》论云:“恶心呕吐,不食,痰唾稠黏,眼黑头旋,目不能开,如在风云中……即是脾胃气虚,浊痰上逆之眩晕。”朱丹溪云:“眩者言其黑云旋转,其状目闭眼昏,身转耳聋,如立舟船之上,起则欲倒……若郁结生痰而眩晕者,此七情虚火上逆也。”肝藏血,冲为血海,脾为生痰之源,经行血海由盈转亏,脾虚肝旺,冲气夹痰浊上逆,蒙蔽清阳,扰乱清空,则头晕目眩,呕吐痰涎;痰气交阻,浊阴不降,则胸闷胁胀,呕恶不食;风阳上扰则耳如蝉鸣等。半夏白术天麻汤之半夏燥湿化痰,降逆止呕;天麻化痰息风而止头眩;白术、苍术健脾燥湿,协半夏、天麻祛湿化痰以止头眩;茯苓、泽泻健脾利湿;陈皮、生姜、神曲、麦芽理气化痰和胃;党参、甘草、当归、川芎健脾益气,养血和血;菖蒲化浊开窍;桑叶、菊花清头目。全方共奏健脾益气、祛湿化痰、平肝息风、清利头目、止眩止吐之功。

李东垣曰:“足太阴痰厥头痛,非半夏不能疗,眼黑头旋,风虚内作,非天麻不能除。”半夏、天麻可谓燥湿化痰,平息肝风,治头晕头痛之圣药。《金匮要略·痰饮咳嗽病脉证治第十二》曰:“心下有支饮,其人苦冒眩,泽泻汤主之。”泽泻汤由白术、泽泻组成,白术健脾制水,泽泻利水消痰饮,二药一补一泻,一升一降,使清阳上升,浊阴下降,眩冒自止。

(二)子嗽兼胎漏

胡某,女,36岁。初诊:1998年10月19日。

患者妊娠6个月,1个月前患感冒咳嗽,听信"是药三分毒",虑服药伤胎,不敢服药治疗,以致迁延至今,咳嗽不已。刻诊:干咳无痰,时而痰中带血,口干咽燥,或干呕,五心烦热,胎动不安,阴道少量流血,大便干燥,舌红少苔,脉滑细数。

诊断:子嗽。

辨证:阴虚肺燥。

治法:养阴润肺,化痰止咳,止血安胎。

方药:百合散加味。

炙百合15g,炙紫菀12g,麦冬12g,桔梗10g,炙桑白皮12g,炙甘草6g,竹茹12g,炙枇杷叶12g,川贝母9g,黄芩12g,阿胶15g(烊化)。水煎服,日1剂,3剂。

复诊:1998年10月22日。

咳嗽减轻,痰中未见带血,阴道血止,食欲较差,上方加橘红12g,6剂。

咳嗽止,阴道未再流血,余症悉瘥。

按语:《校注妇人良方·妊娠咳嗽方论》曰:"夫肺内主气,外司皮毛,皮毛不密,寒邪乘之,则咳嗽……妊娠病久不已,则伤胎也。"

患者孕后肺阴素虚,久咳不已,肺阴愈虚,虚火内生,灼伤肺津,则干咳无痰,口干咽燥,大便干燥;灼伤肺络,则痰中带血;阴虚内热,则五心烦热;热灼胞胎,冲任不固,则阴道流血。百合散加味之百合、麦冬、川贝母润肺养阴,止咳化痰;紫菀、桑白皮、枇杷叶、竹茹清热化痰，降逆止咳；桔梗、甘草宣肺利咽；黄芩、阿胶清热润燥，止血安胎。全方共奏养阴润肺、化痰止咳、止血安胎之功。

妊娠咳嗽，宜早治早愈，否则久病不已，则伤胎元。咳嗽如此，他病亦然。

（三）子肿

冀某，女，36岁。初诊：1989年9月10日。

妊娠六个半月，近1个月面浮肢肿，且逐渐加重，四肢欠温，神疲乏力，胸闷腹胀，气短懒言，口中淡腻，纳呆便溏，小便短少，舌淡胖嫩，脉缓滑无力。查血压118/70mmHg，查尿常规：无蛋白。

诊断：子肿。

辨证：脾虚湿盛。

治法：健脾利湿，化气行水。

方药：全生白术散加减。

炒白术12g，生姜皮10g，大腹皮12g，陈皮12g，白茯苓15g，黄芪15g，泽泻12g，猪苓12g，桂枝6g，砂仁9g（后下），甘草6g。水煎服，日1剂，3剂。

复诊：1989年9月13日。

服药后，小便增多，肿势渐消，但仍感气短乏力，上方加党参15g，山药15g，6剂。

三诊：1989年9月20日。

浮肿基本消退，余症亦明显改善，上方继服6剂，以资巩固。

按语：《校注妇人良方·妊娠胎水肿满方论》曰："有脾虚，水气流溢……或因水渍于胞，不能分利，皆致腿足肚腹肿症也。"东垣云："水饮留积，若土在雨中，则为泥矣，得和气暖日，水湿去而阳化,自然万物生长。”脾主运化,主肌肉、四肢,脾虚运化失职,水湿停滞,泛溢肌肤四肢,则面浮肢肿;脾失健运,气化不行,故神疲乏力,气短懒言,胸闷纳呆等。全生白术散加味之白术、茯苓、黄芪健脾行水;生姜皮、大腹皮、猪苓、泽泻理气行水;陈皮、砂仁、甘草理气醒脾和胃;桂枝温扶脾阳,化气利水。全方共奏健脾利湿、理气和中、化气行水、消肿除满之功。俾气和日暖,阳化湿去,胎元长育。

(四)恶露不绝

张某,女,37岁。初诊:1990年4月2日。

产后已弥月,恶露淋漓不断,量少,质稀,色淡,无异味。面色㿠白,神疲懒言,四肢乏力,小腹空坠,隐隐作痛,乳汁稀少,自汗出,舌质淡,苔薄白,脉细弱。

诊断:恶露不绝。

辨证:脾虚失摄,冲任不固。

治法:健脾益气,固摄冲任。

方药:加味归脾汤主之。

人参10g,炒白术12g,炙黄芪30g,白茯苓15g,龙眼肉12g,当归15g,远志6g,炒酸枣仁15g,木香10g,炙甘草6g,炮姜炭6g,艾叶炭6g,大枣6枚(擘)。水煎服,日1剂,3剂。

复诊:1990年4月5日。

腹痛止,时有时无,尚有少量恶露,余症亦有改善,上方继服6剂。

三诊:1990年4月12日。

恶露尽,余症悉愈。以归脾丸服2周,以善其后。

按语:《胎产心法》云:“产后恶露不止……由于产时损其气血,虚损不足,不能收摄。”患者产后已弥月,恶露淋漓不断,乳汁稀少，自汗出诸症，皆因产时损伤气血，脾虚统摄无权，冲任不固所致。以归脾汤健脾益气，统摄经血，养血和营，固秘冲任；加炮姜炭、艾叶炭温经止血。俾冲任固摄，经血归源，恶露不绝诸症自愈。

（五）产后惊悸、失眠

高某，女，30 岁。初诊：1993 年 3 月 22 日。

产后弥月，因 3 天前偶受惊吓，突然出现心慌恐惧，健忘失眠，并无故悲伤欲哭，自汗盗汗，乳汁亦减少，舌质淡红，苔薄白，脉细数。

诊断：产后惊悸、失眠。

辨证：心血亏虚，心神失养。

治法：养心安神。

方药：茯苓散加味。

人参 10g，炙甘草 10g，炒白芍 15g，当归 15g，远志 6g，茯苓 15g，肉桂 3g，麦冬 12g，炒酸枣仁 15g，合欢花 12g，小麦 30g，龙齿 15g，大枣 6 枚（擘），生姜 3 片。水煎服，日 1 剂，3 剂。

复诊：1993 年 3 月 25 日。

服药后，惊悸明显减轻，夜能成寐，未见哭泣，上方继服 3 剂。惊悸失眠诸症悉愈。

按语：《素问·举痛论》曰“惊则气乱”“恐则气下”。《校注妇人良方·产后心神惊悸方论》按云：“人之所主者心，心之所主者血。心血一虚，神气不守，此惊悸所由作也，当补血气为主。”患者产后心脏气血亏虚，复受惊吓，心神失养，心神不守，则惊悸、失眠，无故悲泣；气虚卫外不固，则自汗；血虚营不内守，则盗汗；气血亏虚，乳汁自少。茯苓散加味之远志、茯苓、酸枣仁、合欢花、小麦、龙齿养心定志，镇惊安神；人参、炙甘草、大枣、肉桂、生姜补益心气;当归、白芍、麦冬滋养心血。全方共奏益气养血、镇惊安神之功。

(六)产后咳嗽

杜某,女,38岁。初诊:2013年10月24日。

患者产后21天,偶感风寒,恶寒发热,头痛鼻塞,咳嗽痰多,质稀色白,胸膈满闷,纳少便溏,舌淡苔白,脉浮。

诊断:产后咳嗽。

辨证:风寒束肺,肺失宣降。

治法:益气解表,祛痰止咳。

方药:参苏散主之。

人参10g,紫苏叶12g,姜半夏10g,茯苓15g,陈皮12g,桔梗10g,葛根15g,前胡12g,炒枳壳15g,炙甘草6g,生姜3片。水煎服,日1剂,3剂。

复诊:2013年10月27日。

热退,咳嗽诸症明显减轻,上方继服3剂。

三诊:2013年10月31日。

咳嗽止,诸症悉愈。

按语:《校注妇人良方·咳嗽方论》曰:"夫肺为四脏之华盖,内统诸经之气,外司腠理皮毛。若外邪入于肺中,故令咳嗽。"《校注妇人良方·产后咳嗽方论》曰:"夫肺主于气,产后肺气虚,故外邪感而咳嗽所由作也。"按云:"盖胃为五脏之根本,胃气一虚,五脏失所,百病生焉。经云,肺属辛金,生于己土,脾土既虚,不能生金,则腠理不密,外邪易感矣。"患者脾胃素虚,腠理不密,偶感风寒,即发咳嗽诸症。"脾为生痰之源",人参、茯苓、甘草健脾益气以治本;"肺为贮痰之器",陈皮、半夏、桔梗、前胡燥湿化痰,宣肺止咳;紫苏叶、葛根、生姜、枳壳发汗解表,理气和胃以治标。参苏散全方共奏益气解毒、祛痰止咳之功。

(七)产后大便难

刘某,女,24岁。初诊:1998年8月16日。

患者7月19日顺产一男婴,其后大便干结带血,艰涩难解,5～6天解一次,只好用开塞露暂解便难之苦。今大便7日未解,腹胀满,纳少泛恶,口干欲饮,恶露未净,舌边尖红,苔略黄腻,脉细数。

诊断:产后大便难。

辨证:产后津伤,阴虚火旺,肠道干涩,腑气不行。

治法:滋阴生津,泄热通便。

方药:麻仁丸加味。

火麻仁20g,枳壳15g,人参10g,大黄10g(后下),当归身12g,麦冬12g,甘草6g。水煎服,日1剂,3剂。

复诊:1998年8月19日。

上药服2剂,大便即通,解燥屎7～8枚,腹胀满减轻,上方加减继服。

火麻仁15g,枳壳15g,人参9g,麦冬12g,肉苁蓉12g,生地黄15g,制何首乌12g,阿胶15g(烊化),甘草6g。水煎服,日1剂,6剂。

三诊:1998年8月25日。

大便通畅,先硬后溏,间日1行。胃纳转佳,口干腹胀已愈,恶露已净,上方3剂,3日1服,以资巩固。

按语:《金匮要略·妇人产后病脉证治第二十一》云:“新产妇人……亡津液,胃燥,故大便难。”《校注妇人良方·产后大便秘涩方论》云:“产后大便秘涩,因肠胃虚弱,津液不足也。若腹闷胀,宜麻仁丸润之。”患者产后大便干涩难解,腹胀口干实属肠胃虚弱,津液不足,肠道失润,腑气不行所致。以麻仁丸加味之人参、甘草健脾生津,致津液于肠道以治本;大黄、枳壳泄热通便,理气宽肠胃以治标,且寓有小承气汤急下存阴之意;火麻仁、当归身、麦冬滋阴生津,润肠通便。全方标本兼治,俾脾胃健,津液复,肠道润,大便通。

(八)产后虚羸证

武某,女,36岁。初诊:2000年2月16日。

自剖宫产后,调养不善,迄今已56天,身体渐瘦,食欲不振,头晕眼花,面色皖白,气短懒言,心悸怔忡,健忘失眠,皮肤不润,畏寒肢冷,乳汁不足,舌质淡,苔薄白,脉细虚。

诊断:产后虚羸证。

辨证:气血两虚。

治法:温补气血。

方药:十全大补汤主之。

人参10g,肉桂6g,川芎10g,熟地黄15g,茯苓15g,炒白术12g,炙甘草6g,黄芪15g,当归15g,白芍15g,生姜3片,大枣6枚(擘)。水煎服,日1剂,6剂。

复诊:2000年2月28日。

服上药后,诸症改善,上方隔日服1剂,12剂。

三诊:2000年3月22日。

诸证平复,身无不适,后以饮食、情志调养之。

按语:《校注妇人良方·产后虚羸方论》曰:"《产宝》云,产后虚羸者,皆系产后亏损血气所致。须当慎起居,节饮食,六淫七情,调养百日,庶保无疾。若中年及难产者,毋论日期,必须调养平复,方可治事。否则气血复伤,虚羸之症作。"患者产后气血虚弱,调养不善,身体虚羸不复。以十全大补汤气血双补,俾阴生阳长，气血旺盛，虚羸乃复。

（九）不孕症

沈某，女，30岁。初诊：1991年4月6日。

患者生一女，年已7岁，其后盼子心切，但同居不孕。月经先后不定期，血深红有块，量时多时少，小腹胀痛，经前两乳房胀痛。末次月经3月15日。平时情志不畅，急躁易怒，头痛眩晕，失眠梦多，舌质略黯，脉弦细。

诊断：继发不孕。

辨证：肝郁气滞，冲任失调。

治法：调和肝脾，养血种子。

方药：逍遥散加味。

当归15g，川芎10g，白芍15g，柴胡12g，茯苓15g，炒白术12g，甘草6g，香附15g，枸杞子12g，合欢花12g，炒川楝子10g，炒酸枣仁15g，青皮12g，生姜3片，薄荷6g（后下）。水煎服，日1剂，6剂。

复诊：1991年4月12日。

服上药诸症改善，但觉腰酸痛，上方加炒杜仲15g，桑寄生15g，川续断15g，6剂。

三诊：1991年4月23日。

患者于4月16日经至，血色红，量可，双乳及小腹胀痛明显减轻。上方继服9剂。

四诊：1991年5月22日。

妊娠试验阳性，喜获妊娠。

按语：诗云“妇人和平，则乐有子”，和则阴阳不乖，平则气血不争。《景岳全书·妇人规》云：“产育由于气血，气血由于情怀，情怀不畅则冲任不充，冲任不充则胎孕不受。”患者盼子心切，情怀不畅,抑郁不乐致气血不调,冲任失和,故不孕。以逍遥散加味之柴胡、香附、川楝子、青皮、薄荷疏肝解郁,调气行滞;当归、川芎、白芍、枸杞子养肝血,调冲任;白术、茯苓、生姜、甘草健脾益气,益气血生化之源;酸枣仁、合欢花养肝解郁,安心神。全方共奏疏肝解郁、益气养血、调和冲任、促孕种子之功。

(十)梦交

许某,女,29岁。初诊:1999年4月16日。

患者丈夫外地打工,思欲不遂,得梦交症1年余,因难以启齿,不可告人,以致迁延至今,病情加重,方才就诊。今梦交频作,心神恍惚,健忘少寐,腰膝酸软,口苦咽干,月经先期量多,经前乳房胀痛,心烦头痛,舌红少苔,脉弦细数。

诊断:梦交。

辨证:阴虚火旺,心神不安。

治法:疏肝滋肾,清心泻火,安神定志,泻南补北法。

方药:酸枣仁丸合朱砂安神丸加减。

茯神15g,炒酸枣仁15g,远志6g,柏子仁12g,生地黄30g,青竹茹15g,黄连10g,甘草6g,当归12g,菖蒲10g,生龙骨15g,白芍15g,生牡蛎15g,小麦30g,朱砂0.2g(研,冲)。水煎服,日1剂,6剂。

复诊:1999年4月23日。

梦交诸症,明显改善,上方继服9剂。

三诊:1999年5月5日。

梦交未作,诸症悉愈。以天王补心丹善后。

按语:《金匮要略·血痹虚劳病脉证并治第六》云:"脉得诸芤动微紧,男子失精,女子梦交。"朱丹溪云:"夫肾乃阴中之阴也,主闭藏者。肝乃阴中之阳也,主疏泄者。然而二脏皆有相火,其系上属心,心火动,则相火翕然而从之。”患者思欲不遂,欲念频生,肾阴亏虚,心肝火旺,相火翕然随之致梦交频作,心神恍惚,诸症纷起。酸枣仁丸合朱砂安神丸加减之当归、白芍、小麦养肝平肝;生地黄、生牡蛎滋肾敛阴;黄连、甘草清泄心火;酸枣仁、远志、柏子仁、茯神、菖蒲、生龙骨、朱砂、竹茹养心除烦,定志安神,收敛精气。全方共奏滋阴清热、养心安神、收敛精气、收心养性之功。

四、《金元四家》方剂临床应用九例

(一)经行鼻衄

马某,女,25岁。初诊:1997年9月17日。

患者经行鼻出血1年余。每逢月经来潮即出现鼻流血,色红,量不多,月经2～3/19～22天,末次月经1997年8月27日至,经血色红,量少,鼻出血4天止。平时腰膝酸软,咳嗽痰少,手足心热,颧红盗汗,咽干鼻燥,舌红少苔,脉细数。

诊断:经行鼻衄。

辨证:阴虚火旺。

治法:滋肾润肺,引血下行。

方药:大补阴丸加味。

熟地黄15g,知母10g(酒炒),炒黄柏10g,炙龟甲15g,沙参12g,麦冬12g,甘草6g。水煎服,日1剂,6剂。

复诊:1997年9月23日。

服上药潮热盗汗、鼻干咽燥均有改善,于9月22日月经来潮,鼻腔点滴出血2天。

上方生地黄15g易熟地黄,加白茅根30g,当归12g,炒白芍15g,牛膝15g,牡丹皮15g,4剂。

三诊:1997 年 9 月 27 日。

上药服 1 剂,鼻血止,月经 4 天净,余无不适。

后每于经前服前方 6 剂,经期服后方 3 剂,共 3 个月经周期,鼻衄未作,月经正常。

按语:《医宗金鉴·删补各医方论》曰:"朱震亨云:'阴常不足,阳常有余。宜常养其阴,阴与阳齐,则水能制火,斯无病矣。'……精血既亏,相火必旺,真阴愈竭。孤阳妄行而劳瘵,潮热、盗汗、骨蒸、咳嗽、咯血、吐血等证悉作……惟急以黄柏之苦以坚肾,则能制龙家之火;继以知母之清以凉肺,则能全破伤之金。若不顾其本,即使病去犹恐复来,故又以熟地黄、龟板大补其阴,是谓培其本,清其源矣。"今患者肺肾阴虚,虚火上炎,经期冲脉气盛,气火上逆,损伤肺络,故为鼻衄;肾阴虚,外府失养,故腰膝酸软;肺阴虚,肺失清肃,则咳嗽少痰;虚火内扰冲任,迫血妄行,则月经先期;阴血不足,则月经量少;阴虚内热,灼肺伤津,则手足心热,潮热盗汗,咽干鼻燥;舌红少苔,脉细数皆阴虚内热之征。大补阴丸加味之熟地黄滋肾养肝;黄柏泻相火,坚真阴;知母上以清润肺热,下以滋润肾阴;龟甲滋阴潜阳;沙参、麦冬滋阴润肺;当归、白芍养血和血;牡丹皮清热凉血;生地黄、白茅根凉血止血;牛膝引血下行;甘草调和诸药。全方共奏滋阴润肺、平冲降逆、养血清热、凉血止血之功。俾阴充火降,肺润血宁,标本兼治,鼻衄方停。

(二)崩漏

案例 1

苗某,女,18 岁。初诊:1987 年 3 月 6 日。

不规则阴道流血 3 个月余。血色黯红,量不多,有小血块,小腹痛,烦热口干,腰膝酸痛,舌质略黯,苔薄黄,脉弦细数。

诊断:崩漏。

辨证:血热兼瘀血。

治法:凉血祛瘀,止血调经。

方药:莲壳散合四物汤加味。

莲壳炭 10g,棕皮炭 12g,香附 15g,当归 15g,川芎 10g,白芍 15g,生地黄 15g,牡丹皮 15g,黄芩 12g,甘草 6g,茜草 15g,三七 6g。水煎服,日 1 剂,4 剂。

复诊:1987 年 3 月 10 日。

服上药后,下血时下时止,无血块,腹痛止,上方加炒杜仲 15g,地榆 15g,4 剂。

三诊: 1987 年 3 月 14 日。

今崩漏止,余症悉平。上方继服 4 剂,以资巩固。

后随访 3 个月,月经正常。

按语:血热妄行,冲任不固,故阴道流血色黯不止;瘀血不去,新血不得归经,故阴道流血量少,时下时止,有块,腹痛;流血日久,必及肾,故腰膝酸痛;血热灼阴,故烦热口干;舌黯苔薄黄,脉弦细数亦血热血瘀之征。莲壳散合四物汤加味之莲壳炭、棕榈炭止血塞流以治标;生地黄、白芍、黄芩、甘草凉血清热,当归、川芎、牡丹皮、茜草、三七、香附养血和血,散瘀止血,杜仲补肾固冲,以上诸药凉血祛瘀,养血固冲,澄源复旧以治本。俾瘀血祛,冲任固,崩漏愈。

张子和《儒门事亲 · 治病百法 · 血崩》曰:“血得热而流散……四物者,是凉血也,乃妇人之仙药也。”

案例 2

董某,女,45 岁。初诊:2005 年 8 月 20 日。

患者以往月经尚正常,后来月经两月未行,经来迄今 1 月余不净。刻下阴道流血,量不多,淋漓不断,色黯淡,伴头晕乏力,腰膝酸软,口干不欲饮,舌质淡红,苔薄黄,脉弦细。

诊断:崩漏。

辨证:脾虚血热。

治法:健脾益气,凉血止血。

方药:伏龙肝散加味。

伏龙肝30g(煎汤代水),当归15g,川芎6g,生地黄15g,阿胶15g(烊化),川续断18g,地榆15g,小蓟15g,竹茹15g,黄芪15g,炙甘草6g。水煎服,日1剂,4剂。

复诊:2005年8月24日。

阴道流血基本停止,但大便略稀,余症尚在,上方加党参15g,炒白术12g,6剂。

三诊:2005年8月30日。

阴道未再流血,余症悉平。

按语:患者脾虚,统摄无权,复加血热,迫血妄行,故阴道流血迁延不止;脾虚化源不足,故头晕乏力,流血量少色淡;血热妄行,故阴道流血色黯不止,口干不欲饮;久病及肾,故腰膝酸软;余症皆脾虚血热之征。伏龙肝散以伏龙肝为君,健脾温脾止血;生地黄、地榆、小蓟、竹茹清热凉血止血;当归、川芎、阿胶、川续断养血补肾,固冲止血;黄芪、党参、白术、炙甘草健脾益气,以益气血生化之源,复增统摄之权。该病虚实相并,寒热错杂,故用伏龙肝、川续断、阿胶加黄芪、党参、白术、炙甘草健脾固冲以治其本;当归、川芎、生地黄、地榆、小蓟、竹茹清热凉血以治其标,俾脾健血和,脾摄冲固,崩漏血止。

(三)妊娠不寐

和某,女,37岁。初诊:1989年6月5日。

妊娠3个半月,失眠7～8天。今入睡困难,多梦易醒,心悸怔忡,伴头晕目眩,面色无华,四肢倦怠,食欲不振,舌淡红,脉滑弱。

诊断:妊娠不寐。

辨证:气血不足,心神失养,神不安舍。

治法:补气养血,安神定志。

方药:定志丸加味。

柏子仁12g,人参10g,茯神15g,茯苓15g,远志6g,酸枣仁15g,当归身12g,龙眼肉12g,炙甘草6g,生姜3片,大枣6枚。水煎服,日1剂,3剂。

复诊:1989年6月8日。

服药后,睡眠颇安,心悸已定,上方继服6剂。

三诊:1989年6月15日。

睡眠酣甜,余症悉平。

按语:心藏神,主血脉。妊娠血聚养胎,气血颇虚,妊娠3个月,心血养之,心血益虚,心神失养,故不寐多梦;气血虚,心失所养,则心悸怔忡;余症皆气血不荣之征。定志丸加味之酸枣仁、柏子仁、茯神、远志养心安神定志;当归身、龙眼肉补血安神;人参、茯苓、炙甘草、生姜、大枣健脾益气,培气血生化之源。全方共奏益气养血、安神定志之功。俾气血充沛,心神得养,神安其宅,何有不寐、心悸之虞哉!

(四)产后肩背痛

岳某,女,27岁。初诊:2000年9月27日。

产后56天,感受风湿而肩背痛10余天。肩臂、项背疼痛,不可转侧,头痛身重,腰脊重痛,舌质淡,苔白,脉浮。

诊断:产后肩背痛。

辨证:风湿侵表,经输不利。

治法:祛风胜湿,通痹止痛。

方药:羌活胜湿汤加味。

羌活 10g,独活 10g,藁本 10g,防风 10g,炙甘草 6g,川芎 10g,蔓荆子 10g,黄芪 15g,当归 15g,酒白芍 15g,片姜黄 10g。水煎服,日 1 剂,3 剂。

复诊:2000 年 9 月 30 日。

服药后,肩臂腰背疼痛明显减轻,可以转侧,上方继服 4 剂。

三诊:2000 年 10 月 11 日。

项背、肩臂、头身重痛悉愈,回顾转侧自如,一如常人。

按语:产后气血本虚,复受风湿之邪外侵,风湿相搏,凝滞太阳经输,经输不利,故见肩背、项臂、头身重痛,不能转侧。此乃“邪之所凑,其气必虚”是也。羌活胜湿汤加味之羌活祛上部之风湿,独活祛下部之风湿,二药相须为用,共散周身风湿,疏利经脉,通痹止痛;防风、藁本祛太阳经风湿,以止头痛;蔓荆子助防风、藁本祛风胜湿止头痛;片姜黄善于祛肢臂风湿寒邪而活血通痹止痛;当归、川芎、酒白芍养血活血止痛;黄芪既能益气固表,防羌活、独活、藁本、防风发散太过,且防外邪复侵,与当归、酒白芍配伍亦可益气养血以扶正,此乃“正气存内,邪不可干”之谓。全方共奏祛风解表胜湿、养血益气固表、标本兼治之功。俾正气胜,风湿祛,疼痛止。

(五)产后脘腹痞满

王某,女,38 岁。初诊:2008 年 9 月 10 日。

产后 40 余天,脘腹胀满半月。产后情志不悦,饮食不节,致脘腹痞满胀痛,呕恶,嗳气,不思饮食,大便不调,或干或稀,舌淡红,苔白腻,脉弦细。

诊断:产后脘腹痞满。

辨证:脾虚气滞。

治法:健脾消痞。

方药:和中丸主之。

木香12g,枳实15g,炙甘草6g,槟榔12g,陈皮12g,半夏10g,厚朴12g,炒白术12g,生姜3片。水煎服,日1剂,3剂。

复诊:2008年9月13日。

服药后,脘腹痞满胀痛明显减轻,但仍不欲饮食,上方加陈曲12g,炒谷芽15g,砂仁6g(后下),6剂。

三诊:2008年9月20日。

患者饮食颇馨,大便自调,脘腹痞满胀痛悉愈。

按语:产后体弱,脾胃本虚,复因情志不畅,饮食不节损伤脾胃致脾胃益虚,痰气食积停滞。痰气郁结,气机不畅,故呕恶,脘腹痞满;食积不化,气机壅滞,则嗳气,脘腹胀痛,不思饮食;脾虚气滞,胃肠气机升降失常,故大便不调,时干时稀;舌淡红苔白腻,脉弦细皆脾虚气滞之象。和中丸之白术、甘草健脾和胃以治其本;半夏、厚朴、生姜化痰理气,消痞除满,木香、槟榔、枳实加陈曲、炒谷芽行气消食导滞,而消脘腹胀痛以治标;陈皮加砂仁理脾悦胃,以进饮食。全方共奏健脾消痞、导滞和中之功。本病虚实错杂,治宜标本兼治。俾脾胃健,中气和,痞满胀痛自消。

(六)产后脘胀胁痛

李某,女,29岁。初诊:2003年5月12日。

产后月余,因与丈夫口角,而胃胀胁痛7天。刻下患者胸膈痞闷,脘腹及两胁胀痛,嗳气不舒,恶心呕吐,烦热吞酸,饮食不消,舌质红,苔薄微黄腻,脉弦细。

诊断:产后脘胀胁痛。

辨证:肝气郁结。

治法:疏肝行气,解郁止痛。

方药:越鞠丸合金铃子散加减。

香附15g,川芎10g,栀子10g,苍术12g,神曲15g,炒川楝子10g,延胡索12g。水煎服,日1剂,3剂。

复诊:2003年5月15日。

服上方脘腹及两胁胀痛减轻,余症未减,上方加木香12g,郁金12g,炒谷芽15g,枳壳15g,半夏10g,甘草6g,生姜3片,6剂。

三诊:2003年5月22日。

服药后,患者诸症悉平。

按语:《医宗金鉴·删补名医方论》曰:"夫人以气为本,气和则上下不失其度,运行不停其机,病从何生。若饮食不节,寒温不适,喜怒无常,忧思无度,使冲和之气升降失常,以致胃郁不思饮食,脾郁不消水谷,气郁胸腹胀满,血郁胸膈刺痛,湿郁痰饮,火郁为热及呕吐恶心,吞酸吐酸,嘈杂嗳气,百病丛生。故用香附以开气郁,苍术以降湿郁,抚芎以行血郁,山栀以清火郁,神曲以消食郁。此朱震亨因五郁之法,而变通者也。五药相须,共收五郁之效。"上方加刘完素之"金铃子散"以行气疏肝,活血止痛;复加木香、郁金、谷芽、枳壳、半夏、甘草、生姜以增强解郁之效。俾患者郁去气和,气机顺畅,脘腹及两胁胀痛等诸症悉平。

(七)产后盗汗

林某,女,27岁。初诊:2000年6月8日。

产后月余,患夜间睡眠中出汗8～9天。患者产后恣食炙煿煎炒之品致发热,盗汗浸被褥,面赤,心烦,口干唇燥,便结溲黄,舌红脉数。

诊断:产后盗汗。

辨证:阴虚阳盛。

治法:滋阴泻火,固表止汗。

方药:当归六黄汤加甘草。

当归 15g,生地黄 15g,熟地黄 15g,黄芩 12g,黄柏 9g,黄连 10g,黄芪 30g,甘草 6g。水煎服,日 1 剂,3 剂。

复诊:2000 年 6 月 12 日。

服上药,发热盗汗减轻,余症亦有改善,上方继服 3 剂。

三诊:2000 年 6 月 15 日。

发热盗汗止,余症悉除。

后以六味地黄汤以善其后。

按语:产后阴血本虚,复食炙煿温热太过,火热内壅,致内热熏蒸形成阳盛阴虚,营阴不守,卫外不固,故发热、盗汗;虚火上炎,故面赤心烦;火伤阴津,乃见口干唇燥、舌红、脉数。以当归六黄汤之黄芪、当归育阴养血,益气固表止盗汗以固其本;黄芩、黄连、黄柏清肺、胃、肾三焦实火,坚阴除烦以治其标;甘草调和诸药。全方一则养血育阴与泻火清热双管齐下,标本兼治,以使阴固则水能制火,热清则耗阴无由;二则益气固表,养血和血以顾产后阴血不足。俾营阴内守,卫外固密,内热、外汗相应自愈。

(八)产后尿浊

王某,女,41 岁。初诊:1988 年 11 月 10 日。

患者产后 2 月余,小便混浊 1 月余。刻下:患者腰痛腿软,小便混浊,尿频,夜间尤甚,尿白如淘米泔,沉淀后凝如膏糊状,舌淡苔白腻,脉沉濡缓。

诊断:产后尿浊。

辨证:下焦虚寒,湿浊不化。

治法:温肾助阳,利湿化浊。

方药:萆薢分清饮加味。

益智仁 10g,川萆薢 15g,石菖蒲 10g,乌药 10g,黄芪 30g,茯苓 15g,炒杜仲 15g,甘草 6g。水煎服,日 1 剂,6 剂。

复诊:1988 年 11 月 16 日。

服上药后,夜尿减少,尿浊减轻,上方加芡实 15g,莲子肉 12g,白术 12g,山茱萸 12g,6 剂。

三诊:1988 年 11 月 24 日。

尿浊诸症明显改善,上方继服 6 剂。

四诊:1988 年 12 月 2 日。

尿如常人,余无不适,告愈。

按语:肾为封藏之本,肾受寒侵,下焦虚寒,封藏失职,故尿频无度,夜间益重;肾阳虚弱,外府失养,故腰痛腿软;肾阳不足,气化不及,失于分清别浊,故小便混浊,凝如膏糊。萆薢分清饮加味之萆薢利湿化浊,以治尿浊;益智仁、山茱萸、炒杜仲温肾补肾以治腰痛,缩小便,止遗浊尿频;乌药温肾寒,暖膀胱,以治小便频数;石菖蒲化浊除湿,助萆薢以治尿浊不清。脾主运化水湿,升清气,加黄芪、白术、茯苓、甘草、芡实、莲子肉健脾渗湿,益气升清,助萆薢分清饮以除湿化浊,治小便混浊。全方共奏温肾健脾、分清化浊之功。俾清分浊别,小便正常。

(九)子挺

张某,女,41 岁。初诊:1987 年 8 月 6 日。

患阴挺 3 年余。自产二胎后,劳作过度,致阴挺病,近 7 天午后发热,体温 38.5℃。子宫脱出阴道口外,外阴红肿热痛,带下色黄,质稠,量多,有异味,小腹坠痛,面色浮红,神疲乏力,少气懒言,小便黄,舌淡苔黄,脉濡数。

诊断:阴挺。

辨证:气虚下陷兼下焦湿热。

治法:补气升提,清热渗湿。

方药:补中益气汤合二妙丸加味。

人参 10g,黄芪 30g,炙甘草 6g,白术 12g,当归 12g,陈皮 12g,升麻 10g,柴胡 12g,苍术 12g,黄柏 10g,茯苓 15g,车前子 30g(包煎),栀子 10g,薏苡仁 30g,甘草 6g,青皮 12g,龙胆草 10g。水煎服,日 1 剂,6 剂。

复诊:1987 年 8 月 12 日。

上药服至 3 剂,热退,带下减少;服至 6 剂,外阴肿痛明显减轻,小腹痛止,上方加乌贼骨 15g,生牡蛎 15g,6 剂。

三诊:1987 年 8 月 18 日。

子宫虽下移,但未脱出阴道口,余症亦明显改善。

人参 10g,黄芪 30g,炙甘草 6g,白术 12g,当归 12g,升麻 6g,柴胡 10g,陈皮 12g,枳壳 15g,薏苡仁 30g,芡实 12g,茯苓 15g,生牡蛎 30g,乌贼骨 15g。水煎服,日 1 剂,12 剂。

四诊:1987 年 9 月 29 日。

子宫位置正常,劳累时未见脱出,余症悉愈。服归脾丸 3 周,以资巩固。

按语:薛立斋曰:“有妇人阴中突出如菌,四围肿痛,小便数,晡热,似痒似痛,小便重坠,此肝火湿热而肿痛,脾虚下陷而重坠也。先以补中汤加山栀、茯苓、车前、青皮,以清肝火,升脾气,更以加味归脾,调理脾郁。”脾主中气,脾虚中气不足,气虚下陷,冲任不固,带脉失约,无力系胞,则子宫下脱;脾虚中阳不振,化生不足,则神疲乏力,少气懒言,面色浮红,小腹坠痛;肝经湿热下注,则发热,外阴红肿热痛,带下色黄,质稠,量多,有异味;舌淡苔薄黄,脉濡数皆气虚、湿热之象。方以黄芪、人参、白术、甘草补中益气升提;当归养血和血;陈皮、枳壳、青皮理气和肝胃;升麻、柴胡升提阳气;生牡蛎、乌贼骨固涩止脱;苍术、黄柏、车前子、茯苓、芡实、薏苡仁、栀子、龙胆草清热渗湿。补中益气汤加味以治本,二妙丸加味以治标,标本兼治。全方共奏健脾益气、清热渗湿、升提固脱之功。俾中气升,湿热祛,冲任固,带脉约,胞宫提升,阴挺自愈。

五、《景岳全书》方剂临床应用十例

(一)月经过多

林某,女,26岁。初诊:1998年6月11日。

月经量过多约1年,经色深红,质黏稠,有小血块,7～8天净。伴有心烦口渴,身热面赤,尿黄便结,舌红苔黄,脉滑数。末次月经5月26日。

诊断:月经过多。

辨证:血热。

治法:清热凉血,调经固冲。

方药:保阴煎加味。

生地黄18g,熟地黄15g,黄芩12g,黄柏10g,白芍15g,山药15g,川续断15g,甘草6g,牡丹皮15g,地骨皮12g,知母10g,炒槐花9g。水煎服,日1剂,9剂。

复诊:1998年6月27日。

于6月24日经至,血色红,量多,有小血块,腰酸痛。上方加减。

生地黄15g,熟地黄15g,黄芩12g,白芍15g,山药15g,川续断15g,甘草6g,牡丹皮15g,丹参15g,茯苓15g,益母草15g,香附15g,茜草15g。水煎服,日1剂,3剂。

三诊:1998 年 6 月 30 日。

月经 5 天净。上方加减继服。

生地黄 15g,熟地黄 15g,黄芩 12g,黄柏 9g,白芍 15g,山药 20g,川续断 15g,甘草 6g,炒杜仲 15g,知母 10g,山萸肉 12g,太子参 15g,茯苓 15g。水煎服,日 1 剂,9 剂。

四诊:1998 年 8 月 5 日。

于 1998 年 7 月 29 日经至,血量减少,余症明显改善。每于经后服上方 9 剂,再服知柏地黄丸 2 周,计 2 个月经周期,月经量正常,随访半年,未复发。

按语:患者素体阳热内盛,损伤冲任,迫血妄行,故出现月经量多等诸多血热证。加味保阴煎之黄芩、黄柏、知母清热泻火;生地黄、地骨皮滋阴清热;熟地黄、白芍养血敛阴;山药、川续断补肝肾固冲任;炒槐花、牡丹皮清热凉血,止血散瘀;甘草调和诸药。全方共奏清热凉血、固冲止血之效。

(二)月经过少

石某,女,36 岁。初诊:2000 年 2 月 29 日。

患者顺产 1 次,剖宫产 1 次,人流 3 次,月经量少约 2 年。月经量少,点滴即净,经色淡红,质稀薄,经后小腹绵绵作痛,面色萎黄,腰膝酸软,头晕眼花,心悸气短,皮肤不润,爪甲苍白,舌淡红,苔薄白,脉细弱无力。末次月经 2 月 26 日。

诊断:月经过少。

辨证:血虚肾亏。

治法:补血益气,滋肾调经。

方药:大补元煎加味。

人参 10g,山药 15g,熟地黄 30g,炒杜仲 15g,当归 15g,山茱萸 12g, 枸杞子 15g,炙甘草 6g,黄芪 30g,制何首乌 12g,白芍

15g,阿胶15g(烊化)。水煎服,日1剂,9剂。

复诊:2000年4月6日。

药后诸症改善,于3月28日月经来潮,血量较前增多,唯胃纳及睡眠较差,上方加砂仁9g(后下),炒酸枣仁15g,龙眼肉12g,12剂。

三诊:2000年5月2日。

月经于4月27日来潮,月经量正常,余症亦明显好转。继服上方9剂,后服归脾丸合六味地黄丸2周,共3个月经周期,随访半年,月经量少诸症告愈。

按语:患者产多乳众,血亏肾亏,冲任血海不盈致月经量少、腰膝酸软诸症。大补元煎加味之人参、黄芪、山药、炙甘草益气健脾以资气血生化之源,使气生血长;当归、熟地黄、白芍、制何首乌、阿胶滋补阴血以调经;杜仲、山茱萸、枸杞子补肾以填补精血。全方共奏益气补血、滋养冲任、填补血海以调经之功。

(三)经间期出血

王某,女,26岁。初诊:2010年3月2日。

每于两次月经中间即出现阴道出血半年。月经周期尚正常,末次月经2月14日至。今阴道流血2天,量少,色红,质稠。头晕耳鸣,腰膝酸软,五心烦热,夜寐不宁,性欲亢奋,时而出现梦交,小便黄,大便干,舌红少苔,脉细数。

诊断:经间期出血。

辨证:肾阴虚火旺,冲任不固。

治法:滋肾养阴,清热固冲。

方药:加减一阴煎加味主之。

生地黄30g,白芍15g,麦冬12g,熟地黄15g,盐知母10g,盐黄柏10g,地骨皮12g,甘草6g,女贞子12g,墨旱莲15g,牡丹皮

12g,地榆 15g。水煎服,日 1 剂,6 剂。

复诊:2010 年 4 月 6 日。

于 3 月 28 日阴道极少见血,2 天即净,余症明显改善,上方减地榆,加茯神 15g,炒酸枣仁 15g,6 剂。

三诊:2010 年 5 月 10 日。

经间期阴道未再出血,余症悉平,上方继服 6 剂,后以知柏地黄丸善其后,后访经间期出血未复发。

按语:肾阴虚,阴火旺,热灼冲任,于氤氲期阳气内动,虚火与阳气相搏,迫血妄行,冲任不固,故阴道出血;肾阴虚,内热生,五心烦热,小便黄,大便干;肾阴虚,外府失养致腰膝酸软;"君火动,相火随之",心肾不交,故夜寐不宁,性欲亢奋,甚而梦交。加减一阴煎之生地黄、熟地黄滋肾养阴;知母、地骨皮泻阴火,清虚热;白芍和血敛阴;麦冬、甘草养阴清心。全方共奏滋肾养血、清热固冲之功。俾阴盈热清,冲任固密,经间期出血焉作?

(四)闭经

李某,女,36 岁。初诊:2010 年 8 月 6 日。

停经半年余,近 2 年人流 2 次,末次人流于 2009 年 9 月 16 日,其后月经 40～50 天一至,共来潮 2 次,血色淡,量极少,点滴即净。今半年余月经未潮。身体渐弱,肌肤不荣,腰膝酸软,头晕耳鸣,失眠眼干,头发稀疏脱落,阴道干涩,性欲低下,厌恶房事,舌质淡红,苔少,脉弦细。

诊断:继发闭经。

辨证:肝肾亏虚。

治法:滋补肝肾,养血调经。

方药:归肾汤加味。

熟地黄 15g,山药 20g,山茱萸 12g,茯苓 15g,当归 15g,枸杞子 15g,炒杜仲 15g,菟丝子 30g,制何首乌 12g,党参 15g,牛膝 15g,鸡血藤 15g,香附 15g,甘草 6g。水煎服,日 1 剂,6 剂。

复诊:2010 年 8 月 14 日。

服上药胃纳较差,仍失眠头晕,上方加炒酸枣仁 15g,龙眼肉 12g,桑椹子 12g,砂仁 9g(后下),12 剂。

三诊:2010 年 8 月 31 日。

服药后月经仍未行,余症改善,小腹微坠痛,两乳房胀,有少量白带,上方加减继服。

熟地黄 15g,山药 20g,山茱萸 12g,茯苓 15g,当归 15g,枸杞子 15g, 菟丝子 30g,炒杜仲 15g,白芍 15g,川芎 10g,牛膝 15g,鸡血藤 30g,丹参 15g,香附 15g,柴胡 10g,砂仁 9g(后下),甘草 6g。水煎服,日 1 剂,6 剂。

四诊:2010 年 9 月 12 日。

于 2010 年 9 月 7 日月经来潮,血色红,量较少,3 天经净,无不适。继服下方。

熟地黄 15g,山药 15g,山茱萸 12g,茯苓 15g,当归 15g,枸杞子 12g,菟丝子 30g,炒杜仲 15g,白芍 15g,川芎 10g,牛膝 15g,鸡血藤 20g,党参 15g,制何首乌 12g,肉苁蓉 12g,香附 15g,砂仁 6g(后下),甘草 6g。水煎服,日 1 剂,12 剂。

五诊:2010 年 10 月 15 日。

2010 年 10 月 6 日经再至,血色红,量一般,4 天经净。后以六味地黄丸合归脾丸,每经后服 2 周,经前服逍遥丸 1 周,共 3 个月经周期。随访 1 年,月经正常,余证悉愈。

按语:脾肾虚损,精血匮乏,冲任不盈,血海空虚,源枯流断,月经闭止。归肾汤之熟地黄、山茱萸补肾肝,益精血;枸杞子、杜仲、菟丝子益血填精,强腰健肾;当归补血活血;山药、茯苓健脾益气。全方共奏补肾填精、养肝补血、健脾调经之功。正如张景岳云:“雪消则春水自来,血盈则经脉自至,源泉混混,又孰有能阻之者。”

闭经有虚实之分,隔枯之异。虚枯者宜补之;实隔者宜通之。若血枯精竭经闭者,不知补益精血,而一味通之,则犯“虚虚”之戒,与榨干汁何异。

(五)经行情志异常

梁某,女,31岁。初诊:2003年5月2日。

丈夫外地打工,婆媳不谐,近1年余每经期出现精神抑郁,烦躁易怒,坐卧不宁,头痛失眠,胸闷嗳气,两胁及两乳胀痛,时悲伤欲哭,不思饮食,经后7天复如常人。月经先后不定期,血色黯有块,血量较多,今值月经第2天,舌质红,脉弦细。

诊断:经行情志异常。

辨证:肝郁化火,心神不宁。

治法:疏肝理气,清热安神。

方药:逍遥饮合柴胡疏肝散加减。

当归15g,白芍15g,熟地黄15g,川芎10g,柴胡12g,香附15g,陈皮12g,枳壳15g,炒酸枣仁18g,远志6g,炙甘草6g,茯神15g,菖蒲10g,丹参12g,浮小麦30g,黄连9g。水煎服,日1剂,3剂。

复诊:2003年5月5日。

服药后诸症明显改善,上方继服3剂。

三诊:2003年5月9日。

患者诸症如失,服逍遥丸2周,并嘱其忌生气,保持心情舒畅。上方加减,每于经前服6剂,共3个月经周期,追访,患者经期如常,告愈。

按语:肝主疏泄,性喜条达,恶抑郁,妇人以肝为血海。患者情志所伤,肝失条达,每逢经期,血海益虚,症见精神抑郁诸证;郁久化火,上扰心神,而见失眠头痛,烦躁不宁等症。上方柴胡、陈皮、枳壳、香附疏肝解郁;四物汤合丹参柔肝养冲以调经;酸枣仁、远志、茯神、菖蒲、炙甘草、浮小麦养心安神;黄连清心除烦。全方共奏疏肝解郁、清心安神之功。

(六)经行感冒

尹某,女,41岁。初诊:2006年3月26日。

患者半年前曾患崩漏症,愈后每于经行之际即出现恶寒发热,无汗,头痛身疼,鼻塞流清涕,咽痒咳嗽,痰白清稀,舌淡红,苔薄白,脉浮紧。经血净后,诸证缓解。今经行第1天,血色淡红,量少。

诊断:经行感冒。

辨证:血虚风寒。

治法:解表散寒,养血调经。

方药:当归蒺藜煎主之。

当归15g,熟地黄15g,白芍15g,制何首乌12g,炙甘草6g,川芎10g,防风10g,荆芥穗10g,白芷12g,白蒺藜12g。水煎服,日1剂,3剂。

复诊:2006年3月29日。

汗出身凉和,仍咳嗽,头痛,上方减熟地黄、白芍,加菊花12g,炒杏仁10g,桔梗10g,炙桑叶12g,3剂。

三诊:2006年4月2日。

诸证悉愈,后行经期服上方6剂,共3个月经周期,其后经行期未再感冒。

按语:患者素体血虚,卫气不固,经行阴血下注,冲任、正气益虚,外邪乘虚侵袭肌表腠理,故经行感冒反复发作。当归蒺藜煎中四物汤加何首乌、甘草养血和营调经以治本;防风、荆芥穗、白芷、白蒺藜辛温解表以治标,表里兼顾,标本同治。俾营血充沛,卫气固密,外感何患?

(七)经行泄泻

郝某,女,37岁。初诊:2009年11月9日。

患者患经期泄泻7～8年。每逢经期即腹泻,经后缓解,肠鸣腹痛,面黄肌瘦,神疲乏力,四肢不温,少气懒言,纳呆便溏,面部微浮,经前乳房胀痛。今经行第3天,经血量多,色淡质稀,舌淡苔白,脉缓微弦。

诊断:经行泄泻。

辨证:肝郁脾虚。

治法:疏肝健脾,渗湿止泻。

方药:温胃饮合痛泻要方加减。

人参10g,炒白术12g,炒扁豆15g,陈皮12g,干姜6g,炙甘草6g,茯苓15g,酒白芍15g,防风10g,柴胡10g,木香10g,薏苡仁30g,砂仁6g(后下)。水煎服,日1剂,3剂。

复诊:2009年11月12日。

服药后泄泻减轻,仍腹痛且干呕,上方加炒吴茱萸3g,姜半夏10g,3剂。

三诊:2009年11月15日。

诸证缓解。后每经期服上方6剂,经后服人参健脾丸2周,共3个月经周期,经行泄泻告愈。

按语:脾主运化,肝主疏泄。患者素体脾胃虚弱,复因肝气横逆,克伐脾土,脾气益虚,经行气血下注冲任,脾虚益甚,脾失健运,水湿下注,故尔泄泻、肠鸣、腹痛诸证出现。上方四君子汤健脾益气;炒扁豆、薏苡仁健脾渗湿止泻;木香、陈皮、砂仁理气醒脾,缓急止痛;干姜温脾止泻。全方共奏健脾益气、疏肝理气、渗湿止泻之功。

(八)经断前后诸证一

徐某,女,49岁。初诊:2009年3月8日。

患者曾人工流产2次,自然流产1次。近1年月经紊乱,经量时多时少,乍行乍断,末次月经2月21日至,血量少,色黯红,烘热汗出,五心烦热,头晕耳鸣,少寐梦多,腰膝酸痛,足跟疼痛,皮肤干燥瘙痒,口干便燥,小便短黄,舌红少苔,脉细数。

诊断:经断前后诸证。

辨证:肾阴虚。

治法:滋养肾阴,佐以潜阳。

方药:左归丸加减。

熟地黄15g,山药15g,枸杞子12g,山茱萸12g,菟丝子30g,龟甲15g(先煎),怀牛膝15g,甘草6g,白芍12g,盐知母6g,盐黄柏6g,炒酸枣仁15g,茯神15g,制何首乌12g。水煎服,日1剂,6剂。

复诊:2009年3月20日。

烘热汗出、五心烦热明显减轻,仍头晕少寐,腰膝酸痛。上方加减继服。

熟地黄15g,山药15g,枸杞子15g,山茱萸12g,菟丝子30g,龟板胶12g(烊化),怀牛膝15g,甘草6g,炒酸枣仁30g,制何首乌12g,茯神15g,合欢花12g,桑叶15g,天麻12g,白芍15g,菊花12g。水煎服,日1剂,12剂。

三诊:2009年4月10日。

诸证消失,服六味地黄丸以善其后。

按语:妇人年届七七,肾阴日亏,阴虚不荣,致以上阴虚或阴虚阳亢诸证。“壮水之主,以制阳光”,左归丸为温肾填阴,育阴潜阳之剂。张景岳云“壮水之主,以培左肾之元阴,而精血自充”,而阴虚阳亢之证悉除。

张景岳云:“善补阴者,必于阳中求阴,则阴得阳升而泉源不竭。”

(九)经断前后诸证二

单某,女,53岁。初诊:2000年10月17日。

曾患崩漏证,今经断半年,近1年余腰膝冷痛,面色晦暗,神疲乏力,精神萎靡,面浮肢肿,夜尿频数,时而失禁,大便略溏,舌淡胖苔薄白,脉沉细无力。

诊断:经断前后诸证。

辨证:肾阳虚。

治法:温肾扶阳。

方药:右归丸加味。

肉桂6g,炮附子6g(先煎),山药30g,枸杞子12g,炒杜仲15g,山茱萸12g,鹿角胶12g(烊化),当归12g,熟地黄15g,菟丝子30g,茯苓15g,炒白术12g,黄芪15g,炙甘草6g,巴戟天12g,怀牛膝15g。水煎服,日1剂,9剂。

复诊:2000年11月2日。

服药后,四肢浮肿已消,腰膝冷痛减轻,仍感神疲乏力,上方加减继服。

肉桂6g,炮附子6g(先煎),山药30g,枸杞子12g,炒杜仲12g,熟地黄15g,山茱萸12g,鹿角胶12g(烊化),菟丝子30g,当归12g,炙甘草6g,巴戟天12g,覆盆子12g,川续断15g,党参15g,砂仁6g(后下)。水煎服,日1剂,16剂。

三诊:2000 年 11 月 20 日。

诸证基本消失,后以金匮肾气丸善其后。

按语:妇人年过七七,肾阳虚衰,命门火衰,诸经失于温煦,致以上阳虚诸证。“益火之源,以消阴翳”,右归丸为温阳益肾,填精补血,培补肾中元阳之剂。张景岳云“益火之源,以培右肾之元阳,而神气自强矣”,而阳虚诸证尽消。

张景岳云:“善补阳者,必于阴中求阳,则阳得阴助而生化无穷。”

(十)不孕症

张某,女,29 岁。初诊:1981 年 3 月 5 日。

婚后同居未避孕 8 年未孕。月经 18 岁初潮 2～3/45～75 天,末次月经 2 月 28 日至,经血色淡量少,面色晦暗,腰膝酸痛,精神疲倦,畏寒肢冷,性欲冷淡,小便清长,大便不实,舌淡苔薄白,脉沉细,两尺弱。妇科检查:子宫如核桃大。配偶精液常规正常。

诊断:原发不孕症。

辨证:肾气亏虚,精血衰少。

治法:补肾益气,温养冲任。

方药:毓麟珠加味。

人参 10g,炒白术 12g,茯苓 15g,白芍 15g,川芎 10g,炙甘草 6g,当归 15g,熟地黄 15g,菟丝子 30g,炒杜仲 15g,鹿角霜 12g,川椒 6g,淫羊藿 12g,紫石英 15g,巴戟天 12g,山药 15g。水煎服,日 1 剂,22 剂。

复诊:1981 年 4 月 9 日。

服药后感觉良好,于 4 月 2 日经来,血色红,较前量多,5 天经净。上方减鹿角霜,加鹿角胶 10g(烊化),紫河车 12g,54 剂。

每于经后服上方18剂。

三诊:1981年7月18日。

月经正常,余无不适。

人参10g,炒白术12g,茯苓15g,白芍15g,川芎10g,炙甘草6g,当归15g,熟地黄18g,菟丝子30g,炒杜仲15g,鹿角胶10g(烊化),淫羊藿12g,巴戟天12g,山药15g,枸杞子12g。水煎服,日1剂,12剂。

四诊:1981年8月18日。

患者停经49天,近3天厌食,晨起恶心呕吐,尿频,腰微酸,尿HCG(阳性),彩超:宫腔内2.6cm×2.2cm妊娠囊回声,内见胎芽及心管搏动。

证属恶阻。橘皮竹茹汤加味,3剂。

人参10g,橘皮12g,竹茹15g,甘草6g,大枣6枚(擘),生姜3片,黄连9g,苏叶12g,炒杜仲15g,川续断15g,桑寄生15g,菟丝子30g。水煎服,日1剂。

随访,于1982年4月6日顺产一健康男婴。

按语:"肾主生殖",肾气盛,精血充沛,任通冲盛,月经如期,两精相搏,方能受孕。今肾气不足,冲任虚衰,故不能摄精成孕。正如傅山云:"夫寒冰之地不生草木,重阴之渊不长鱼龙。"毓麟珠一方以菟丝子、杜仲温养肝肾,调补冲任;鹿角霜、川椒温肾助阳;八珍汤双补气血,温养冲任。全方温补先天肾气以生精,培补后天脾胃以生血,俾精足血充,冲任得养,男女构精,孕胎可成。

六、《医宗金鉴》方剂临床应用十八例

(一)月经先期伴经量过多

韩某,女,26岁。初诊:2002年5月6日。

患者身体较瘦，嗜食辛辣，患月经先期伴经量过多半年余，月经6～7/20±天，经血量多，色深红，质稠。口渴心烦，身热面赤，尿黄便秘，舌红苔黄，脉滑数。末次月经4月26日，19天至。

诊断：月经先期伴经量过多。

辨证：血热。

治法：清热凉血，固冲调经。

方药：芩连四物汤加甘草主之。

当归15g，川芎10g，白芍15g，生地黄15g，黄芩12g，黄连10g，甘草6g。水煎服，日1剂，6剂。

复诊：2002年5月16日。

口渴心烦，身热减轻，大便通畅，上方继服6剂。

三诊：2002年5月23日。

于5月22日月经来潮，经血量多有块，色紫质稠，腰及小腹痛。

当归15g，川芎10g，赤芍15g，生地黄15g，桃仁10g，红花10g，牡丹皮15g，丹参15g，香附15g，川牛膝15g，甘草6g，黄芩10g，酒黄连6g。水煎服，日1剂，4剂。

四诊：2002年5月28日。

月经5天净，余症明显好转。

当归15g，川芎10g，白芍15g，熟地黄15g，黄芩12g，白术12g，甘草6g，阿胶15g(烊化)。

每于经后服上方6剂，如此共服3个月经周期。其后月经正常，余症悉除。

按语：朱丹溪曰："经水先期而至者，血热也。"《医宗金鉴·妇科心法要诀》曰："经水过多……若稠黏深红，则为热盛有余。"又曰："经来往前赶，日不足三旬者，属血热。若下血多，色深红而浊，则为有余之热。”患者素体阳热过盛，热伤冲任，迫血妄行，则经期提前，月经量多；血为热灼则经色深红质稠；热邪扰心则心烦；热盛则面赤身热；热伤津液则口渴，尿赤便秘。以芩连四物汤之生地黄清热凉血；黄芩、黄连清热泻火，直折邪热；当归、川芎、白芍养血敛阴；甘草调和诸药。全方共奏清热凉血、固冲调经之功。

（二）月经后期伴经量过少

张某，女，42岁。初诊：1989年9月16日。

患者产多乳众，3年前罹患崩漏证3月余，今患月经后期伴经量过少3年余。月经1～3/40～50天，经血量少，色淡，质稀。经后小腹绵绵作痛，头晕眼花，心悸失眠，疲乏无力，皮肤不润，面色萎黄。舌淡苔薄，脉细无力。末次月经8月31日，49天至。

诊断：月经后期伴经量过少。

辨证：血虚。

治法：补血养营，益气调经。

方药：圣愈汤加炙甘草主之。

熟地黄15g，酒白芍15g，川芎10g，人参10g，酒当归15g，炙黄芪30g，炙甘草6g。水煎服，日1剂，9剂。

复诊：1989年9月26日。

服上药饮食增，体力转佳，上方加香附15g，继服9剂。

三诊：1989年10月11日。

于10月5日月经来潮，血色红，量较前多，4天净。诸症均有好转。

上方每月经后服9剂，共4个月经周期，其后月经正常，余症悉愈。

按语:朱丹溪曰:“经水后期而至者,血虚也。”《医宗金鉴·妇科心法要诀》云:“经水往后赶退,日过三旬后者……若色浅淡,血少不胀痛者,则属气虚,血少涩滞,不足之病。”《证治准绳·女科·调经门》曰:“经水涩少,为虚为涩,虚则补之,涩则濡之。”患者产多乳众,复患崩漏,其血虚可知。营血衰少,冲任不充,血海不盈故月经过期而至,血量过少,色淡质稀;血虚不能上荣清窍,故头晕眼花;血虚心神失养故心悸失眠;血虚外不荣肌肤,故面色萎黄,皮肤不润;经后血益虚,胞宫胞脉失养,故经后小腹绵绵作痛。以圣愈汤之四物汤养血调经;人参、黄芪、甘草健脾益气,以资气血生化之源。全方补气养血,气充血足,血海按时满溢,故月经正常。

(三)经来交合成经漏

郁某,女,25 岁。初诊:1991 年 3 月 22 日。

经来第 2 天,丈夫出发归,是夜夫妻同房,迄今已 12 天,阴道流血不净,血色黯红,有少量血块,血量不多,腰及小腹坠痛。舌质红少苔,脉细数。

诊断:交合出血。

辨证:交合阴阳,致伤血络。

治法:祛瘀固冲,调经止血。

方药:四物汤合失笑散加减。

当归 15g,川芎 10g,酒白芍 15g,炒五灵脂 10g(包煎),炒蒲黄 15g(包煎),三七 6g,茜草 15g,益母草 15g,牡丹皮 15g,甘草 6g,香附 15g。水煎服,日 1 剂,3 剂。

复诊:1991 年 3 月 25 日。

患者阴道尚少量流血,无血块,腹痛止,拟芩连四物汤加减。

当归 15g,川芎 10g,生地黄 15g,白芍 15g,黄芩 12g,黄连

10g,牡丹皮 15g,甘草 6g,地榆 15g,炒杜仲 15g,苎麻根 15g,盐黄柏 6g。水煎服,日 1 剂,3 剂。

三诊:1991 年 3 月 29 日。

阴道流血止,余无不适。

按语:《女科经纶》引《原病集》曰:"有妇人月经来时,交合阴阳,致伤血络,多成经漏淋漓,俗云血沙淋是也。治常调和血气,使脏腑和平,经自止矣。"该患者经期阴阳交合,合之非时,致伤血络。始则瘀血未尽,新血不能归经,拟四物汤调经和血;失笑散炒用,祛瘀止血;三七、茜草、益母草、香附调经理气,活血止血;甘草调和诸药。诸药合用调和气血,活血止血,祛瘀生新,使瘀血祛,新血得以归经。复用芩连四物汤加减之四物汤合杜仲养血和血,调经固冲任;黄芩、黄连、盐黄柏清热泻相火;地榆、苎麻根、牡丹皮凉血止血;甘草调和诸药。全方共奏凉血止血、调经固冲之功。前后两方俾瘀血祛,新血生,血热清,冲任固,经期阴阳交合之经漏得以痊愈。

(四)子烦

高某,女,25 岁。初诊:2011 年 3 月 26 日。

患者妊娠 6 个半月,近 20 天来,烦躁不安,心悸盗汗,头晕失眠,午后潮热,手足心热,咽干口燥,舌红无苔,脉细数。

诊断:子烦。

辨证:心肾阴虚。

治法:滋阴清热,养心除烦。

方药:知母饮加味。

知母 10g,麦冬 12g,甘草 6g,子芩 12g,茯神 15g,黄芪 15g,炒酸枣仁 15g,生地黄 15g,小麦 30g,竹茹 12g,大枣 6 枚(擘)。水煎服,日 1 剂,3 剂。

复诊:2011 年 3 月 29 日。

服上药心烦减半,余症亦明显改善,上方加人参 6g,3 剂。

三诊:2011 年 4 月 3 日。

心烦诸症悉除,继服上方 3 剂以资巩固疗效。

按语:李太素曰:“烦者,心中烦乱不安也。由受胎后,血热于心,心气不清,故人郁闷撩乱不宁。”朱丹溪曰:“子烦由胎元壅郁,热气上冲,以致烦闷。”妊娠阴血下聚养胎,阴血不能上承滋养心脏,故烦躁不安,心悸盗汗阴虚火旺诸证出现。知母饮加味之知母、麦冬、生地黄、子芩、竹茹滋心肾之阴,清泄虚火以除心烦;酸枣仁、茯神养心安神以治心烦不寐;黄芪、小麦、甘草、大枣益气补血,敛汗宁心除烦乱。全方共奏滋阴清热、益气补血、敛汗宁心、安神除烦之功。

本方妙在补阴血不足之本,治心烦不寐之标,标本并图,阴血不虚,虚热不生,烦躁诸证,乃可自除。

(五)子满

和某,女,28 岁。初诊:2009 年 10 月 16 日。

患者自妊娠 4 个月时,足胫部开始浮肿,现孕已 6 个月,肿势益增,面浮肢肿,腹部胀满,腹大异常,腹围增大,超过正常妊娠月,胸膈满闷,呼吸短促,动则加重,小便短少,舌淡苔白厚腻,脉沉弦滑。彩超报告为“羊水过多”。

诊断:子满。

辨证:脾虚气滞,水湿停聚。

治法:健脾理气,行滞利水。

方药:茯苓导水汤加减。

茯苓 18g,猪苓 12g,炒白术 12g,泽泻 12g,木香 10g,大腹皮 12g, 陈皮 12g,桑白皮 12g,苏梗 12g,砂仁 10g(后下),赤小豆

30g,冬瓜皮 15g,枳壳 15g,桔梗 10g,生姜皮 9g。水煎服,日 1 剂,4 剂。

复诊:2009 年 10 月 21 日。

服药后,小便增加,浮肿渐消,胸腹胀满减轻,上方加车前子 15g(包煎),6 剂。

三诊:2009 年 10 月 28 日。

浮肿续退,腹围缩小,胀满喘促悉平,上方加黄芪 15g。又服 4 剂,浮肿基本消退,腹围已近正常。之后安产无恙。

按语:《叶氏女科证治》云:"妊娠五六月间,腹大异常,胸膈胀满,小水不通,遍身浮肿,名曰子满。此胞中蓄水也,若不早治,生子手足必然软短,形体残疾,或水下而死。"《医宗金鉴·妇科心法要诀》曰:"若湿气满而伤胎,则胀满难堪。皆宜用茯苓导水汤治之……以和脾肺而利水湿。"此患者脾虚气滞,水湿停聚,蓄积胞中,故胎水过多,腹大异常;湿浊上迫心肺,则胸膈满闷,呼吸短促;气滞湿郁,泛溢肌肤,则肢体肿胀;舌淡苔白厚腻,脉沉弦滑皆气滞湿郁之征。茯苓导水汤加减之茯苓、猪苓、白术、泽泻、赤小豆、冬瓜皮、生姜皮健脾行水消肿;木香、砂仁、苏梗醒脾理气;大腹皮、陈皮、桑白皮理气消胀行水;桔梗开提肺气,以通调水道,下输膀胱。全方共奏健脾理气、行滞除满、利水祛湿之功。俾脾气健,湿气祛,胎水消,子满除,胎无恙。

(六)子肿

田某,女,32 岁。初诊:1988 年 6 月 9 日。

患者 3 年前曾患妊娠高血压症,孕 8 个月病危,只好忍痛割爱引产以保全孕妇。今妊娠六个半月,自妊娠 3 个月时,即出现双下肢浮肿,后浮肿逐渐加重。刻诊:面部及四肢浮肿,双下肢肿甚,按之凹陷,胸闷,神疲乏力,气短懒言,头晕目眩,腰膝酸软,食欲不振,小便不利,大便略溏,舌淡苔白滑,脉沉弦滑。血压150/95mmHg,尿蛋白(++)。

诊断:子肿。

辨证:脾肾两虚。

治法:健脾理气,行水消肿。

方药:茯苓导水汤加味。

茯苓30g,槟榔12g,猪苓12g,砂仁9g(后下),木香10g,陈皮12g,泽泻15g,炒白术12g,木瓜12g,大腹皮12g,桑白皮12g,苏梗12g,炒杜仲15g,甘草6g,桔梗10g。水煎服,日1剂,3剂。

复诊:1988年6月12日。

服上药诸证减轻,继服上方6剂。

三诊:1988年6月20日。

服药后浮肿基本消退,唯头晕,腰膝酸软,四肢乏力,再拟上方合羚角钩藤汤加减。

茯苓15g,炒白术12g,泽泻15g,大腹皮12g,桑白皮12g,陈皮12g,钩藤20g(后下),桑叶15g,菊花12g,炒杜仲15g,川续断15g,桑寄生15g,桔梗10g,羚羊角粉3g(冲服),甘草6g。水煎服,日1剂,6剂。

四诊:1988年6月27日。

水肿消退,余症悉愈。继服上方6剂以资巩固。

后随访产前未再浮肿,血压基本正常,至足月平安生产。

按语:患者罹患子肿,属脾肾两虚证,先拟茯苓导水汤加味健脾益气,行水消肿以治其标;复以上方合羚角钩藤汤加减,健脾补肾,平肝潜阳以治其本。方中茯苓、白术、甘草、猪苓、泽泻健脾行水;大腹皮、陈皮、槟榔、砂仁、木瓜、木香、苏梗理气和中,下气行水;钩藤、菊花、桑叶、羚羊角平肝潜阳;杜仲、桑寄生、续断补肾安胎;肺为水之上源,用桔梗、桑白皮以开提肺气,通调水道,有“提壶揭盖”之妙。纵观方中诸药,全方共奏补肾健脾、行气利水、平肝潜阳、消肿安胎之功,标本兼治,俾子肿愈,母子安。

(七)子淋

李某,女,24岁。初诊:2010年4月3日。

患者妊娠6个月,近2天来突然出现尿频、尿急、尿痛,小便艰涩不利,淋沥不尽,小腹坠痛,口干不欲饮,胸闷纳呆,舌红苔黄腻,脉滑数。

诊断:子淋。

辨证:湿热下注。

治法:清热利湿,润燥通淋。

方药:加味五淋散加减。

黑山栀10g,赤茯苓15g,当归12g,白芍15g,黄芩12g,甘草梢10g,生地黄15g,泽泻15g,车前子20g(包煎),滑石12g,淡竹叶12g。水煎服,日1剂,3剂。

复诊:2010年4月6日。

服上药后小便通利,灼痛明显减轻,上方继服3剂。

三诊:2010年4月9日。

患者小便正常,余无不适。

按语:患者喜食辛辣油腻之品,湿热蕴结,下注膀胱,以致出现尿频、尿急、尿痛、尿热诸证。以加味五淋散加减之黑栀子、黄芩清热泻火;泽泻、滑石、赤茯苓、车前子、竹叶清热利湿通淋;白芍、甘草梢缓急止痛;当归、生地黄养血凉血,润燥养胎。木通有通利碍胎之弊故以竹叶代之;滑石、车前子性偏滑利亦当慎用。本方清热利湿而不伤正,润燥通淋而不动胎,实为治疗湿热子淋之良剂。

(八)不孕症

案例1

王某,女,35岁。初诊:2012年4月20日。

结婚5年,同居不孕。月经7/40+天,末次月经4月19日来潮,经血色红略黯,有小血块,血量可,小腹痛,乳房胀痛,腰酸乏力,头晕耳鸣,失眠多梦,带下量少,阴道干涩,舌质红,苔少,脉弦细。

诊断:不孕症。

辨证:肾虚血瘀。

治法:滋肾益精,活血化瘀,调经种子。

方药:桃红四物汤加减。

当归15g,川芎10g,白芍15g,熟地黄15g,桃仁10g,红花10g,牛膝15g,香附15g,牡丹皮15g,丹参15g,柴胡12g,甘草6g,益母草15g。水煎服,日1剂,4剂。

复诊:2012年4月25日。

药后平和,腹痛及乳房胀痛止,再拟六味地黄丸加减。

熟地黄15g,山药15g,茯苓15g,山茱萸12g,牡丹皮15g,泽泻15g,枸杞子12g,菟丝子30g,炒杜仲15g,川续断15g,女贞子12g,当归15g,白芍15g,甘草6g。水煎服,日1剂,7剂。

三诊:2012年5月3日。

服药后诸证改善,上方减牡丹皮、泽泻,加肉苁蓉12g,巴戟天12g,桑寄生15g补肾填精,养血种子,4剂。

2013年农历二月初六喜得贵子。

按语:《素问·上古天真论》曰:“女子七岁,肾气盛……二七而天癸至,任脉通,太冲脉盛,月事以时下,故有子。”患者肾虚血瘀,婚后5年不孕。经期以桃红四物汤养血补肾,活血化瘀以通任脉;经后以六味地黄丸加味补肾养血,以补冲脉。“肾主冲任”,故尔任脉通,太冲脉盛,阴阳合,故有子。

案例 2

陈某,女,29 岁。初诊:2006 年 2 月 4 日。

结婚 4 年,同居未孕。配偶精液正常。月经 2～3/45～60 天,经色淡红,量少质稀。形体肥胖,面色㿠白,头晕心悸,呕恶胸闷。带下量多,色白质稠。舌淡苔白腻,脉滑。末次月经 1 月 20 日。

诊断:不孕症,月经过少,月经后期。

辨证:痰湿壅盛,阻滞冲任。

治法:燥湿化痰,调理冲任。

方药:涤痰汤主之。

当归 15g,茯苓 15g,川芎 10g,白芍 15g,炒白术 15g,半夏 10g,香附 15g,陈皮 12g,甘草 6g,生姜 3 片。水煎服,日 1 剂,6 剂。

复诊:2006 年 2 月 12 日。

服上药后平稳,唯感腰膝酸痛,上方加巴戟天 12g,淫羊藿 12g,川牛膝 15g,12 剂。

三诊:2006 年 3 月 3 日。

患者于 2 月 25 日月经来潮,血色红,量较前增多,4 天经净。再以涤痰汤加巴戟天 12g,淫羊藿 12g,山药 20g,每月 12 剂,共服 3 个月。

四诊:2006 年 6 月 9 日。

患者停经 46 天,头晕厌食,恶心呕吐 3 天,妊娠试验阳性,喜得妊娠,投橘皮竹茹汤 3 剂告愈。

按语:朱丹溪曰:“肥盛妇人,禀受甚厚,恣于酒食,经水不调,不能成孕。以躯脂满溢,湿痰闭塞子宫故也。宜燥湿,去痰行气。”《医宗金鉴》亦云:“因体盛痰多,脂膜闭塞胞中而不孕。”余以涤痰汤之半夏、陈皮、茯苓、白术、生姜燥湿化痰;当归、川芎、白芍、甘草、香附养血理气,活血调经。全方共奏燥湿化痰、活血理气、养血和营、调理冲任、调经种子之功。

(九)妊娠痢疾

单某,女,29岁。初诊:1989年9月2日。

妊娠5⁺个月,患红白痢2天。腹坠痛,里急后重,下利脓血,赤白相兼,身微热,纳呆,舌红苔薄黄,脉滑数。

诊断:妊娠痢疾。

辨证:湿热郁滞。

治法:清热解毒利湿,顺气和血。

方药:香连和胃汤加减。

黄芩12g,炒白术12g,白芍15g,甘草6g,黄连10g,金银花炭15g,木香12g,砂仁10g(后下),陈皮12g,马齿苋15g,焦山楂12g,当归身12g。水煎服,日1剂,3剂。

复诊:1989年9月5日。

服药后,大便稍带脓血,腹痛止,饮食渐进,上方加茯苓15g,阿胶15g(烊化),继进3剂。

三诊:1989年9月9日。

痢疾愈,胎元安。

按语:《女科经纶·妊娠痢疾》萧慎斋按曰:“胎前痢,亦有暑邪湿热外感致病,不可专主饮食生冷为患。但妊娠痢疾,本于脾胃不和,因而气血受病,气伤则白,血伤则赤。”本案妊妇即属脾胃不和,饮食不洁,暑邪湿热伤及气血而致病。方以黄芩、白术、阿胶清热健脾安胎,托住正气,以固其胎;当归、白芍、甘草、木香、砂仁、陈皮和血顺气，缓急止痛；黄连、金银花炭、茯苓、马齿苋清热解毒，利湿；焦山楂消积导滞。全方共奏调和气血、清热解毒、利湿导滞、安胎之功。正如《女科经纶·妊娠痢疾》按云："丹溪所谓先托住正气，以固其胎，而后顺气和血，佐以消积导滞，此治妊痢之要法也。"

(十)妊娠并蛇窜疮

徐某，女，26岁。初诊：1987年10月24日。

患者妊娠6个半月，7天前恶寒，发热，头痛，以为感冒，并未在意。3天后，左侧头面部出现绿豆大小，簇集成群的水疱3～4处，疱液透明，疱周绕以红晕，疱群之间皮肤正常，左侧眼睑充血，左侧头面部灼热疼痛。舌质红，苔薄黄，脉弦滑数。

诊断：妊娠并蛇窜疮。

辨证：肝胆湿热。

治法：清肝泻火，利湿解毒。

方药：龙胆泻肝汤加减。

龙胆草10g，黄芩12g，柴胡10g，生地黄15g，当归12g，车前子15g(包煎)，栀子10g，泽泻12g，菊花12g，板蓝根12g，金银花15g，连翘12g，甘草6g，白芍15g。水煎服，日1剂，4剂。

复诊：1987年10月28日。

服药后，热退，头面疼痛明显减轻，珠形水疱先起者有所干燥，上方加紫草10g，4剂。

三诊：1987年11月2日。

珠形水疱干燥结痂，余症皆已平复。

按语：《医宗金鉴·妇科心法要诀》曰"缠腰火丹蛇窜名，干湿红黄似珠形"，又曰"此属肝、心二经风火，治宜龙胆泻肝汤"。此证乃肝胆风火湿毒循经上扰肝经，灼伤头面部经络致头面部灼热疼痛,珠形水疱簇集。以加减龙胆泻肝汤之龙胆草、栀子、柴胡泻肝胆实火;黄芩、菊花、连翘、金银花、板蓝根疏风清热,泻火解毒;泽泻、车前子清热利湿;白芍、甘草缓急止痛;生地黄、当归滋阴养血,既防苦燥清利之药伤阴血,又防热毒伤胎元,标本兼顾。全方共奏清肝泻火、利湿解毒、缓急止痛之功。俾火降热清,湿浊分清,循经上炎之蛇窜诸证随之而愈。

(十一)产后头痛

冯某,女,35岁。初诊:1999年10月22日。

产后弥月,3天前沐浴洗头,受风得头痛病。刻下头痛恶风,项强不适,乳汁不足,恶露量少未尽,舌质淡苔薄白,脉浮缓。

诊断:产后头痛。

辨证:气血虚弱,风邪外袭。

治法:补气养血,祛风止痛。

方药:八珍汤加蔓荆子等治之。

党参15g,白术12g,茯苓15g,炙甘草6g,当归15g,川芎10g,白芍15g,熟地黄15g,蔓荆子12g,羌活10g,白芷12g,防风10g,葛根15g,薄荷10g(后下)。水煎服,日1剂,3剂。

复诊:1999年10月25日。

服药后,头痛止,余症亦好转,唯汗出较多,上方减羌活,加桂枝6g,黄芪15g,3剂。

三诊:1999年10月28日。

头痛止,余症悉平,告愈。

按语:《素问》曰:"邪之所凑,其气必虚。"患者产后气血两虚,复感风邪,邪束肌表,卫阳被郁,清阳不展,络脉失和,而致头痛恶风,颈项不舒之证。今以八珍汤益气补血以固本;蔓荆子、羌活、防风、白芷、葛根、薄荷、川芎散风止痛以祛邪。纵观全方扶正而不敛邪,治标而不伤正,标本兼治,头痛自愈。

(十二)产后发热

杨某,女,38岁。初诊:1989年10月26日。

今产后27天,产时失血较多,复加劳累过度,发热37.8～38.5℃,持续半月余,迄今不退。刻下恶露不多,色淡质稀,腹痛绵绵,喜按,头晕心悸,自汗乏力,纳差,肌热,面浮红,乳汁不足,舌淡红,苔薄白,脉虚数。

诊断:产后发热。

辨证:气血两虚。

治法:补气生血,和营退热。

方药:八珍汤加黄芪。

黄芪30g,当归12g,川芎9g,白芍15g,熟地黄15g,党参15g,炒白术12g,茯苓15g,炙甘草6g。水煎服,日1剂,4剂。

复诊:1989年10月30日。

体温徘徊于37.6℃左右,食欲不振,余证减轻,上方加砂仁6g(后下),陈皮12g,炒谷芽15g,6剂。

三诊:1989年11月5日。

发热止,身凉和,恶露已尽,乳汁亦增,余症基本痊愈,上方继服3剂,以资巩固。

按语:《医宗金鉴·妇科心法要诀》曰:“产后发热之故,非止一端。”此证属产后气血两虚,营血虚则阳无所附,虚阳外浮,卫气虚则卫外不固,营卫失和则低热不退,颜面浮红;气血虚,乳源不足则乳汁少;气虚不固则自汗,恶露量少不尽;血虚胞脉失养,则小腹绵绵作痛;血不上荣则头晕;血不养心则心悸,余皆气血两虚之征。故用补气生血之八珍汤治之。因有形之血生于无形之气,故用四君子汤加黄芪,补脾肺之气,以裕生化之源;更用四物汤养血和营,以使阳生阴长,气旺血生。正如吴鹤皋所云:“有形之血不能自生,生于无形之气故也。”俾气血充足,营卫谐和,其热自退。“甘温除热”,深意不侮。

(十三)产后便血

常某,女,28岁。初诊:1987年8月20日。

患者产后27天,便血7天。大便干结带血难解,血色先黯后红,血量较多,肛门灼痛,甚为苦恼。舌淡红苔少,脉细数。

诊断:产后便血,大便难。

辨证:阴虚内热,灼伤阴络。

治法:滋阴润肠,凉血止血。

方药:增液汤加味。

生地黄炭15g,玄参15g,麦冬12g,地榆15g,炒槐花12g,阿胶15g(烊化),白芍15g,甘草6g。水煎服,日1剂,3剂。

复诊:1987年8月23日。

服药后大便变软,便血明显减少,上方加当归身12g,制何首乌12g,6剂。

三诊:1987年8月29日。

大便通畅,便血止,上方继服3剂,以资巩固。

按语:产后阴血俱虚,阴血虚,肠道失润,则便秘,大便难解;阴虚生内热,热灼阴络,则大便带血。增液汤滋阴清热,润肠通便;地榆、槐花凉血止血;阿胶补血止血且润肠;当归身、制何首乌润肠补血;白芍、甘草和血养血,缓急止痛。全方共奏滋阴补血、润肠通便、凉血止血之功。俾阴血生,虚热清,肠道润,大便畅,便血止。

(十四)产后痢疾

安某,女,24岁。初诊:1986年8月16日。

产后21天,因饮食不洁,今日便脓血4次。患者腹痛,便脓血,赤白相兼,里急后重,频欲登厕,肛门灼热,伴恶寒发热,头痛,周身酸痛,小便短赤,舌苔黄腻,脉滑数。

诊断:产后痢疾。

辨证:湿热痢。

治法:清热解毒利湿,调和气血。

方药:芍药汤加味。

酒白芍15g,当归15g,炒黄连9g,槟榔12g,木香12g,甘草6g,酒大黄10g(后下),黄芩12g,肉桂3g,金银花炭15g,焦山楂12g。水煎服,日1剂,3剂。

复诊:1986年8月19日。

服药后热退,腹痛明显减轻,解少量脓血便,但食欲不佳,上方减黄芩、肉桂、大黄,加陈皮12g,砂仁9g(后下),陈曲15g,藿香10g,继服3剂。

三诊:1986年8月22日。

大便已正常,余无不适,停药。

按语:适值暑热之季,恣食不洁之品,湿热蓄积肠中,气机失调,故见腹痛,里急后重;气血瘀滞化为脓血,而下痢赤白;余症皆湿热所致。芍药汤之白芍、当归、甘草调和营卫,缓急止痛;黄连、黄芩、金银花苦寒燥湿,清热解毒;大黄导热下行;木香、槟榔、山楂行气导滞;少量肉桂是为"反佐"。全方共奏调和气血、清热解毒利湿、导滞之功。正如《素问病机气宜保命集》云:"行血则便脓自愈,调气则后重自除。"俗语云"痢无补证",即指此痢。

(十五)阴肿、阴痒

田某,女,28岁。初诊:1998年7月25日。

患者外阴红肿热痛,瘙痒难忍20余天,带下量多,色黄如脓,质稠秽臭。伴头晕目眩,耳聋耳鸣,心烦易怒,口苦咽干,胸胁胀痛,大便干结,小便黄赤。舌质红,苔黄腻,脉弦数。

诊断:阴肿、阴痒症。

辨证:肝胆热盛,湿热下注。

治法:泻肝清热,利湿止痒,消肿止痛。

方药:龙胆泻肝汤加减。

龙胆草10g,山栀子10g,黄芩12g,柴胡10g,生地黄15g,车前子30g(包煎),泽泻15g,木通10g,甘草10g,当归15g。水煎服,日1剂,6剂。

复诊:1998年7月31日。

服药后外阴肿痛瘙痒明显好转,余症均有改善,上方继服6剂。

三诊:1998年8月6日。

外阴肿痛瘙痒止,余症悉平,予龙胆泻肝丸服2周以巩固疗效。

按语:本病是由肝胆实火,肝经湿热循经下注或上扰所致。下注则循足厥阴经脉所络阴器而为红肿热痛,瘙痒;上扰则头痛目眩,耳聋耳鸣,口苦咽干;旁及胸胁则胀痛。龙胆泻肝汤之龙胆草泻肝胆实火,清利下焦湿热;黄芩、栀子清热泻火,助龙胆草清泄肝胆实火之力;木通、车前子、泽泻清热利湿,使湿热从小便而去;柴胡清肝热且引诸药入肝胆经;当归、生地黄滋阴养血,以防苦寒燥湿之药耗阴伤血;甘草调和诸药。全方共奏清肝胆实火、利湿热、消肿止痛止痒之功。

《医宗金鉴·妇科心法要诀》曰:“用龙胆草泻肝胆之火,以柴胡为肝使,以甘草缓肝急,佐以芩、栀、通、泽、车前辈大利前阴,使诸湿热有所从出也。然皆泻肝之品,若使病尽去,恐肝亦伤矣,故又加当归、生地黄补血以养肝。盖肝为藏血之脏,补血即所以补肝也。而妙在泻肝之剂,反佐补肝之药,寓有战胜抚绥之义矣。”

《素问·至真要大论》曰:“诸痛痒疮,皆属于心。”龙胆泻肝汤中生地黄、木通、甘草即导赤散,实有清心养阴、清热利湿、止痛止痒之功。

(十六)乳痈

常某,女,25岁。初诊:1986年4月6日。

产后45天,左乳头皲裂数日,近2天突然恶寒发热,头痛,周身骨节酸痛,左侧乳房乳汁郁积结块,皮肤微红焮热,肿胀疼痛,乳汁浓稠,排乳不畅,并口渴便秘,舌红苔薄黄,脉数。

诊断:乳痈(初期)。

辨证:肝胃郁热。

治法:疏肝气,清胃热,和营通乳。

方药:瓜蒌牛蒡汤加减。

瓜蒌15g,牛蒡子12g,天花粉12g,黄芩12g,陈皮12g,生栀子10g,皂角刺10g,金银花15g,青皮12g,柴胡12g,甘草6g,连翘15g,防风10g,丝瓜络12g,炮山甲3g,浙贝母10g,白芷12g,蒲公英15g。水煎服,日1剂,3剂。

复诊:1986年4月9日。

服上药后,左乳房胀痛结块明显减轻,乳汁较畅,恶寒发热已退,头身疼痛亦止,上方减栀子、黄芩、防风、白芷,加王不留行15g,漏芦12g,3剂。

三诊:1986年4月12日。

左乳房胀痛止,结块消,余无不适,上方减皂角刺、天花粉、金银花、蒲公英,加当归15g,白芍15g,3剂,以巩固疗效。

按语:《医宗金鉴·妇科心法要诀》云:“乳痈乃阳明、厥阴二经,风热壅盛。”《妇人大全良方》曰:“经云乳头属足厥阴肝经,乳房属足阳明胃经。若乳房忽然壅肿痛,结核色赤,数日之外,焮痛胀溃,稠脓涌出,此属胆胃热毒,气血壅滞,名曰乳痈。”今乳痈初期以瓜蒌牛蒡汤加减之瓜蒌、天花粉、浙贝母清热化痰,理气宽胸;牛蒡子、白芷疏风清痈;栀子、黄芩清泄上焦之热;金银花、连翘清热解毒;柴胡、青皮、陈皮疏肝理气;皂角刺、炮山甲、丝瓜络通络活血散瘀;蒲公英清胃解毒,消痈散结;甘草调和诸药。全方共奏疏肝清胃、泄热解毒、通络化瘀、消痈之功。

俗语云“痈疮贵乎消”,乳痈迁时日久易化脓溃烂,故务必早发现早治疗。

(十七)乳癖

案例1

尹某,女,28岁。初诊:1989年9月8日。

患者结婚2年余,同居不孕,两乳房胀痛,乳头痛甚,不能触衣,经前或生气后两乳胀痛加重,扪之两乳结块似砂粒。平时情志不舒,心烦易怒,头胀痛,胸胁满痛,月经后期,经行不畅,血色黯红,量少,有块,小腹胀痛,末次月经8月16日至。舌质黯,苔薄白,脉弦涩。

诊断:乳癖,不孕症。

辨证:气滞血瘀。

治法:疏肝理气,活血化瘀。

方药:血府逐瘀汤加减。

当归15g,川芎10g,白芍15g,柴胡12g,枳壳15g,桃仁10g,红花10g,牛膝15g,桔梗10g,甘草6g,炒麦芽15g,橘核12g,炒川楝子10g,丝瓜络12g,香附15g,白蒺藜12g,青皮12g。水煎服,日1剂,6剂。

复诊:1989年9月16日。

服药后两乳胀痛明显减轻,上方加莪术10g,6剂。

三诊:1989年9月24日。

于9月18日经至,血色红,有块,血量较前增多,乳房及小腹未再胀痛。

以后每于经前服上方6剂,共3个月。翌年1月喜获妊娠。此后乳房未再胀痛。

按语:《疡科心得集·辨乳癖乳痰乳岩论》云:"……乳癖,良由肝气不舒郁结而成。"患者素性忧郁,多愁善感,情怀不畅,肝气郁结,久则气滞血瘀,凝结于乳房,乳络瘀阻,聚结成癖。血府逐瘀汤加减之柴胡、枳壳、炒麦芽、橘核、川楝子、香附、青皮、白蒺藜、丝瓜络疏肝理气,散结止痛;当归、川芎、桃仁、红花活血化瘀,散结消癖;芍药、甘草和营血,平肝缓急以止痛;桔梗载药上行,宣肺以宽胸;牛膝引血下行并通利血脉。全方共奏疏肝理气、活血化瘀、消癖散结、养血和营、调理冲任之功。俾气顺瘀化癖消,任通冲盛孕成。

案例2

马某,女,45岁。初诊:1999年7月8日。

患者体胖,胸背及四肢罹患多发性脂肪瘤。近期乳房微感胀痛,扪之乳房有结块,左侧大如卵黄,右侧小如黄豆,质地微硬,表面光滑,推之可动,皮色正常,月经稀发,经血色淡质稀量多,头晕胸闷,身重乏力,食少纳呆,呕恶痰多,舌质淡黯,苔白腻,脉沉弦。

诊断:乳癖。

辨证:痰瘀凝结。

治法:化痰软坚,散结消癖。

方药:海藻玉壶汤加减。

当归15g,川芎10g,海藻12g,昆布12g,陈皮12g,半夏10g,青皮12g,连翘12g,浙贝母12g,瓜蒌15g,炮山甲6g,茯苓15g,莪术10g,生牡蛎30g。水煎服,日1剂,6剂。

复诊:1999年7月16日。

服上方,乳房结块微软,上方继服12剂。

三诊:1999年8月2日。

双侧乳房结块,大小减半,余无不适,上方加猫爪草12g,12剂。

后以小金丹每于经前服2周,共3个月,乳房结块基本消除。

按语:《外证医案汇编》曰:“乳症……痰气凝结为癖。”患者体胖,痰多可喻。痰湿凝结,随气积聚于乳络,结块日增而成乳癖。海藻玉壶汤加减之二陈汤合青皮燥湿化痰理气;当归、川芎、莪术、穿山甲活血消癖;海藻、昆布、牡蛎、瓜蒌、贝母、连翘消痰软坚,散结消癖。全方共奏消痰软坚、理气活血、散结消癖之功。俾痰湿祛,凝结散,乳络通,癖块消。

(十八)黧黑斑

张某,女,27岁。初诊:2001年9月16日。

因面部起斑来就诊,患者颜面颧部及面颊部起斑,呈深褐色斑片,每逢经前即加重。月经先后不定期,末次月经8月24日至,经血色黯,有块,量少,小腹胀痛,经前乳房胀痛,烦躁易怒,胸胁胀痛,时欲叹息,嗳气食少,舌质黯红,苔少,脉弦。

诊断:黧黑斑。

辨证:气滞血瘀。

治法:疏肝理气,散瘀消斑。

方药:逍遥散合桃红四物汤加减。

当归 15g,川芎 10g,白芍 15g,柴胡 12g,茯苓 20g,炒白术 12g,甘草 6g,薄荷 10g(后下),丹参 15g,桃仁 10g,红花 10g,香附 15g,白芷 12g,菖蒲 10g,生姜 3 片。水煎服,日 1 剂,6 剂。

复诊:2001 年 9 月 23 日。

服上药斑色略淡,昨日经至,小腹痛减,但经血仍量少色黯有块。上方减白术,赤芍 15g 易白芍,加莪术 10g,牛膝 15g,益母草 15g,4 剂。

三诊:2001 年 9 月 27 日。

面斑明显减轻,面色略润泽。

后经前及经期前方服 6 剂,经后逍遥丸 2 周善后,连续 3 个月,面斑消失。

按语:《医宗金鉴 · 外科心法要诀 · 面部黧黑皯黯》曰:“此证一名黧黑斑。初起色如尘垢,日久黑似煤形,枯暗不泽,大小不一,小者如粟粒、赤豆,大者似莲子、芡实,或长,或斜、或圆,与皮肤相平。由忧思抑郁,血弱不华,火燥结滞而生于面上,妇女多有之。”此证由肝气郁滞,血瘀面部孙络所致。用逍遥散合香附疏肝理气解郁滞;桃仁、红花、川芎、丹参活血化瘀以消斑;白芷、菖蒲芳香化浊去面垢。全方共奏疏肝理气、活血化瘀、化浊去斑之功。

七、《傅青主女科》方剂临床应用九例

(一)带下病

案例 1

张某,女,42 岁。初诊:1996 年 4 月 6 日。

久患带下量多,近1年来逐渐加重,几乎每天都要换内裤。带下色微黄,质稀薄,绵绵不断,无异味,面色㿠白,四肢不温并浮肿,精神倦怠,胸胁不舒,经前乳胀,纳差便溏,月经40～50天一潮,色淡质稀,量多,末次月经3月26日至。舌质淡,苔白腻,脉细缓。

诊断:带下病。

辨证:脾虚肝郁,湿浊下注。

治法:补中健脾,化湿止带。

方药:完带汤加减。

白术12g,山药30g,人参6g,白芍15g,车前子15g(包煎),苍术12g,甘草3g,陈皮6g,黑芥穗3g,柴胡6g,芡实12g,薏苡仁30g,炒扁豆12g,茯苓15g,泽泻12g。水煎服,日1剂,12剂。

复诊:1996年4月27日。

服药后白带明显减少,精神转佳,四肢浮肿已消,大便成形。近来感小腹隐痛,乳房微胀,但月经尚未来潮。继服上方减黑芥穗、泽泻,加当归15g,川芎10g,丹参15g,6剂。

三诊:1996年5月12日。

服药后月经于4月29日来潮,经血色、质、量可,5天经净。带下已正常,余无不适。

按语:傅青主曰:"带下俱是湿证。"盖脾主运化,肝主疏泄,若素体脾虚,或肝郁乘脾,脾失健运,湿浊下注,损伤任带,使任脉不固,带脉失约致白带过多。此证用"完带汤"加减,"大补脾胃之气,稍佐疏肝之品,使风木不闭塞于地中,则地气自升腾于天上,脾气健而湿气消,自无白带之患矣"。

案例2

冀某,女,39岁。初诊:2010年7月31日。

自去年9月人工流产后，带下量增多，色黄，质稠，味秽臭，时呈豆渣样，外阴瘙痒，小腹作痛，末次月经7月21日至，色黯红，质稠，量较多，经前乳房胀痛，口苦黏腻，胸闷纳呆，大便溏，舌质红，苔黄腻，脉濡数。妇科检查：霉菌性阴道炎。

诊断：带下病。

辨证：肝郁脾虚，湿热下注。

治法：疏肝健脾，清热利湿，止痒。

方药：易黄汤加味。

山药15g，芡实15g，黄柏10g，车前子30g（包煎），土茯苓15g，滑石15g，甘草6g，椿根皮10g，薏苡仁30g，白果10枚，泽泻15g，苦参12g，茯苓15g，柴胡10g，萆薢12g，茵陈15g，白鲜皮12g。水煎服，日1剂，6剂。

苦参煎：苦参30g，蛇床子30g，土茯苓30g，黄柏15g，白矾10g，地肤子20g，防风15g，白鲜皮20g。水煎先熏后洗外阴，6剂。

复诊：2010年8月7日。

带下明显减少，阴痒减轻，上方继服12剂，苦参煎外洗，3日1剂，4剂。

三诊：2010年8月30日。

白带基本正常，查白带霉菌（阴性）。后服妇炎康复胶囊以善其后。

按语：傅青主云“带下俱是湿证”，又曰“夫湿者，土之气，实水之侵；热者，火之气，实木之生”。今肝郁脾虚，湿热蕴积于下，损伤任带二脉，直犯阴器胞宫，故见带下量多，色黄，质稠，味秽臭，阴痒诸症纷出。以易黄汤加味，疏肝健脾，清热利湿，并用苦参煎外洗阴部以清热除湿止痒，俾带下、阴痒诸症悉除。

（二）月经先期伴量少

宋某，女，32岁。初诊：1998年3月16日。

1996年5月11日妊娠56天自然流产，其后月经1～2/17～20天，且经量过少，末次月经3月12日至，血色鲜红，质稠，两颧潮红，手足心热，心烦不寐，咽干口燥，大便干，舌质红少苔，脉细数。

诊断：月经先期，月经过少。

辨证：阴虚血热。

治法：滋阴清热，养血调经。

方药：两地汤加味。

生地黄15g，地骨皮12g，玄参12g，麦冬12g，阿胶15g（烊化），白芍15g，女贞子15g，知母9g，龟板15g（先煎），牡丹皮15g，炒酸枣仁15g。水煎服，日1剂，9剂。

复诊：1998年4月7日。

服药后，于4月2日月经来潮，3天经净，血量仍偏少，上方减知母、龟甲，加龟甲胶6g（烊化），制何首乌15g，枸杞子12g，当归身12g，熟地黄15g，山茱萸12g，服16剂。

三诊：1998年5月6日。

服药后，于4月30日经至，月经色、质、量正常。上方继服12剂，其后每经后服六味地黄丸合归脾丸2周，共3个月经周期以善其后。1年后随访月经正常并妊娠。

按语：阴虚内热，热扰冲任，冲任不固，经血妄行，故经期提前；血为热灼，阴血亏虚，冲任不足，故经血量少。两地汤乃滋阴清热，养血调经之剂，从而育阴以潜阳，补阴以配阳，达到“水盛而火自平，阴生而经自调”之目的。实寓“壮水之主，以制阳光”之义。

（三）月经先后无定期

蒋某，女，21岁，未婚。初诊：1998年9月6日。

近3年来，月经短者十天半月一至，长则40～50天一行，或先或后总无定期，经量亦时多时少，末次月经8月25日（距上次月经18天）至，血色黯红有块，血量少，经前乳房胀痛。平时腰膝酸软，精神疲惫，舌质淡苔白，脉弦细。

诊断：月经先后无定期。

辨证：肝郁肾虚。

治法：疏肝补肾，养血调经。

方药：定经汤加味。

菟丝子30g，酒白芍15g，当归15g，熟地黄15g，山药15g，茯苓15g，柴胡10g，炒芥穗6g，炒杜仲15g，川续断15g，香附15g，青皮12g，牛膝15g，川芎10g。水煎服，日1剂，9剂。

复诊：1998年10月9日。

服药后腰膝酸软减轻，精神转佳，月经9月29日来潮，血色黯红有块，经量一般，小腹胀痛，经前乳房仍胀痛。

上方加牡丹皮15g，炒麦芽20g，丹参15g，继服9剂。

三诊：1998年11月9日。

月经于10月28日至，其经血色、质、量均可。

上方每月经后服9剂，连服3个周期，月经正常。后服六味地黄丸合逍遥丸以巩固疗效。

按语：月经先后无定期多为肝郁肾虚所致。肝司血海，主疏泄；肾主冲任，司开阖。肾属水，肝属木，水生木，母病及子，子病累母，肝郁疏泄失常，肾虚开阖失司，致血海盈亏紊乱而月经或先或后不以时下。定经汤具有疏肝补肾、养血调经之功，治疗月经先后无定期证颇中綮。

(四)崩漏

杨某,女,43岁。初诊:2009年4月10日。

不规则阴道流血半年余,时而淋漓不断,时而量多如崩。近3天阴道流血暴下不止,血色淡红,质清稀,无血块。面色㿠白无华,神疲气短,面浮肢肿,四肢不温,小腹空坠不痛,纳呆便溏,舌淡胖,苔白,脉虚弱。

诊断:崩漏。

辨证:脾虚失摄,冲任不固。

治法:健脾补气,固冲止崩。

方药:固本止崩汤加味。

人参15g,黄芪30g,炒白术12g,熟地黄15g,当归10g,黑姜6g,仙鹤草30g,川续断15g,炒杜仲15g,棕榈炭12g,茜草15g,阿胶15g(烊化),炙甘草6g,灶心土浸水煎服。水煎服,日1剂,3剂。

复诊:2009年4月13日。

服药后,阴道流血明显减少,但便溏纳呆较重,上方减熟地黄、阿胶,加阿胶珠15g(烊化),砂仁9g(后下),陈皮12g,茯苓15g,山药20g,服6剂。

三诊:2009年4月22日。

阴道流血止,但头晕心悸,腰膝酸软,眠差,余症明显改善。此久病及肾,脾肾两虚,气血两亏。上方加减继服。

人参10g,炒白术12g,黄芪30g,当归10g,熟地黄15g,山药20g,茯神15g,炙甘草6g,炒酸枣仁15g,枸杞子12g,阿胶15g(烊化),制何首乌12g,炒杜仲15g,川续断15g,砂仁6g(后下),陈皮12g。水煎服,日1剂,服16剂。

四诊:2009年5月13日。

崩漏愈,余症消失,以归脾丸及阿胶以善其后。后随访半年,月经正常,身健如初。

按语:脾为后天之本,主统血,脾虚失于统摄,冲任不固而致崩漏。固本止崩汤乃气血两补之剂,气壮本固以摄血,血生配气能涵阳,气旺血充,阳生阴长,冲任得固,血崩自止。傅青主曰:"盖血崩而至于黑暗昏晕,则血已尽去,仅存一线之气,以为护持,若不急补其气以生血,而先补其血而遗气,则有形之血,恐不能遽生,而无形之气,必且至尽散,此所以不先补血而先补气也。"特别是血崩暴下不止者,补气固脱尤为重要。正所谓"有形之血不能骤生,无形之气所当急固"也。肾主冲任,为封藏之本,久病及肾,崩漏久者,加炒杜仲、补骨脂、巴戟天、川续断、菟丝子补肾之品尤为重要。此外,"气为血之帅",气虚运血无力易于停留成瘀,气虚久崩者,加三七、茜草、益母草亦本所必须。

(五)不孕症

靳某,女,29岁。初诊:1989年8月17日。

患者结婚7年,同居不孕。月经3/23～30天,近2年来月经量减少,经色鲜红,经间期阴道少量流血,1～2天自止。末次月经8月11日至。平时头晕耳鸣,腰膝酸软,五心烦热,眼干心悸,失眠多梦,皮肤干燥,带下极少,阴道干涩,性欲差,经前乳房胀微痛,大便干燥,形体消瘦,舌红少苔,脉细数。妇科检查:子宫偏小,输卵管通畅。配偶精液正常。

诊断:原发性不孕症。

辨证:肝肾阴虚。

治法:滋养肝肾,调补冲任。

方药:养精种玉汤加味。

熟地黄30g,当归12g,白芍15g,山萸肉12g,枸杞子12g,山药15g,桑椹12g,女贞子12g,旱莲草15g,生地黄15g,龟甲15g(先煎),知母9g,怀牛膝12g,甘草6g。水煎服,日1剂,9剂。

复诊:1989年10月8日。

月经于9月8日来潮,经量较前增多,5天经净,经间期阴道未再出血,诸证改善,上方加减继服。

熟地黄30g,当归12g,白芍15g,山萸肉12g,枸杞子15g,山药18g,桑椹15g,紫河车9g,制何首乌12g,太子参15g,怀牛膝15g,牡丹皮15g,鸡血藤15g,甘草6g。水煎服,日1剂,每经后服12剂。

三诊:1989年12月12日。

服药后月经正常,诸证基本消失,子宫大小5.5cm×4cm×3cm,唯排卵期优势卵泡较小,上方加减以促卵助孕。

熟地黄30g,当归15g,白芍15g,山萸肉12g,枸杞子15g,山药30g,桑椹15g,菟丝子30g,炒杜仲15g,肉苁蓉12g,巴戟天12g,川续断15g,桑寄生15g,制何首乌12g,太子参15g,砂仁6g(后下),甘草6g。水煎服,日1剂,9剂。

四诊:1990年1月26日。

停经48天,查血孕酮(PROG)23μg/mL,HCG 36460mIU/mL,彩超示:宫内妊娠囊2.0cm×1.8cm,内可见胎芽反射及心管搏动。恶心呕吐较重,腰微酸,舌红,脉滑数。诊为恶阻,拟橘皮竹茹汤加减。

人参9g,炒白术12g,茯苓15g,甘草6g,黄连9g,苏叶10g,竹茹15g,姜半夏6g,陈皮12g,炒杜仲15g,炒川续断15g,桑寄生15g,麦冬12g。水煎加生姜汁6滴服,3剂痊愈。

后随访生一健康男婴。

按语:养精种玉汤以熟地黄滋肾水为君;山萸肉滋肝肾而填

精血为臣；当归、白芍补血养肝调经为佐使。俾精血充沛，肝肾得养，冲任自调，则摄精成孕，指日可待。正如傅氏所云："此方之用，不特补血，而纯用填精，精满则子宫易于摄精，血足则子宫易于容物，皆有子之道也。"养精种玉汤诚为养精种子之良方也。

（六）胎漏

田某，女，31岁。初诊：2001年8月13日。

停经56天，查血HCG 82080mIU/mL，PROG 16μg/mL。彩超示：宫腔内妊娠囊2.1cm×1.8cm，内见少许胎芽及微弱心管搏动。近3天阴道少量流血，呈褐色，腰膝酸痛，小腹坠痛，夜尿多，头晕耳鸣，面色萎黄，神疲肢倦，恶心呕吐，舌质淡苔薄白，脉细尺弱微滑。曾自然流产2次。

诊断：胎漏。

辨证：脾肾两虚，胎元不固。

治法：健脾补肾，安胎止血。

方药：安奠二天汤加味。

人参15g，熟地黄30g，炒白术12g，山药30g，炙甘草6g，山萸肉12g，炒杜仲15g，枸杞子12g，炒扁豆15g，阿胶15g（烊化），菟丝子30g，桑寄生15g，炒川续断30g，黄芩12g，苎麻根15g，白芍15g，砂仁6g（后下）。水煎服，日1剂，3剂。

复诊：2001年8月16日。

服上药阴道漏红止，腰酸腹痛明显减轻，大便略溏，纳呆，恶心呕吐。血HCG 96500mIU/mL，PROG 21μg/mL，上方加减继服。

人参15g，熟地黄15g，炒白术15g，山药30g，炙甘草6g，山萸肉12g，炒杜仲15g，炒扁豆15g，阿胶珠15g（烊化），菟丝子30g，桑寄生15g，炒川续断15g，砂仁9g（后下），陈皮12g，苏梗12g，竹茹 15g。水煎服,日 1 剂,3 剂。

三诊:2001 年 8 月 19 日。

患者饮食渐增,精神转佳,诸证悉平,上方继服 6 剂以巩固疗效。次年 3 月平安顺产一健康男婴。

按语:肾为先天之本,主冲任,“肾以系胞”“肾脏系于胎”;脾为后天之本,脾胃为气血生化之源,冲任隶于阳明,“冲为血海,任主胞胎”,傅青主云“脾非先天之气不能化,肾非后天之气不能生”,脾肾相互资生。脾肾两虚,致气血亏虚,冲任不固,胞脉失养,带脉失约,则腰膝酸痛,小腹坠痛,阴道漏血,胎元不固,甚而胚胎停育,或流产。安奠二天汤中人参、白术、山药、白扁豆、炙甘草健脾益气,资化源而举胎;熟地黄、枸杞子、山萸肉补肾填精;炒杜仲固肾安胎,全方共奏脾肾双补之功。俾气足精充,冲任得固,胎自得养,胎有系载,则自无内动漏血流产之虞。

(七)产后腹痛

王某,女,25 岁。初诊:2006 年 12 月 3 日。

2006 年 12 月 1 日足月顺产一女婴,于 12 月 3 日小腹疼痛加重,拒按,得热痛缓,恶露量少,色黯有块,涩滞不畅,块下痛减。面色㿠白,四肢欠温,舌质淡黯,脉弦涩。

诊断:产后腹痛。

辨证:寒凝血瘀。

治法:活血化瘀,温经止痛。

方药:生化汤加味。

当归 15g,川芎 10g,桃仁 10g,黑姜 6g,炙甘草 6g,益母草 30g,焦山楂 15g,香附 15g,延胡索 12g,炒五灵脂 10g(包煎),生蒲黄 12g(包煎)。水煎服,日 1 剂,3 剂。

复诊:2006 年 12 月 6 日。

服上药，下紫黑血块较多，小腹痛止，但觉疲惫，四肢不温，乳汁少，大便干，上方加减继服6剂。

当归15g，川芎10g，桃仁9g，黑姜6g，炙甘草6g，炙黄芪30g，党参15g，炮山甲6g，王不留行12g，通草3g，火麻仁15g。水煎服，日1剂，3剂。

三诊：2006年12月9日。

诸证告愈，后以饮食、生活调理之。

按语：生化汤及其加减方广泛用于新产后腹痛，恶露不绝，血晕，血崩诸证，均有良好疗效。生化汤活血化瘀而不峻，养血补血而不滞，生生化化，祛瘀生新，堪称治疗新产后诸痛之妙剂。

（八）产后身痛

范某，女，37岁。初诊：2011年10月27日。

2011年9月30日顺产一男婴，产后阴道流血较多，恶露迄今未净。因感风寒而患身痛半月余。肢体关节疼痛，麻木，屈伸不利，自汗恶风，得热痛减，面色苍白，面部微浮。舌淡苔白，脉细缓。

诊断：产后身痛。

辨证：血虚受风，痹阻经络。

治法：养血祛风，散寒止痛。

方药：趁痛散加味。

当归15g，黄芪30g，白术12g，牛膝12g，炙甘草6g，独活12g，桑寄生15g，桂枝6g，防风10g，酒白芍15g，鸡血藤30g，羌活10g，川芎10g，秦艽12g，茜草15g，益母草15g。水煎服，日1剂，6剂。

复诊：2011年11月3日。

服上药后肢体疼痛明显减轻，恶露已尽。但肢体仍麻木，自汗,且倦怠乏力,上方加减继服。

黄芪 30g,桂枝 10g,酒白芍 15g,防风 10g,白术 12g,独活 12g,桑寄生 15g,川芎 10g,鸡血藤 30g,党参 15g,炙甘草 6g,生姜 3 片,大枣 6 枚(擘)。水煎服,日 1 剂,7 剂,以益气养血,温经通痹。

三诊:2011 年 11 月 12 日。

患者肢体活动自如,痛麻已愈,服黄芪桂枝五物汤 5 剂,以善其后。

黄芪 30g,桂枝 6g,酒白芍 15g,炙甘草 6g,生姜 3 片,大枣 6 枚(擘)。

按语:"产后百节开张,血脉流散",营卫不足,卫阳不固,复感风寒,经络痹阻,致肢体疼痛、麻木等产后身痛证。以趁痛散益气养血,祛风散寒,通络止痛,俾气血充沛,营卫和利,经络通畅,身痛自愈。

(九)缺乳

曹某,女,32 岁。初诊:2012 年 9 月 6 日。

患者顺产第 2 胎后 35 天,乳汁极少,乳房柔软不胀痛,挤压方出点滴稀薄之乳汁。婴儿饥闹,以奶粉代乳,产妇烦急不堪。产妇面色无华,倦怠乏力,食少便秘,舌淡苔薄白,脉细弱。

诊断:缺乳。

辨证:气血虚弱,乳源不足。

治法:补气养血,佐以通乳。

方药:通乳丹加减。

人参 10g,黄芪 15g,当归 12g,麦冬 12g,通草 6g,炮山甲 6g,王不留行 12g,桔梗 10g。猪蹄汤煎服,6 剂。

复诊:2012 年 9 月 14 日。

服药后,乳汁渐增,大便通畅。上方减炮山甲、通草、王不留行,加丝瓜络12g,漏芦12g,6剂。

三诊:2012年9月22日。

乳汁基本自给,患者余症均改善。后以饮食调养之。

按语:傅青主云:"夫乳乃气血之所化而成也,无血固不能生乳汁,无气亦不能生乳汁……今产后数日,而乳不下点滴之汁,其血少气衰可知……世人不知大补气血之妙,而一味通乳……不几向饥人而乞食,贫人而索金乎!"通乳丹正是"补气以生血,而乳汁自下"之良方。

八、《济阴纲目》方剂临床应用九例

(一)痛经

张某,女,21岁,未婚。初诊:2011年9月28日。

经行腹痛3年余。月经3～4/35～45天,末次月经8月31日至,血色黯有块,量不多,小腹胀痛拒按,经前乳房及胸胁胀痛,舌质黯,边有瘀点,脉弦涩。

诊断:痛经,月经后期,月经过少。

辨证:气滞血瘀。

治法:活血行气,调经止痛。

方药:加味四物汤。

酒当归15g,川芎10g,酒白芍15g,延胡索12g,莪术10g,醋香附15g,砂仁10g(后下),桃仁10g,红花10g,五灵脂10g(包煎),木香12g,牛膝15g,甘草6g。水煎服,日1剂,6剂。

复诊:2011年10月4日。

服药后,于10月2日经至,小腹胀痛及胸胁乳房胀痛明显减轻,余症如故,上方加鸡血藤30g,乌药10g,柴胡12g,橘核

10g,4 剂。

三诊:2011 年 10 月 8 日。

月经 4 天净,诸证悉平,已无不适。服乌鸡白凤丸合逍遥丸 2 周。

以后每于经前服上方 6 剂。经后服乌鸡白凤丸合逍遥丸 2 周,并注意保持心情舒畅,避免受寒着凉。如此调理 3 个月经周期,月经量正常,未再出现痛经。

按语:《医宗金鉴·妇科心法要诀·经行腹痛》注云:“凡经来腹痛……则为气血凝滞。若因气滞血者,则多胀满。因血滞气者,则多为疼痛。”今患者气滞血瘀,经行时胞脉瘀滞不畅,故小腹胀痛拒按,月经量少,经色紫黯有块;肝气郁滞,经脉不利,故乳房及胸胁胀痛;舌黯边有瘀点,脉弦涩皆气滞血瘀之征。方以桃仁、红花、川芎、莪术活血化瘀;当归、鸡血藤、酒白芍、甘草养血和血,缓急止痛;延胡索、五灵脂化瘀止痛;香附、木香、砂仁、乌药、橘核、柴胡理气行滞;牛膝引血下行。全方共奏疏肝理气、活血化瘀、养血和血、调经止痛之功。

(二)妊娠腹痛

安某,女,38 岁。初诊:1998 年 10 月 3 日。

妊娠 6 个月,小腹疞痛,胎动不安 20 余天。伴有头晕心悸,面色萎黄,四肢倦怠,不思饮食,舌淡苔薄白,脉细滑。

诊断:妊娠腹痛。

辨证:脾弱血虚。

治法:健脾养血,止痛安胎。

方药:阿胶散加味。

炒当归 15g,炒白术 12g,陈皮 12g,白茯苓 15g,阿胶珠 12g(烊化),川芎 9g,甘草 6g,白芍 15g,砂仁 9g(后下)。水煎服,日

1剂,3剂。

复诊:1998年10月6日。

服药后腹痛明显减轻,饮食渐增,但感腰膝酸痛,上方加炒杜仲15g,川续断15g,桑寄生15g,菟丝子30g,6剂。

三诊:1998年10月12日。

患者腰腹痛止,饮食颇馨,余证皆有改善。改服归脾丸以善后。

按语:患者脾胃素弱,气血素虚,妊娠血聚养胎,气血益虚,胞脉失养,故小腹疠痛,胎动不安;气血虚,头目心脏失养,故头晕心悸;肌肤失养,则面色萎黄;脾失健运则四肢倦怠,不思饮食;舌淡,苔薄白,脉细滑,均为妊娠气虚血弱之象。阿胶散加味之当归、白芍、川芎、阿胶养血安胎;白术、茯苓、甘草、陈皮、砂仁健脾理气以益气血生化之源;芍药配甘草缓急止痛;加杜仲、川续断、桑寄生、菟丝子补肾固胎。全方共奏健脾补肾、补气养血、止痛安胎之功。

(三)妊娠泄泻

崔某,女,32岁。初诊1990年9月2日。

妊娠5个半月,腹泻20余天。肠鸣腹痛,痛即泄泻,泻后仍腹痛,大便质稀,每日5～6次,饮食不振,四肢倦怠,胎动不安,舌淡红,苔薄白,脉弦细滑。

诊断:妊娠泄泻。

辨证:肝脾不调。

治法:补脾泻肝,止泻安胎。

方药:四君子汤合痛泻要方加味。

人参10g,炒白术12g,茯苓15g,炙甘草6g,炒白芍15g,陈皮12g,防风10g,木香10g。水煎服,日1剂,3剂。

复诊:1990 年 9 月 5 日。

服药后,痛泻减轻,大便每日 1～2 次,纳食仍少,上方加砂仁 9g(后下),6 剂。

三诊:1990 年 9 月 12 日。

药后,痛泻止,大便正常,纳食颇馨,胎妊安。

按语:吴鹤皋云:"泻责之脾,痛责之肝,肝责之实,脾责之虚,脾虚肝实,故令痛泻。"妊娠五六个月,足太阴脾脉及足阳明胃脉养之,气血聚以养胎,脾胃益虚,土虚木乘,脾受肝制,升降失常,故令痛泻;脾胃虚,故纳差不欲食;精微不能化生,四肢失养,故四肢倦怠;化源不足,冲任不充,胞脉失养,故胎动不安。上方之四君子汤益气健脾;痛泻要方之白术健脾燥湿,白芍养血柔肝;陈皮加木香、砂仁理气醒脾;防风散肝舒脾。全方共奏补脾土而泻肝木、调气机而止痛泻、养气血而安胎元之功。

(四)子悬

殷某,女,29 岁。初诊:2003 年 6 月 6 日。

妊娠四个半月,患胸腹胀满,烦躁易怒,坐卧不宁,口干少寐,舌质红,苔薄黄,脉弦细数。

诊断:子悬。

辨证:肝旺脾虚。

治法:疏肝理气,清热安胎。

方药:紫苏饮合栀子豉汤。

紫苏 10g,陈皮 12g,大腹皮 12g,白芍 15g,当归 12g,川芎 6g,人参 9g,甘草 6g,淡豆豉 12g,栀子 10g。水煎服,日 1 剂,3 剂。

复诊:2003 年 6 月 9 日。

服药后，胸腹胀满明显改善，夜寐平稳，但口仍干，上方加麦冬12g，竹茹12g，黄芩12g，3剂。

三诊：2003年6月12日。

药后，诸证悉平，再以麦冬汤加减3剂，以善其后。

麦冬12g，沙参12g，甘草6g，黄芩12g，熟地黄15g，阿胶12g（烊化），大枣3枚（擘）。

按语：陈良甫曰："妊娠至四五月来，君相二火养胎。平素有热，故胎热气逆，上凑心胸，胀满痞闷，名曰子悬。法当补气血，疏壅滞，用严氏紫苏饮，加山栀、条芩之类。紫苏、陈皮和气，大腹皮敛气宽中，芎、归、参、芍养血补气，甘草缓急。"患者素体阴虚，孕后血聚养胎，肝气旺，上逆心胸，故胸腹胀满，心烦易怒；阴虚内热，热扰心胸，则坐卧不宁，口干少寐；舌红苔薄黄，脉弦细数均为肝旺脾虚之征。方以紫苏、陈皮、大腹皮宽中下气；当归、白芍、川芎养血柔肝；人参、甘草益气扶脾；栀子、淡豆豉、麦冬、竹茹、黄芩清热除烦。全方共奏清热健脾、理气疏肝、养冲任、安胎元之功。然则，紫苏饮加减毕竟是治标之举，而患者素体阴虚肝旺，为防气火复焰，终以麦冬汤加减，滋阴清热，养血安胎，以治其本。

（五）产后血晕

郗某，女，30岁。初诊：1986年6月8日。

产后半个月，阴道流血量多如崩，色红，伴头晕自汗，心慌气短，面色㿠白，纳谷不馨，大便略干，舌质淡，脉浮大而虚。

诊断：产后血晕。

辨证：血虚欲脱。

治法：益气固脱。

方药：独参汤。

人参50g，浓煎300mL，早、晚两次服，2剂。

复诊：1986年6月10日。

药后头晕减轻，流血减少，但血略黯，兼少量小血块，腹微痛。治以祛瘀止血。失笑散主之。

炒五灵脂10g（包煎），炒蒲黄15g（包煎）。水煎服，日1剂，1剂。

三诊：1986年6月11日。

服药后，下血量少，已无血块，腹痛止。改服圣愈汤加味，补气养血，固冲止血。

人参12g，炙黄芪20g，酒当归12g，川芎6g，酒白芍15g，熟地黄15g，炒杜仲15g，炒川续断15g，阿胶12g（烊化），炮姜3g，炙甘草6g。水煎服，日1剂，6剂。

四诊：1986年6月18日。

药后血止，余症明显改善，予归脾丸善后。

按语：《女科经纶》曰："产后已亡血，而又有崩证，似非轻病，多属阴虚气脱所致。"患者产后下血如崩，伴头晕、自汗等症，有血虚气脱之势，急以独参汤益气固脱。《本草正》曰："人参，气虚血虚俱能补……惟其气壮而不辛，所以能固气；惟其味甘而纯正，所以能补血。"俗语云"有形之血难以速生，无形之气所当急固"，故急用人参益气固脱。"产后多虚多瘀"，患者下血黯而有块且腹痛，谓有瘀血不祛，新血不得归经之征。故继用失笑散炒用，祛瘀生新以治其标。瘀去，阴道流血等气血两虚之证仍在，故用圣愈汤加炒杜仲、炒川续断、阿胶、炮姜、炙甘草补气养血，固冲止血以治其本。终用归脾丸健脾益气，摄血归经以善其后。俾气血充，冲任固，崩血止，眩晕愈。

（六）产后腹痛

邵某，女，37 岁。初诊：2010 年 3 月 12 日。

产后弥月 9 天，贪凉受寒，患腹痛 6 天。少腹绵绵作痛不休，喜温喜按，得热痛减，伴痛引胁背，心悸怔忡，面色无华，四肢酸楚，食欲不振，舌淡苔薄白，脉弦细缓。

诊断：产后腹痛。

辨证：血虚寒凝。

治法：温补气血，缓急止痛。

方药：当归建中汤加减。

当归 15g，酒白芍 15g，桂枝 9g，炙甘草 6g，精羊肉 120g，生姜 3 片，大枣 6 枚（擘）。水煎服，日 1 剂，3 剂。

复诊：2010 年 3 月 15 日。

腹痛减轻，余症改善，上方加砂仁 6g，6 剂。

三诊：2010 年 3 月 22 日。

服药后，腹痛止，饮食渐增，余症悉愈，上方继服 3 剂，以资巩固。

按语：产后虚羸不足，复受寒凝，气血运行无力，冲任血虚，胞宫失养，则少腹疞痛，喜温喜按；中气虚寒，肝乘脾土，则痛引胁背，四肢酸楚，食欲不振；营血亏虚，血虚不能上荣，则面色无华；血不养心，则心悸怔忡；舌淡，脉弦细缓皆气血虚寒之征。当归建中汤加减之当归、羊肉温补气血；桂枝和营散寒；白芍、甘草养血柔肝，缓急止痛；大枣、生姜、砂仁益气补血，散寒理脾。全方共奏温补气血、缓急止痛之功。俾冲任充，寒邪祛，胞宫得以温养，故腹痛自止，诸证悉平。

（七）产后心烦

袁某，女，29 岁。初诊：2012 年 5 月 29 日。

产后27天,心烦7天。今心中烦闷,坐卧不宁,哺乳时尤重,乳汁稀少,恶露色淡量少,迄今不净,五心烦热,心悸失眠,口干咽燥,渴不多饮,小便短黄,大便干燥,舌淡红少津,脉细数。

诊断:产后心烦。

辨证:阴血虚,心火旺。

治法:滋阴养血,清热除烦。

方药:竹叶汤加减。

竹叶12g,麦冬12g,甘草6g,人参10g,竹茹15g,生地黄15g,知母10g,莲子心6g,当归12g,炒酸枣仁15g,栀子10g,淡豆豉12g,小麦30g,大枣6枚(擘)。水煎服,日1剂,3剂。

复诊:2012年6月1日。

服上药,心烦明显好转,乳汁渐增,余症亦有改善,上方加阿胶15g(烊化),鸡子黄1枚(搅令相得),6剂。

三诊:2012年6月9日。

药后心烦止,夜寐宁,余症基本痊愈。上方继服3剂,以资巩固。

按语:产后阴血本虚,复哺乳,津血益虚。心主血,主神明,阴虚火旺,热扰神明,则烦躁不宁;阴血虚,心神失养,则心悸失眠;阴虚内热,则五心烦热;虚火灼伤津液,则口干咽燥;余症均为阴虚内热之象。竹叶汤加减之人参、麦冬、大枣、甘草益气生津;竹叶、竹茹、莲子心、淡豆豉、栀子清热除烦;阿胶、当归滋阴养血;炒酸枣仁、鸡子黄、小麦养心安神;生地黄、知母滋阴清热。全方共奏益气养阴、补血安神、清热除烦之功。俾水火既济,虚热自平,心烦自宁。

(八)产后脱发

范某,女,39岁。初诊:1986年6月16日。

产后49天，毛发渐落，头发脱落三分有一，头发干燥无泽，头皮瘙痒，伴头晕失眠，耳鸣眼花，面色萎黄，腰酸腿软，舌淡，脉细弱。

诊断：产后脱发。

辨证：肾虚血亏。

治法：补肾养血。

方药：加味四物汤。

熟地黄15g，白芍15g，当归15g，川芎10g，肉苁蓉12g，制何首乌12g，枸杞子12g，女贞子12g，菟丝子30g，桑椹12g，桑叶15g，甘草6g，山茱萸12g，白蒺藜12g，怀牛膝12g。水煎服，日1剂，6剂。

复诊：1986年6月23日。

药后头发脱落减少，余症均有改善，但大便溏薄，纳食不馨，上方减肉苁蓉、女贞子、怀牛膝，加黄芪15g，党参15g，炒白术12g，茯苓15g，砂仁6g(后下)，12剂。

三诊：1986年7月12日。

毛发未再脱落，并先后长出淡黄毫发，余症基本痊愈。后服杞菊地黄丸、归脾丸、黑芝麻、大枣、核桃等调理1个月。

3个月后追访，毛发未再脱落且变光泽，新生之发逐渐长长变黑，脱发告愈。

按语：《内经》曰“肾其华在发”“发为血之余”，产后肾虚血亏，毛发失养，故脱落不荣。余症皆肾虚血亏之征。俗语云：“欲荣其上，必灌其根。”故用熟地黄、枸杞子、制何首乌、肉苁蓉、菟丝子、女贞子、山茱萸、桑椹、怀牛膝滋补肝肾；四物汤养血补血；四君子汤加黄芪健脾益气，以滋气血生化之源；砂仁理脾和胃；佐桑叶、白蒺藜祛风止痒。全方共奏补肾养血、健脾益气、阴生阳长、养发育发之功。

(九)不孕症

案例 1

王某,女,29 岁。初诊:1987 年 2 月 20 日。

结婚 4 年,配偶精子正常,同居未避孕,迄今不孕。月经 2～3/33～40 天,末次月经 1 月 18 日至,月经色黯有小血块,血量不多,小腹胀痛,面色晦暗,头晕耳鸣,失眠多梦,腰膝酸软,性欲淡漠,舌质淡红略黯,脉弦细涩。

诊断:不孕症。

辨证:肾虚血瘀。

治法:补肾养血,活血种子。

方药:十全济阴丸加味。

酒当归身 15g,熟地黄 15g,香附 15g,山药 15g,白术 12g,枸杞子 12g,党参 15g,艾叶 6g,川芎 10g,白芍 15g,牡丹皮 15g,紫石英 15g,泽兰 12g,紫河车 10g,甘草 6g。水煎服,日 1 剂,6 剂。

复诊:1987 年 2 月 28 日。

服药后,月经于 2 月 23 日来潮,血量较前多,色红有少量小血块,4 天经净,余症略有改善,上方加炒杜仲 15g,菟丝子 30g,桑寄生 15g,川续断 15g,12 剂。

三诊:1987 年 3 月 31 日。

于 3 月 26 日经来,经血色、质、量正常,余症基本痊愈。后每月经后服上方 12 剂,共 3 个月经周期。

停经 37 天,于 7 月 2 日来诊:查血 HCG 7560mIU/mL,PROG 21.5μg/mL,喜获妊娠。

按语:《内经》曰:“肾气盛,天癸至,任脉通,太冲脉盛,月事以时下,阴阳合,故有子。”今患者月经后期,经量少,头晕耳鸣,失眠多梦，腰膝酸软，性欲淡漠，为肾阳虚；月经色黯有块，小腹痛，面色晦暗为瘀血阻滞；舌质略黯，脉弦细涩为肾虚血瘀之象。肾阳虚则冲脉不充，胞宫虚寒；瘀血阻滞，则任脉瘀阻，胞脉不通。任冲不通盛，胞宫虚寒瘀滞，故不能摄精成孕。十全济阴丸加味之紫石英、紫河车、艾叶温肾助阳，养血暖胞；加杜仲、菟丝子、桑寄生、川续断补肾益精；四物汤加枸杞子养血补血；党参、白术、山药、甘草健脾益气，滋气血生化之源；泽兰、牡丹皮、香附活血化瘀，理气调经。全方共奏补肾养血、益气活血、调经种子之功。俾肾气旺，任冲通盛，阴阳和合，故乐有子。

案例 2

李某，女，27 岁。初诊：1987 年 6 月 18 日。

结婚 3 年，同居未避孕不孕。配偶精子正常。患者形体肥胖，月经 3 ～ 4/40 ～ 50 天，末次月经 5 月 21 日，血色淡红，量少。头晕心悸，泛恶胸闷，面色略黯起痤疮，经前加重，带下色黄量多，质黏稠，舌胖苔黄腻，脉滑数。

诊断：不孕症。

辨证：痰湿化热，气机壅阻。

治法：燥湿化痰，理气清热。

方药：丹溪植芝汤加味。

当归 15g，川芎 10g，白芍 15g，白术 12g，半夏 10g，香附 15g，陈皮 12g，茯苓 18g，甘草 6g，神曲 15g，苍术 12g，薏苡仁 30g，蒲公英 15g，黄芩 12g，连翘 15g，佩兰 12g。水煎服，日 1 剂，6 剂。

复诊：1987 年 6 月 24 日。

服上药，诸证悉有改善，上方减蒲公英、黄芩，加菖蒲 10g，益母草 15g，川牛膝 15g，6 剂。

三诊：1987 年 6 月 30 日。

于6月23日月经来潮,血色红,量较前多,4天经净,余症均有好转。上方减牛膝、益母草,加白芥子3g,12剂。

四诊:1987年7月29日。

月经如期来潮,色质量正常,痤疮未起,余症基本痊愈。

上方每月经后服9剂,共2个月经周期。

于1987年11月3日来诊,停经40天,化验血HCG > 2000mIU/mL,PROG 23.4μg/mL。喜获妊子。

按语:朱丹溪曰"妇人肥盛者,多不能孕育",又曰"肥盛妇人……经水不调,不能成孕。以躯脂满溢,湿痰闭塞子宫故也"。患者婚久不孕,体质肥盛,月经不调,面起痤疮,带下稠黄,属痰湿热壅,闭塞胞宫故也。方用二陈汤加苍术、白术、陈曲、菖蒲、白芥子燥湿化痰,健脾消滞;当归、川芎、白芍、香附、牛膝、益母草养血活血,理气调经;蒲公英、连翘、黄芩、佩兰、薏苡仁清热化湿,以治带下色黄量多及痤疮。全方共奏燥湿化痰、养血调经、清热理气、调冲种玉之功。俾痰湿化,湿热清,月经调,冲任通,孕可成。

九、《证治准绳·女科》方剂临床应用十例

(一)经行发热

徐某,女,44岁。初诊:1998年11月22日。

患经行发热2年余。曾罹患子宫肌瘤,于1996年7月26日行子宫肌瘤摘除术,子宫体积增大。月经6～7/27～32天,血色淡,质稀,量多,每于经期即发热,体温37.5～39℃,面色㿠白,倦怠乏力,心慌自汗,纳少便溏。今经行第2天,发热恶寒,头痛身痛,手足凉,汗出,体温38.5℃,舌质淡红,苔薄白,脉浮数。

诊断:经行发热。

辨证:气血虚弱,营卫不和。

治法:益气补血,解表散邪,调和营卫。

方药:三分散加减。

当归 15g,川芎 10g,白芍 15g,黄芪 15g,白术 12g,党参 15g,甘草 6g,柴胡 12g,防风 10g,桂枝 9g,黄芩 12g,羌活 9g。水煎服,日 1 剂,3 剂。

复诊:1998 年 11 月 25 日。

服药后汗出热退,头痛身痛减轻。上方加减继服。

当归 15g,川芎 10g,白芍 15g,黄芪 15g,桂枝 6g,防风 10g,柴胡 10g,甘草 6g,党参 15g,香附 15g,益母草 15g。水煎服,日 1 剂,3 剂。

三诊:患者已无不适,后每于经行服上方 3～6 剂;经后服下方 6 剂。

当归 15g,川芎 10g,白芍 15g,黄芪 15g,防风 10g,炒白术 12g,党参 15g,炙甘草 6g,陈皮 12g,茯苓 15g,桂枝 6g,甘草 6g,生姜 3 片,大枣 6 枚(擘)。

如此共服 3 个月经周期,患者月经正常,经期未再发热。

按语:《内经》曰:“邪之所凑,其气必虚。”患者素体气血两虚,经行血泻,气血益虚,营血内虚,卫外不固,风寒乘客之,邪正相搏,故尔发热。方以当归、川芎、白芍和血养营;黄芪、党参、白术、甘草益气固表;防风、羌活、桂枝解表散邪;柴胡、黄芩和解清热。全方共奏益气养血、解表散邪、调和营卫之效。该方有祛邪不伤正,扶正不碍邪,标本兼治之妙。

以后经后服用之方有益气固表,养血和营之功,正谓“正气存内,邪不可干”。

（二）经行鼻衄

郑某，女，20岁，未婚。初诊：1989年4月2日。

患者每逢月经来潮即鼻出血3年。月经14岁初潮3～4/22～25天，今经行第1天，鼻出血2次，血量较多，色深红，烦躁易怒，头晕目眩，口渴咽干，月经色黯，量可，经前乳房胀痛，大便干，小便黄，舌红苔黄，脉弦数。

诊断：经行鼻衄。

辨证：肝火胃热。

治法：疏肝清热，凉血止血。

方药：丹栀逍遥散合犀角（现以水牛角代）地黄汤加减。

柴胡10g，白芍15g，茯苓15g，当归10g，甘草6g，水牛角12g，生地黄15g，牡丹皮15g，栀子10g，牛膝15g，白茅根30g，三七6g。水煎服，日1剂，3剂。

复诊：1989年4月5日。

上方服2剂鼻血即止，经行色黯有块，小腹胀痛，上方加香附15g，益母草15g，3剂。

三诊：1989年4月8日。

鼻未再出血，月经4天净，余无不适。后每于经前服上方6剂，共3个月经周期，鼻血未发。

按语："阳络伤，则血外溢"，经期冲气偏盛，夹肝胃之火上逆，灼伤阳络，血随气升，故尔鼻出血，血色深红，量多；烦躁易怒，头晕目眩，乳房胀痛为肝郁化火之象；口渴咽干，尿黄便干乃胃热之征。方以丹栀逍遥散疏肝解郁泻火；犀角地黄汤清胃热而凉血；三七、白茅根散郁止血；牛膝引血下行。全方共奏清肝泻火、引血下行、凉血止血之功。

（三）闭经

安某，女，18岁。初诊：2010年8月9日。

患者素有痛经病史，以往月经14岁初潮4～5/31～36天，患者饮食不慎，恣食生冷，致月经闭止，迄今2月余不潮。刻诊：小腹冷痛拒按，大便干，舌质略黯，脉沉涩。

诊断：闭经。

辨证：血瘀阻滞，胞脉不通。

治法：活血化瘀，调经止痛。

方药：红花当归散加减。

当归尾15g，红花10g，川芎10g，赤芍15g，刘寄奴12g，肉桂6g，川牛膝15g，苏木12g，桃仁10g，莪术10g，香附15g，甘草6g。水煎服，日1剂，6剂。

复诊：2010年8月15日。

上方服至3剂，月经来潮，血色紫黯有块，块下痛减，血量较多。上方加减继服。

当归尾15g，川芎10g，赤芍15g，桃仁10g，红花9g，川牛膝15g，香附15g，益母草15g，甘草6g，牡丹皮15g，丹参15g。水煎服，日1剂。4剂。

三诊：2010年8月19日。

月经6天止，余无不适。

以后经前服自拟调经止痛丸2周，共2个月经周期，月经正常。

按语：楼全善曰："妇人经闭，有污血凝滞胞门，小腹疗痛。"《备急千金要方》亦有用桃仁煎治血积月经不行的记载。患者恣食生冷，冷气凝滞，血瘀内停，冲任受阻，胞脉不通，故出现月经愆期不行，腹痛拒按的闭经证。红花当归散加减之当归、川芎、赤芍养血活血调经;刘寄奴、苏木、桃仁、红花、莪术活血化瘀,通经止痛;肉桂温经通脉,散瘀止痛;川牛膝活血通经,引血下行;“气行则血行”,香附理气解郁,调经止痛;甘草调和诸药。全方共奏活血化瘀、温经通脉、调经止痛之功。

(四)恶阻

刘某,女,32岁。初诊:1986年4月2日。

停经47天,妊娠试验阳性,近1周来,恶心呕吐,吐出清水痰涎,恶闻食臭,纳少,胸胁满闷,嗳气不舒,头晕而胀,神疲乏力,大便溏薄,舌淡苔薄白,脉弦细微滑。

诊断:恶阻。

辨证:肝郁脾虚,胃气上逆。

治法:疏肝健脾,理气和胃,降逆止呕。

方药:保生汤加味。

人参10g,甘草6g,白术12g,香附15g,乌药10g,橘红12g,柴胡12g,半夏10g,茯苓15g,砂仁10g(后下),生姜3片。水煎服,日1剂,3剂。

复诊:1986年4月6日。

服上药呕吐止,余症亦减轻,上方继服3剂。

三诊:1986年4月9日。

服药后未再呕吐,饮食渐增,以饮食调理之。

按语:《景岳全书》云:“凡恶阻多由脾虚气滞。”《医宗金鉴·妇科心法要诀》谓恶阻云:“当以胃弱为主,更审其或因胎气阻逆,或痰饮阻逆,与夫兼热、兼寒,而分治之。”《证治准绳·女科》谓保生汤云:“治妇人经候不行,身无病而似病,脉滑大而六脉俱匀,乃是孕妇之脉也。精神如故,恶闻食臭,或单食一物,或大吐,或时吐清水,此名恶阻……宜服此药。”患者肝气横逆,克伐脾土,脾胃益虚,清阳不升,浊阴不降,孕后冲气偏盛,夹阴浊之气上逆,胃失和降故恶心呕吐,恶闻食臭;肝气郁结故胸胁满闷,嗳气不舒,头晕而胀;脾胃虚弱故神疲乏力,不欲饮食,大便溏薄等。以保生汤之香附、柴胡、乌药、砂仁、橘红、半夏、生姜疏肝理气,和胃降逆止呕;人参、白术、茯苓、甘草健脾益气,保养胎元。全方共奏疏肝健脾、理气和胃、降逆止呕之功。

(五)妊娠腹痛

杨某,女,38岁。初诊:1989年8月5日。

患者妊娠六个半月,近20天小腹坠痛,时痛时止,食少乏力,头晕目眩,心悸怔忡,面色萎黄,舌质淡,苔薄白,脉细弱而滑。

诊断:妊娠腹痛。

辨证:气血两虚。

治法:补益气血,安胎止痛。

方药:胶艾汤加减。

当归15g,川芎9g,阿胶15g(烊化),人参10g,艾叶6g,大枣6枚(擘),茯苓15g,黄芪30g,白芍15g,炙甘草6g。水煎服,日1剂,3剂。

复诊:1989年8月8日。

患者腹痛下坠明显减轻,但觉腰酸痛,上方加减继服。

当归15g,阿胶15g(烊化),人参10g,黄芪15g,白芍15g,茯苓15g,艾叶6g,炙甘草6g,炒杜仲15g,川续断15g,桑寄生15g,菟丝子30g。水煎服,日1剂。6剂。

三诊:1989年8月15日。

患者已无不适,腹痛告愈。嘱饮食调养,注意休息。

按语:《胎产心法·诸痛论》:“如不时腹痛,名曰胎痛,有血虚、气滞二因,然血虚居多。"《医宗金鉴·妇科心法要诀》云"妊娠腹痛,名为胞阻",又曰"胎伤腹痛血未下,圣愈汤加杜续砂"。今患者属气血两虚,妊后血聚养胎,气血愈虚,血虚则胞脉失养故小腹作痛;气虚则胞胎失载,故小腹下坠;肾虚则腰痛。方以当归、川芎、阿胶养血补血以安胎;白芍、甘草缓急止痛;黄芪、人参、茯苓、大枣补气以载胎;艾叶暖宫止痛;复加杜仲、川续断、桑寄生、菟丝子以补肾安胎治腰痛。全方共奏益气养血、健脾补肾、安胎止痛之功。

(六)漏胎

李某,女,24岁。初诊:1998年6月21日。

患者妊娠6⁺个月,昨日骑车不慎跌仆,随即腰痛,小腹坠痛,阴道少量流血。刻诊,阴道流血量较多,色黯有少量血块,腰痛,小腹坠痛,彩超示胎尚成活,胎心较弱。舌质红,脉滑无力。

诊断:漏胎。

辨证:冲任损伤,胎元不固。

治法:益气和血,固肾安胎。

方药:补遗安胎散加减。

熟地黄15g,艾叶炭9g,白芍15g,川芎9g,黄芪30g,阿胶15g(烊化),当归15g,甘草6g,地榆15g,炒杜仲15g,炒续断30g,炒白术12g,黄芩12g。水煎服,日1剂,3剂。

复诊:1998年6月24日。

患者阴道流血明显减少,已无血块,腰及小腹坠痛亦有改善。上方加减继服。

熟地黄15g,白芍15g,黄芪15g,炒白术12g,阿胶15g(烊化),地榆15g,艾叶炭9g,党参15g,炒杜仲15g,炒续断30g,桑寄生15g,菟丝子30g,甘草6g。水煎服,日1剂。3剂。

三诊:1998 年 6 月 27 日。

患者阴道未见流血,腰腹痛已止。上方继服 3 剂以巩固疗效。

按语:跌仆扰动气血,损伤冲任,胎元不固,故阴道下血,腰痛,小腹坠痛。《医宗金鉴·妇科心法要诀》云:"胎伤腹痛血未下,圣愈汤加杜续砂;下血腹痛佛手散,胶艾杜续术芩加。"补遗安胎散加减中四物汤补血和血以养胎;黄芪、白术、甘草补气载胎;杜仲、续断补肾安胎;阿胶、艾叶炭补血止血;地榆、黄芩凉血清热止血。其中黄芩、白术,朱丹溪谓"产前安胎,白术、黄芩为妙药也。条芩,安胎圣药也"。佛手散虽有活血动胎之弊,但与熟地黄、白芍配用,亦有祛瘀生新、养血和血安胎之效。纵观上方有益气养血、和血止血、固肾安胎之功。

(七)胎萎不长

王某,女,36 岁。初诊:1996 年 5 月 12 日。

妊娠六个半月,4 个月前曾患胎漏,已治愈。今胎儿发育迟缓,5 月 2 日彩超显示:胎儿双顶径 6.0cm,股骨长 4.7cm,产科检查胎儿小于妊娠月份。血常规:血红蛋白 96g/L。患者面色萎黄,身体羸弱,气短懒言,头晕心悸,舌质淡嫩,苔少,脉稍滑而细弱。

诊断:胎萎不长,贫血。

辨证:气血两虚。

治法:益气补血养胎。

方药:滋血汤主之。

人参 10g,山药 15g,黄芪 15g,白茯苓 15g,川芎 6g,当归 12g,白芍 15g,熟地黄 15g。水煎服,日 1 剂,9 剂。

复诊:1996 年 5 月 21 日。

服药后头晕心悸减轻,精神体力亦明显改善,唯腰酸痛,纳差,便秘,上方加减继服。

人参 10g,山药 15g,黄芪 15g,白茯苓 15g,当归 12g,白芍 15g,熟地黄 15g,菟丝子 30g,炒杜仲 15g,阿胶 15g(烊化),砂仁 9g(后下),炙甘草 6g。水煎服,日 1 剂,9 剂。

三诊:1996 年 6 月 10 日。

今日彩超示:胎儿双顶径 7.2cm,股骨长 5.9cm,血常规:血红蛋白 110g/L。诸症明显好转,上方继服 9 剂。

后来随访,足月顺产一 3200g 健康男婴。

按语:《妇人大全良方·妊娠胎不长养方论》曰:"胎不长乃因脏腑衰损,气血虚羸。"《景岳全书·妇人规》云:"妊娠胎气本乎血气,胎不长者,亦为血气不足耳。"胎赖气血以长养发育,患者气血虚弱,胎儿失养,故胎儿生长迟缓。血虚心脑失养,故头晕心悸;气虚阳气不布,故面色萎黄;余皆气血不足之象。滋血汤之人参、黄芪、山药、茯苓健脾益气;四物汤补血养血。全方气血互生,气血双补,俾妊妇气血充沛,胎元有所养,胎儿得以长。

(八)产后心烦不寐

王某,女,22 岁。初诊:1999 年 5 月 2 日。

患者新产弥月,近半月心虚胆怯,心悸怔忡,烦热不得眠,少气乏力,头晕自汗,纳呆,舌淡红,脉虚数。

诊断:产后心烦不寐。

辨证:阴虚血少,心神失养。

治法:滋阴养血,补心安神。

方药:酸枣仁丸合甘竹茹汤加减。

茯神 15g,炒酸枣仁 15g,远志 6g,柏子仁 12g,生地黄 15g,青竹茹 15g,人参 10g,甘草 6g,黄芩 12g,麦冬 12g,小麦 30g,大枣 3

枚(擘)。水煎服,日1剂,3剂。

复诊:1999年5月5日。

服药后睡眠较稳,心悸烦热亦好转,上方继服6剂。

三诊:1999年5月11日。

诸证平复如常人。

按语:产后阴亏血虚,“心藏神”,心血虚,神不守舍,故卧不得寐,心悸胆怯;阴虚生内热,阴津失守故烦热自汗;气阴两虚故少气乏力。方中以人参、大枣、甘草补气养血;生地黄、麦冬、黄芩、竹茹滋阴清热除烦;酸枣仁、柏子仁、远志、茯神养心安神,敛汗宁心。全方共奏补血益气、滋阴清热、养心安神之功。

(九)产后泄泻

李某,女,28岁。初诊:2001年9月12日。

新产后22天,昨天晚饭,贪食肉馅水饺,今日即脘痞腹胀,肚腹作痛,嗳腐吞酸,肠鸣泄泻,大便4次,夹杂不消化食物,臭如败卵,厌食纳呆,肢体倦怠,乳汁亦明显减少,舌淡苔白腻,脉虚缓。

诊断:产后伤食泄泻。

辨证:肠胃损伤,食积不化。

治法:健脾和胃,消食化积。

方药:六君子汤加味。

党参15g,炒白术12g,茯苓15g,甘草6g,半夏10g,陈皮12g,木香12g,砂仁10g(后下),焦山楂15g,炒谷芽15g,神曲15g,生姜3片。水煎服,日1剂,3剂。

复诊:2001年9月15日。

吐泻止,脘腹胀痛缓解,胃纳转佳,上方继服3剂,以善其后。

按语:《素问·痹论》曰:“饮食自倍,肠胃乃伤。”产后脾胃虚弱,复加饮食过度,益伤肠胃,食积不化,出现脘腹胀痛,嗳腐吞酸,恶食呕逆,泻如败卵诸症。以四君子汤健脾和胃;半夏、陈皮、砂仁、生姜理气降逆;焦山楂、炒谷芽、神曲消食化积。全方共奏健脾理气、和胃降逆、消食化积之功。

薛己曰:"面食所伤,用六君加麦芽;肉食所伤,用六君加山楂。"其中麦芽有回乳之弊,故以谷芽代之。

(十)产后自汗、乳汁自出证

范某,女,37岁。初诊:1986年8月6日。

患者产后21天,汗出湿衣,不能自止,动则汗出益甚,乳汁自出,清稀量少,时时恶风,面色㿠白,气短懒言,神疲乏力,舌淡苔薄白,脉虚弱。

诊断:产后自汗证,乳汁自出证。

辨证:气虚不固,营卫不和。

治法:益气固表,和营止汗。

方药:《经效产宝》疗产后汗出不止方加味。

黄芪30g,白术12g,牡蛎30g,茯苓15g,防风10g,麦冬12g,熟地黄15g,大枣6枚(擘),人参10g,炙甘草6g。水煎服,日1剂,3剂。

复诊:1986年8月9日。

服上药汗出、乳汁自出均有明显改善,余症亦减轻,唯睡眠较差,上方加炒酸枣仁15g,6剂。

三诊:1986年8月15日。

汗证痊愈,乳汁未再自溢。

按语:产后气血两虚,气虚卫阳不固,腠理疏松,阴不内守,阴津外泄,故自汗不止,乳汁自溢;汗出表益虚,故时时恶风;气血两虚,故面色㿠白,气短懒言,神疲乏力,乳汁稀水等症纷呈。

方中玉屏风散益气固表，止汗敛孔；四君子汤健脾补气；熟地黄、麦冬、大枣养阴补血，以滋阴津，补乳汁；牡蛎固汗敛孔。全方共奏补气养血、止汗敛孔之功。

产后自汗，无不适者，属阴阳暂时失调，阴血亏虚，阳气相对偏盛，营卫不和，腠理不密所致，待微微汗出，以阴阳相对平衡而自复。正如《金匮要略》云："产后喜汗出者，亡阴血虚，阳气独盛，故当汗出，阴阳乃复。"

第十三章　百方妙用

自　叙

古方创新

余览古方受益深，学习古方须认真；
赏析百方之奥妙，善用良方要创新。

古方发扬

古来妇病曰难医，善用良方难亦易；
古方神效皆曰好，传承国宝要发扬。
吾于百方之末，各举病案一例。
用药巧妙仅一例，疗效神奇窥一斑，
故撰此文，名之曰“妇科百方妙用”。
抛砖引玉，同道正之。

岁在乙亥孟春

陈英都

一、独参汤（《景岳全书》）

组成：人参 60g。浓煎顿服。

功用：益气固脱。

主治：元气大亏，阳气暴脱，崩产脱血，血晕。昏厥，面色苍白，神情淡漠，肢冷多汗，呼吸微弱，脉微欲绝。

按语：柯琴曰："先哲于气几息，血将脱之证，独用人参二两，浓煎顿服，能挽回性命于瞬息之间，非他物所可代也。"

如妇人血崩，理应补血止血，但"有形之血不能速生，无形之气所当急固"，今元气大虚，脉微欲绝，故亟用独参汤挽回性命于瞬间，以资"阳生阴长"。

然后，用当归、熟地黄、阿胶补血止血以滋冲任；黄芪、白术、甘草补中益气以资化源；炮姜、艾叶炭、仙鹤草、棕榈炭温经止血；腹痛加香附以理气调经。此乃急则治其标，缓则治其本矣。

独参汤有起死回生之功。

二、参附汤(《妇人大全良方》)

组成：人参 30g，熟附子 15g，生姜 3 片，大枣 3 枚。

功用：回阳、益气、固脱。

主治：元气大亏，阳气暴脱。手足厥冷，冷汗淋漓，呼吸微弱，脉微等。

按语：阳气暴脱，四肢失煦而手足厥冷；阳气外脱，腠理不固，故冷汗淋漓；阳气衰微，故呼吸微弱，脉微欲绝。

方中人参甘温健脾，益气生津固脱；附子辛热，温壮元阳，强心暖肾，回阳退厥。二药相须为用，上温心阳，下补命火，中助脾土，全方共奏益气回阳、扶阳救脱之功。《医宗金鉴·删补各方论》曰："先身而生，谓之先天；后身而生，谓之后天。先天之气在肾，是父母之所赋；后天之气在脾，是水谷之所化……天人合德，二气互用，故后天之气得先天之气，则生生而不息；先天之气得后天之气，始化化而不穷也。若夫起居不慎则伤肾，肾伤则先天气虚矣。饮食不节则伤脾，脾伤则后天气虚矣。补后天之气无如人参，补先天之气无如附子，此参附汤之所立也。二脏虚之微甚,参附量为君主,二药相须,用之得当,则能瞬息化气于乌有之乡,顷刻生阳于命门之内,方之最神捷者也。”若妇人失血暴脱,阳气式微,治非参附,岂有他哉。

三、四物汤(《太平惠民和剂局方》)

组成:当归 10g,熟地黄 15g,川芎 6g,白芍 10g(酒浸微炒)。

功用:补血调经。

主治:血虚血滞。症见惊惕头晕,目眩耳鸣,爪甲无华。月经过少或闭经,脐腹作痛,崩中漏下,舌质淡,脉弦细或细涩。

妇人以血为主,四物汤为补血调血之剂,在妇科中应用之广,加减之多,行之有效,可谓群方之首。

月经不论寒热虚实,凡不调者,均可用四物汤加减调之;不孕不育症可用之调经种子;产后诸血证,用四物汤加减可调而平之。由此观之,四物汤虽不是妇科之专剂,诚可谓妇科之圣方。

柯琴曰:“经云:心生血,肝藏血。故凡生血者,则究之于心,调血者,当求之于肝也。是方乃肝经调血之专剂,非心经生血之主方也。当归甘温和血,川芎辛温活血,芍药酸寒收敛,地黄甘平补血。四物具生长收藏之用,故能使营(荣)气安行经隧也。若血虚加参芪,血结加桃仁红花,血闭加大黄芒硝,虚寒加桂附,血热加芩连,欲行血去芍,欲止血去芎,随所利而行之,则不必拘拘于四矣。若妇人数脱其血,故用以调经种子。如遇血崩,血晕等证,四物不能骤补,而反助其滑脱,则又当补气生血,助阳生阴长之理。盖此方能补有形之血于平时,不能生无形之血于仓卒,能调阴中之血,而不能培真阴之本,为血分立法,不专为女科之套剂也。”

四、加味逍遥散(《内科摘要》)

组成:牡丹皮12g,栀子10g,当归15g,白芍15g,柴胡12g,白术12g,茯苓15g,煨姜3g,薄荷6g(后下),炙甘草6g。

功用:养血健脾,疏肝清热。

主治:肝郁血虚,内有郁热证。症见潮热晡热,烦躁易怒,或自汗盗汗,或头痛目涩,或颊红口干,或月经不调,少腹胀痛,或小便涩痛,舌红苔薄黄,脉弦数。

余常用加味逍遥散治疗肝郁血热之月经先期。

案例:武某,女,27岁,农民。

患月经提前1年余。月经5～6/15～20天,月经量多,经色深红质稠,经行不畅,有小血块;少腹胀痛,心烦易怒,胸闷胁胀,乳房胀痛,口苦咽干,舌红苔薄黄,脉弦细数。

证候分析:肝郁化热,热扰冲任,经血妄行,故月经先期而至;肝郁疏泄失调,冲任失调,血海失司,故月经量多;热灼于血故经色深红质稠;气滞血瘀则经行不畅,夹有小血块;气滞肝经故胸闷胁胀,乳房胀痛,少腹胀痛,心烦易怒;口苦咽干,舌红,苔薄黄,脉弦细数皆肝郁化热之象。

诊断:月经先期。

辨证:肝郁化热,冲任不固,气机不畅。

治法:疏肝清热,凉血调经。

方药:加味逍遥散。今值月经第1天,加泽兰12g,益母草15g,香附15g,炒川楝子10g,桃仁9g,青皮12g,延胡索12g,减炮姜。水煎服,日1剂,4剂。

方中牡丹皮、栀子、柴胡疏肝解郁,清热凉血;当归、白芍养血柔肝;白术、茯苓、炙甘草健脾补中;薄荷、香附、青皮助柴胡疏达肝气;桃仁、泽兰、益母草活血化瘀,以利经行;炒川楝子、延胡索疏肝理气止痛。全方共奏疏肝清热、凉血调经之功。

服药后,经行通畅,腹痛止,余症减轻。

今月经基本干净,上方减桃仁、益母草、泽兰、延胡索,加生地黄 15g,黄芩 12g,地骨皮 12g,女贞子 12g 清热凉血,继服 6 剂。

药后,诸症悉减,继服丹栀逍遥丸、六味地黄丸 2 周,以疏郁滋肝肾。

如此调理 3 个月经周期,月经正常,余症亦瘥。

五、地骨皮饮(《医宗金鉴·删补名医方论》)

组成:四物汤加地骨皮 12g,牡丹皮 12g。

功用:滋阴清热。

主治:阴虚火旺。症见骨蒸发热,日静夜剧,妇人月经先期,月经量过多及胎前发热等。

四物汤为肝家滋阴调血之剂,加地骨皮、牡丹皮清热凉血退蒸。全方共奏滋阴壮水、清热凉血之功,以期"水足则火自平,阴复而阳自秘"。

余常用此方去川芎,加玄参、麦冬治疗月经先期,有殊效。

案例:刘某,女,36 岁,教师。

月经先期半年。既往月经 7/30 天,量稍多。近半年,月经 20 天左右一行,血量多,色红质稠,伴两颧潮热,手足心热,咽干口燥,舌红苔少,脉细数。

证候分析:阴虚内热,热扰冲任,冲任不固,经血妄行,故月经提前,量多。血为热灼,色红质稠;虚热上浮则两颧潮热;手足心热,咽干口燥,舌红苔少,脉细数均为阴虚内热之征。

诊断:月经先期。

辨证:阴虚血热。

治法:养阴清热,凉血调经。

方药:地骨皮饮加减。

当归12g,白芍15g,熟地黄15g,牡丹皮12g,地骨皮12g,玄参12g,麦冬12g,甘草6g。水煎服,日1剂,6剂。

方中四物汤去川芎滋阴养血;牡丹皮、地骨皮清热凉血;麦冬、玄参滋养阴液,壮水制火;甘草调和诸药。全方共奏滋阴降火、凉血调经之功,以达到“水盛而火自平,阴生而经自调”之目的。

服药后诸证减轻,继服6剂,后以六味地黄丸1周,以此服药3个月经周期,月经正常,诸证自除。

六、桃红四物汤(《医宗金鉴》)

组成:当归15g,白芍药15g,熟地黄15g,川芎10g,桃仁10g,红花10g。

功用:养血活血。

主治:血虚兼血瘀证。症见月经先期,血多有块,色紫黯,小腹疼痛;或月经过多,淋漓不净等。

余常用桃红四物汤治疗血热血瘀之月经先期。

案例:毛某,女,24岁,工人。

月经5～6/18～21天,经来量少,淋漓不畅,色黯有块,小腹满痛拒按,块下痛减,口燥咽干。舌质黯红,舌边有瘀点,脉弦数。

证候分析:热灼冲任,新血不安,故月经先期而至;瘀血阻滞,则经血量少,淋漓不畅,色黯有块,小腹满痛拒按;热灼津液,故咽干口燥;舌黯红,边有瘀点,脉弦数均为血瘀血热之象。

诊断:月经先期。

辨证:血热血瘀。

治法:清热凉血,活血化瘀。

方药:当归 15g,川芎 10g,赤芍 15g,生地黄 15g,桃仁 9g,红花 9g,牡丹皮 15g,香附 15g,益母草 15g,牛膝 12g,甘草 6g。水煎服,日 1 剂,3 剂。

方中四物汤(生地黄易熟地黄)养血补血,凉血散瘀;桃仁、红花、益母草活血祛瘀;牡丹皮凉血散瘀;香附理气调经止痛;牛膝引血下行;甘草调和诸药。全方共奏活血化瘀、凉血调经之功。俾瘀祛新血归经,热清血自安。

药后经行通畅,块下腹痛减。再进 6 剂,月经正常。

桃红四物汤为妇科调经的常用方剂,凡血虚兼瘀,或血热兼瘀之月经不调,灵活加减,其效如神。

七、两地汤(《傅青主女科》)

组成:生地黄 15g,地骨皮 12g,玄参 12g,麦冬 12g,阿胶 15g(烊化),白芍 15g。

功用:养阴,清热,调经。

主治:阴虚血热证。症见月经先期,量少或量多,色红质稠,或伴两颧潮红,手足心热,咽干口燥,舌质红苔少,脉细数。

余常用两地汤治疗阴虚血热之月经先期。

案例:于某,女,21 岁,学生。

月经 4～5/17～20 天,血量少,色深红,质稠,伴有两颧潮红,手足心热,潮热盗汗,心烦不寐,咽干口燥,舌质红苔少,脉细数。

证候分析:阴虚水亏,内热遂炽,热扰冲任,冲任不固,经血妄行故月经先期而至;阴虚血少,冲任不足故经量少;血为热灼,故经色深红而质稠;阴不敛阳,故潮热盗汗,两颧潮红,手足心热;虚热乘心,则心烦不寐;热灼津液,津不上乘,则咽干口燥;舌质红苔少,脉细数皆阴虚内热之征。

诊断:月经先期。

辨证:阴虚血热。

治法:滋阴清热固冲。

方药:两地汤加女贞子 12g,旱莲草 12g,炒酸枣仁 15g。水煎服,日 1 剂,4 剂。

方中生地黄、玄参、麦冬养阴滋液,壮水制火;地骨皮、女贞子、旱莲草滋阴益肾,清热凉血;阿胶滋阴补血;白芍养血柔肝,敛阴和营;炒酸枣仁养心安神敛汗。全方共奏滋阴壮水、清热凉血之功。俾水足则火自平,阴复而阳自密,而月经先期诸证自愈。

药后月事已净,余证皆好转,继服 6 剂,诸证悉愈。继服六味地黄丸 2 周以善其后。随访半年,月经正常,余症悉平。

八、圣愈汤(《医宗金鉴·删补名医方论》)

组成:四物汤加人参 10g,黄芪 15g。

功用:补气养血。

主治:气血两虚证。一切失血过多,阴亏气弱,烦热作渴,睡卧不宁等。

余常用圣愈汤治疗月经量少,月经后期,痛经,崩漏,胎动不安等属气血两虚者,均有良效。

案例:刘某,女,36 岁,工人。

患月经量少 1 年余。月经 1～2/35$^{\pm}$天,月经量少,点滴即净,色淡,质清稀,经后小腹空坠,绵绵作痛;面色无华,头晕心悸,睡眠不宁,神疲乏力,舌淡,脉细弱。

证候分析:气血两虚,血海未盈而溢,故月经量少,色淡,质清稀;经后血海更虚,胞宫、冲任失于濡养故小腹空坠,绵绵作痛;气血不足,失于荣养,故神疲乏力,面色无华,头晕心悸,睡眠不宁;舌淡,脉细弱皆气血不足之象。

诊断:月经过少。

辨证:气血两虚。

治法:益气补血。

方药:圣愈汤加枸杞子 12g,制何首乌 12g,炙甘草 6g,大枣 6 枚。水煎服,日 1 剂,6 剂。

方中人参、黄芪、炙甘草健脾益气,养心安神;四物汤养血和血;枸杞子、制何首乌填精补血。全方共奏补气养血之功。气血充沛,冲任得养,血海充盈,经少及诸证自愈。

服药后,诸症减轻,继服 12 剂。后服归脾丸 2 周。如此连调 3 个月经周期,月经正常,诸症自愈,并且喜获妊娠。

《医宗金鉴・妇科心法要诀》曰"胎伤腹痛血未下,圣愈汤加杜续砂",该方治疗跌仆胎动不安亦有殊效。

柯琴谓圣愈汤曰:"此六味皆醇厚和平而滋润,服之则气血疏通,内外调和,合于圣度矣。"

九、人参养荣汤(《太平惠民和剂局方》)

组成:人参 10g,白术 12g,茯苓 15g,甘草 6g,黄芪 15g,陈皮 12g,当归 15g,熟地黄 15g,白芍 15g,桂心 3g,远志 6g,五味子 6g,生姜 3 片,大枣 3 枚。

功用:补气养血,养心安神。

主治:心脾气血两虚证。症见面色㿠白,头晕目眩,倦怠乏力,食少无味,惊悸健忘,夜寐不安,虚热自汗,形体消瘦,皮肤干燥,舌淡,脉细弱。

余在临床上治疗气血两虚所致的月经过少,月经后期,闭经,产后血晕,血劳等妇科疾病,运用人参养荣汤气血共荣,效果甚佳。

案例:王某,女,40岁,教师。

月经量少1年。近1年,月经1～2/30～36(天),量少,点滴即净,色淡质稀,小腹隐痛。伴有面色㿠白,头晕目眩,倦怠乏力,食少无味,惊悸健忘,夜寐不安,形体消瘦,皮肤干燥,舌淡,脉细弱。

证候分析:气血两虚,冲任不充,血海不盈故月经量少;血失煦养故色淡质稀;心脾血虚气弱故面色㿠白,头晕目眩,惊悸健忘,夜寐不安;脾气虚,化源不足,故食少无味,倦怠乏力,形体消瘦;血虚皮肤失养故干燥;舌淡脉细弱均为气血不足之征。

诊断:月经过少。

辨证:气血两虚,血海不盈。

治法:健脾益气,养心补血,调养冲任。

方药:人参养荣汤。水煎服,日1剂,9剂。

方中人参、黄芪、熟地黄益气养血为君;白术、茯苓、陈皮健脾行气,当归、白芍养血和营均为臣;桂心、远志、五味子养心安神为佐;甘草、生姜、大枣益气和中,调和诸药为使。全方共奏益气养血、养心安神之功。

服药后诸证减轻。每于经后服此方12剂,后服人参归脾丸1周,连服6个月,经量如常,诸证愈。

十、归肾丸(《景岳全书》)

组成:熟地黄 18g,山药 15g,山茱萸 12g,茯苓 15g,当归 15g,枸杞子 12g,杜仲 15g,菟丝子 30g。

功用:补益肾气,滋养精血。

主治:肾气不足,精衰血少。症见腰酸腿软,形容憔悴,遗泄阳衰等。

余常用此方治疗月经过少,月经后期,不孕等肾虚血少者,效果良好。

案例:李某,女,43 岁,工人。

月经量少 1 年余。近 1 年余,月经 1～2/35±天,月经量逐渐减少,甚至点滴即净,色黯淡,质稀,伴头晕耳鸣,腰膝酸软,性欲淡漠,足跟痛,夜尿多,舌淡,脉沉弱。

证候分析:房劳伤肾,肾气亏虚,精血不足,冲任血海亏虚故月经量渐少,乃至点滴即净;肾气虚,血失温化故血色黯淡,质稀;肾气虚则性欲淡漠;肾主骨,腰为肾之外府,肾虚则外府经脉失养,故腰膝酸软,足跟痛;肾主骨生髓,脑为髓海,肾虚髓海不足,故头晕耳鸣;肾主水,司二便,肾虚不固故夜尿多;舌淡,脉沉弱皆肾气不足之象。

诊断:月经过少。

辨证:肾气不足,精衰血少。

治法:补肾益精,养血调经。

方药:归肾丸。水煎服,日 1 剂,经后服,6 剂。

方中菟丝子、杜仲补益肾气;熟地黄、山茱萸、枸杞子滋肾养肝,补血养血,填补冲任;山药、茯苓健脾和中,以资化源;当归补血调经。全方共奏滋补肝肾、健脾和中、益精养血、填补冲任血海之功。

药后，头晕腰酸诸证减轻，但四肢无力，大便不实，上方加党参15g，炒白术12g，炙甘草6g健脾益气，以资化源，服12剂。

月经29天至，量稍多，色红，4天净，余症悉减。经后继服12剂。又连服2个月经周期，月经正常，余症皆除。

十一、黑逍遥散(《医略六书·女科指要》)

组成：柴胡10g，当归12g，白芍15g，白术12g，茯苓15g，炙甘草6g，熟地黄15g，生姜3片，薄荷3g(后下)。

功用：疏肝健脾，养血调经。

主治：肝脾血虚证。妇人崩漏，痛经，脉弦虚。

余常用黑逍遥散治疗肝脾血虚之月经量过少。

案例：田某，女，36岁，工人。

月经量少1年余。月经色淡量少，或点滴即净，或有少量小血块，经来胸胁稍胀，乳头微痛，头晕目眩，面色无华，四肢乏力，舌淡红，苔薄白，脉弦虚。

证候分析：肝体阴而用阳，藏血而主疏泄。今肝血不足，血海不充，故月经量少而色淡；两胁与乳头是肝经所属，疏泄不及，则胸胁稍胀，乳头微痛；肝血虚，不荣于上，故头晕目眩；肝病及脾，面属阳明，脾主四肢，脾虚不荣故面色无华，四肢乏力；舌淡红，苔薄白，脉弦虚均为肝脾血虚，疏泄不及之征。

诊断：月经过少。

辨证：肝脾血虚，疏泄不及。

治法：滋补肝血，疏肝健脾。

方药：黑逍遥散加枸杞子12g。水煎服，日1剂，6剂。

方中当归、白芍、熟地黄、枸杞子滋补肝血；见肝之病，知肝传脾，当先实脾，白术、茯苓、炙甘草、生姜健脾益气，以资化源；上药合用，滋补肝血，健脾资源，共治月经过少，头晕目眩，面色无华，四肢乏力诸证；肝喜条达恶抑郁，用柴胡、薄荷疏肝解郁，以治胁乳胀痛。诸药合用，标本兼顾，体用共治，肝血充盈，脾气健运，气机调达，血海满盈，月经量少诸证自除。

药后诸症明显好转，继服12剂。连续调理3个月经周期，月经正常，余症亦瘥。

十二、定经汤(《傅青主女科》)

组成：菟丝子30g(酒炒)，白芍15g(酒炒)，当归15g(酒洗)，熟地黄15g，山药15g(炒)，白茯苓15g，荆芥穗9g(炒黑)，柴胡10g。

功用：补益肝肾，解郁调经。

主治：肝肾郁滞之月经先后无定期。症见腰膝酸软，精神疲惫，经量减少者。

余常用定经汤治疗肝肾郁滞之月经先后不定期。

案例：李某，女，29岁，工人。

月经先后不定期1年余。月经赶前错后，伴腰膝酸软，精神疲惫，胸胁胀痛，月经量少，色黯红。舌质红，苔薄白，脉弦细。

证候分析：肾主腰膝，为封藏之本，肾虚则腰膝酸软，启闭失常；脾为气血生化之源，主运化，主统血，脾虚则运化无力，化源不足，故精神疲惫，月经量少色黯，统摄无权；肝藏血主疏泄，肝郁则疏泄不利，故胸胁胀痛，藏血失权；舌红苔薄，脉弦细均为肾虚脾弱肝郁之征。

诊断：月经先后无定期。

辨证：肾虚脾弱肝郁。

治法:补肾健脾,疏肝解郁。

方药:定经汤。水煎服,日 1 剂,6 剂。

方中熟地黄、菟丝子补肾气,养精血;山药、白茯苓健脾以培精血之源;当归、白芍养血柔肝;柴胡、黑芥穗疏肝解郁。全方共奏补肾健脾、疏肝调经之功。

肾精盈,脾气充,肝气条达,开阖藏泄有权,冲任盈亏以时,无太过与不及,阴平阳秘,月经以时而下,月经安有先后不定愆期之虞。

十三、归脾汤(《校注妇人良方》)

组成:人参 10g,龙眼肉 12g,黄芪 15g,炙甘草 6g,白术 12g,茯苓 15g,木香 10g,当归 15g,酸枣仁 15g,远志 6g,生姜 3 片,大枣 3 枚。

功用:健脾养心,益气补血。

主治:心脾两虚,气血不足证。症见心悸怔忡,健忘失眠,盗汗,食少体倦,面色萎黄,妇女月经不调,崩中漏下,舌淡,苔薄白,脉细弱。

余用此方治疗崩漏,月经过多或过少,月经先期或后期,妊娠贫血等属心脾两虚者,均有殊效。

案例:王某,女,36 岁,教师。

不规则阴道流血半月余。今阴道流血时多时少,血色淡,质清稀,面色㿠白,神疲气短,心悸怔忡,失眠多梦,头昏眼花,唇甲色淡,面浮肢肿,四肢不温,纳呆便溏,舌淡苔少,脉细弱。

证候分析:患者因思虑伤脾,脾不统血,则阴道流血时多时少,血色淡,质清稀;脾气虚,则面色㿠白,神疲气短,纳呆便溏,头昏眼花,面浮肢肿;脾主四肢,脾气虚则唇甲色淡,四肢不温;

脾虚不生血,则心血不足,血不养心,故心悸怔忡,失眠多梦;舌淡苔少,脉细弱均为心脾两虚之征。

诊断:崩漏。

辨证:心脾两虚,气血不足,脾不统血。

治法:健脾统血,养心安神。

方药:归脾汤加阿胶15g(烊化)。水煎服,日1剂,6剂。

方中人参、黄芪、白术、甘草健脾补气统血;当归、龙眼肉、阿胶、大枣补血止血,养心安神;当归配黄芪"阳升阴长",益气补血;茯苓、酸枣仁、远志养心安神;木香、生姜醒脾理气和胃,使上药补而不滞。全方共奏益气补血止血、健脾养血之功。

服药6剂,血止,余症悉减,但腰痛,大便仍溏,去阿胶,加盐杜仲15g,川续断15g,山药15g,炒白扁豆12g,砂仁6g(后下)补肾健脾,6剂。崩漏诸证基本痊愈。复服6剂,后以归脾汤善后。随访1年,月经正常,健康如初。

十四、失笑散(《太平惠民和剂局方》)

组成:五灵脂10g(包煎),蒲黄15g(包煎)。

功用:活血祛瘀,散结止痛。

主治:瘀血停滞证。心腹刺痛,月经不调,少腹急痛,产后腹痛,恶露不行。

余常用失笑散加味治疗血瘀之崩漏。

案例:赵某,女,40岁,服务员。

患不规则阴道流血3月余。月经非时而下,时下时止,时多时少,血色紫黑有块,小腹疼痛拒按,舌质紫黯,苔薄白,脉弦涩。

证候分析:胞宫瘀血,新血不安,故经乱无期;离经之血时瘀时流,故经血时来时止;若冲任阻隔,则经水不至,蓄极暴下,血瘀紫黯有块;瘀血阻滞,气血不畅,故小腹疼痛拒按;舌质紫黯,苔薄白,脉弦涩皆瘀血之征。

诊断:崩漏。

辨证:血瘀胞宫,新血不安。

治法:活血化瘀,止血调经。

方药:五灵脂 10g(包煎),蒲黄 12g(包煎),当归 15g,川芎 10g,赤芍 15g,桃仁 10g,红花 9g,香附 15g,益母草 15g,茜草 15g,三七 6g,甘草 6g。水煎服,日 1 剂,3 剂。

方中失笑散活血化瘀,止痛止血;当归、川芎、赤芍养血活血调经;桃仁、益母草活血祛瘀调经;香附理气调经止痛;茜草、三七活血止血;甘草调和诸药。全方共奏化瘀止痛、止血调经之功。

服药后,腹痛止,阴道流血减少,已无血块,但腰痛,上方加减继服 4 剂。

炒五灵脂 10g(包煎),蒲黄炭 15g(包煎),当归 15g,川芎 10g,酒白芍 15g,三七 6g,茜草炭 15g,乌贼骨 15g,香附 15g,牡丹皮 15g,桑寄生 15g,盐杜仲 15g,川续断 15g,甘草 6g。水煎服,日 1 剂。

方中失笑散炒用,散瘀止血;当归、川芎、酒白芍养血活血;牡丹皮凉血散瘀;茜草炭、乌贼骨、三七散瘀止血;盐杜仲、桑寄生、川续断补肾固冲任;香附理气调经;甘草调和诸药。

服药后,阴道流血止,余症悉平。

再服人参归脾丸 2 周,以善其后。

对于失笑散,《医宗金鉴·删补名医方论》吴谦曰:“是方用灵脂之甘温走肝,生用则行血;蒲黄辛平入肝,生用则破血。佐酒煎以行其力,庶可直抉厥阴之滞,而有推陈致新之功。甘不伤脾,辛能散瘀,不觉诸证悉除,直可以一笑而置之矣。”

十五、生化汤(《傅青主女科》)

组成:全当归 15g,川芎 9g,桃仁 9g(去皮尖),炮姜 3g,炙甘草 3g,酌加黄酒。

功用:养血祛瘀,温经止痛。

主治:产后恶露不行,小腹冷痛证。

余常用此方治疗产后恶露不行及崩漏证属血虚寒凝,瘀血阻滞。

案例:庄某,女,44 岁,农民。

停经 56 天,经来 1 月余,时下时止,量忽多忽少,血紫黑有块,淋漓不净,小腹疼痛,舌质紫黯,苔薄白,脉弦涩。

证候分析:胞宫瘀滞,新血不得归经,故经乱无期,离经之血时瘀时流,故经血时来时止,时多时少,以致经血淋漓不净,或突然暴下;血瘀故见血紫黯有块;瘀则气血不畅,故小腹疼痛;舌质紫黯,苔薄白,脉弦涩皆为瘀血之征。

诊断:崩漏。

辨证:瘀血阻滞,血不归经。

治法:活血化瘀,止血调经。

方药:生化汤加炒五灵脂 10g(包煎),炒蒲黄 15g(包煎),益母草 18g,香附 15g,水煎服,日 1 剂,3 剂。

方中当归、川芎、桃仁、益母草、香附活血化瘀,理气调经以去瘀血;失笑散活血止血,调经止痛;炮姜温经止血而不留瘀;甘草调和诸药;加少量黄酒以助活血之力。

药后块下痛止,但仍流血。

上方减桃仁、黄酒,加三七 6g,乌贼骨 15g,牡丹皮 15g,化瘀止血,3 剂。

服药后阴道流血基本干净。再以下方养血补肾、止血以澄其源。

当归 15g,白芍 15g,川芎 10g,炮姜 6g,炙甘草 6g,炒杜仲 15g,川续断 15g,茯苓 15g,仙鹤草 15g,艾叶炭 6g,牡丹皮 15g,黄芩 12g,党参 15g,阿胶 12g(烊化),香附 15g。水煎服,日 1 剂,6 剂。

上药服后未再流血,余症亦愈。

上方减炮姜、仙鹤草、艾叶炭,加黄芪 15g,炒白术 12g,龙眼肉 12g,健脾益气以资化源,共复其旧。

随访 3 个月,月经正常。

十六、固冲汤(《医学衷中参西录》)

组成:炒白术 12g,生黄芪 18g,煅龙骨 15g,煅牡蛎 15g,山萸肉 12g,生杭芍 15g,海螵蛸 12g,茜草 12g,棕榈炭 12g,五倍子 1.5g(冲服)。

功用:益气健脾,固冲摄血。

主治:脾肾亏虚,冲任不固证。血崩不止,月经过多,色淡质稀,头晕肢冷,心悸气短,神疲乏力,腰膝酸软,舌淡,脉微弱。

余常用固冲汤治疗脾肾两虚,冲任不固之崩漏。

案例:单某,女,47 岁,农民。

患者素体脾虚不足,月经量多。今患血崩 2 天,阴道流血量多,无血块,色淡质稀,伴有头晕心悸,面色㿠白,气短乏力,腰膝酸软,大便稀溏,舌淡,脉弱。

证候分析:脾为后天之本,主运化,主统血,脾气健,则气血生化有源,冲脉盛,血海盈;肾为先天之本,主封藏,肾气健固,封藏有司,则月事如期而至,月经适量,经期适度而止。若脾虚不摄,肾虚不固,致冲脉滑脱,则血下如崩。气血既虚,则头晕心悸,面色晄白,气短乏力;肾虚则腰膝酸软;脾虚不运,则大便稀溏;舌淡,脉弱皆气血不足之征。

诊断:血崩。

辨证:脾肾两虚,冲脉不固。

治法:补肾健脾,固冲止血。

方药:固冲汤主之。水煎服,日1剂,3剂。

方中山萸肉补益肝肾,收敛固涩;煅龙骨、煅牡蛎收敛元气,固涩滑脱;白术健脾以助统摄;黄芪升提补气;白芍养血敛阴;棕榈炭、五倍子收敛止血;海螵蛸、茜草化瘀止血,使血止不留瘀。全方共奏补肾健脾、固冲止血之功。

药后血渐止,余症亦减。上方加人参9g,当归身10g,杜仲炭15g,仙鹤草15g,川续断15g,以增强健脾益气、补肾固冲、止血补血之功,6剂。

药后血止,余症亦愈。后用归脾丸2周以善其后。

十七、固经丸(《丹溪心法》)

组成:炒黄芩12g,炒白芍15g,炙龟甲15g,炒黄柏9g,椿根皮12g,香附12g。

功用:滋阴清热,固经止血。

主治:阴虚血热之崩漏证。症见月经过多,或崩中漏下,血色深红,或紫黑稠黏,手足心热,腰膝酸软,舌红,脉弦数。

余常用固经丸治疗阴虚血热之崩漏,月经过多,经期延长等症。

案例:聂某,女,31岁,工人。

阴道流血1+个月。既往月经经期延长,今经来1月余不净,血色深红,血量多,有小血块,伴有手足心热,腰膝酸软,颧红潮热,咽干口燥,舌质红苔少,脉弦数。

证候分析:由于肝肾阴虚,相火炽盛,灼伤冲任,迫血妄行,故阴道流血不止,色深红,血量多有块;阴虚血热,故手足心热,颧红潮热,咽干口燥;肾阴虚则腰膝酸软;舌质红苔少,脉弦数皆阴虚火旺之征。

诊断:崩漏证。

辨证:阴虚血热,冲任不固。

治法:滋阴凉血,固经止血。

方药:固经丸加生地黄15g,阿胶12g(烊化),牡丹皮15g,茜草15g。水煎服,日1剂,4剂。

方中龟甲滋阴益肾降火;白芍敛阴益血养肝;黄芩清热止血;黄柏坚阴泻火;生地黄滋阴补肾,凉血止血;阿胶滋阴益肾,补血止血;椿根皮固经止血;牡丹皮、茜草凉血散瘀,止血而不留瘀;香附理气调经。全方共奏滋阴清热、固经止血之功。

药后阴道流血止,但仍腰膝酸软,上方加炒杜仲15g,山茱萸12g,女贞子12g,枸杞子12g滋阴补肾,养血补血,6剂。

服药后诸症悉除。后服六味地黄丸合人参归脾丸2周以善其后。

《素问·阴阳别论》曰"阴虚阳搏谓之崩",此之谓也。

十八、温经汤(《金匮要略》)

组成:吴茱萸6g,当归15g,芍药15g,川芎10g,人参9g,桂枝6g,阿胶12g(烊化),牡丹皮12g,生姜3片,甘草6g,半夏9g,麦冬12g。

功用:温经散寒,养血祛瘀。

主治:冲任虚寒,瘀血阻滞证。症见漏下不止,血色黯而有块,淋漓不畅,或月经赶前错后,或逾期不止,或一月再行,或停经不至,而见少腹里急,腹满,傍晚发热,手心烦热,唇干口燥,舌质黯红,脉细而涩。亦治妇人宫寒,久不受孕。

余常用温经汤治疗阳虚内寒之崩漏。

案例:韩某,女,46岁,农民。

患经期延长1年余,忽停经2^+个月,经来半月不止,血量时多时少,经色黯有块,小腹冷痛,腰腿酸软。舌质黯红,苔白润,脉细而涩。

证候分析:胞宫瘀滞,新血不安,故经乱无期,离经之血时瘀时流,经血时多时少;血瘀故见血紫黯有块;宫寒血瘀不畅,故小腹冷痛;久病及肾则肾虚,故腰腿酸软;舌质黯红,苔白润,脉细而涩均为血瘀宫寒之征。

诊断:崩漏。

辨证:血瘀宫寒。

治法:温经化瘀,止血调经。

方药:温经汤减阿胶、人参、麦冬、生姜,加桃仁10g,艾叶炭6g,炮姜6g,炒五灵脂10g(包煎),炒蒲黄15g(包煎),益母草18g,水煎服,日1剂,3剂。

方中吴茱萸、桂枝温经止痛,通利血脉;当归、川芎、桃仁、牡丹皮、益母草活血化瘀,以除瘀血;炒五灵脂、炒蒲黄祛瘀止血;艾叶炭、炮姜温经止血;白芍养血敛阴,柔肝止痛;半夏、甘草降逆和胃。全方共奏温经散寒、祛瘀止血之功。

药后瘀血祛,腹痛止,但仍少量流血。上方减桃仁、炒五灵脂、炒蒲黄、益母草、半夏,加阿胶15g(烊化)补血止血,人参9g

补气健脾以资化源，麦冬12g滋养阴液，炒杜仲15g补肾止血，继进6剂，血止，余症亦平。

上方减艾叶炭、炮姜，加炒白术12g，黄芪15g健脾益气，补后天资化源；加熟地黄15g，山萸肉12g，川续断15g补肾养血，补先天养冲任，以治其本，6剂，以善其后。随访半年，月经正常。

十九、少腹逐瘀汤（《医林改错》）

组成：小茴香6g（炒），干姜6g，延胡索10g，没药6g，当归15g，川芎10g，官桂6g，赤芍15g，蒲黄10g（包煎），五灵脂10g（炒，包煎）。

功用：活血祛瘀，温经止痛。

主治：寒凝血瘀证。症见少腹瘀血积块疼痛或不痛，或疼痛而无积块，或少腹胀满，或经期腰酸，少腹作胀，或月经不调，其色或紫或黑，或有瘀块，或崩漏兼少腹疼痛等。

余常用少腹逐瘀汤治疗寒凝血瘀之痛经，崩漏等。

案例：冀某，女，29岁，农民。

患痛经3～4年，结婚4年未孕。每逢经前及经期小腹冷痛，得热痛减，按之痛甚，月经量时多时少，色紫黯有块，块下痛减。伴有畏寒，面色晦暗，舌质黯有瘀点，脉迟弦涩。

证候分析：寒为阴邪，其性凝滞，瘀则不通，不通则痛，冲任失煦，胞脉瘀滞，故经前经期小腹冷痛，得热痛减，按之痛甚，血紫黯有块，块下痛减；寒凝失温，故畏寒；血瘀不畅，失于荣上则面色晦暗；“寒水之地不生草木，重阴之渊不生鱼龙”，故引起不孕；舌黯有瘀点，脉迟弦涩均为寒凝血瘀之征。

诊断：痛经。

辨证：寒凝血瘀。

治法:温经活血,祛瘀止痛。

方药:少腹逐瘀汤主之。水煎服,日 1 剂,3 剂。

方中小茴香、干姜、官桂温经祛寒;当归、川芎、赤芍养血活血调经;延胡索、没药理气活血,祛瘀止痛;蒲黄、五灵脂活血祛瘀,散结止痛。全方共奏活血祛瘀、温经止痛之功。

药后,月经块下痛止。继服 6 剂,已无不适。服少腹逐瘀汤连续 4 个月经周期,痛经已愈,且喜怀孕。

王清任谓少腹逐瘀汤曰:“此方治少腹积块疼痛,或有积块不疼痛,或疼痛而无积块,或少腹胀满,或经血见时,先腰酸小腹胀,或经血一个月见三五次,接连不断,断而又来,其色或紫或黑,或块,或崩漏兼少腹疼痛,或粉红兼白带,皆能治之,效不可尽述。”

更出奇者,此方种子如神,每经初见之日起,一连服 8 剂,不过 4 月必成胎。

二十、犀角地黄汤(《备急千金要方》)

组成:犀角(现以水牛角代)3g,生地黄 15g,牡丹皮 12g,白芍 15g。

功用:清热解毒,凉血散瘀。

主治:外感热病,热入血分。症见高热,神志不清,吐血,衄血,便血,发斑发疹,舌质红绛,脉细数。

余常用犀角地黄汤加味治疗肺肾阴虚所致的经行衄血,效果卓著。

案例:武某,女,19 岁,学生。

经期出现鼻衄 1 年余。患者近 1 年,经期出现鼻衄,量或多或少,色黯红,月经先期。平素头晕耳鸣,手足心热,两颧潮红,咽干口渴,舌红绛,无苔,脉细数。

证候分析:素体阴虚,虚火上炎,经行阴虚更甚,虚火内炽,热伤肺络故血上溢而为鼻衄;阴虚血热故量或多或少,色鲜红;虚火内盛,热伤胞络、冲任,故月经先期;阴虚内热故头晕耳鸣,手足心热,潮热颧红;灼肺伤津则咽干口渴;舌红绛无苔,脉细数皆为阴虚内热之象。"阳络伤则血外溢,阴络伤则血内溢。"

诊断:经行鼻衄。

辨证:阴虚血热。

治法:滋阴清热,散瘀止血。

方药:犀角地黄汤加沙参、黄芩、黑荆芥、牛膝。水煎服,日1剂,6剂。

方中水牛角清营凉血;生地黄滋阴凉血止血;白芍敛血止血;牡丹皮凉血散瘀;沙参滋肺阴;黄芩清肺热;黑芥穗引血归经;牛膝引血下行。全方共奏滋阴润肺、清热凉血、散瘀止血之功。使阴复热清,阴血安而各行其道。

服药后,经行鼻衄减轻。每月服上方12剂,再以知柏地黄丸调理,连服3个月经周期,经调鼻衄愈矣。

二十一、十灰散(《十药神书》)

组成:大蓟12g,小蓟12g,荷叶12g,侧柏叶12g,白茅根20g,茜草15g,山栀9g,大黄10g(后下),牡丹皮15g,棕榈皮12g,上药均烧炭存性。

功用:凉血止血。

主治:血热妄行证。呕血、吐血、咯血、嗽血、衄血等上部出血证,血色鲜红,来势急暴,舌红,脉数。

余常用十灰散治疗肺胃肝火炽盛,血热妄行之经行吐衄。

案例:高某,女,21岁,学生。

每至经行流鼻血1年余。月经先期,色红,量多。口干咽燥,心烦易怒,欲饮,溲黄便结。舌红,苔黄,脉弦数。

证候分析:患者喜食辛辣烧烤炙煿之品,肝胃炽热,血热内盛。肝主藏血,冲任隶于阳明,值经期冲任旺盛之时,热燔血海,夹冲气上逆血热妄行而致经行鼻衄;血热盛则经行先期,量多;热盛灼血,故经血、衄血色红;肝胃热盛则心烦易怒,溲黄便结;热灼伤津则欲饮,口干咽燥;舌红,苔黄,脉弦数均为肝胃炽热之象。

诊断:经行鼻衄。

辨证:肝胃炽热,迫血妄行。

治法:清肝泻胃,凉血止血。

方药:十灰散主之。水煎服,日1剂,3剂。

方中大蓟、小蓟凉血止血;荷叶、侧柏叶、白茅根、茜草清热凉血止血;栀子清肝热,止鼻衄,大黄泄胃热,二药合用使邪热从大小便而去;棕榈皮收涩止血,与上药相配,有澄本清源之力,又有塞流止血之功;牡丹皮凉血散瘀,使血止不留瘀;加适量萝卜汁、京墨、藕汁以助清热凉血,散瘀止血之功。全方共奏清肝泻胃、凉血止血之效。

药后,鼻衄止,余症亦减。继服6剂。连续调治3个月经周期,鼻衄愈,月经正常。

二十二、吴茱萸汤(《伤寒论》)

组成:吴茱萸6g(炒),人参9g,生姜3片,大枣4枚。

功用:温肝暖胃,降逆止呕。

主治:肝胃虚寒,浊阴上逆证。食谷欲呕,或呕吐酸水,或干呕吐涎沫,或胃脘作痛,颠顶头痛,畏寒肢凉,或泄泻,舌淡苔白滑,脉沉弦。

余常用吴茱萸汤治疗经行头痛,恶阻等妇科疾病,效佳。

案例:万某,女,41岁,工人。

每逢经期即颠顶头痛,伴呕吐涎沫,月经量少色淡,手足逆冷,少腹凉痛,舌淡苔白滑,脉沉弦细。

证候分析:患者素体肝胃虚寒,复因经行血注胞宫,冲任益虚,浊阴上逆循肝经上于头,故颠顶头痛;肝胃虚寒,胃失和降,浊阴上逆,故呕吐涎沫;肝胃虚寒,阳虚失煦,故手足逆冷;肝寒失温故少腹凉痛;脾虚化源不足故月经量少;舌淡苔白滑,脉沉弦细亦肝胃虚寒之征。

诊断:经行头痛。

辨证:肝胃虚寒,浊阴上逆。

治法:温补肝胃,降逆止痛。

方药:吴茱萸汤主之。水煎服,日1剂,3剂。

方中吴茱萸辛苦性热,归肝、脾、胃、肾经,温胃暖肝祛寒,散浊降逆以治颠顶头痛,且降逆止呕;生姜温胃散寒,降逆止呕;吴茱萸配生姜以增温降之力;人参甘温益气健脾;大枣、人参益脾气,合生姜调脾胃,并调和诸药。四药配伍,全方共奏温中补虚、降浊止痛、降逆止呕之功。

药后,颠顶痛减,呕吐止。

上方加当归15g,川芎10g,白芍15g,甘草6g养肝补血,缓急止痛,3剂。

药后,头痛止,余症愈。

二十三、半夏白术天麻汤(《医学心悟》)

组成:半夏 9g,天麻 12g,茯苓 15g,橘红 10g,白术 12g,甘草 6g,生姜 3 片,大枣 3 枚。

功用:健脾祛湿,化痰息风。

主治:风痰上扰证。症见眩晕,头痛,胸膈痞闷,恶心呕吐,舌苔白腻,脉弦滑。

余常用半夏白术天麻汤治疗脾虚夹痰湿之经行眩晕、经行头痛。

案例:万某,女,37 岁,农民。

患经行头晕 1 年半。每逢经期眩晕即发,头晕沉重,恶心呕吐,胸闷不舒,耳鸣目眩,纳少便溏。平时带下色白量多,舌淡红,苔白腻,脉濡滑。

证候分析:经行气血下注,气虚益甚,清阳不升,痰浊上扰,蒙蔽清窍,则头晕沉重,耳鸣目眩;痰阻中焦,则胸闷不舒,恶心呕吐;痰湿下注,则带下色白量多;脾虚不运,则纳少便溏;舌淡红苔白腻,脉濡滑皆痰湿内蕴之征。

诊断:经行眩晕。

辨证:脾虚不运,痰湿上犯。

治法:健脾除湿,化痰降浊。

方药:半夏白术天麻汤加泽泻 30g。水煎服,日 1 剂,3 剂。

方中二陈汤燥湿化痰,白术健脾祛湿,天麻化痰息风,上药共用化痰息风止眩晕;生姜配半夏化痰降浊止呕;大枣配甘草健脾益气,调和营卫;重用泽泻利湿浊,降痰饮,以治头晕耳鸣。对于泽泻,《日华子本草》曰"主头旋,耳虚鸣",《本草纲目》曰"渗湿热,行痰饮,止呕吐"。全方共奏健脾除湿、化痰降浊、治眩晕、止呕吐之功。

服药后,眩晕止,诸症减。上方继服6剂,诸症悉平。

二十四、玉女煎(《景岳全书》)

组成:石膏15g,熟地黄15g,麦冬12g,知母9g,牛膝12g。

功用:清胃热,滋肾阴。

主治:阴虚胃热证。症见烦热干渴,头痛,牙痛,齿松牙衄,或吐血,衄血,或口舌糜烂,舌红苔黄而干,脉数。

余常用玉女煎治疗妇人经行吐衄,经行口糜及经行牙痛属阴虚胃热者。

案例:孟某,女,24岁,未婚,工人。

每逢经前或经期即牙龈肿痛,松动出血,或口舌糜烂;月经先期,色红,量多;头痛,面起痤疮,烦热干渴,舌红苔黄而干,脉数。

证候分析:患者素体阴虚胃热,经期冲任脉盛,阴血下行,虚火循经上炎,故见牙龈肿痛,松动出血,或口舌糜烂;阳明热盛,熏蒸头面即头痛,面起痤疮;冲任隶于阳明,阳明热盛,冲任不固,则月经先期,色红,量多;舌红苔黄干,脉数皆阴虚火旺之象。

诊断:经行牙痛。

辨证:胃热阴虚。

治法:清胃热,滋肾阴。

方药:玉女煎去熟地黄,加生地黄15g,牡丹皮12g。水煎服,日1剂,6剂。

方中石膏辛甘大寒,清阳明之火而不伤阴;生地黄甘苦寒,滋阴凉血清热;麦冬甘微寒,助生地黄滋肾阴,且润胃燥;牡丹皮苦辛微寒,凉血散瘀,不碍经行;牛膝导热引血下行,以利热去,又利经行。全方共奏清热泻火、滋阴凉血之功。

药后牙痛止,余症亦减。继服6剂,牙痛诸症皆愈。如法连治3个月经周期,牙痛,口糜未再复发,月经正常。

张秉成曰:“夫人之真阴充足,水火均平,决不致有火盛之病。若肺肾真阴不足,不能濡润于胃,胃汁干枯,一受火邪,则燎原之势而为似白虎之证矣。方中熟地黄、牛膝以滋肾水;麦冬以保肺金;知母上益肺阴,下滋肾水,能制阳明独胜之火;石膏甘寒质重,独入阳明,清胃中有余之热。虽然理虽如此,而其中熟地黄一味,若胃火炽盛者,尤宜斟酌用之。即虚火一证,亦宜改用生地黄为是。”

二十五、小柴胡汤(《伤寒论》)

组成:柴胡12g,黄芩12g,人参9g,半夏9g,炙甘草6g,生姜3片,大枣4枚。

功用:和解少阳。

主治:少阳证:往来寒热,胸胁苦满,嘿嘿不欲饮食,心烦喜呕,口苦咽干目眩,舌红苔薄黄,脉弦。妇人热入血室证:妇人伤寒,经水适断,寒热发作有时。

余常用小柴胡汤治疗热入血室。

案例:沈某,女,33岁,工人。

今月经来第5天,出现寒热往来2天。傍晚热甚,并胸胁苦满,口苦咽干,心烦欲呕,头晕目眩,嘿嘿不欲饮食,舌质红苔薄黄,脉弦数。

证候分析:月经将尽,冲任空虚,又素体虚弱,风邪乘虚而入(邪之所凑,其气必虚),邪客于半表半里之间,正邪交争,营卫不和,故往来寒热;其病在血分,血属阴,故傍晚热甚;邪犯少阳,经气不畅，故胸胁苦满；胆火内郁，横克脾土，胃失和降，故喜呕而不欲饮食；肝胆失于疏泄，火郁不发，上犯心神，则心中烦闷而神情默默；胆火上扰则头晕目眩；舌红脉弦数均为邪犯少阳之征。

诊断：热入血室。

辨证：邪犯少阳，并入血室。

治法：和解表里。

方药：小柴胡汤主之。水煎服，日1剂，3剂。

方中黄芩、柴胡清热解表；人参、半夏、甘草益气和胃；生姜、大枣和营卫，调冲任。全方共奏和解表里、调和营卫冲任之功。

《伤寒论》曰："妇人中风，七八日续得寒热，发作有时，经水适断者，此为热入血室，其血必结，故使如疟状，发作有时，小柴胡汤主之。"

二十六、柴胡疏肝散（《景岳全书》）

组成：陈皮12g，柴胡10g，芍药15g，枳壳15g，炙甘草6g，川芎10g，香附15g。

功用：疏肝行气，活血止痛。

主治：肝气郁滞证。症见胁肋疼痛，胸闷喜太息，情志抑郁，易怒，或嗳气，脘腹胀满，脉弦。

余常用柴胡疏肝散治疗肝气郁结之月经过少，经行情志异常，经前乳胀等症。

案例：马某，女，36岁，工人。

平素情志抑郁，每逢经期即心烦易怒，失眠梦多，胁肋胀痛，胸闷太息，嗳气不舒，两乳胀痛，经行不畅，紫黑有块，少腹胀痛，舌质红苔薄，脉弦。

证候分析：经期冲气偏旺，加上情志失调，肝气郁结更甚，故心烦易怒,嗳气不舒,胸闷太息,胁肋胀痛;肝郁化火,上扰心神,故失眠梦多;气结血滞,乳络阻滞,故乳房胀痛;气滞血瘀,故经行不畅,紫黑有块;气滞血瘀,血海不利,故少腹胀痛;舌红苔薄,脉弦亦为肝气郁结之征。

诊断:经行情志异常。

辨证:肝气郁滞。

治法:疏肝行气。

方药:柴胡疏肝散加合欢花12g,佛手12g,炒酸枣仁15g,茯神15g,竹茹12g。水煎服,日1剂,3剂。

方中柴胡疏肝解郁,理气行滞,主治胁肋及乳房胀痛;枳壳行气宽中;香附疏肝理气;芍药柔肝和营;川芎行气活血;陈皮、甘草理气和中;佛手、合欢花疏肝理气,解郁安神;炒酸枣仁、茯神、竹茹养心安神,清热除烦。全方共奏疏肝行气、养心安神之功。

药后诸症悉减,继服6剂,病瘥。

二十七、酸枣仁汤(《金匮要略》)

组成:炒酸枣仁15g,甘草6g,知母9g,茯苓12g,川芎6g。

功用:养血安神,清热除烦。

主治:肝血不足,虚热内扰证。症见虚烦不得眠,心悸盗汗,头目眩晕,咽干口燥,舌红,脉弦细。

余用此方治疗妇人经行情志异常常获良效。

案例:张某,女,45岁,农民。

每逢经行则情绪不宁1年余。每逢经行则情绪不宁,烦躁不安,头痛失眠,胁痛乳胀,咽干口燥,月经提前,色红量少,舌红,脉弦细。

证候分析:肝藏血,舍魂;心主血脉,藏神。经行阴血下注,肝血益虚,则魂不守舍;心失所养,加之阴虚内热,虚热内扰,故情绪不宁,虚烦不得眠,心悸不安;汗为心液,心阴血虚,虚热内扰,阴液不得内守故盗汗;阴血虚无以上荣,则头晕目眩,咽干口燥;阴虚火旺,迫血妄行故月经提前;阴血虚而火旺,故月经量少而色红;肝血不足,经脉失养故胁痛乳胀;舌红,脉弦细乃血虚肝旺之征。

诊断:经行情志异常。

辨证:肝血不足,虚热内扰。

治法:养血安神,清热除烦。

方药:酸枣仁汤加生地黄 15g,白芍 15g。水煎服,日 1 剂,3 剂。

方中酸枣仁养血补肝,宁心安神敛汗为君;茯苓宁心安神,生地黄、知母、白芍滋阴润燥,清热除烦,凉血和营,共为臣药;佐以川芎调肝血,疏肝气;以甘草为使,配芍药缓急止痛,调和诸药。诸药配合,标本兼治,全方共奏养血安神、清热除烦之功。

酸枣仁汤加味服 3 剂,诸症基本消失,再守方 6 剂,告愈。复以朱砂安神丸合逍遥丸善其后。

二十八、四逆散(《伤寒论》)

组成:炙甘草 6g,枳实 12g,柴胡 10g,芍药 15g。

功用:解郁透邪,调和肝脾。

主治:热厥证:手足厥逆,身热,或腹痛,或泄利下重,脉弦。肝脾气郁证:胁肋胀闷,脘腹疼痛,脉弦。

余常用四逆散治疗肝气郁结之经前乳胀。

案例:安某,女,29 岁,教师。

经前7天即乳房胀痛，痛不能触衣。精神抑郁不乐，时而叹息，时而嗳气，胸闷胁胀，烦躁易怒，头痛失眠，少腹胀痛，结婚3年未孕，舌红苔薄黄，脉弦细。

证候分析：“乳头属肝，乳房属胃。”《灵枢·经脉》曰：“肝足厥阴之脉……循股阴入毛中，过阴器，抵小腹，夹胃属肝络胆，上贯膈，布胁肋。”今患者肝气郁结，疏泄不利，气机不畅；复加经前冲任旺盛，气充而血流急，经脉壅滞，两因相感，则气结血滞，乳络不畅发为乳房胀痛，不可触衣；肝气郁结，经脉阻滞，冲任不相资，故少腹胀痛；肝气不舒，故精神抑郁不乐，时而叹息，时而嗳气；肝郁化火上扰神明，故头痛失眠，烦躁易怒；肝气不舒，经脉不利，故胁肋胀痛；气血瘀滞于胞宫，则引起不孕；舌红苔薄黄，脉弦细皆为肝气郁结之象。

诊断：经前乳房胀痛。

辨证：肝气郁结，经脉郁滞。

治法：疏肝解郁，通利经脉。

方药：四逆散加佛手12g，合欢花12g，炒酸枣仁15g，当归15g，川芎10g，香附15g，炒川楝子10g，白蒺藜12g。水煎服，日1剂，6剂。

“肝藏血，主疏泄”“体阴而用阳”，方中柴胡疏肝解郁，白芍敛阴养血柔肝，二药合用，一散一收，正合肝性；枳实理气解郁，泄热破结；佛手、白蒺藜、川楝子疏肝解郁，理气止痛；合欢花、炒酸枣仁解郁安神；当归、川芎、香附养血和血，理气解郁，调经止痛；甘草调和诸药，合白芍又可缓急止痛。全方共奏疏肝解郁、理气止痛之功。

药后，乳房胀痛止，余症亦明显减轻。继服6剂。

按上方连调4个月经周期，乳房胀痛诸症悉愈，并且已怀孕。

二十九、理中丸(《伤寒论》)

组成:人参 15g,白术 12g,干姜 10g,炙甘草 6g。

功用:温中祛寒,补益脾胃。

主治:脾胃虚寒证。腹痛,喜温喜按,泄泻,呕吐,脘痞食少,畏寒肢冷,口不渴,舌淡苔白润,脉沉迟。

《医宗金鉴·删补名医方论》程应旄曰:"阳之动始于温,温气得而谷精运,谷气升而中气赡,故名曰理中,实以燮理之功,予中焦之阳也。"

余常用理中丸(汤)治疗脾胃虚寒之经行泄泻。

案例:杨某,女,45 岁,农民。

每至经期即大便溏泄,腹痛喜温,呕吐,月经量多,色黯淡,质清稀,神疲肢软,畏寒面浮,舌淡苔白润,脉濡缓。

证候分析:患者素体脾胃虚寒,经行气血下注血海,脾益虚,寒益盛,中阳不足,寒从中生,阳虚失煦,故畏寒面浮,神疲肢软,腹痛喜温;脾虚不运,中阳不振,湿浊下渗故泄泻溏薄;湿浊上逆则呕吐;脾胃虚寒,血失统摄故月经量多,色淡而质清;舌淡苔白润,脉濡缓均为脾胃虚寒之征。

诊断:经行泄泻。

辨证:脾胃虚寒。

治法:健脾益气,温中止泻。

方药:理中汤主之。水煎服,日 1 剂,3 剂。

方中干姜辛热,温脾阳,祛寒邪,守而不走,扶阳抑阴,为君药;人参甘温,补气健脾,为臣;君臣相配,温中健脾。脾为湿土,脾虚不运,易生湿浊,故用甘温苦燥之白术为佐,以健脾燥湿;炙甘草助参、术益气健脾,缓急止痛,又调和诸药为使。全方共奏温中阳、补脾气、助运化、统血脉之功。

药后,痛、泻止,余症减。

继进6剂,诸症悉平。

三十、乌梅丸(《伤寒论》)

组成:乌梅12g,细辛3g,干姜9g,黄连9g,当归12g,附子6g(炮),蜀椒6g,桂枝6g,人参10g,黄柏9g。

功用:温脏安蛔,涩肠止泻。

主治:蛔厥,久泻。腹痛吐蛔,下利不止。

余常用乌梅丸治疗经行泄泻。

案例:王某,女,46岁,农民。

患泄泻,经期加重1年余。腹痛肠鸣,泄泻,大便日3～4次,质稀色黄味秽,舌淡红苔微黄,脉沉细数。

证候分析:患者脾肾虚寒,肠道积热,寒热虚实错杂,胃肠功能紊乱故泄泻,肠鸣腹痛;脾肾虚寒故大便稀;肠道积热故大便色黄,味秽;舌淡红苔微黄,脉沉细数亦为寒热虚实不调之征。

诊断:经行泄泻。

辨证:脾肾虚寒,湿热积滞。

治法:温阳补虚,清热燥湿。

方药:乌梅丸主之(不用蜂蜜,有滑肠之嫌)。水煎服,日1剂,3剂。

方中乌梅酸收涩肠止泻;附子、桂枝、干姜、细辛、蜀椒温阳止痛;人参、当归补气养血调经;黄连、黄柏清热燥湿,厚肠止泻。全方共奏酸收涩肠、温阳补虚、清热燥湿、止泻止痛之功。

药后,腹痛止,大便不稀,次数减少。

上方加焦白术12g,茯苓15g,薏苡仁30g,甘草6g健脾渗湿止泻;减细辛、蜀椒、桂枝,避免温燥伤津,6剂。

药后大便正常。如此调理3个月经周期,泄泻诸症悉愈。

三十一、痛泻要方(《丹溪心法》)

组成:炒白术12g,炒白芍15g,炒陈皮12g,防风10g。

功用:补脾柔肝,祛湿止泻。

主治:脾虚肝旺之痛泻。症见肠鸣腹痛,大便泄泻,泻必腹痛,泻后痛缓,舌苔薄白,脉左弦右缓。

余常运用痛泻要方治疗经行肝旺脾虚之痛泻。

案例:方某,女,38岁,女,职工。

每逢经期,肠鸣腹痛,泄泻便溏,泻后痛止,神疲肢软,胁肋及乳房胀痛,舌淡苔白,脉左弦右缓。

证候分析:素体脾虚,情志不舒,复因经行,血注血海,脾气益虚,肝气益旺,木克脾土,泻下必痛;脾虚不运,故大便溏薄;肝气不疏,故胁肋乳房胀痛;舌苔薄白,脉象左弦右缓乃肝郁脾虚之征。

诊断:经行痛泻。

辨证:脾虚肝旺。

治法:扶土抑木,祛湿止泻。

方药:痛泻要方加生姜3片主之。水煎服,日1剂,3剂。

方中白术苦甘而温,补脾燥湿以治土虚;白芍酸寒,柔肝缓急止痛,与白术相伍,补土泻木;陈皮辛苦而温,理气燥湿,醒脾和胃;防风辛温而升散,与术、芍相配,辛散肝郁,香疏脾气,加生姜温中和胃,且有燥湿止泻之效。五药合用,扶土而抑木,止泻又止痛。

上药服后,泻停痛止。继服6剂,痛泻而愈。

《医方考》曰:"泻责之脾,痛责之肝;肝责之实,脾责之虚;脾虚肝实,故令痛泻。"

三十二、参苓白术散(《太平惠民和剂局方》)

组成:莲子肉12g,薏苡仁30g,缩砂仁6g(后下),炒桔梗6g,炒白扁豆15g,白茯苓15g,人参9g,炒白术12g,山药18g,大枣6枚,炙甘草6g。

功用:健脾益气,渗湿止泻。

主治:脾虚湿盛证。饮食不化,胸脘痞闷,肠鸣泄泻,大便溏薄,四肢乏力,形体消瘦,面色萎黄,舌淡苔白腻,脉虚缓。

余常运用参苓白术散治疗脾虚之经行泄泻。

案例:郝某,女,43岁,教师。

每逢经行即泄泻3余年。肠鸣便泻,大便溏薄,经行量多,色淡质稀,经期延长,8～9天方净,饮食不化,胸脘痞闷,四肢乏力,面色萎黄,面目浮肿。舌淡苔白,脉濡缓。

证候分析:经行气血下注血海,脾气益虚,运化无力,湿浊下渗大肠而致肠鸣泄泻,大便溏薄;脾虚不运则饮食不化,胸脘痞闷;脾气虚弱,气血不荣则四肢乏力,面色萎黄;脾失健运,水湿泛溢则面目浮肿;脾失统摄则经量多,色淡质稀,经期延长;舌淡苔白,脉濡缓均为脾气虚弱之征。

诊断:经行泄泻。

辨证:脾虚湿盛。

治法:健脾益气,渗湿止泻。

方药:参苓白术散加生姜3片。水煎服,日1剂,6剂。

方中人参、白术、茯苓、炙甘草健脾益气,渗湿止泻,山药、莲子肉健脾益气,兼能止泻,与上药配伍健脾益气以治其本;炒白扁豆、薏苡仁健脾渗湿,砂仁、生姜醒脾和胃,行气化湿,桔梗宣肺利气,通调水道,载药上行,培土生金,与上药相伍,醒脾理气,渗湿止泻以治其标。全方共奏补中气、渗湿浊、行气滞之功。俾脾气健运,湿浊得去,则泄泻诸证自除。

药后泄泻止,余症亦减。继服9剂,大便正常。

后服香砂六君丸2周。如此调理3个月经周期,月经正常,未再泄泻,余症亦愈。

三十三、当归芍药散(《金匮要略》)

组成:当归15g,川芎10g,白芍15g,茯苓15g,白术12g,泽泻12g。

功用:补养肝血,健脾利湿。

主治:肝血虚少,脾虚湿停之肝脾不和证;妊娠腹中疞痛,小便不利,下肢浮肿等症。

余常用当归芍药散治疗妊娠腹痛,经行腹痛,经行泄泻,经行水肿等肝脾不调之妇科病。

案例:柴某,女,45岁,农民。

患经行浮肿近2年。每逢经行面目及足踝部浮肿,月经后期,量少色淡,小腹疞痛,脘闷纳少,腹胀便溏,神疲肢倦,小便短少,舌淡苔白,脉沉缓。

证候分析:脾虚不运,水湿泛溢则面目及下肢浮肿;肝血虚,经行血注血海,肝气益虚,肝血益少,则月经量少色淡且推迟;血虚经脉失养则小腹疞痛;脾虚不运则脘闷纳少,腹胀便溏;脾虚血少则神疲肢倦;脾虚湿停,膀胱气化不利故小便短少;舌淡苔白,脉沉缓均为脾虚血少之征。

诊断:经行浮肿。

辨证:脾气虚,肝血少,肝脾不调,水湿泛溢。

治法:健脾养血,利水消肿。

方药:当归芍药散加桂枝 6g,甘草 6g。水煎服,日 1 剂,4 剂。

方中当归、川芎、白芍调肝养血且利水;白术健脾燥湿;茯苓、泽泻渗湿利水;白芍配甘草缓急止痛;桂枝助阳化气利小便。诸药配伍,全方共奏补养肝血、健脾益气、渗湿利水之功。

药后,浮肿渐消,余症亦减。继服 9 剂,经行肿愈,月经正常。

三十四、导赤散(《小儿药证直诀》)

组成:生地黄 15g,木通 9g,生甘草梢 10g,竹叶 10g。

功用:清心泻火,养阴利尿。

主治:心经火热证。症见口渴面赤,心胸烦热,渴欲冷饮,口舌生疮,小便短赤,尿道刺痛,舌红,脉数。

余用此方治疗心经火热之经行口糜常获良效。

案例:郗某,女,24 岁,职工。

每逢经期口舌糜烂 1 年余。月经 5 ~ $6/21^{\pm}$天,经血色深红,量多,口舌生疮,舌尖尤重,灼热疼痛,心胸烦热,口渴面赤,渴欲冷饮,小便短赤,尿道刺痛,舌红,脉数。

证候分析:舌为心之苗,口为胃之门户,经行冲气上逆,心火上冲,胃热上逆,循经上炎,则口舌生疮,灼热疼痛,心胸烦热;热盛迫血妄行故月经先期,经血量多而深红;热盛伤津则口渴面赤,渴欲冷饮;心与小肠相表里,心热移于小肠,则小便短赤,尿道刺痛;舌红,脉数皆为内热之象。

诊断:经行口糜。

辨证:心火胃热,循经上炎。

治法:清心火,泄胃热,养阴利尿。

方药:导赤散加味。

生地黄 15g,木通 9g,生甘草梢 10g,竹叶 12g,栀子 10g,连翘 12g,灯心草 6g,茯苓 15g,车前子 15g(包煎),大黄 10g(后下),黄连 10g。水煎服,日 1 剂,5 剂。

方中生地黄、黄连、栀子滋肾阴,泻心火,大黄、连翘泻胃火,上药合用,滋阴降火,以治口舌生疮,心胸烦热,口渴面赤,渴欲冷饮;木通、竹叶、茯苓、车前子、灯心草利尿通淋,引热下行,辅助上药治口舌生疮,又可治小便短赤,尿道刺痛;大黄、木通既可泻火利尿,又能活血凉血,以利经行;生甘草梢清热解毒,直达尿道而止痛,并能调和诸药。全方共奏清心火、泻胃热、养阴利尿之功。

药后口舌疮溃明显减轻,小便通利,痛止。

再进 3 剂,诸症痊愈。如此调理 3 个月经周期,口糜未再复发。

《医宗金鉴·删补名医方论》曰:“赤者为心,导赤者,导心经之热从小便而出,以心与小肠为表里也,然所见口糜舌疮,小便黄赤,茎中作痛,热淋不利等证,皆心热移于小肠之证,故不用黄连直泻其心,而用生地黄滋肾凉心,木通通利小肠,佐以甘草梢,取易泻最下之热,茎中之痛可除,心经之热可导也。此则水虚火不实者宜之,以利水而不伤阴,泻火而不伐胃也。若心经实热,须加黄连、竹叶,甚者更加大黄,亦釜底抽薪之法也。”

三十五、趁痛散(《经效产宝》)

组成:当归 15g,黄芪 18g,白术 12g,炙甘草 6g,独活 12g,生

姜3片,桂心6g,薤白10g,牛膝15g。

功用:养血活血,散寒止痛。

主治:血虚寒凝之产后遍身疼痛。

余常用趁痛散治疗血虚寒凝之经行身痛。

案例:苏某,女,43岁,农民。

产后2年来,经行即身痛。患者每逢经行腰膝、肢体、关节疼痛,屈伸不利,酸楚不适,遇寒加重,得热痛减,月经后期,腹痛,经血有块,量少。平时肢体麻木,酸软无力,舌质淡略黯,脉弦细。

证候分析:产后气血不足,卫阳不固,腠理不密,风寒乘虚而入,留滞经络关节,气血受阻,痹阻不通故遍身疼痛;迁延日久,每逢经期气血下注血海,遍身气血益虚,故经行身痛易发;血得热行,寒则凝滞,故得热痛减,遇寒则重;血虚寒凝,气血瘀滞,故经行后期,量少有块且腹痛;肢体麻木,软弱无力乃气虚血弱,筋脉失养之征;舌淡略黯,脉弦细均为血虚寒凝之象。

诊断:经行身痛。

辨证:血虚寒凝。

治法:养血活血,散寒止痛。

方药:趁痛散主之。水煎服,日1剂,6剂。

方中黄芪、当归益气养血;白术、甘草健脾益气以资化源;桂心、独活、薤白温经散寒,通络止痛;牛膝补肝肾,强腰膝。全方共奏益气养血、温经止痛之功。使气血充沛,气顺血和,则痛自除。

药后经行通畅,遍身疼痛明显减轻。原方继服12剂,身痛愈,诸症除。

三十六、消风散(《外科正宗》)

组成:当归 12g,生地黄 15g,防风 10g,蝉蜕 10g,知母 9g,苦参 10g,胡麻 12g,荆芥 10g,苍术 12g,牛蒡子 12g,石膏 15g,甘草 6g,木通 6g。

功用:疏风除湿,清热养血。

主治:风疹、湿疹。症见皮肤瘙痒,疹出色红,或遍身呈云片斑点,抓破后渗出津水。舌红,苔白或黄,脉浮数。

余常用消风散治疗经行风疹块。

案例:郭某,女,27 岁,农民。

每逢经行皮肤即出皮疹,呈风团样,皮肤焮红,奇痒不堪,搔之皮肤起痕,遇风热尤甚,月经先期,色红量多。伴口干喜饮,尿黄便结,舌红苔黄,脉浮数。

证候分析:经行冲任旺盛,血热气盛,风热相搏,郁于肌肤,营卫不和,皮肤遂起风疹块,瘙痒尤甚,遇风热加重;热迫血行,故月经先期,色红量多;热灼津液,故口干喜饮,尿黄便干;舌红苔黄,脉浮数为风热之象。

诊断:经行风疹块。

辨证:风热郁表,营卫不和。

治法:清营,凉血,疏风。

方药:消风散。水煎服,日 1 剂,4 剂。

方中荆芥、防风、牛蒡子、蝉蜕辛散透达,疏散风热,使风祛痒止(风胜则痒);苍术祛风燥湿;苦参清热燥湿;木通渗利湿热;石膏、知母清泄阳明之火;当归、生地黄、胡麻仁养血活血(寓"治风先治血,血行风自灭"之意);甘草调和诸药。全方共奏疏风除湿、清热养血、调和营卫之功。俾风邪散,湿热清,血调和,则痒疹消。

药后痒止,风疹块基本消失。上药加制何首乌12g,杭菊花12g养血疏风清热,继服6剂,诸症悉平。

三十七、清心涤痰汤(《医宗金鉴》)

组成:党参15g,茯苓15g,橘皮12g,制半夏9g,黄连10g,竹茹12g,甘草6g,枳实15g,菖蒲10g,炒酸枣仁15g,胆南星6g,麦冬12g。

功用:清热涤痰,安神开窍。

主治:失眠心烦,口苦目眩,头重胸闷,恶心痰多,舌质红,苔黄腻,脉滑数。

余常用清心涤痰汤治疗痰热扰心之经行失眠。

案例:褚某,女,28岁,农民。

平时心烦失眠,经期加重1年。患者失眠心烦近1年加重,头重目眩,呕恶吐痰,胸闷不舒,舌质红苔黄腻,脉滑数。

证候分析:经前冲任气盛,气火上逆,痰火并走于上,痰热扰心故心烦失眠;肝胆痰火上逆故口苦目眩;痰热郁胆,气机不畅,故胸闷头重,呕恶吐痰;舌质红,苔黄腻,脉滑数均为痰热之象。

诊断:经行失眠。

辨证:痰热内扰。

治法:化痰清热,养心安神。

方药:清心涤痰汤主之。水煎服,日1剂,4剂。

方中胆南星、制半夏化痰泄浊;炒酸枣仁、茯苓、菖蒲养心安神;黄连、麦冬、竹茹清心化痰除烦;橘皮、枳实理气化痰;党参、甘草健脾益气,以绝生痰之源。全方共奏化痰清热、养心安神之功。

药后心烦减轻，夜已能寐，上方继服6剂，眠安烦除，诸症悉平。

如此连调3个月经周期，病愈。

三十八、天王补心丹（《校注妇人良方》）

组成：人参10g，茯苓15g，玄参12g，丹参12g，桔梗6g，远志6g，当归12g，五味子6g，麦冬12g，天冬12g，柏子仁12g，炒酸枣仁15g，生地黄15g，朱砂0.3g（研，冲服）。

功用：滋阴清热，养血安神。

主治：阴虚血少，神志不安。症见心悸怔忡，虚烦失眠，健忘多梦，精神疲倦，手足心热，或口舌生疮，大便干结，舌红少苔，脉细而数。

余用此方治疗绝经前后诸证，属心肾阴虚者，恒有疗效。

案例：李某，女，49岁，营业员。

近半年余，月经提前，量少色鲜红，面部潮红，烘热汗出，手足心热，头晕耳鸣，心悸怔忡，烦热不寐，皮肤干痒，时而口舌生疮，尿少色黄，口干便结，舌红少苔，脉细数。

证候分析：心阴虚则心悸怔忡，烦热不寐；阴虚火旺，虚火上炎则口舌生疮；肾阴虚内热则烘热汗出，面部潮红，手足心热，头晕耳鸣；阴血不足，皮肤失养，故皮肤干痒；月经先期，色鲜红，尿少便结，舌红苔少，脉细数皆为阴血不足之征。

诊断：绝经前后诸证。

辨证：阴虚火旺，心神失养。

治法：滋肾养阴，壮水制火，养血清热，镇心安神。

方药：天王补心丹。水煎服，日1剂，5剂。

方中生地黄滋阴养血，壮水制火为君；天冬、麦冬滋阴清热，酸枣仁、柏子仁、茯苓、远志养心安神，当归补血润燥俱为臣药；玄参滋阴降火，人参、五味子补气敛汗，益智安神，丹参清心活血，朱砂镇心安神为佐；桔梗为舟楫，载药上行至心经为使。全方共奏滋阴养血、补血安神之功。

服天王补心丹方5剂，潮热汗出，怔忡失眠均见好转，守方继进7剂，诸症基本痊愈。后用天王补心丹丸善后调理1个月，诸症悉愈。

三十九、六味地黄汤(《小儿药证直诀》)

组成：熟地黄24g，山萸肉12g，山药12g，泽泻9g，牡丹皮9g，茯苓9g。

功用：滋补肝肾。

主治：肝肾阴虚，虚火上炎。症见腰膝酸软，头晕耳鸣，潮热盗汗，手足心热，足跟作痛，舌红少苔，脉沉细数。

余对于肾阴不足之月经先期、经行发热、绝经前后诸证、经断复来、妊娠小便淋沥、子晕、产后小便淋痛、产后汗证等妇科疾病，常用六味地黄汤调理之。

案例：宋某，女，50岁，公务员。

停经2个月，烘热汗出，心烦半年。近1年月经后期，2～3个月1行，今停经2个月，头目眩晕，耳鸣，烘热汗出，五心烦热，腰膝酸痛，足跟疼痛，皮肤干燥，阴道干涩，口干便结，小便短黄，舌红苔少，脉细数。

证候分析：肾藏精，主骨生髓，肝藏血，为罢极之本。肝肾同源，肝肾阴虚，阴血无以上荣，故头目眩晕，耳鸣；阴虚内热，阴失内守，虚阳外越故烘热汗出，五心烦热；肝肾阴血不足，筋骨失养故腰膝酸软，足跟疼痛；阴津不足，皮肤失养故燥痒，阴道失于滋润故阴道干涩或灼痛;余症皆肾阴不足之征。

诊断:绝经前后诸证。

辨证:肝肾不足。

治法:补益肝肾。

方药:六味地黄汤。水煎服,日 1 剂,12 剂。

方中熟地黄滋阴补肾,填精益髓,山萸肉补养肝肾且涩精,山药补益脾阴并能固肾;三药配合,肾肝脾三阴并补,是为“三补”。泽泻泻肾浊,茯苓渗脾湿,牡丹皮清虚热,三药称为“三泻”。“一阴一阳者,天地之道;一开一阖者,动静之机”“三补三泻”合天道阴阳开阖之机矣。

用六味地黄汤连进 12 剂,诸症基本痊愈。后用六味地黄丸善其后。

对经行头痛,子晕属阴虚肝旺者,育阴潜阳,用杞菊地黄汤治之。

对经行发热,子淋及产后小便淋痛属阴虚火旺者,滋阴清热,用知柏地黄汤治之。

对绝经前后,潮热盗汗或咳嗽属肺肾阴虚者,滋阴润肺,用麦味地黄丸治之。

四十、大补阴丸(《丹溪心法》)

组成:熟地黄 180g,龟甲 180g(炙),黄柏 120g(炒),知母 120g(酒浸),猪脊髓适量,炼蜜为丸,每服 15g,2 次/日。

功用:滋阴降火。

主治:阴虚火旺证。症见骨蒸潮热,盗汗遗精,咳嗽咯血,心烦易怒,足膝疼热,舌红少苔,脉细数。

余用此方加减治疗绝经前后诸证属阴虚火旺者有效。

案例:郑某,女,52岁,农民。

绝经1年半,烘热汗出2年余,加重3个月。面部烘热潮红,自汗盗汗,五心烦热,腰膝酸痛,足跟疼痛,皮肤及阴道干燥,口干便结,尿少色黄,舌红少苔,脉细数。

证候分析:腰为肾之外府,肾主骨,肾虚则腰膝酸痛,足跟痛;肾阴虚,阴不内守,虚阳外越,故烘热汗出,五心烦热;阴虚不润故皮肤及阴道干燥,口干便结,尿少色黄;舌红少苔,脉细数均为阴虚火旺之征。

诊断:绝经前后诸证。

辨证:阴虚火旺。

治法:滋阴壮水,清热泻火。

方药:大补阴丸加减。

熟地黄18g,龟甲15g(先煎),盐黄柏10g,盐知母10g,生地黄15g,玄参12g,麦冬12g,炒酸枣仁15g,甘草6g。水煎服,日1剂,5剂。

方中熟地黄、龟板补肾健骨;生地黄、玄参、知母、黄柏、炒酸枣仁滋阴养心,清热泻火;麦冬(虚则补其母)配生地黄、玄参滋阴润燥。全方共奏滋阴降火之功。

药后诸证悉减。继服12剂,病愈。

按语:《丹溪心法》曰:“大补阴丸降阴火,补肾水。”《医宗金鉴·删补名医方论》曰:“是方能骤补真阴,承制相火,谓培其本,清其源矣。”

四十一、大定风珠(《温病条辨》)

组成:白芍18g,阿胶9g(烊化),生龟甲12g(先煎),干地黄18g,麻仁6g,五味子6g,生牡蛎15g,麦冬12g,炙甘草9g,鳖甲

12g,鸡子黄2枚(冲,搅令相得)。

功用:滋液育阴,柔肝息风。

主治:阴虚风动证。症见手足瘛疭,形消神倦,舌绛少苔,脉虚弱。或时时欲脱者。

余常用此方治疗绝经前后诸证及产后痉证。

案例:范某,女,49岁,退休干部。

近1年月经稀发,量少,色红,头晕头痛耳鸣,腰膝酸软,足跟痛,失眠梦多,心悸怔忡,五心烦热,皮肤及阴道干涩,烘热汗出,舌红少苔,脉弦细数。

证候分析:精本于肾,肾精亏少,天癸虚竭,冲任不充则月经稀发,量少,色红;腰为肾之府,肾主骨,肾精不足,骨髓失养,则腰膝酸软,足跟痛;精血不足,心神失养故耳鸣,失眠梦多,心悸怔忡;水不涵木,肝阳偏亢故头晕头痛;阴虚生内热,故五心烦热;阴津不足,皮肤阴道失润,故皮肤及阴道干涩,甚则痒如虫行;舌红少苔,脉弦细数均为阴津不足之象。

诊断:绝经前后诸证。

辨证:肾阴虚,津血亏。

治法:滋肾养阴。

方药:大定风珠方酸枣仁15g易火麻仁,加山茱萸12g,怀牛膝12g。水煎服,日1剂,6剂。

方中干地黄、龟甲、山茱萸、怀牛膝补肝肾壮筋骨,以治腰膝酸软,足跟痛及耳鸣;生牡蛎、生白芍、鳖甲滋阴潜阳以治头晕头痛;麦冬、五味子、炒酸枣仁、鸡子黄、生龟甲、干地黄、炙甘草养心安神,滋阴壮水以治失眠多梦,心悸怔忡以及五心烦热,烘热汗出;阿胶、麦冬、龟甲、干地黄、白芍滋阴补血以养冲任,润肌肤,治疗月经量少及皮肤、阴道干涩瘙痒。全方共奏滋阴养血、平肝潜阳之功。

药后诸症明显减轻。继服12剂，经断前后诸症悉平。

四十二、生脉散(《内外伤辨惑论》)

组成：人参10g，麦冬15g，五味子6g。

功用：益气敛汗，养阴生津。

主治：气虚津伤。症见体倦气短懒言，口渴多汗，咽干舌燥，脉虚弱。

余常用此方治疗绝经前后诸证，取得良效。

案例：刘某，女，47岁，农民。

月经紊乱1年余。出现烘热汗出，气短懒言，心烦失眠，心悸怔忡，皮肤干痒，阴道干涩，大便干结，小便短黄，舌红苔少，脉细数。

证候分析：肺主气，主皮毛，“洒陈六腑”，气阴两虚，则气短懒言，烘热汗出，皮肤干痒；心主血脉，藏神，汗为心液，心脏气阴两虚，故心悸失眠，烦躁汗出；脾主运化，脾气散精，脾气虚则气短懒言；肾主津液，司二便，肾阴虚则大便干结，小便短黄；舌红苔少，脉细数为气阴两虚之征。

诊断：绝经前后诸证。

辨证：气阴两虚。

治法：益气敛汗，养阴生津。

方药：余运用此方加炒酸枣仁15g，百合15g，甘草6g。水煎服，日1剂，3剂。

方中人参、甘草、五味子、百合、麦冬相配，益气生津，滋阴润肺；人参、甘草、五味子、炒酸枣仁、麦冬相配，益气滋阴，养心安神。人参、甘草健脾益气，以资化源；麦冬、百合滋阴润燥。全方共奏益气敛汗、滋阴润燥、养心安神之功。

四十三、四君子汤(《太平惠民和剂局方》)

组成:人参 6g,白术 6g,茯苓 6g,甘草 6g。

功用:益气健脾。

主治:脾胃气虚,运化无力。症见面色痿白,言语轻微,食少便溏,四肢无力,脉缓弱或虚弱。

余在临床上用此方治疗脾胃虚弱之恶阻疗效甚佳。

案例:李某,女,36 岁,工人。

妊娠 56 天,恶心呕吐 10 余天。食入即吐,时呕吐清涎,口淡,头晕体倦,脘痞腹胀,舌淡苔白,脉缓滑无力。

证候分析:脾胃为后天之本,气血营卫生化之源。若脾胃气虚,健运无力则上症作矣。患者脾胃素虚,孕后阴血下聚养胎,冲气上逆犯胃,胃失和降,故恶心呕吐不食,食入即吐;脾虚不运,痰湿内停,随胃气上行,故呕吐清涎,口淡,脘痞腹胀;中阳不振,清阳不升,故头晕体倦;舌淡苔白,脉缓滑无力均为脾胃虚弱之征。

诊断:恶阻。

辨证:脾胃虚弱。

治法:健脾和胃,降逆止呕。

方药:四君子汤加半夏 9g,陈皮 12g,砂仁 6g(后下),生姜汁少许。水煎服,日 1 剂,3 剂。

方中人参甘温健脾补气为君药;臣以白术苦温健脾燥湿,扶助运化,合人参益气健脾;佐以茯苓甘淡渗湿,健脾和胃,砂仁、半夏、生姜汁醒脾和胃,降气止呕,陈皮理气和胃;使以甘草甘温益气,且助诸药健脾补气。诸药合用补而不滞,温而不燥,俾脾健湿祛,和胃降逆止呕,诸症悉除。

服上药呕吐止,纳食可,头晕乏力减轻,继续服用3剂,诸证愈。

恶阻兼虚热者加竹茹12g,黄连6g疗效甚佳。

吴崑曰:“夫面色痿白,则望之而知其气虚矣。言语轻微,则闻之而知其气虚矣。四肢无力,则问之而知其气虚矣。脉来虚弱,则切之而知其气虚矣。如是则宜补气,是方也,四药皆甘温,甘得中之味,温得中之气,犹之不偏不倚之人,故名君子。”

四十四、半夏泻心汤(《伤寒论》)

组成:姜半夏9g,黄芩9g,干姜6g,人参9g,黄连9g,大枣4枚,炙甘草6g。

功用:和胃降逆,开结除痞。

主治:胃气不和。症见心下痞满,干呕或呕吐,肠鸣下利,舌苔腻微黄,脉弦数。

余常用半夏泻心汤治疗恶阻。

案例:安某,女,29岁,工人。

妊娠2个月,恶心呕吐10余天。恶心呕吐,恶闻食气,四肢无力,倦怠思睡,舌淡红,苔薄黄,脉滑虚数。

证候分析:胃素有虚热,孕后血聚养胎,血盛于下,冲脉之气上逆,胃气不降,随逆气上冲,故恶心呕吐,厌闻食气;胃虚脾弱故四肢无力,倦怠思睡;舌淡红苔薄黄,脉滑虚数为脾虚胃热之象。

诊断:恶阻。

辨证:脾胃虚热。

治法:健脾和胃,清热降逆。

方药:半夏泻心汤中生姜易干姜。水煎服,日1剂,3剂。

方中人参、大枣、甘草健脾益气和中;黄芩、黄连清泄胃热;半夏、生姜降逆和胃止呕。全方共奏健脾和胃、清热降逆止呕之功。

药后,呕吐止,继进3剂,恶阻病瘥。

按语:半夏为妊娠禁忌药,《女科要旨》曰:"半夏味辛降逆,辛则性烈以直通其阻隔……高鼓峰谓与参术同用,不独于胎无碍,且大有健脾安胎之功。"干姜亦为妊娠禁药,以生姜易之。生姜不但有很好的和胃降逆止呕之功,而且可制半夏之毒。半夏、生姜为《金匮要略》之小半夏汤,该方堪称化痰散饮,和胃降逆止呕之圣方,用之于恶阻,有良效。

四十五、二陈汤(《太平惠民和剂局方》)

组成:半夏10g(洗),陈皮12g,茯苓15g,炙甘草6g,乌梅1个,生姜3片。

功用:燥湿化痰,理气和中。

主治:湿痰证。咳嗽痰多,色白易咯,恶心呕吐,胸膈痞闷,肢体困重,头眩心悸,舌苔白腻,脉滑。

余常用此方治疗恶阻。

案例:董某,女,34岁,农民。

妊娠48天,呕吐7天。近7天,患者恶心,不思饮食,呕吐痰涎,口中淡腻,心悸气短,肢倦乏力,倦怠思睡,舌质淡红,苔白厚腻,脉滑无力。

证候分析:患者素体痰饮壅盛,孕后血聚养胎,冲脉之气上冲,痰饮随气而上,故见恶心,呕吐痰涎;痰饮中阻复加胃弱水谷不化故不思饮食,肢倦乏力,倦怠思睡;饮邪上凌心肺,则心悸气短;舌淡红,苔白厚腻,脉滑无力均为痰饮内停,胃气虚弱之征。

诊断:恶阻。

辨证:胃气虚弱,痰饮上逆。

治法:益气和胃,化痰降逆。

方药:二陈汤减乌梅,加党参 15g,炒白术 12g,竹茹 12g,砂仁 6g(后下),黄连 6g。水煎服,日 1 剂,3 剂。

方中半夏、生姜化痰降逆止呕;茯苓淡渗利湿;党参、白术、甘草健脾和中;陈皮、砂仁理气化痰,和胃止呕;竹茹、黄连清热化痰止呕。全方共奏益气和胃、化痰降逆、清热止呕之功。

药后呕吐止,余症减,继服 3 剂。恶阻证愈。

《医宗金鉴·删补名医方论》曰:"先哲云:二陈为治痰之妙剂,其于上下、左右无所不宜,然只能治实痰之标,不能治虚痰之本。虚痰之本在脾胃,治者详之。"余运用二陈汤除痰之实,以治其标;脾为生痰之源,故以党参、白术、甘草健脾益气以治其本。且党参、白术、茯苓、甘草、砂仁又有健脾和胃,理气安胎之功。故恶阻,脾虚痰实等用之甚宜。

四十六、橘皮竹茹汤(《济生方》)

组成:茯苓 15g,橘皮 12g,枇杷叶 12g,麦冬 12g,竹茹 12g,半夏 9g,人参 9g,炙甘草 6g,生姜 3 片。

功用:益气清热,降逆止呕。

主治:胃热多渴,呕哕不食。呃逆或呕吐,虚烦少气,口干,舌嫩红,脉虚数。

余常用橘皮竹茹汤治疗胃虚热之恶阻。

案例:苏某,女,33 岁,工人。

妊娠 50^{+}天,恶心不食,呕吐,始吐痰涎,后吐黄水,恶闻油腻,烦渴口干,头晕乏力,倦怠思睡,心悸气短,舌淡红,苔微黄,脉滑数无力。

证候分析:素体脾虚胃热,孕后血聚养胎,血盛于下,冲脉之气上逆,夹胃气上冲,而恶心呕吐;脾虚生痰,胃热不降,故呕吐痰涎或黄水;脾虚失运,则恶心不食,恶闻油腻;脾虚化源不足,故头晕乏力,倦怠思睡,心悸气短;胃热则烦渴口干;舌淡红,苔微黄,脉滑数无力均为脾虚胃热之征。

诊断:恶阻。

辨证:脾虚胃热,胃失和降。

治法:健脾益气,清热和胃,降逆止呕。

方药:橘皮竹茹汤加黄连 9g,黄芩 12g,砂仁 6g(后下)。水煎服,日 1 剂,3 剂。

方中人参、炙甘草健脾益气;陈皮、半夏、茯苓、砂仁、生姜理气化痰,降逆止呕;竹茹、枇杷叶清热化痰,降逆止呕;麦冬益胃生津;黄芩、黄连清胃热,配麦冬而不伤津。全方共奏健脾益气、清热和胃、降逆化痰止呕之功。

药后呕吐止,继服 6 剂,恶阻愈,诸症平。

四十七、苍连汤(《万病回春》)

组成:苍术 12g,黄连 10g,陈皮 12g,姜半夏 9g,茯苓 15g,神曲 12g,吴茱萸 1.5g,砂仁 6g(后下),甘草 6g,生姜 3 片。

功用:清肝泻火,降逆止呕。

主治:肝火犯胃证。胁肋疼痛,嘈杂吞酸,呕吐口苦,舌红苔黄,脉弦数。

余常用苍连汤治疗恶阻。

案例:宋某,女,24 岁,工人。

妊娠52天,恶心呕吐,吐酸口苦,嘈杂厌食,胁胀胃痛,舌红苔黄,脉弦细数。

证候分析:妊娠冲气上逆,肝郁化火,横逆犯胃,胃失和降故呕吐口苦吐酸;肝胃不和故胁胀胃痛,嘈杂厌食;舌红苔黄,脉弦细数均为肝胃火郁之征。

诊断:恶阻。

辨证:肝火犯胃,胃失和降。

治法:清肝泻火,降逆止呕。

方药:苍连汤主之。水煎服,日1剂,3剂。

方中黄连清泄肝胃,肝火清自不犯胃,胃火降则气自和;少佐吴茱萸配黄连和胃降逆;陈皮、半夏、茯苓、甘草、苍术、神曲、砂仁、生姜理气和胃,降逆止呕。全方共奏清肝和胃、降逆止呕之效。

服药后呕吐止,余症减。继服3剂,恶阻愈。

《素问·至真要大论》曰:"诸逆冲上,皆属于火。""诸呕吐酸,暴注下迫,皆属于热。"方中重用黄连清热泻火即属此意。

四十八、加味温胆汤(《医宗金鉴·妇科心法要诀》)

组成:陈皮12g,制半夏9g,茯苓15g,炙甘草6g,枳实12g,竹茹12g,黄芩12g,黄连9g,麦冬12g,芦根15g,生姜3片,大枣4枚。

功用:清胆热,滋胃阴,降逆止呕。

主治:胆郁胃热,津伤阴亏,胃失和降之证。呕吐,心中烦热,愦闷喜饮凉浆等。

余常用加味温胆汤治疗胆胃郁热之恶阻。

案例:田某,女,27岁,工人。

妊娠68天,恶心呕吐20余天。呕吐黄绿苦水,心中愦闷,喜饮凉浆,恶闻食气,食入即吐,烦热不寐,口干口苦。舌红苔薄黄,脉弦滑而数。

证候分析:胆胃郁热,升降失常,孕后阴血下聚养胎,冲气上逆犯胃,胃失和降,故恶心呕吐;胆胃郁热故呕吐黄绿苦水;热灼津伤,久吐失液,故口干口苦,喜饮凉浆;胆胃郁热,热扰心神,故心中愦闷,烦热不寐;舌红苔薄黄,脉弦滑而数,皆胆胃热、津液亏之征。

诊断:恶阻。

辨证:胆胃郁热,津亏液虚,胃失和降。

治法:清热滋阴,降逆止呕。

方药:加味温胆汤加人参9g。水煎服,日1剂,3剂。

方中黄芩、黄连清胆胃之热;麦冬、芦根、竹茹益胃生津,清热除烦且止呕吐;陈皮、半夏、枳实、生姜理气和胃,降逆止呕;人参、茯苓、大枣、甘草健脾益气,养心安神。全方共奏清胆胃郁热、滋阴生津、理气和胃、降逆止呕之功。

服药后,呕吐止,余症减,继服3剂,诸症悉平。继服3剂巩固疗效。

四十九、佛手散(《普济本事方》)

组成:当归12g,川芎6g。

功用:养血活血。

主治:妊娠伤胎,难产,胞衣不下等。

案例:王某,29岁,工人。

妊娠3个月,因跌仆致胎漏下血1天。昨天下午跌仆致阴道少量流血,腰腹痛坠。彩超示:胎心搏动规律,宫腔有少量积血。舌质淡,苔薄白,脉弦细。

证候分析:此乃瘀阻胞宫冲任,使胎元失养而不固,故腰腹痛坠。血不归经,故流血。《医宗金鉴·妇科心法要诀》谓胎伤曰:“下血腹痛佛手散,胶艾杜续术芩加。”

诊断:胎动不安。

辨证:血虚血瘀。

治法:养血活血安胎。

方药:佛手散加味。

当归12g,川芎6g,阿胶15g(烊化),艾叶炭6g,盐杜仲15g,盐续断15g,白术12g,黄芩12g。水煎服,日1剂,3剂。

方中当归养血,川芎化瘀,二药合用瘀祛血归;阿胶、艾叶炭补血止血安胎;杜仲、续断补肾安胎壮腰膝;黄芩、白术清热健脾安胎。全方共奏祛瘀补血、固肾止血安胎之功。

药后血止,腰腹痛愈。复以寿胎丸3剂,以善其后。足月顺产一健康女婴。

对于佛手散,《医宗金鉴·删补名医方论》曰:“命名不曰归芎,而曰佛手者,谓此方治妇人胎前、产后诸疾,如佛手之神妙也。当归、川芎为血分之主药,性温而味甘辛,以温能和血,甘能补血,辛能散血也……使瘀祛新生,血各有所归也。”

五十、胶艾汤(《金匮要略》)

组成:川芎6g,阿胶15g(烊化),甘草6g,艾叶炭9g,当归12g,芍药15g,干地黄15g,酒水煎服。

功用:补血调经,安胎止崩。

主治:妇人冲任虚损,血虚寒滞证。症见少腹疼痛,崩漏不止,月经过多,胎漏下血,胎动不安,妊娠胞阻,产后下血淋漓不断等。

余常用胶艾汤治疗崩漏、胎漏。

案例:龚某,女,37岁,职工。

妊娠3个月,阴道流血3天。因跌仆致小腹坠痛,阴道少量流血,伴腰部酸痛,舌质红,苔薄白,脉滑无力。

证候分析:跌仆损伤冲任,冲任不固则阴道流血,小腹坠痛;损伤肾经,则腰部酸痛;舌红苔薄,脉滑无力均为肾虚冲任不足之征。

诊断:胎动不安。

辨证:损伤冲任,胎元不固。

治法:养血固冲任,止血安胎元。

方药:胶艾汤加黄芩12g,炒白术12g,盐杜仲15g,盐续断15g,菟丝子30g,桑寄生15g,砂仁6g(后下)。水煎服,日1剂,3剂。

方中干地黄、白芍、阿胶、艾叶炭养血止血安胎;盐杜仲、盐续断、桑寄生、菟丝子补肾安胎;黄芩、白术、甘草、砂仁清热健脾,理气安胎;当归、川芎养血祛瘀止痛(防跌仆留瘀)。全方共奏养血补肾、止血安胎之功。

药后腹痛渐止,未再流红。原方去川芎、当归,继服6剂。血止胎安而愈。

《医宗金鉴·妇科心法要诀》曰:"胎伤腹痛血未下,圣愈汤加杜续砂;下血腹痛佛手散,胶艾杜续术芩加。"

五十一、泰山磐石散(《景岳全书》)

组成:人参9g,黄芪15g,白术12g,炙甘草6g,当归12g,川芎9g,白芍12g,熟地黄15g,川续断15g,糯米15g,黄芩10g,砂仁6g

(后下)。

功用:补气健脾,养血安胎。

主治:气血两虚所致的胎动不安,或屡有滑胎宿疾。面色淡白,倦怠乏力,不思饮食,舌淡苔薄白,脉滑无力。

余常用泰山磐石散治疗气血两虚之胎动不安、胎漏等。

案例:王某,女,39岁,工人。

患者素有堕胎病史。今妊娠10周,阴道少量流血2天,色淡红,质稀薄,小腹坠痛。面色萎黄,神疲肢倦,心悸气短,腰酸痛。舌淡苔薄白,脉细滑。

证候分析:妊妇曾堕胎2次。素体脾肾两虚,气血虚弱,妊后血聚养胎,脾肾益虚,气血愈弱,气虚不足以载胎,血虚失于养胎,冲任不固,故阴道少量流血,色淡红,质稀薄;脾虚化源不足,故面色萎黄,神疲肢倦;肾虚精血不充,故腰部酸痛;气血两虚,心失所养,故心悸气短;舌淡苔薄白,脉细滑皆妊娠气血不足之征。

诊断:胎动不安。

辨证:脾肾虚弱,气血两虚。

治法:补脾肾,益气血,止血安胎。

方药:泰山磐石散去当归、川芎(有活血之嫌),加炒杜仲15g,桑寄生15g,菟丝子15g,阿胶15g(烊化),苎麻根15g。水煎服,日1剂,3剂。

方中川续断、炒杜仲、桑寄生、菟丝子补肾固冲安胎;人参、黄芪、白术、甘草、糯米健脾益气资化源以安胎;熟地黄、白芍、阿胶补血止血安胎;黄芩、苎麻根清热凉血,止血安胎;砂仁理气安胎;白芍合甘草缓急以止腹痛。全方共奏健脾益气、补肾养血、固冲止血、安胎之功。

药后流血停,腹痛止,余症减。原方继服6剂,诸症痊愈。足月生一健康男婴。

泰山磐石散加减治疗胎漏,俾肾旺脾健,气充血盈,冲任固如泰山之磐石,何有堕胎之患。

五十二、寿胎丸(《医学衷中参西录》)

组成:菟丝子30g,桑寄生15g,续断15g,阿胶15g(烊化)。

功用:补肾固冲,止血安胎。

主治:胎漏,胎动不安,滑胎,胎萎不长,属肾虚者。

余用此方治疗肾虚,冲任不固之胎漏、胎动不安,效佳。

案例:宋某,女,40岁,农民。

妊娠48天,阴道流血3天。患者曾自然流产1次,胚胎停育1次。今阴道少量流血,色淡黯,腰酸痛,小腹坠痛,头晕耳鸣,眼眶黑黯,夜尿多,舌淡黯苔白,脉细滑尺弱。

证候分析:肾主冲任,主系胞,肾虚冲任不固,故阴道少量出血;肾虚失煦故血色黯淡;肾虚胎元不固故腰酸,腹痛下坠;肾虚精血失于上荣,故头晕耳鸣,眼眶黑黯;肾虚不固故夜尿多;舌淡黯,脉细滑尺弱皆肾虚之征。《女科经纶》引《女科集略》曰:“女之肾脉系于胎,是母之真气,子之所赖也,若肾气亏损,便不能固摄胎元。”

诊断:胎动不安。

辨证:肾虚,冲任不固。

治法:补肾固冲任,止血安胎。

方药:寿胎丸加味。

寿胎丸方加熟地黄15g,白术12g,党参15g,甘草6g,盐杜仲15g,山茱萸12g,巴戟天12g,砂仁6g(后下),苎麻根15g。水煎服,日1剂,3剂。

方中菟丝子、桑寄生、续断、巴戟天、盐杜仲、山茱萸补肝肾,固冲安胎;党参、白术、甘草健脾益气,资化源,以后天养先天,加强安胎之力;阿胶、苎麻根补血止血以安胎;砂仁理气安胎。全方共奏补肾健脾、固冲任、止血安胎之功。

药后,阴道流血止,余症亦减。上方继服9剂,诸症悉愈。继服孕康口服液2周以巩固之。足月生一健康女婴。

五十三、左归饮(《景岳全书》)

组成:熟地黄18g,山药15g,枸杞子12g,炙甘草6g,茯苓15g,山茱萸12g。

功用:滋阴补肾。

主治:肾水不足,腰酸腿软,眩晕耳鸣,口燥盗汗等。

余常用左归饮加味治疗妊娠肾虚腰痛。

案例:牛某,女,39岁,工人。

妊娠4^{+}个月,腰痛1月余。曾滑胎1次,小产1次。今妊娠4个月,腰酸痛,腿软,头晕耳鸣,小腹坠痛,小便频数,舌淡红苔白,脉沉滑尺弱。

证候分析:腰为肾之外府,主骨生髓,骨为髓府,肾虚则腰酸痛,腿软;肾开窍于耳,脑为髓海,肾虚则髓海不足,肾窍失养,故头晕耳鸣;肾主冲任,任主胞胎,妊娠肾虚冲任失养故小腹坠痛;肾主水,司二便,肾虚不固则小便频数;舌淡红苔白,脉沉滑弱均为肾虚之征。

诊断:妊娠腰痛。

辨证:肾阴阳两虚,冲任失养,胎元不固。

治法:补肾强腰,调养冲任,安胎止痛。

方药：左归饮加盐杜仲15g，盐续断15g，桑寄生15g，菟丝子30g，巴戟天12g，炒白芍15g。水煎服，日1剂，4剂。

方中左归饮滋补肾阴以养冲任；杜仲、续断、桑寄生、菟丝子、巴戟天温补肾阳以壮腰膝；肝肾同源，白芍、甘草养血柔肝以缓解腹痛。全方共奏补肾益冲任、止痛安胎之功。

服药后，腰痛减轻。继服6剂，腰痛止，余症悉除。

按语：萧慎斋曰："妇人肾以系胞，妊娠腰痛，甚则胎堕。故妊娠腰痛，最为紧要。"《女科经纶》

五十四、肾气丸(《金匮要略》)

组成：熟地黄24g，山药12g，山萸肉12g，泽泻9g，茯苓9g，牡丹皮9g，桂枝3g，附子3g。

功用：温补肾阳。

主治：肾阳不足。症见腰痛足软，下半身有冷感，少腹拘急，小便不利或小便反多；以及痰饮，水肿，消渴，转胞等。舌淡而胖，苔薄白。

余用此方治疗月经后期、月经过少、闭经、经行浮肿、绝经前后诸证、子肿、妊娠小便不通(转胞)、产后小便不通属肾气虚少者，均有良效。

案例：梁某，女，42岁。

妊娠9个月，下肢浮肿1个月。面部虚浮，下肢肿甚，按之如泥，伴有心悸气短，畏寒，下肢逆冷，腰酸无力，舌淡苔白润，脉沉细。

证候分析：肾阳虚弱，脾失健运，气化不行，水湿泛溢，故面部虚浮；下肢失于阳气温煦，故畏寒逆冷；水气凌心故心悸气短；腰为肾之府，肾虚故腰膝无力；舌淡苔白润，脉沉细亦为肾阳不足之征。

诊断:子肿。

辨证:肾阳虚,膀胱气化不行。

治法:温补肾阳,化气行水。

方药:肾气丸。水煎服,日1剂,4剂。

方中附子、桂枝温肾阳,助气化;阳损及阴,"善补阳者必于阴中求阳,则阳得阴助而生化无穷",故用熟地黄、山萸肉、山药滋肾、补肝、健脾以养精血;再以茯苓、泽泻、牡丹皮泻肾浊。诸药配合,助阳之弱以化气,滋阴之虚以生气,泻浊散瘀以利水,俾肾阳振奋,气化复常,诸症自除。

肾气丸方服4剂,面浮肢肿渐消。原方加白术12g,黄芪15g,甘草6g健脾益气,炒杜仲12g,桑寄生12g,川续断12g,菟丝子15g补肾壮腰膝,全方共奏健脾补肾、安胎固本之功;车前子18g(包煎),赤小豆20g利水消肿以治标;加炒酸枣仁15g养心安神,6剂,药后水肿全消,余症亦除。

按语:方中附子、桂枝为妊娠禁忌药,宜慎用。

五十五、五苓散(《伤寒论》)

组成:猪苓9g,泽泻15g,白术9g,茯苓9g,桂枝6g。

功用:温阳化气,利水渗湿。

主治:膀胱气化不利之蓄水证。头痛微热,小便不利,烦渴欲饮,水入即吐,或脐下动悸,吐涎沫,头目眩晕;或水肿,泄泻,舌淡苔白,脉浮数。

余常用五苓散治疗子肿。

案例:刘某,女,42岁,农民。

妊娠8个月,面目及四肢浮肿,面色㿠白无华,神疲肢重,气短懒言,口淡而腻,脘腹胀满,食欲不振,小便短少,大便溏薄,舌淡体胖,苔白而腻,脉缓滑。

证候分析:素体脾虚,因孕益虚,胎体渐大,阻碍中焦,影响气化。脾主肌肉四肢,脾阳不运,气化不行,水湿停聚,浸渍四肢肌肉,故面目、四肢浮肿;脾虚不运则脘腹胀满,食欲不振,便溏;脾虚不荣则面色㿠白无华;脾虚气弱则气短懒言,神疲肢重;气化不利故小便短少不利;舌淡体胖,苔白而腻,脉缓滑皆脾虚湿盛之征。

诊断:子肿。

辨证:脾虚湿盛,膀胱气化不利。

治法:健脾利湿,助阳化气。

方药:五苓散加党参 15g,黄芪 15g,陈皮 12g,砂仁 6g(后下),大腹皮 12g,生姜 3 片。水煎服,日 1 剂,3 剂。

方中白术、黄芪、党参健脾燥湿,益气和中;茯苓、泽泻、猪苓渗湿利水;大腹皮、砂仁、陈皮、生姜行气化湿消胀;桂枝助阳化气利水。全方共奏健脾渗湿、助阳化气、利水消肿之功。

药后,小便增多,水肿渐消,余症亦减。

继服 6 剂,诸症悉平。

五十六、真武汤(《伤寒论》)

组成:白术 12g,茯苓 15g,白芍 15g,炮附子 6g(先煎),生姜 3 片。

功用:温阳利水。

主治:阳虚水泛证。畏寒肢厥,小便不利,心下悸动不宁,头晕目眩,四肢沉重,肢体浮肿,腰以下为甚,或腹痛,泄泻,舌淡胖苔白滑,脉沉细等。

余常用真武汤治疗子肿。

案例:安某,女,39岁,农民。

妊娠8⁺个月,浮肿20余天。面目浮肿,下肢尤重,按之如泥,阴肿,心悸气短,下肢逆冷,腰酸无力,舌淡苔白润,脉沉细。

证候分析:患者素体肾气不足,加之妊娠精血养胎,肾阳益虚,上不能温煦脾阳,下不能温暖膀胱,于是,脾失健运,膀胱气化不行,水道不利,泛溢肌肤,故面目浮肿;肾主腰膝,肾阳虚,故下肢肿甚,阴部亦肿;阳气不能外达,故下肢逆冷;水气凌心故心悸气短;肾阳虚则腰酸无力;舌淡苔白润,脉沉细均为肾阳不足之征。

诊断:子肿。

辨证:肾阳虚衰,水湿泛溢。

治法:温肾健脾,化气行水。

方药:真武汤主之。水煎服,日1剂,3剂。

方中附子辛热,温肾助阳,化气行水为君;茯苓利水渗湿为臣;白术健脾燥湿;生姜合苓、术温散水湿;白芍利小便,行水气。全方共奏温肾健脾、化气行水之功。

药后,小便通利,水肿明显减轻,余症亦有好转。

继服3剂,肿消大半。上方加黄芪15g,甘草6g,泽泻12g益气行水;巴戟天12g,炒杜仲15g,桑寄生15g,砂仁6g(后下)补肾理气安胎。继进6剂,水肿全消,余症悉除。

后服济生肾气丸1周以巩固疗效。

足月生一健康男婴,母子健康。

《医宗金鉴·删补名医方论》曰:"真武者,北方司水之神也,以之名汤者,借以镇水之义也。"

附子为妊娠禁忌药,用之宜慎。

五十七、五皮散(《华氏中藏经》)

组成:生姜皮10g,桑白皮12g,陈橘皮12g,大腹皮12g,茯苓皮12g。

功用:健脾化湿,理气消肿。

主治:脾虚湿盛,气滞水泛证。症见一身悉肿,小腹胀满,肢体沉重,上气喘急,小便不利,舌淡苔白腻,脉沉缓。

余常用五皮散(饮)治疗妊娠脾虚水泛。

案例:葛某,女,35岁,工人。

妊娠8⁺个月,患水肿1月余。症见头面肢体浮肿,肤色淡黄,胸腹胀满,气短懒言,肢体沉重,小便不利,食欲不振,大便溏薄,舌淡苔白腻,脉缓滑无力。

证候分析:《素问·经脉别论》曰:"饮入于胃,游溢精气,上输于脾,脾气散精,上归于肺……水精四布,五经并行。"肺为水之上源,肺通调水道,下输膀胱,脾主运化,主输转,制水液,肾主开阖,为水之源。三脏功能失调,水液运行不循常道,则泛溢为水肿。湿壅气滞,则胸腹胀满;湿为阴邪,其性重浊,故肢体沉重;脾气虚则气短懒言;脾虚不运则食欲不振,大便溏薄;膀胱气化不行,故小便不利;舌淡苔白腻,脉缓滑无力皆脾虚湿重之象。

诊断:子肿。

辨证:脾虚湿盛,气滞水泛。

治法:健脾化湿,理气消肿。

方药:五皮饮加炒白术12g,砂仁6g(后下),桔梗6g,桂枝6g。水煎服,日1剂,6剂。

方中茯苓皮、白术健脾利水;陈皮、砂仁、生姜皮理气和胃,醒脾化湿,利水消肿;大腹皮行气消胀,利水消肿;桑白皮清泄肺气,通调水道以利水消肿;桔梗开宣肺气,提壶揭盖,通调水道以消水肿;桂枝助膀胱气化,利水消肿;白术与砂仁配伍,有健脾理气安胎之功。诸药合用,肺气宣降,水道通调;脾气健运,水湿有制;肾阳温煦膀胱气化,水湿下行,以致水循常道,湿从尿出,水肿自消。

药后肿消大半,余症亦减。继服6剂,水肿及诸症悉除。

五十八、栀子豉汤(《伤寒论》)

组成:栀子10g,豆豉12g。

功用:透邪泄热,除烦解郁。

主治:心烦懊侬,夜不能寐,胸闷不舒,坐卧不安等。

余常用栀子豉汤治疗子烦,经行情志异常等。

案例:王某,女,26岁,工人。

妊娠6个月,心烦懊侬,夜不能寐,胸闷不舒,坐卧不安,口苦咽干,舌红苔黄,脉滑数。

证候分析:患者精神抑郁故胸闷不舒;郁久化热,热扰心神,故心烦懊侬,夜不能寐,坐卧不安;口苦咽干,舌红苔黄,脉滑数皆为肝胃郁热之征。

诊断:子烦。

辨证:肝胃郁热,热扰心神。

治法:清肝胃郁热,除烦安神。

方药:栀子豉汤加味。

栀子10g,淡豆豉12g,知母10g,麦冬12g,黄连6g,龙胆草6g,茯神15g,炒酸枣仁15g,竹茹12g,甘草6g。水煎服,日1剂,3剂。

方中栀子、豆豉泄热解郁除烦;知母、麦冬、黄连、竹茹、龙胆草清胃热,泻肝火,助栀子、豆豉加强清热除烦之功;炒酸枣仁、茯神养心安神除烦;甘草和中,调和诸药。全方共奏泄火除烦之功。

服药后,夜已成寐,烦躁明显减轻。

继服3剂,病愈。

五十九、黄连阿胶汤(《伤寒论》)

组成:黄连9g,黄芩12g,芍药15g,鸡子黄2枚(搅令相得),阿胶12g(烊化)。

功用:滋阴和阳,交通心肾。

主治:阴虚火旺而致的心中烦,不得卧。

余常用此方治疗妇人子烦。

案例:孔某,女,27岁,公务员。

妊娠5^{+}个月,心烦失眠半月余。心中烦闷,坐卧不宁,失眠梦多,耳鸣头晕,五心烦热,口干咽燥,小便短黄,舌红苔薄黄而干,脉细数而滑。

证候分析:心主神明,肾阴虚,心火亢,热扰神明,则烦躁不宁,失眠梦多;阴虚火旺,脑窍失荣,则头晕耳鸣;阴虚内热则手足心热;热灼津液,津不上承,则口干咽燥;小便短黄,舌红苔薄黄而干,脉细数而滑皆阴虚内热之候。

诊断:子烦。

辨证:阴虚火旺,心肾不交。

治法:滋阴清热,交通心肾。

方药:黄连阿胶汤主之。水煎服,日1剂,3剂。

方中阿胶、鸡子黄滋阴补血,养心安神;肝肾同源,芍药养血敛阴,与阿胶、鸡子黄配伍,全方共奏养肝肾阴血、定心安神之功以治本;黄连、黄芩清心泻火以治标。如此标本兼治,俾肾阴上承,心火下降,心肾相交,则“阴平阳秘,精神乃治”。

药后夜已成寐,虚烦已平。

继服6剂,诸症皆除。

六十、解郁汤(《傅青主女科》)

组成:人参6g,白术12g(土炒),白茯苓15g,当归12g(酒洗),白芍15g(酒炒),枳壳12g(炒),砂仁6g(炒,研),山栀子9g(炒),薄荷6g(后下)。

功用:疏肝解郁。

主治:子悬。妊妇有怀抱忧郁以致胎动不安,两胁闷而疼痛,如弓上弦。

余常用解郁汤治疗肝郁脾虚之子悬。

案例:苏某,女,27岁,工人。

妊娠6^+个月,心腹胀满,两胁闷而疼痛,烦躁易怒,舌质红,苔薄腻,脉弦。

证候分析:肝郁犯脾,其气上逆,则心腹胀满;肝经布两胁,肝之志主怒,肝气不疏则两胁闷而疼痛,烦躁易怒;舌质红,苔薄腻,脉弦乃为肝郁脾虚之征。

诊断:子悬。

辨证:肝郁脾虚。

治法:疏肝解郁,健脾益气。

方药:解郁汤加柴胡10g,苏梗10g,甘草6g。水煎服,日1剂,3剂。

方中枳壳、柴胡、苏梗疏肝解郁,宽中理气;当归、白芍养血柔肝;栀子、薄荷清肝热,疏肝郁;人参、白术、茯苓、甘草(四君子汤)益气健脾。全方共奏疏肝解郁、健脾益气之功。

服药后,心腹胀满、胸胁胀痛明显减轻,继服6剂,胀满疼痛皆除。继服逍遥丸1周以巩固疗效。

傅青主曰:“此乃平肝解郁之圣药。郁开则木不克土,肝平则火不妄动。方中又有健脾开胃之品,自然水精四布,而肝与肾有润泽之机,则胞胎自无干燥之患,又何虑上悬之不愈哉!”《傅青主女科》云,此方寓有“见肝之病,知肝传脾,当先实脾”之义。

六十一、补中益气汤(《脾胃论》)

组成:黄芪30g,人参10g,白术12g,炙甘草6g,陈皮12g,当归12g,升麻3g,柴胡3g。

功用:补中益气,升阳举陷。属脾虚气陷证。症见饮食减少,体倦肢软,少气懒言,面色萎黄,大便稀溏,舌淡,脉虚。

余在临床上常用此方治疗脾胃气虚,阳气下陷之月经先期、月经量多、经期延长、经行发热、妊娠及产后小便不通、子宫脱垂等妇科病。

案例:蒋某,女,41岁,农民。

妊娠33周,小便频数,色清量少或时而不通1周。小腹胀急而痛,坐卧不安,面色㿠白,神疲倦怠,头重眩晕,四肢无力,舌淡,苔薄白,脉虚缓滑。

证候分析:患者素体脾气虚,气虚无力举胎,胎压膀胱,水道不利,而致尿频量少,甚则溺不得出;溺蓄膀胱,膀胱胀满,故小腹胀急疼痛,坐卧不宁;面色㿠白,头重眩晕,神疲倦怠,四肢无力,舌淡苔薄白,脉虚缓滑均为脾弱气虚之征。

诊断:妊娠小便不通(转胞)。

辨证:脾气虚弱,举胎无力,小便潴留。

治法:补中益气,举胎利尿。

方药:补中益气汤加桔梗治之。水煎服,日 1 剂,3 剂。

方中黄芪补中益气以举胎载胎;人参、白术、甘草补气健脾以载胎;当归、陈皮养血理气安胎;升麻、柴胡升提举胎;桔梗为舟楫载药上行,且能开提肺气,通调水道。全方共奏补中益气、举胎利尿之功。

服至 3 剂,小便通利,小腹胀急疼痛顿减。继服 6 剂,小便如常。再服补中益气丸 1 周以善其后。

六十二、猪苓汤(《伤寒论》)

组成:猪苓 12g,茯苓 15g,泽泻 12g,阿胶 12g(烊化),滑石 15g。

功用:利水,养阴,清热。

主治:水热互结,内热伤阴证。发热,小便不利,渴欲饮水,心烦不寐,或血淋,尿血。

余常用猪苓汤加味治疗妊娠小便淋痛证属阴虚有热者。

案例:安某,女,26 岁,农民。

妊娠 3^+ 个月,夏日田间干活,汗出缺水而致小便频数,淋沥涩痛,量少色淡黄,口渴欲饮,颧赤唇红,舌红少津,脉细滑数。

证候分析:孕妇阴血养胎,阴虚内热,复加夏日劳作,汗多缺水,津液亏耗,膀胱气化不利而致小便频数,淋沥涩痛,尿少色淡黄;津液匮乏则口渴欲饮;阴虚内热则颧赤唇红;舌红少津,脉细滑数皆阴虚内热之象。

诊断:妊娠小便淋痛。

辨证:阴虚津亏。

治法:滋阴清热,润燥通淋。

方药:猪苓汤加淡竹叶12g,麦冬12g,沙参12g,玄参12g。水煎服,日1剂,3剂。

方中猪苓淡渗利水;泽泻、茯苓助猪苓利水清热之力;滑石、竹叶利水清热,以上诸药共治其标;阿胶滋阴润燥,又防诸药重伤阴血;麦冬、玄参、沙参滋阴清热,合阿胶以治其本。全方共奏利水、养阴、清热之功。

服药后,水湿去,邪热清,阴津复,诸证悉除。再服3剂,巩固疗效。

方中滑石为滑利之品,孕妇慎用。

六十三、子淋汤(《沈氏女科辑要笺正》)

组成:生地黄15g,阿胶15g(烊化),黄芩12g,栀子10g,木通6g,甘草梢6g。

功用:滋阴泻火。

主治:妊娠阴虚火旺之淋证。症见小便频数淋沥,灼热刺痛,量少色深黄,形体消瘦,两颧潮红,午后潮热,手足心热,心烦不寐,大便干结,舌质红,苔薄黄而干,脉细滑数。

余常用子淋汤治疗阴虚火旺之子淋。

案例:牛某,女,26岁,工人。

妊娠4^+个月,小便频数淋沥,灼热刺痛,量少色赤。形体消瘦,两颧潮红,手足心热,心烦不寐,口干咽燥,大便干结。舌质红,苔薄黄而干,脉细滑数。

证候分析:素体阴虚,妊娠血聚养胎,阴虚益甚,命火益旺,津液亏耗,膀胱不利,故小便频数,淋沥而痛;阴虚火旺,故小便灼热,量少色赤,大便干结;阴虚内热,故两颧潮红,手足心热;虚火上炎,扰乱心神,故心烦失眠;阴血不足,故形体消瘦;舌红苔薄黄而干，脉细滑数均为阴虚火旺之象。

诊断：子淋。

辨证：阴虚火旺，小便不利。

治法：滋阴降火，润燥通淋。

方药：子淋汤减木通，加竹叶 10g，麦冬 12g，知母 9g，车前子 15g（包煎）。水煎服，日 1 剂，3 剂。

方中黄芩泻肺火，知母、麦冬滋阴清热，共清上源；栀子、竹叶清心利小便；车前子清热利尿通淋而不伤阴；生地黄、阿胶滋阴清热，凉血止血；甘草梢清热解毒治尿道灼痛。全方共奏滋阴清热、润燥通淋之功。

药后，小便通利，灼痛已除。继服 3 剂，小便正常，淋沥愈。

六十四、加减复脉汤（《温病条辨》）

组成：炙甘草 10g，生地黄 18g，白芍 15g，麦冬 12g，阿胶 9g（烊化），火麻仁 15g。

功用：滋阴养血，生津润燥。

主治：温热病后期，阴液亏虚证。症见身热面赤，口干舌燥，手足心热，或神疲。舌质鲜红，脉象虚大者。

余常用加减复脉汤治疗阴血虚之妊娠便秘及产后大便难。

案例：贾某，女，41 岁，农民。

妊娠 8^{+}个月，便秘 1 月余。患者贫血，大便干燥，3～4 天解一次，解时艰涩难下，腹无胀痛，饮食尚可，面色萎黄不润泽，舌淡红苔白，脉虚数。

证候分析：患者素体血虚，妊娠血聚养胎，津血益虚，肠道失于濡润，故大便干燥难解；证非里实便结，故饮食尚可，腹无胀痛；血不荣于外，故面色萎黄不润泽；舌淡红苔白，脉虚数为血少津亏之征。

诊断：妊娠便秘。

辨证：血虚津亏，肠道失润。

治法：滋阴补血，润肠通便。

方药：加减复脉汤加当归身12g。水煎服，日1剂，3剂。

方中阿胶、白芍、当归身补血养血润燥；生地黄、麦冬、火麻仁滋阴生津，润肠通便；炙甘草益气和中。

药后粪便变软，大便通畅。继进6剂，大便正常，余症亦平。

按语：加减复脉汤借用于治妊娠血虚便秘，既有润肠通便之效，又有补血安胎之功，可谓一举两得矣。余如妊娠血虚之胎萎不长，胎漏下血，妊娠贫血等加减复脉汤加减用之亦有良效。

六十五、桂枝汤(《伤寒论》)

组成：桂枝9g，芍药12g，甘草6g，生姜3片，大枣6枚。

功用：解肌发表，调和营卫。

主治：太阳中风，恶风发热，汗出头痛，鼻鸣干呕，苔白不渴，脉浮缓或浮弱。

余常用桂枝汤加味治疗营卫失调之妊娠身痒。

案例：杨某，女，38岁，农民。

妊娠6⁺个月，皮肤瘙痒1月余。腹壁及大腿内侧皮肤瘙痒，抓破后有血溢皮肤，皮肤干燥，夜间瘙痒加剧，腰酸，眼眶黑，舌淡黯苔白，脉细滑尺弱。

证候分析：妊妇素体肝肾不足，冲任虚损，孕后冲任养胎，肝肾冲任益虚以致冲任失调，营卫不和，内不得通，外不得泄，气血运行失常，肌肤失于濡养而身痒，皮肤干燥；肝肾不足，阴分必亏,故身痒夜间加剧;腰酸,眼眶黑,舌淡苔白,脉细滑尺弱皆肝肾不足,营卫不调之象。

诊断:妊娠身痒证。

辨证:冲任失调,营卫不和。

治法:补养冲任,调和营卫。

方药:桂枝汤加当归15g,川芎9g,生地黄15g,白芍15g,何首乌12g,黄芪15g,防风10g,白蒺藜12g,桑寄生15g。水煎服,日1剂,3剂。

方中四物汤养血祛风(治风先治血,血行风自灭之义);桂枝解肌祛风,配白芍益阴敛营,一治卫强,一治营弱,调和营卫;生姜、大枣合甘草既调和营卫,又补益脾胃之气;防风祛风解表止痒,黄芪固表止汗,二药一散一收,共调营卫;何首乌、桑寄生补肝肾,益冲任;白蒺藜疏风止痒。全方共奏补养肝肾、调补冲任、调和营卫、祛风止痒之功。

药后,瘙痒明显减轻。继服6剂,痒止,诸证皆除。

六十六、何首乌散(《校注妇人良方》)

组成:何首乌12g,防风10g,白蒺藜12g(炒),枳壳15g(麸炒),天麻12g,僵蚕9g,胡麻仁12g(炒),茺蔚子12g,蔓荆子10g,茵陈12g。

功用:养血清热,疏风止痒。

主治:皮肤瘙痒,瘾疹。

余常用何首乌散治疗妊娠血虚受风热之瘾疹。

案例:何某,女,36岁,农民。

妊娠4⁺个月,皮肤瘙痒2天。近2天皮肤瘙痒,起丘疹,呈云片状,色红,舌红苔薄黄,脉浮细数。

证候分析:“邪之所凑,其气必虚”,妊娠血虚,复感风热之邪,浸淫血脉,内不得疏泄,外不得透达,郁于肌肤腠理之间,风疹块乃发;风胜则痒,热盛则色红;舌红苔薄黄,脉浮细数乃血虚风热在表之象。

诊断:妊娠瘾疹。

辨证:风热郁表。

治法:养血清热,疏风止痒。

方药:何首乌散减茺蔚子,加当归 12g,生地黄 15g,菊花 12g,黄芩 12g,甘草 6g。水煎服,日 1 剂,3 剂。

“治风先治血,血行风自灭。”方中何首乌、当归、生地黄、胡麻仁养血凉血;防风、白蒺藜、蔓荆子、菊花疏风清热,祛风止痒;天麻、僵蚕祛风止痒;黄芩、茵陈清热利湿;枳壳、甘草理气和中。全方共奏养血清热、疏风消疹止痒之功。

药后风疹块基本消退,瘙痒亦减。上方继服 3 剂,疹消痒止。

按语:茺蔚子有活血碍胎之嫌,故去之;加当归、生地黄、菊花、黄芩、甘草加强养血清热疏风之功,又有清热凉血安胎之用。

六十七、天麻钩藤饮(《杂病证治新义》)

组成:天麻 12g,钩藤 15g(后下),生石决明 18g(先煎),山栀 9g,黄芩 9g,川牛膝 12g,杜仲 12g,益母草 12g,桑寄生 12g,夜交藤 15g,朱茯神 15g。

功用:平肝息风,滋阴清热,补益肝肾。

主治:肝阳偏亢,肝风上扰证。症见头痛眩晕,耳鸣眼花,失眠多梦,震颤,舌红苔黄,脉弦或数。

余常用天麻钩藤饮治疗阴虚肝旺之妊娠眩晕,或肝风内动之子痫。

案例:张某,女,39岁,工人。

妊娠7⁺个月,头目眩晕20余天,素有高血压病史。今血压140/95mmHg。患者头晕目眩,耳鸣眼花,心悸怔忡,夜寐多梦易惊,颜面潮红,舌红苔黄,脉弦细数。

证候分析:胎赖精血养育,患者肾精肝血不足,孕后精血益虚,肝阳偏亢,则头晕目眩,耳鸣眼花;心失所养,则心悸怔忡,夜寐多梦易惊;精血不足,虚热上乘,肝阳偏亢,则颜面潮红;舌红苔黄,脉弦细数乃阴虚肝旺之象。

诊断:妊娠眩晕。

辨证:阴虚肝旺。

治法:育阴潜阳。

方药:天麻钩藤饮减益母草、川牛膝,加枸杞子12g,菊花12g,白芍15g。水煎服,日1剂,3剂。

方中天麻、钩藤、石决明、白芍平肝潜阳以治头晕目眩;杜仲、桑寄生、枸杞子、菊花补肾养血,清肝明目,以治耳鸣眼花;夜交藤、朱茯神宁心安神,以治心悸怔忡,夜寐多梦易惊;栀子、黄芩合菊花清肝降火,以治颜面潮红。诸药合用,育阴潜阳,标本兼治,眩晕乃平。

药后,眩晕止,余症减。继服6剂,诸症皆除。

六十八、羚角钩藤汤(《通俗伤寒论》)

组成:羚角片4.5g(先煎),霜桑叶12g,京川贝9g,鲜生地黄15g,双钩藤15g(后下),滁菊花9g,茯神木10g,生白芍15g,生甘草6g,淡竹茹12g。

功用:平肝息风,清热止痉。

主治:肝经热盛,热极动风而致高热不退,烦闷躁扰,手足抽搐,甚至神昏,发为痉厥,舌绛而干,脉弦而数。肝热风阳上逆,头晕胀痛,耳鸣心悸,面红如醉,或手足躁扰,甚则瘛疭,舌红,脉弦数。

余常用羚角钩藤汤治疗妊娠眩晕(高血压)。

案例:谭某,女,31岁,农民。

妊娠7^+个月,头晕胀痛,耳鸣眼花,心悸而烦,颜面潮红,手足麻木,舌质红苔薄黄,脉弦滑数。血压165/95mmHg。

证候分析:患者素体肝肾亏虚,孕后精血聚以养胎,肾精益虚,肝阳偏亢故头晕胀痛,耳鸣眼花;孤阳上越则颜面潮红;心肝火旺则心悸而烦;阴虚阳亢,筋脉失养故手足麻木;舌红苔薄黄,脉弦滑而数为阴虚火旺之征。

诊断:妊娠眩晕(高血压)。

辨证:肾阴不足,肝阳上亢。

治法:滋阴潜阳。

方药:羚角钩藤汤主之。水煎服,日1剂,6剂。

方中羚羊角、钩藤清热平肝潜阳;桑叶、菊花清肝明目;竹茹、贝母清热化痰;生地黄、白芍滋阴清热,柔肝舒筋;茯神宁心安神;甘草和中缓急,调和诸药。全方共奏育阴平肝、潜阳息风之功。

药后,头晕胀痛明显减轻,血压降至140/90mmHg,上方继服10剂,头晕胀痛止,余症亦平,血压135/85mmHg。后服杞菊地黄丸半月以善其后。

六十九、滋血汤(《证治准绳》)

组成:人参9g,怀山药18g,黄芪30g,茯苓15g,当归10g,熟地黄15g,白芍15g,川芎9g。

功用:补血养血,益气健脾。

主治:气血两虚诸证。

余常用滋血汤治疗妊娠贫血。

案例:李某,女,30岁,农民。

妊娠8⁺个月,头晕头昏,耳鸣眼花,心悸失眠,气短懒言,面色无华,食欲不振,倦怠乏力,胎动不安,发肤不润,唇甲苍白,舌质淡红,脉细数而弱。

证候分析:血虚不能上荣则头晕头昏,耳鸣眼花,面色无华;气血两虚则食欲不振,气短懒言乏力;营血不足,心失所养则心悸失眠;气血不荣则发肤不润,唇甲苍白;气血虚,冲任不足则胎动不安;舌淡红,脉细数而弱亦为气血虚之征。

诊断:妊娠合并贫血。

辨证:血虚。(血红蛋白85g/L)

治法:补血养血,佐以益气健脾。

方药:滋血汤加阿胶15g(烊化),枸杞子12g,龙眼肉12g,生姜3片,大枣4枚,炙甘草6g。水煎服,日1剂,6剂。

方中人参、山药、茯苓、甘草、生姜、大枣(四君子汤山药易白术)健脾益气,益气血生化之源(阳生阴长);当归、熟地黄、白芍、川芎(四物汤)养血补血;黄芪配当归(当归补血汤)补气生血;阿胶、枸杞子、龙眼肉滋肝肾,补阴血。全方共奏健脾益气、养血补血之功。

服药后,头晕乏力诸症减轻,但觉胃脘胀满不适,上方加砂仁6g(后下)理气醒脾,和胃调中,继服12剂,诸症皆除。后服归脾丸2周,以善其后。

七十、大黄牡丹汤(《金匮要略》)

组成:大黄12g,牡丹皮12g,桃仁10g,冬瓜仁30g,芒硝9g(冲服)。

功用:泄热散瘀,散结消肿。

主治:肠痈初起。发热汗出,右少腹疼痛拒按,右足屈而不伸,伸则痛剧,舌苔黄腻,脉滑数。

余常用此方加减治疗孕痈。

案例:宗某,女,29岁,工人。

患者妊娠4⁺个月,突然上腹痛,呕吐,后转至右少腹疼痛,拒按,右下肢屈而惧伸,发热恶寒,口渴便结,舌红,苔黄,脉滑数。

证候分析:肠痈初起,气血蕴结,瘀阻不行,不通则痛,故右下腹痛而拒按;气血不通,营卫不和则发热恶寒;热伤津液故口渴便结;舌红,苔黄,脉滑数均为气血阻遏,蕴而化热之象。

诊断:孕痈。

辨证:湿热内蕴,瘀血壅结。

治法:泄热破瘀,散结消肿。

方药:大黄牡丹汤减芒硝,加金银花15g,连翘15g,白芷12g,甘草6g,蒲公英15g。水煎服,日1剂,3剂。

方中大黄泄热逐瘀,荡涤肠中湿热瘀结;牡丹皮清热凉血,活血散瘀,两药合用,泄热破瘀;桃仁活血破瘀,合牡丹皮散瘀消肿;冬瓜仁清肠利湿,并能排脓消痈;金银花、连翘、蒲公英、白芷、甘草清热解毒,消痈止痛。全方共奏破瘀散结、清热解毒、消痈止痛之功。

药后,大便畅,腹痛止,热已退。上方减大黄加败酱草15g,紫花地丁15g,浙贝母10g,清热解毒,化痰散结,6剂。药后,诸症悉平,肠痈愈。

按语:大黄、牡丹皮、芒硝皆为妊娠禁忌药,然有病则病当之;孕痈必须用者,当中病而止,谨慎用之,此为"有故无殒,亦无殒也"。

张秉成曰:"夫肠痈之病,皆由湿热瘀聚,郁结而成。病既在内,与外痈之治,又自不同。然肠中既结聚不散,为肿为毒,非用下法,不能解散,故以大黄之苦寒行血,芒硝之咸寒软坚,荡涤一切湿热瘀结之毒,排之而下,桃仁入肝破血,瓜子润肺行痰,牡丹皮消散血分之郁热,以除不尽之余气耳。"(《成方便读》)

七十一、桑菊饮(《温病条辨》)

组成:桑叶 12g,菊花 12g,杏仁 9g, 连翘 15g,薄荷 10g(后下),苦桔梗 10g,生甘草 6g,苇根 15g。

功用:疏风清热,宣肺止咳。

主治:风温初起,表热轻证。症见身热不甚,咳嗽,口微渴,脉浮数。

余常用桑菊饮治疗经行及孕妇风热感冒、咳嗽。

案例:徐某,女,29 岁,教师。

妊娠 6^+个月,发热咳嗽 3 天。患者发热微恶寒,头痛咳嗽,嗓子干痛,舌红苔薄黄,脉浮滑数。

证候分析:风热郁于肌表,正邪交争故发热恶寒;风热上犯,肺失宣降,故头痛咳嗽;热灼津液,故嗓子干痛;舌红苔薄黄,脉浮滑数皆为风热郁表之象。

诊断:妊娠咳嗽。

辨证:风热犯肺,肺失宣降。

治法:疏风清热,宣肺止咳。

方药:桑菊饮加川贝母 6g,黄芩 12g。水煎服,日 1 剂,3 剂。

方中桑叶疏风清热,宣肺止咳,菊花疏散风热,清利头目,以治头痛,二药合用,疏散风热,宣肺止咳;薄荷、桔梗、苇根疏风清热,宣肺生津,利咽化痰,以治嗓子干痛;杏仁、贝母清热化痰,宣降肺气以止咳;黄芩、连翘清肺透热解毒;甘草调和诸药。全方共奏疏风清热、宣肺止咳之功。

药后热退咳止,继服 3 剂,咳嗽诸症悉愈。

七十二、银翘散(《温病条辨》)

组成:连翘 12g,金银花 15g,苦桔梗 10g,薄荷 9g(后下),竹叶 10g,生甘草 6g,芥穗 6g,淡豆豉 10g,牛蒡子 12g,苇根 15g。

功用:辛凉透表,清热解毒。

主治:温病初起,发热微恶风寒,无汗或汗出不畅,头痛口渴,咳嗽咽痛,舌尖红,苔薄白或薄黄,脉浮数。

余常用银翘散治疗妊娠风热感冒。

案例:任某,女,31 岁,农民。

妊娠 4^+个月,发热 2 天。发热微恶风寒,头痛,身痛,汗出不畅,口渴,咽喉红肿热痛,咳嗽,舌红,苔微黄,脉浮滑数。

证候分析:风热之邪犯表,卫气被郁,开阖失司,故发热微恶风寒,身痛,汗出不畅;风热之邪上犯,则头痛;邪从口鼻而入,上犯于肺,肺失宣降,故咳嗽;风热蕴结成毒,热毒灼伤津液,故咽喉红肿热痛,口渴;舌红苔薄黄,脉浮滑数均为风热之象。

诊断:妊娠风热感冒。

辨证:风热之邪侵犯肺卫,卫气被郁,肺失宣降。

治法:辛凉透表,清热解毒,宣降肺气。

方药:银翘散主之。水煎服,日 1 剂,3 剂。

方中金银花、连翘疏散风热，清热解毒；薄荷、牛蒡子疏散风热，清利头目，解毒利咽；芥穗、豆豉解毒散邪，温而不燥；苇根、竹叶清热生津；桔梗开宣肺气而止咳利咽；甘草护胃安中，配桔梗利咽止咳。全方共奏辛凉透表、清热解毒之功，体现了"治上焦如羽，非轻莫举"之旨。

药后热退身凉和，余症亦减轻。上方继服 3 剂，诸症皆除。

七十三、桑杏汤（《温病条辨》）

组成：桑叶 12g，杏仁 9g，沙参 12g，象贝 10g，香豉 10g，栀子皮 9g，梨皮 12g。

功用：清宣温燥，润肺止咳。

主治：外感温燥证。症见身热不甚，口渴，咽干鼻燥，干咳无痰，或痰少而黏。舌红，苔薄白而干，脉浮数而右脉大。

余常用桑杏汤治疗孕妇温燥证。

案例：毛某，女，34 岁，工人。

妊娠 7^+ 个月，患咳嗽 7 天。戊戌之岁，岁火太过，其秋少雨，天气温而燥。妊娠气血养胎，津血本弱，复感温燥之邪，见发热，口干而渴，咽干鼻燥，咳嗽痰黄，少而难咯。舌质红少津，苔薄黄而干，脉浮数而滑。

证候分析：岁火太过，炎暑流行，恰秋燥少雨，温燥乃行。温燥外袭，伤其肺卫，正邪相争，故发热，其病轻浅，故发热不甚；燥气伤肺，耗津灼液，肺失清肃，故口渴而干，咽干鼻燥；燥而化热，故咳嗽痰黄难咯；舌红少津，苔薄黄而干，脉浮数而滑均为温燥化热伤津之象。

诊断：温燥咳嗽。

辨证：外感温燥，化热伤津。

治法:清宣温燥,润肺止咳。

方药:桑杏汤加麦冬 12g,知母 6g,桔梗 9g。水煎服,日 1 剂,3 剂。

方中桑叶轻宣肺热,透邪外出;杏仁、桔梗宣利肺气,润燥止咳;豆豉轻宣透热外出;贝母清热化痰;沙参、麦冬、梨皮养阴生津,润肺止咳;栀子皮、知母清泄肺热而不伤阴。本方乃轻宣凉润之方,俾热除而肺津复,则咳嗽诸症自愈。

药后,咳嗽止,余症减。再继进 3 剂,诸症皆除。

七十四、左归丸(《景岳全书》)

组成:熟地黄 24g,山药 12g,枸杞子 12g,山茱萸 12g,川牛膝 9g,鹿角胶 12g(烊化),龟甲胶 12g(烊化),菟丝子 12g。

功用:滋阴补肾,填精益髓。

主治:肝肾精髓亏损证。症见头晕目眩,耳鸣盗汗,腰酸腿软,遗精滑泄,口燥舌干,舌红少苔,脉细。

余常用左归丸汤剂治疗月经后期、月经过少、闭经、崩漏、绝经前后诸证、不孕症等属肾阴亏虚,精血不足者,均有卓效。

案例:靳某,女,29 岁,农民。

结婚 8 年不孕。男方精子正常。月经 2～3/23±天,月经量少,色红无块。形体消瘦,腰酸腿痛,头晕目眩,耳鸣,五心烦热,带下量少,舌干口燥,舌红少苔,脉细。

证候分析:肾阴亏虚,精血不足,冲任血海匮乏,故月经量少,色红无块;阴虚血少,不能摄精成孕;精血不足则形体消瘦,腰酸腿痛;精血虚,不荣于上,故头晕目眩,耳鸣;阴虚内热故五心烦热;阴津匮乏故带下量少,舌干口燥;舌红少苔,脉细均为肾阴虚之征。

诊断:不孕症。

辨证:肾阴亏虚,精血不足。

治法:滋补肝肾阴血,补益冲任血海,摄精助孕。

方药:左归丸汤剂。水煎服,日 1 剂,每经后服药 12 剂。

服至 3 个月经周期,月经正常,诸症亦除,后怀孕,足月生一健康男婴。

方中熟地黄滋肾补血养冲任;山茱萸养肝滋肾;山药补脾益阴,滋肾益精;枸杞子补肝肾,养冲任;龟、鹿二胶为血肉有情之品,填补精髓,滋补冲任;菟丝子、川牛膝益肝肾,强腰膝。诸药配伍,全方共奏滋阴补肾、补益冲任之功。

按语:张介宾曰:"善补阴者,必于阳中求阴,则阴得阳升而泉源不竭。"(《景岳全书》)

七十五、右归丸(《景岳全书》)

组成:熟地黄 24g,山药 15g,山茱萸 9g,枸杞子 9g,菟丝子 15g,鹿角胶 12g(烊化),炒杜仲 12g,肉桂 6g,当归 12g,制附子 6g(先煎)。

功用:温补肾阳,填精益髓。

主治:肾阳不足,精髓亏损证。症见气衰神疲,畏寒肢冷,腰膝酸软,阳痿遗精,或阳衰无子,饮食减少,大便不实,或小便自遗,舌淡苔白,脉沉迟。

余用此方治疗女性不孕症、月经量过少、月经后期以及绝经前后诸证属肾阳虚衰者恒效。

案例:单某,女,29 岁,工人。

结婚 7 年未孕,男方精子正常。月经 18 岁初潮 4～5/40～60 天,月经量少色淡,面色晦暗,头晕耳鸣,腰酸腿软,子宫偏小,性欲淡漠，畏寒，小腹冷，大便不实，小便清长，舌淡苔薄白，脉沉细尺弱。

证候分析：肾阳不足，命门火衰，天癸不充，冲任失于煦养，故月经量少色淡，月经迟发，性欲淡漠，子宫偏小，不能摄精成孕；肾精亏损，失于上荣，故面色晦暗，头晕耳鸣；肾主骨，腰为肾之府，肾阳虚则腰膝酸软无力；肾主二便，命门火衰，火不生土，故大便不实，小便清长或夜遗；舌淡苔薄白，脉沉细尺弱均为肾阳虚之征。

诊断：不孕症。

辨证：肾阳不足，命门火衰，冲任失于煦养。

治法：温补肾阳，填补冲任，摄精助孕。

方药：右归丸汤剂。水煎服，日 1 剂，每经后服 12 剂。

连服 4 个月经周期。诸症明显好转，但卵泡发育不良，上方加淫羊藿 12g，巴戟天 12g，桑寄生 15g，川续断 15g，党参 15g 补肾阳，强腰膝，促卵助孕，继服 3 个月经周期，月经正常，诸症皆除。后怀孕，足月生一健康男婴。

“益火之源，以消阴翳。”方中附子、肉桂、鹿角胶补肾阳，填精髓，温补冲任；熟地黄、山茱萸、枸杞子、山药滋阴益肾，养肝补脾，填补冲任；菟丝子、杜仲补肝肾，强腰膝；加当归养肝补血，调经益冲任。诸药合用，全方共奏温补肾阳、填精益髓、补益冲任血海、促卵助孕之效。

按语：张介宾曰：“善补阳者，必于阴中求阳，则阳得阴助而生化无穷。”《景岳全书》

七十六、毓麟珠(《景岳全书》)

组成：当归 15g，川芎 10g，白芍 15g，熟地黄 15g，党参 15g，白

术 12g，茯苓 15g，炙甘草 6g，菟丝子 30g，鹿角霜 10g，杜仲 15g，川椒 6g。

功用：温肾养血益气，调补冲任。

主治：肾阳不足，冲任失煦，婚久不孕。

余常用毓麟珠治疗肾阳虚之不孕。

案例：唐某，女，29 岁，农民。

结婚 6 年不孕，男方精子正常，月经 2 ～ 3/40± 天，月经量少，色淡质稀，面色晦暗，头晕耳鸣，腰酸腿软，性欲淡漠，精神疲倦，大便不实，小便清长，舌淡苔薄，脉沉细尺弱。

证候分析：肾阳虚弱，冲任失于煦养，不能摄精成孕，而致不孕；冲任不足，血海不充故月经后期量少，色淡质稀；腰为肾之外府，肾阳不足，命门火衰，故面色晦暗，腰酸腿软，性欲淡漠；肾虚血少，失于上荣，则头晕耳鸣；脾主四肢，脾气不足，则精神疲倦；大便不实，小便清长，舌淡苔薄，脉沉细尺弱均为脾肾阳虚，冲任不足之征。

诊断：不孕症（彩超示：子宫略小，排卵期无优势卵泡）。

辨证：肾阳虚弱，冲任失煦。

治法：温肾健脾，益气养血，调补冲任。

方药：毓麟珠加紫河车 9g，香附 15g。经后服药，水煎服，日 1 剂，6 剂。

方中八珍汤双补气血，温养冲任；菟丝子、杜仲、鹿角霜、紫河车温补肝肾，调养冲任；川椒温肾助阳；香附理气调经。诸药合用，既温养先天肾气以生精，又培补后天脾胃以生气血，俾精血充足，冲任得以煦养，则胎孕易成。

药后全身温和，诸症悉减。上方继服 18 剂，月经正常，余无不适。

如此服药,连续调理3个月经周期,喜获妊娠。嘱其注意调养,谨慎养胎。

七十七、当归补血汤(《兰室秘藏》)

组成:黄芪30g,当归6g。

功用:补气生血。

主治:大失血后,或妇女崩漏,产后失血过多,而致血虚者。症见面色萎黄,神疲乏力或有低热,脉虚无力。

案例:黄某,41岁,农民。

产后42天,头晕。患者顺产,产后失血过多,而致面色萎黄,头晕,自汗,疲乏无力,迄今恶露不绝,色淡红,量不多,低热,乳汁稀少,舌淡少苔,脉虚弱。

证候分析:产后失血过多,气血虚不能上荣,故头晕,面色萎黄;阴血骤虚,阴不敛阳,虚阳外越故自汗,低热;气虚不能统血故恶露不净;血虚冲任不足故恶露色淡,量不多;乳汁为气血所化,气血虚,则乳汁稀少;舌淡少苔,脉虚弱皆为气血两虚之征。

诊断:产后头晕。

辨证:气血两虚。

治法:补气生血。

方药:当归补血汤。

黄芪30g,当归6g,生姜3片,大枣6枚。水煎服,日1剂,4剂。

方中当归味甘而厚,味厚则补血;黄芪味甘而薄,味薄则补气;今黄芪多数倍而云补血者,以有形之血不能自生,生于无形之气故也;大枣、生姜养血和血。全方共奏补气生血之功。

服4剂后头晕、自汗略减,体力稍强,乳汁渐盈,再服6剂。

药后热退,恶露止,余症基本痊愈。继服6剂病愈,康复如初。

吴崑曰:“……血虚则身热,或以饥困劳役,虚其阴血,则阳独治,故诸证生焉。”《内经》所谓:“脉虚,血虚是也。五味之中,惟甘能补,当归味甘而厚,味厚则补血;黄芪味甘而薄,味薄则补气;今黄芪多数倍而云补血者,以有形之血不能自生,生于无形之气故也。经言:阳生阴长,是之谓耳。”

七十八、八珍加蔓荆子汤(《医宗金鉴》)

组成:人参9g,白术12g,白茯苓15g,当归15g,川芎10g,白芍15g,熟地黄15g,炙甘草6g,蔓荆子10g,生姜3片,大枣4枚。

功用:益气补血,疏风止痛。

主治:气血两虚,复感风邪之头痛。

余常用八珍加蔓荆子方治疗产后头痛。

案例:安某,女,40岁,农民。

产后26天,头痛3天。头痛头晕,面色无华,心悸,神疲乏力,饮食无味,舌淡苔薄白,脉虚大无力。

证候分析:产后气血两虚,复感风邪而头痛;头为诸阳之会,精明之府,五脏六腑之气血皆上会于此,今气血两虚,气血不能上荣,复加风邪上犯,经脉不利而致头痛;血虚不荣则面色无华,心悸;气虚不营则神疲乏力;脾虚不运则饮食无味;舌淡苔薄白,脉虚无力皆为气血两虚之征。

诊断:产后头痛。

辨证:气血两虚,风邪上犯。

治法:益气补血,兼祛风邪。

方药:八珍汤加蔓荆子10g,菊花12g,薄荷6g(后下)。水煎服,日1剂,3剂。

方中四物汤补血养营;四君子汤合姜、枣健脾益气以生血,共补气血以治本;蔓荆子、菊花、薄荷疏散风热以治标。全方共奏益气补血、疏风散邪止痛之功。

服药后,头痛止,余症亦减。继服6剂,头痛愈,余症除。

七十九、当归建中汤(《千金翼方》)

组成:当归15g,桂枝6g,白芍15g,炙甘草6g,饴糖18g,生姜9g,大枣6枚。

功用:温中补虚,养血活血,缓急止痛。

主治:血虚腹痛证。症见产后体虚,腹中时痛,心悸,少气,少腹拘急,痛引腰背,食欲不振,舌淡红,苔白,脉弦细弱。

余用此方治疗产后气血虚寒腹痛证,疗效甚佳。

案例:葛某,女,42岁,农民。

产后弥月,患腹痛近1个月。产妇素体脾虚,自产后少腹拘急,隐隐作痛,喜温喜按,食欲不振,面色晄白,头晕眼花,少气无力,心悸怔忡,舌淡苔薄白,脉细弱。

证候分析:产后脾胃虚寒,中阳不振,寒主收引,气血不足,经脉失养,故少腹拘急,隐隐作痛,喜温喜按,且食欲不振;脾胃虚弱,气血生化不足,加之产后失血,气血益虚,心神失养,故心悸怔忡,少气乏力;气血虚不得上荣,故面色晄白,头晕眼花;舌淡苔薄白,脉细弱皆脾胃虚寒,气血不足之征。

诊断:产后腹痛。

辨证:脾胃虚寒,气血不足。

治法:温中补虚,缓急止痛。

方药:当归建中汤。水煎服,日1剂,3剂。

方中当归养血补血;桂枝温阳气;饴糖、炙甘草、生姜、大枣温中补虚;芍药配炙甘草既能养血益气,又可缓急止痛。全方共奏建中补虚、缓急止痛之功。

药后腹痛减轻,但身自汗,仍心悸,加人参9g,炒酸枣仁15g,五味子3g以补中益气,养心安神,6剂。诸症基本痊愈。后用当归生姜羊肉汤以善其后。

八十、黄芪桂枝五物汤(《金匮要略》)

组成:黄芪18g,白芍12g,桂枝6g,生姜3片,大枣4枚。

功用:益气温经,和血通痹。

主治:血痹,肌肤麻木不仁,脉微涩而紧。

余用此方治疗气虚血弱之产后身痛效佳。

案例:许某,女,43岁,农民。

产后26天,遍身关节酸楚疼痛,肢体麻木,面色萎黄,头晕目眩,心悸自汗,舌淡苔薄,脉细弱。

证候分析:产后失血过多,气血两虚,百骸空虚,血虚经脉失养故遍身关节酸楚疼痛,肢体麻木;血虚不能荣面故面色萎黄,头晕目眩;血虚,心失所养故心悸;气虚不固故自汗;舌淡苔薄,脉细弱均为气血两虚之征。

诊断:产后身痛。

辨证:气虚血弱,经脉失养。

治法:益气养血,温经通络。

方药:黄芪桂枝五物汤加味。

黄芪30g,桂枝6g,白芍15g,当归15g,川芎10g,鸡血藤30g,秦艽12g,桑枝15g,党参15g,生姜3片,大枣4枚。水煎服,日1剂,4剂。

方中黄芪益气固表为君;桂枝、芍药温通经络,调和营卫为臣;当归、川芎、鸡血藤、秦艽、桑枝以增养血通络之功为佐;党参、生姜、大枣补气血,和营卫,调诸药为使。全方共奏益气养血、温通经络之效。

药后,诸症悉减,继进12剂,病愈。

八十一、独活寄生汤(《备急千金要方》)

组成:独活12g,桑寄生15g,杜仲15g,牛膝12g,细辛3g,秦艽12g,肉桂心3g,茯苓15g,防风10g,川芎10g,人参9g,当归15g,干地黄15g,甘草6g,芍药15g。

功用:益肝肾,补气血,祛风湿,止痹痛。

主治:痹证。症见腰膝疼痛,酸软,肢节屈伸不利,麻木不仁,畏寒喜温,心悸气短,舌淡苔白,脉细弱。

余常用独活寄生汤治疗肝肾不足,气血虚弱之产后身痛。

案例:唐某,女,43岁,农民。

产后32天,周身关节疼痛,屈伸不利,麻木重着,腰背强痛,面色㿠白,畏寒喜温,舌淡苔白,脉细缓。

证候分析:素体肝肾不足,产后气血益虚,百节开张,腠理不密,复感风寒湿邪,留滞经脉关节,气血痹阻,不通则痛,故见周身关节疼痛,屈伸不利;寒胜则痛剧,湿胜则重着,气血虚则麻木不仁;气血虚弱则面色㿠白;气血虚,寒湿盛则畏寒喜温;肝肾不足,寒湿凝滞则腰背强痛;舌淡苔白,脉细弱均为虚寒之征。

诊断:产后身痛。

辨证:肝肾不足,气血虚弱,风寒湿痹阻。

治法:益肝肾,补气血,祛风散寒祛湿,以止痹痛。

方药:独活寄生汤去牛膝(以避回乳),加川续断15g补肾强腰。水煎服,日1剂,6剂。

方中四物汤养血和血;人参、茯苓、甘草补脾益气;独活、桑寄生、秦艽、防风祛风除湿;杜仲、川续断补肝肾,强筋骨;细辛、肉桂心搜风散寒,温经止痛。"邪之所凑,其气必虚",本方扶正祛邪兼顾,俾正盛邪却,痹证自除。

药后痹痛减轻,略可屈伸,继服9剂,痹痛诸证皆除。

八十二、养荣壮肾汤(《叶氏女科证治》)

组成:当归15g,川芎10g,独活12g,肉桂6g,川续断15g,杜仲15g,桑寄生15g,防风10g,生姜3片。

功用:补肾养血,祛风强腰。

主治:产后腰痛。腰膝疼痛,足跟痛,伴头晕耳鸣,眼眶黯黑,夜尿增多,舌淡黯,脉沉尺弱。

余常用养荣壮肾汤治疗产后肾虚腰痛。

案例:孙某,女,39岁,农民。

产后弥月,腰膝疼痛。患者自产后腰膝疼痛,乏力,足跟痛,眼眶黯黑,头晕耳鸣,夜尿多,舌质淡黯,脉沉细。

证候分析:患者素体肾虚,复因产后耗伤精血,腰为肾之府,肾精不足则腰膝疼痛;足跟为足三阴经所过之处,肾虚足跟失养故足跟痛;肾虚髓不足,则头晕耳鸣;肾虚膀胱气化失常,故夜尿多;眼眶黯黑,舌质淡黯,苔薄白,脉沉细均为肾虚之象。

诊断:产后腰痛。

辨证:肾虚。

治法:补肾养血,强腰壮骨。

方药:养荣壮肾汤加巴戟天12g,菟丝子30g,枸杞子12g,熟地黄15g。水煎服,日1剂,6剂。

方中川续断、杜仲、桑寄生、巴戟天、菟丝子补肾强腰壮筋骨;当归、川芎、枸杞子、熟地黄补血活血益肾;肉桂、生姜温肾散寒;独活、防风祛风除湿止痛。全方共奏补肾养血、祛风强腰之功。

药后腰痛诸证明显减轻。上方继服12剂,腰痛止,诸症平。

八十三、玉屏风散(《丹溪心法》)

组成:防风10g,黄芪30g,白术12g。

功用:益气固表止汗。

主治:表虚自汗证。症见汗出恶风,面色晄白,舌淡苔薄白,脉浮虚。亦治体虚之人,腠理不固,易感冒。

余常用此方治疗产后自汗证。

案例:苏某,女,27岁,工人。

产后20余天,自汗出,沾衣湿被,恶风,面色晄白,体倦乏力,气短,舌淡苔薄白,脉浮虚。

证候分析:产后气血两虚,卫气虚弱,腠理不密,故恶风;表虚不固,营阴不能内守,津液外泄,故常自汗;面色晄白,体倦乏力,气短,舌淡苔薄白,脉浮虚皆气血虚弱之象。

诊断:产后自汗。

辨证:气血两虚,卫气不固。

治法:益气固表止汗。

方药:玉屏风散加味。

防风10g,黄芪30g,白术12g,白芍15g,五味子6g,当归12g,党参15g,甘草6g。水煎服,日1剂,3剂。

方中重用黄芪,大补脾肺之气,固表止汗;白术、党参、五味子助黄芪益气固表,四药合用,使气旺表实,则汗不外泄,邪不可干;当归、白芍养血补血,营血内守,则气有所敛,气血旺盛则面荣倦除;防风散风御邪于外,黄芪得防风,则固表而不留邪,防风得黄芪,则祛风而不伤正。全方共奏益气固表之功。

药后,恶风自汗明显减轻。继服9剂,诸症悉愈。

按语:方名玉屏者,此固表御风,当倚如屏,珍如玉也。

八十四、资生丸(《医宗金鉴·删补名医方论》)

组成:人参10g,茯苓15g,白术12g,山药15g,薏苡仁15g,莲子肉12g,芡实12g,甘草6g,陈皮9g,麦芽12g,神曲12g,白豆蔻6g(后下),桔梗6g,藿香10g,川黄连6g,砂仁6g(后下),白扁豆15g,山楂12g。

功用:健脾祛湿,理气和胃。

主治:脾虚湿盛证。症见饮食不化,胸腹痞闷,不思饮食,肠鸣泄泻,四肢乏力,形体消瘦,面色萎黄,舌淡苔白腻或黄腻,脉濡缓。《医宗金鉴》曰:"以治妊娠脾虚及胎滑。盖胎资始于足少阴,资生于足阳明。故阳明为胎生之本,一有不足,则元气不足以养胎,又不足以自养……或三月,或五月而堕,此皆阳明气血不能固耳……于以固胎,永无滑堕。"

余常用治经行泄泻,产后泄泻,属脾虚湿盛或脾虚伤食泄泻者。

案例:周某,女,36岁,农民。

顺产后1个月,泄泻5天。产妇素体脾虚,今饮食不节,嗜食肉面而致泄泻,大便3～4次/日,质溏薄,味臭秽,含不消化食物,嗳腐吞酸,不思饮食,面色萎黄,四肢无力,舌质淡苔微黄而腻,脉濡缓。

证候分析:脾主运化,胃主受纳,"饮食自倍,肠胃乃伤"。脾虚则面色萎黄,四肢无力;脾虚湿盛,湿渗大肠则大便泄泻,质溏薄;复加伤食,脾胃乃伤,而不思饮食,嗳腐吞酸,泻下含不消化食物;舌淡苔微黄而腻,脉濡缓皆脾虚湿盛之征。

诊断:产后泄泻。

辨证:脾虚湿盛兼伤食。

治法:健脾渗湿,理气消食。

方药:资生丸去麦芽,加炒谷芽15g,生姜3片。水煎服,日1剂,3剂。

方中人参、白术、茯苓、甘草、山药健脾益气;白扁豆、莲子肉、芡实、薏苡仁健脾化湿止泻;山楂、神曲、谷芽健胃消食;陈皮、藿香、白豆蔻、砂仁、生姜理气化湿;黄连苦寒燥湿;桔梗载药上行。全方共奏健脾渗湿、理气和胃、消食止泻之功。

药后,腹泻止,思饮食,少进稀粥以和之。

上方继进3剂,诸症悉愈。

按语:该证脾虚是本,湿热及伤食是标,本方健脾益气以治本,渗湿消食以治标。标本兼治,各有轻重。麦芽有回乳之嫌,故以谷芽易之。

八十五、芍药汤(《素问病机气宜保命集》)

组成:芍药18g,当归12g,黄连10g,黄芩12g,槟榔12g,木香10g,甘草6g,大黄10g,肉桂3g。

功用:清热燥湿,调气和血。

主治:湿热痢疾。症见腹痛,便脓血,赤白相兼,里急后重,肛门灼热,小便短赤,舌红苔黄腻,脉弦数。

余用芍药汤治疗产后湿热痢效佳。

案例:徐某,女,26岁,农民。

产后弥月,因饮食不洁而发痢疾。近2天微发热,腹痛,大便脓血，赤白相兼，里急后重，频欲登厕，肛门灼热，小便短赤，舌红苔黄腻，脉弦细数。

证候分析：产后脾胃尚弱，复因饮食不洁而湿热蕴滞肠中，气血失调而致痢疾；湿热下注大肠，搏结气血，酿为脓血，而为赤白痢下；肠道气机阻滞则腹痛，里急后重，频欲登厕；湿热内蕴，外蒸肌肤故发热，肛门灼热，小便短赤；舌红苔黄腻，脉弦细数均为湿热内蕴之象。

诊断：产后痢疾。

辨证：湿热内蕴，气血失调。

治法：清热燥湿，调和气血。

方药：芍药汤加金银花炭 15g，焦山楂 15g。水煎服，日 1 剂，3 剂。

方中黄芩、黄连、金银花炭清热燥湿，解毒治痢；芍药养血和营，配甘草缓急止痛；当归养血活血，"行血则便脓自愈"；木香、槟榔、焦山楂行气消食导滞，"调气则后重自除"；大黄清热燥湿，通腑导滞，从大便而出，乃"通因通用"之法；以少量肉桂辛热温通，助当归、芍药行血和营，又可防呕拒药，佐助兼反佐之用；芍药、当归、炙甘草补血和营调中，治产后血虚胃弱；炙甘草调和诸药。诸药合用，湿去热清，气血调和，故下痢自愈。

服药后，热退腹痛止，痢下脓血明显减轻，继服 3 剂，病愈。

八十六、五仁丸（《世医得效方》）

组成：桃仁 9g，炒杏仁 10g，松子仁 12g，柏子仁 12g，郁李仁 10g，陈皮 10g，蜂蜜 12g（后冲）。

功用：润肠通便。

主治：津枯肠燥证。症见大便干燥难解以及老年和产后津血不足之便秘，舌燥少津，脉细涩。

余常用五仁丸治疗产后津血不足之大便难解。

案例：谭某，女，37岁，农民。

产后1月余，大便干燥，3～4日1次，解时艰涩难下。产时失血过多，面色萎黄，皮肤不润，乳汁不足，舌质淡，苔薄白，脉虚而涩。

证候分析：产后失血伤津，津亏液少，则肠道失于濡润，以致大便干涩难解；阴血虚，不荣于外，则面色萎黄，皮肤不润泽；津血亏虚，则乳汁不足；舌淡，脉细涩为血少津亏之征。

诊断：产后大便难。

辨证：血虚津亏。

治法：养血生津，润肠通便。

方药：五仁丸加当归身15g，制何首乌12g，熟地黄15g，麦冬12g。水煎服，日1剂，3剂。

方中桃仁、杏仁、柏子仁、松子仁、郁李仁皆富于脂液，以润肠通便；当归身、制何首乌、熟地黄、麦冬养血滋液；蜂蜜润肠；陈皮行气，畅通腑气。全方共奏养血生津、润肠通便之功。

药后大便1日1次，略干燥。继服6剂，大便如常，乳汁亦增多。

八十七、麻子仁丸(《伤寒论》)

组成：麻子仁15g，芍药15g，枳实15g，大黄12g(后下)，厚朴12g，杏仁10g，蜂蜜适量(后冲)。

功用：润肠通便。

主治：胃肠燥热，大便秘结。大便干燥秘结，小便频数。

余用麻子仁丸治疗产后大便难。

案例:李某,女,24岁,农民。

产后弥月,患大便干结难解,口干尿数,胸满腹胀,舌质红,苔薄黄,脉细数。

证候分析:产后失血伤津,复加嗜食炙煿辛辣之品,致胃肠燥热,则口干尿频;肠道津少失润则大便难解;腑气不通则胸满腹胀;舌红,苔薄黄,脉细数皆为热盛津少之征。

诊断:产后大便难。

辨证:胃肠燥热,肠道失润。

治法:润肠泄热,行气通便。

方药:麻子仁丸加当归15g,麦冬12g,生地黄15g,玄参12g。水煎服,日1剂,3剂。

方中麻子仁润肠通便;杏仁上宣肺气,下润大肠(肺与大肠相表里);白芍、当归补血润肠,缓急止痛;生地黄、玄参、麦冬、蜂蜜滋阴润肠通便,以上诸药,滋阴润肠以治本;大黄、枳实、厚朴通腑泄热以治标。如此标本兼治,俾热清肠润,腑气通畅,便秘自愈。

药后1剂,解燥屎5～6枚,腹胀已减,服至3剂,大便通畅,余症已除。

上方减大黄、厚朴、枳实,继服3剂,大便如常,诸症已瘥。

八十八、增液汤(《温病条辨》)

组成:玄参30g,麦冬24g,细生地黄24g。

功用:增液润燥。

主治:阳明温病,津亏便秘。大便秘结,口渴,舌干红,脉细数或沉而无力。

余常用增液汤治疗产后津亏便秘。

案例:安某,女,24岁,工人。

产后弥月,大便干结难解,口渴,乳汁不足,舌干红,脉细数。

证候分析:患者素有便秘,产后津血失脱,津液愈亏,故便秘干结难解;乳汁为津血所化,津血亏虚,故乳汁不足;舌干红,脉细数亦为津血不足之征。

诊断:产后大便难。

辨证:津血两亏。

治法:增液补血,润燥通便。

方药:增液汤加当归身15g,白芍15g,阿胶12g(烊化),何首乌12g,黑芝麻15g。水煎服,日1剂,3剂。

方中增液汤增液润燥;当归身、白芍、阿胶、何首乌、黑芝麻补血润肠。全方共奏增液补血、润肠通便之功。

药后大便干结缓解,且解之不难。原方继服6剂,大便正常,乳汁亦增。正谓"无水舟停",治以"增水行舟"是也。

八十九、槐花散(《普济本事方》)

组成:槐花12g(炒),柏叶12g(焙),荆芥穗6g,枳壳12g(麸炒)。

功用:清肠止血,疏风行气。

主治:风热湿毒,壅遏肠道,损伤血络。症见便前出血,或便后出血,或粪中带血,以及痔疮出血,色鲜红或晦暗,舌红苔黄,脉数。

余常用槐花散治疗产后肠风下血。

案例:秦某,女,28岁,农民。

产后2^+个月,便血半月。患者产后2^+月,近半月,大便干,便前便血,大便带血,色红,肛门灼痛,口燥咽干,舌质红,苔薄黄,脉数。

证候分析:产后血虚,复食炙煿辛辣之品,或受风热之邪,致湿热邪毒壅遏肠道血分,损伤脉络,血渗外溢故便血,色红,肛门灼热;热伤津血故咽干燥;舌红苔薄黄,脉数亦为肠道热毒所致。

诊断:产后便血。

辨证:湿热壅遏肠道血分,灼伤血络。

治法:清肠止血,疏风行气,凉血止血。

方药:槐花散加炒黄芩 12g,炒黄连 10g,地榆炭 15g,生地黄炭 15g,白芍 15g,当归身 12g,甘草 6g,芥穗炭 6g 易芥穗。水煎服,日 1 剂,4 剂。

方中槐花清热除湿,凉血止血;侧柏叶、地榆炭清热止血;芥穗炭疏风止血;炒黄芩、炒黄连清肠热,助上药止血;枳壳行气宽肠;当归身、生地黄炭养血润燥,凉血止血,且防上药苦燥伤阴;白芍、甘草养血柔肝,缓急止痛。全方共奏清肠止血、疏风行气、凉血止血之功。

服药后,便血止,大便畅。继服 12 剂,便血及诸症愈。

九十、通乳丹(《傅青主女科》)

组成:人参 9g,黄芪 30g,当归 9g,麦冬 12g,木通 6g,桔梗 6g,猪蹄 1 对。

功用:补气养血,通乳。

主治:产后气血两虚,乳汁不下。

余常用通乳丹治疗产后气血两虚之缺乳。

案例:姜某,女,43 岁,工人。

产后半月,乳汁甚少,乳汁稀薄,乳房柔软无胀感,面色无华,倦怠乏力,舌淡苔薄白,脉细弱。

证候分析:乳汁乃气血所化生,产后气血两虚,乳汁化源匮乏,无乳可下,故乳汁甚少,且清稀;乳汁不充,故乳房柔软而无胀感;气虚血少,头面四肢失于荣养,故面色无华,倦怠乏力;舌淡苔薄白,脉细弱皆气血虚弱之征。

诊断:缺乳。

辨证:气虚血弱,化源不足。

治法:补气养血,佐以通乳。

方药:通乳丹减木通,加炮山甲 3g,通草 3g,王不留行 9g。猪蹄汤煎服,日 1 剂,3 剂。

方中人参大补元气;当归补血汤(黄芪、当归)补气生血;麦冬滋阴生津;猪蹄为血肉有情之品,善于补气血下乳汁;炮山甲、通草、王不留行通经下乳;桔梗利气,且载药上行,有舟楫之用。全方共奏补气养血、通经下乳之功。

药后乳汁略增,继服 6 剂,乳汁充足,余症亦平。

九十一、免怀散(《济阴纲目》)

组成:当归尾 15g,赤芍 15g,红花 10g,牛膝 15g。

功用:活血,通经,回乳。

主治:回乳。

余运用免怀散加炒麦芽 100g,柴胡 10g 回乳,疗效颇佳。

案例:张某,女,31 岁,农民。

妊娠 38 周,因胎儿异常引产。3 天后乳汁郁积,乳房饱满而胀痛,恶露量少有块,小腹疼痛,舌红苔薄白,脉弦。

证候分析:《景岳全书·妇人规》曰:“妇人乳汁,乃冲任气血所化,故下则为经,上则为乳。”妊则养胎,今新产免乳,乳汁郁积不行,故乳房饱满胀痛;肝郁血滞,恶露不行,故小腹疼痛;舌红苔薄,脉弦均为肝郁血滞之征。

诊断:乳汁郁积。

辨证:乳汁郁积,血行不畅。

治法:活血化瘀,回乳止痛。

方药:免怀散加炒麦芽 100g,柴胡 10g。水煎服,日 1 剂,3 剂。

方中当归尾、赤芍、红花活血通经;柴胡疏肝解郁;炒麦芽回乳;牛膝引血下行。全方共奏活血化瘀、通经回乳之功。

药后乳房变软,胀痛减轻,恶露畅行,腹痛亦止。继服 3 剂,乳回痛止。

九十二、(龙胆泻肝汤《医宗金鉴》)

组成:龙胆草 9g(酒炒),黄芩 12g,栀子 9g(酒炒),泽泻 12g,车前子 15g(包煎),当归 12g,柴胡 10g,甘草 6g,生地黄 12g,木通 6g。

功用:清肝胆实火,泄肝经湿热。

主治:肝经实火所致的头痛目赤,胁痛口苦,耳聋耳肿;肝经湿热下注而致的阴肿,阴痒,阴汗,小便淋浊,妇女带下黄臭等。

余用龙胆泻肝汤治疗妇女湿热带下有卓效。

案例:张某,女,29 岁,职员。

患带下病半年余。其带下量多色黄绿,质黏稠或含血丝,有臭气,外阴肿痒热痛;烦躁易怒,两胁胀痛,两乳灼痛,头胀头痛,口苦咽干,舌红苔黄腻,脉弦数。

证候分析:肝经绕阴器,布胁肋,连目系,入颠顶。肝经湿热下注,损伤冲任及带脉,故带下量多色黄绿,质黏稠,含血丝,有臭气,并且阴肿痒热痛;热灼肝经,肝火上炎则头胀头痛,口苦咽干;肝火横逆则两胁胀痛,乳房灼痛;肝气不舒则烦躁易怒;舌红苔黄腻,脉弦数皆肝经湿热之象。

诊断:带下病。

辨证:湿热下注。

治法:清热利湿,止带止痒。

方药:龙胆泻肝汤主之。水煎服,日1剂,6剂。

方中龙胆草泻肝胆实火,清下焦湿热;柴胡、黄芩、栀子清肝热,泻实火;当归、白芍补血养肝;木通、车前子、泽泻渗湿利水;甘草调和诸药,清热解毒。全方共奏泻肝胆实火、清下焦湿热之功。

服药后,带下明显减少,余症亦减。原方加萆薢12g,黄柏10g,加强清下焦湿热之功;加牛膝15g引药下行,6剂。

药后症状基本消失。后用龙胆泻肝丸巩固疗效。

《医宗金鉴·删补名医方论》谓龙胆泻肝汤曰:"然皆泻肝之品,若使病尽去,恐肝亦伤矣,故又加当归、生地黄补血以养肝。盖肝为藏血之脏,补血即所以补肝也。而妙在泻肝之剂,反作补肝之药,寓有战胜抚绥之义矣。"

九十三、四妙丸(《成方便读》)

组成:黄柏9g,苍术12g,牛膝12g,薏苡仁30g。

功用:清热利湿,舒筋壮骨。

主治:湿热痿证。两足麻木,痿软,肿痛。

余常用此方汤剂治疗妇人湿热带下。

案例:和某,女,32岁,农民。

患带下病半年余。患者近半年带下量多,色黄,质稠,有臭味,阴中灼痛而痒,小便黄热,舌质红,苔黄腻,脉滑数。

证候分析:湿热流注下焦,累及任带,故带下量多,色黄,质稠而有臭味;湿热下注,故阴中灼痛而痒;湿热累及膀胱,故小便色黄而热;舌红苔黄腻,脉滑数皆为湿热之象。

诊断:带下病。

辨证:湿热下注。

治法:清热燥湿。

方药:四妙汤主之。水煎服,日1剂,6剂。

方中黄柏清热燥湿,苍术燥湿健脾,二药相须为用,黄柏苦寒而不伤胃,苍术苦温而不助邪,共起清热燥湿之效;薏苡仁甘淡微寒,助黄柏、苍术清利湿热之用;牛膝引药下行,直达病所。四药配伍,全方共奏清热燥湿、止带除痒之功。

药后,带下明显减少,余症亦减。继用12剂。带下病愈,余症亦除。

曰"四妙"者,妙就妙在四药配伍巧妙,清利湿热之功神妙矣。

九十四、完带汤(《傅青主女科》)

组成:炒白术12g,炒山药15g,人参6g,白芍15g,车前子30g(包煎),苍术12g,甘草6g,陈皮10g,荆芥炭6g,柴胡10g。

功用:健脾疏肝,化湿止带。

主治:脾虚肝郁,湿浊带下。症见带下色白,清稀如涕,面色㿠白,倦怠便溏。舌淡苔白,脉濡缓。

余常用完带汤治疗脾虚肝郁,湿浊带下的带下病。

案例:耿某,女,46岁,农民。

带下多1年余。带下量多,色白,质黏稠,无臭气。面色萎黄,四肢欠温,面部及足跗浮肿,精神倦怠,纳少便溏,舌质淡,苔白,脉濡弱。

证候分析:脾气虚弱,运化失职,水湿乃生,中气下陷,任脉不固,带脉失约,以致湿化带浊,从阴门而下;无热,故带色白,无臭味;中阳不振,则四肢欠温;脾虚血少,则面色萎黄不荣;脾气不足,则精神倦怠;脾虚不运,则纳少便溏;脾虚水湿泛溢肌肤,则面部、足跗浮肿;舌质淡,苔白,脉濡弱均为脾虚中阳不振之征。

诊断:带下病。

辨证:脾虚不运,湿浊下陷。

治法:健脾除湿,佐以疏肝。

方药:完带汤主之。水煎服,日1剂,6剂。

方中人参、白术、山药、甘草健脾益气;苍术、陈皮运脾燥湿;车前子清利湿邪;柴胡、荆芥炭升提中气,配白芍调肝柔肝,防其乘脾。全方共奏健脾益气、升阳除湿、抑木扶土之功。

药后带下明显减少,继服12剂,带下及诸症悉愈。

完带汤为治疗带下病的常用方。余在临床运用本方加减治疗多种带下病。

兼湿热,带下色黄,有味者,去人参,加黄柏9g,龙胆草10g,苦参10g清热燥湿;兼寒湿,带下清稀,小腹冷痛者,加炮姜6g,盐小茴香9g,艾叶炭6g以温经散寒;兼肾虚,腰膝酸软,带下清稀者加盐杜仲15g,续断15g,桑寄生15g,菟丝子30g,山茱萸12g补益肝肾,固冲止带;滑脱不禁者加生龙骨15g,生牡蛎15g,覆盆子12g,芡实12g固涩止带。

傅山曰:"夫带下俱是湿证,而以带下名者,因带脉不能约束而有此病,故以名之……治法宜大补脾胃之气,稍佐疏肝之品,使风木不闭塞于地中,则地气自升腾于天上,脾气健而湿气消,

自无白带之患矣。"《傅青主女科》

九十五、易黄汤(《傅青主女科》)

组成:炒山药30g,炒芡实15g,盐黄柏9g,车前子20g(酒炒,包煎),白果9g。

功用:固肾止带,清热祛湿。

主治:肾虚湿热带下。症见带下黏稠量多,色黄如浓茶汁,其气腥秽,舌红,苔黄腻。

余常用易黄汤加减治疗肾虚湿热带下。

案例:苏某,女,47岁,农民。

患带下病2年余。带下色黄,量多,黏稠,气腥秽,伴腰膝酸软,舌质红,苔黄腻,脉濡数。

证候分析:肾虚有热,损伤任脉,气不化津,津酿为湿,带脉不固,湿热下注,故带下色黄量多,质稠,气腥秽;腰为肾之外府,肾主腰膝,肾虚故腰膝酸软;舌红苔黄腻,脉濡细数皆肾虚湿热之象。

诊断:带下病。

辨证:肾虚不固,湿热带下。

治法:固肾止带,清热祛湿。

方药:易黄汤加山茱萸12g,茯苓15g,薏苡仁30g,苦参10g。水煎服,日1剂,6剂。

方中炒山药、炒芡实补脾益肾,固涩止带;白果、山茱萸肉祛湿补肾,固涩止带;黄柏、苦参清热燥湿;车前子、茯苓、薏苡仁清热利湿。全方共奏补肾固涩、清热祛湿之功。

药后带下明显减少,但仍有腥秽之气,且阴痒。上方加萆薢12g,龙胆草10g,白芷12g,菖蒲10g,白鲜皮12g,清热燥湿,祛秽止痒,6剂。

药后带下基本正常,余症亦瘥。继服6剂,带下诸症悉除。

傅山曰:“夫黄带乃任脉之湿热也……肾与任脉相通以相济,解肾中之火,即解任脉之热也。”

九十六、止带方(《世补斋不谢方》)

组成:茯苓15g,猪苓12g,泽泻15g,赤芍15g,牡丹皮15g,茵陈15g,黄柏9g,栀子10g,牛膝15g,车前子30g(包煎)。

功用:清热利湿。

主治:湿热下注之带下。症见带下量多,色黄或赤,或呈脓性,质黏稠,有臭气,或呈豆渣样,外阴瘙痒,阴中灼痛,小腹作痛,或月经量多,经期延长,口苦口腻,胸闷纳呆,小便黄热或短赤。舌红苔黄腻,脉滑数。

余常用止带方治疗湿热带下。

案例:伊某,女,29岁,农民。

带下量多伴外阴瘙痒2月余。带下量多,色黄质稠,有异味,前阴灼痛瘙痒,小腹疼痛,小便黄热,大便黄褐,味秽臭。舌红,苔黄腻,脉滑数。

证候分析:湿热下注,伤及任带,故带下量多,色黄质稠,有异味,前阴灼痛瘙痒;湿热蕴结,阻遏气机,故小腹疼痛;湿热下注,则小便黄热,大便黄褐秽臭;舌红,苔黄腻,脉滑数皆湿热之征。

诊断:带下病。

辨证:湿热下注。

治法:清热利湿,止带除痒。

方药:止带方加草薢12g,薏苡仁30g,苦参10g,龙胆草10g,

甘草梢6g。水煎服，日1剂，6剂。

方中茵陈、栀子、黄柏、萆薢、龙胆草、苦参清热除湿，止带除痒；牡丹皮、赤芍凉血活血；猪苓、茯苓、泽泻、薏苡仁、车前子利水渗湿止带；牛膝利水通淋，引诸药下行；甘草梢清热解毒，止阴中灼痛，调和诸药而不伤胃。诸药合用，全方共奏清热利湿、止带除痒之功。

药后带下明显减少，阴痒灼痛亦止。但胃脘不适，痛胀欲吐，上方加白豆蔻9g（后下），佩兰12g，半夏10g，陈皮12g理气和胃，6剂。

服药后，带下基本正常，余症悉平。继服6剂，带下症愈。

九十七、萆薢渗湿汤（《疡科心得集》）

组成：萆薢12g，薏苡仁30g，黄柏10g，赤茯苓15g，牡丹皮15g，泽泻15g，滑石15g（包煎），通草6g。

功用：清热利湿。

主治：湿热下注。臁疮，湿疹等。

余常用萆薢渗湿汤治疗湿热下注或湿毒蕴结之带下。

案例：李某，女，37岁，工人。

带下量多半年余。带下色黄，呈脓性，量多，质黏稠，有臭气，外阴瘙痒，阴中灼痛，口苦黏腻，胸闷纳呆，小腹疼痛，月经量多，经期延长，小便黄热，舌红苔黄腻，脉滑数。

证候分析：湿热蕴结于下，损伤任带二脉，故带下量多，色黄呈脓性，质黏稠，味秽臭，外阴瘙痒，阴中灼痛；湿热蕴结，阻遏气机，则小腹疼痛；湿热阻于中焦，则口苦黏腻，胸闷纳呆；小便黄热，舌红苔黄腻，脉滑数均为湿热之征。

诊断：带下病。

辨证：湿热下注。

治法：清热利湿。

方药：萆薢渗湿汤加栀子10g，龙胆草10g，车前子30g（包煎），白芍15g，生甘草6g。水煎服，日1剂，6剂。

方中萆薢、薏苡仁、赤茯苓渗湿祛浊，祛风止痒；黄柏、龙胆草、栀子清热泻火，祛下焦湿热；泽泻、通草、滑石、车前子清热利湿；牡丹皮、白芍、生甘草凉血和血，散瘀利水，缓急止痛；生甘草又调和诸药，清热解毒，止阴中灼痛。全方共奏清热利湿、止带止痒止痛之功。

服药后，带下明显减少，阴痒灼痛亦止。继服9剂，带下基本正常，余症亦除。

再服龙胆泻肝丸以善其后。

九十八、五味消毒饮（《医宗金鉴》）

组成：金银花20g，野菊花12g，蒲公英15g，紫花地丁15g，紫背天葵12g。

功用：清热解毒。

主治：各种疔毒，痈疮疖肿。症见发热恶寒，局部红肿热痛，舌红，苔黄，脉数。

余常用五味消毒饮治疗热毒所致妇人乳痈、带下病以及阴疮。

案例：贾某，女，27岁，农民。

2天前突觉阴户内灼痛，并伴有发热恶寒。今妇科检查发现左侧大阴唇后部下方起一花生米大小的疖肿，色红触痛，诊为“巴氏腺囊肿”。患者带下量多，色黄如脓，口干舌燥，大便秘结，小便赤涩，舌苔黄腻，脉滑数。

证候分析:患者素嗜食辛辣炙煿之品,加之阴部不洁,酿成热毒,下注阴部,与气血相搏,脉络壅阻,毒瘀互结,形成疮疖;热毒壅盛,脉络不通,故局部红肿焮痛,正邪相搏,故发热恶寒;热毒下注,故带下量多,色黄如脓;热毒灼津伤津故口干舌燥,便秘,尿赤。

诊断:阴疮。

辨证:热毒壅盛,毒瘀结聚。

治法:清热解毒,活血化瘀,消肿止痛。

方药:五味消毒饮加炒乳香 10g,炒没药 10g。水煎服,日 1 剂,3 剂。

方中金银花、野菊花清热解毒以消肿;蒲公英、紫花地丁、紫背天葵清热解毒,散结消肿;乳香、没药调气散瘀,通络止痛。全方共奏清热解毒、活血化瘀、消肿散结止痛之功。俾热毒清,瘀结散,疮疖消。

药后热退,阴部灼痛明显减轻,疮肿亦略减小,原方继服 6 剂,阴疮愈,诸症平。

《素问·生气通天论》曰:"膏粱厚味,足生大疔。"《外科正宗》亦云:"膏粱者,醇酒肥鲜炙煿之物也,时人多以火炭烘熏,或以油酥燥煮,其味香燥甘甜,其性咸酸辛辣……消阴烁脏。"使人热中,湿热下注,则阴疮亦成。

九十九、麦味地黄丸(《医部全录》)

组成:熟地黄 24g,山药 12g,山茱萸 12g,茯苓 9g,牡丹皮 9g,泽泻 9g,麦冬 9g,五味子 6g。

功用:敛肺纳肾。

主治:肺肾阴虚,咳嗽嗝逆,潮热盗汗,虚劳烦热等。

余常麦味地黄丸治疗肝肾阴虚之阴部干燥证。

案例:李某,女,48岁,工人。

前阴干燥半年余。绝经1^{+}年,阴中干燥灼痛,性交痛,眼干耳鸣,五心烦热,潮热盗汗,腰膝酸软,口干咽燥,无白带。舌质红少苔,脉细数。

证候分析:肝肾阴虚故眼干耳鸣,腰膝酸痛;阴虚内热,阴不敛阳,虚阳外越故五心烦热,潮热盗汗;肝肾阴虚,津液亏乏故阴中干燥灼痛,口干咽燥,白带缺如;舌红少苔,脉细数均为阴虚津亏之征。

诊断:外阴干燥证。

辨证:肝肾阴虚,津液亏乏。

治法:滋补肝肾,滋阴润燥。

方药:麦味地黄丸加知母10g,黄柏9g,玄参12g,生地黄24g。水煎服,日1剂,6剂。

方中熟地黄、山药、山茱萸、五味子滋补肝肾;麦冬、玄参、生地黄滋阴生津,与上药配合壮水之主以治本;泽泻、牡丹皮、茯苓、知母、黄柏清热泄浊以治标。全方共奏滋阴生津、清热泄浊之功。

药后阴中灼痛止,阴中略润。上方减茯苓、泽泻、牡丹皮、黄柏,加枸杞子12g,女贞子12g,制何首乌12g,百合15g,天冬12g补肝血,养肾阴,生津润燥,服24四剂,阴中滋润,干燥及诸症悉平。

后以麦味地黄丸服1月,以善其后。

一百、桃核承气汤(《伤寒论》)

组成:桃仁12g,大黄12g,桂枝6g,甘草6g,芒硝6g。

功用:逐瘀泄热。

主治:下焦蓄血。症见少腹急结,小便自利,神志如狂,甚则烦躁谵语,至夜发热;以及血瘀闭经,痛经,脉沉实而涩者。

余常用桃核承气汤治疗瘀热急结之闭经、痛经、阴吹。

案例:朱某,女,33岁,农民。

阴中出气如矢气状3个月。患者近3个月,阴道排气如矢气,正喧有声,大便干燥秘结,口干喜饮,下腹胀满,舌质红,苔黄燥,脉滑数有力。

证候分析:患者素喜食辛辣炙煿之品,胃肠结热而津伤,故大便干燥秘结;腑气不通,迫走前阴则阴吹正喧而声响;下腹胀满为热结肠腑之象;舌红苔黄燥,脉滑数有力亦为热结之征。

诊断:阴吹。

辨证:燥热互结,腑气不通。

治法:泄热导滞,增液通腑。

方药:桃核承气汤去桂枝,加生地黄15g,瓜蒌仁15g,火麻仁15g。水煎服,日1剂,3剂。

方中大黄、芒硝、甘草为调胃承气汤,泄热导滞通腑,合桃仁、瓜蒌仁、火麻仁润肠祛瘀通便;生地黄清热养阴增液。全方共奏清热散结、增液通腑之功。

服药后,大便畅,腑气通,阴吹未作,守方继服6剂,阴吹愈。《金匮要略》曰:“胃气下泄,阴吹而正喧,此谷气之实也,膏发煎导之。”

百一、逍遥散(《太平惠民和剂局方》)

组成:当归15g,白芍15g,茯苓15g,白术12g,柴胡10g,甘草6g,生姜3片,薄荷3g(后下)。

功用:疏肝解郁,健脾养血。

主治:肝郁脾弱血虚证。症见两胁作痛,头痛目眩,口干咽燥,神疲食少,月经不调,乳房胀痛,舌淡红苔薄白,脉弦细。

余用逍遥散治疗月经不调,乳房胀痛等多种肝郁脾虚血虚之妇科疾病。

案例:孙某,女,31岁,职工。

乳房胀痛1年余。两侧乳房胀痛,经前加重,乳头尤甚,不可触衣。经行不畅,血色黯红,小腹胀痛,胸闷嗳气不舒,精神抑郁不乐,两胁胀痛,舌红苔薄白,脉弦。

证候分析:平素精神抑郁,气血运行不畅,经前冲气偏盛,循肝经上逆,克土伐胃。肝经气血瘀滞,乳络不畅(乳头属肝,乳房属胃),故经前乳房胀痛,乳头痛甚;肝郁气滞,冲任郁滞,故经行不畅,血色黯红;气血不畅故经行小腹胀痛;肝气不疏,气机不畅则胸闷叹息,两胁胀痛,嗳气不舒;舌红苔白,脉弦皆为肝郁之象。

诊断:乳房胀痛(乳腺增生)。

辨证:肝气郁结,乳络不畅。

治法:疏肝解郁,调和肝脾,通络止痛。

方药:逍遥散加橘核12g,丝瓜络12g,炒麦芽15g,青皮12g。水煎服,日1剂,6剂。

方中柴胡疏肝解郁为君药;当归养血和血,白芍养肝敛阴,柔肝缓急,当归、白芍与柴胡同用,补肝体而助肝用,使血和则肝和,血充则肝柔,为臣药;木克脾土,木郁不达则脾虚不运,故以白术、茯苓、甘草健脾益气,以资化源,此乃"见肝之病,知肝传脾,当先实脾"之义,共为佐药,加薄荷少许疏肝气,透肝热,生姜温运和中,辛散达郁,亦为佐药;甘草调和诸药,与芍药配伍,缓急止痛,为使药。本方加橘核、丝瓜络、炒麦芽、青皮增强疏肝解郁,通络止痛之效。全方共奏疏肝理气、健脾和胃、通络止痛之效。

服药后,乳房胀痛止,余症亦减。

上方加佛手 10g,香附 15g,炮山甲 6g,王不留行 12g 加强疏肝理气,活血通络之力,再加白蒺藜 12g,菊花 12g 以疏肝,清利头目,利咽,治头痛目眩,口干咽燥。

药后,经前乳痛轻微,诸证明显减轻。上方继服 2 个月经周期,乳房未再胀痛,诸症亦除。后服逍遥丸合乳癖消,以善其后。

按语:经云"木郁则达之",遂其曲直之性,故名曰逍遥。逍遥散为调肝养血之名方。

百二、一贯煎(《续名医类案》)

组成:北沙参 12g,麦冬 12g,当归身 15g,生地黄 15g,枸杞子 12g,川楝子 6g(炒)。

功用:滋阴疏肝。

主治:肝肾阴虚,肝郁气滞证。症见胸脘胁痛,吞酸口苦,咽干口燥,舌红少津,脉弦细。

余常用此方治疗妇人乳房胀痛。

案例:林某,女,28 岁,农民。

结婚 3 年未孕,乳房胀痛 2 年余。月经 3/23 ~ 27 天,月经量少,色淡,质稀,经来乳房胀痛甚。腰膝酸软,两目干涩,五心烦热,咽干口燥,舌红少苔,脉弦细。

证候分析:乳头属肝,乳房属胃。肝肾阴虚,精血不足以濡养乳络,经脉郁滞,故乳房胀痛;经行冲任益虚,乳络更失濡养,故经来乳房胀痛益甚;阴虚生内热,热扰冲任故月经提前;阴血不足故月经量少,色淡质稀;肝肾阴虚,精血不足,故腰膝酸软,两目干涩,阴虚生内热,故五心烦热,咽干口燥;肝肾阴血不足,冲任失滋,胞宫干涩失养,故不能摄精成孕;舌红少苔,脉弦细皆肝肾阴虚之征。

诊断:乳房胀痛,不孕症。

辨证:肝肾阴虚,冲任失养。

治法:滋补肝肾,兼疏肝解郁。

方药:一贯煎主之。水煎服,日 1 剂,3 剂。

方中北沙参、麦冬、生地黄滋肝肾之阴;当归身、枸杞子滋肝肾之阴血,补冲任之不足;少佐以川楝子疏肝止痛。全方共奏滋养肝肾、补益冲任之功。

药后乳房胀痛减轻,继服 9 剂,诸症渐平。经后服六味地黄丸滋养肝肾 2 周。如此治疗调理 3 个月经周期,诸症悉除,且喜获怀孕。

按语:患者曾用疏肝理气药,久治不愈,余思之此患者乳房胀痛诸症,肝郁气滞是标,肝肾阴血不足是本。香燥破气之药愈伤阴血,故久治不愈;唯用沙参、麦冬、生地黄、当归、枸杞子滋养肝肾阴血之药以治其本,少佐川楝子疏肝理气以治其标,方合病机,故得痊愈。张山雷称一贯煎为“涵养肝阴第一良药”。

百三、仙方活命饮(《校注妇人良方》)

组成:白芷 12g,贝母 10g,防风 10g,赤芍 12g,当归尾 12g,甘草节 6g,皂角刺 9g(炒),穿山甲 6g(炙),天花粉 12g,乳香 6g,没药 6g,金银花 15g,陈皮 12g。

功用:清热解毒,消肿溃坚,活血止痛。

主治:痈疡肿毒初起。局部红肿焮痛,或身热凛寒,舌红,苔薄白或微黄,脉数有力。

余运用仙方活命饮治疗乳痈初起效佳。

案例:单某,女,28岁,农民。

产后2个月,左乳房外上方起一肿块5天,焮红疼痛,恶寒发热,口渴烦躁,溺黄便结,舌红苔黄,脉弦数。

证候分析:乳头属肝,乳房属胃,肝郁胃热,乳汁郁积,乳络不畅,与胃热相搏,故乳房结块,焮红疼痛;正邪相搏故恶寒发热;口渴烦躁,溺黄便结,舌红苔黄,脉弦数皆为肝郁胃热之征。

诊断:乳痈。

辨证:肝郁胃热。

治法:清热解毒,通乳散结。

方药:仙方活命饮。水煎服,日1剂,3剂。

方中金银花清热解毒;当归尾、赤芍、乳香、没药、陈皮行气活血通络,消肿止痛;白芷、防风通滞散结,透热毒外出;贝母、天花粉清热化痰散结;穿山甲、皂角刺通络软坚散结;甘草清热解毒,调和诸药。全方共奏清热解毒、通络散结、活血止痛之功。

服药后,热退痛减,肿块渐消。原方继进6剂,乳房肿消痛止,痈肿乃痊。

《校注妇人良方》云:“仙方活命饮治一切疮疡,未成者即散,已成者即溃。又止痛消毒之良剂也。”前人称本方为“疮疡之圣药,外科之首方”。

百四、瓜蒌牛蒡汤(《医宗金鉴·外科心法》)

组成:瓜蒌仁12g,牛蒡子12g(炒,研),天花粉12g,黄芩12g,生栀子10g,连翘15g(去心),皂角刺10g,金银花18g,生甘草6g,陈皮12g,青皮12g,柴胡10g。

功用:疏肝清胃,通乳散结。

主治:妇人哺乳期排乳不畅,或乳头破损,艰于授乳,或乳汁旺盛,小儿吸吮不尽,或突然断奶,乳汁蓄积,乳房胀大,硬结疼痛拒按,皮色不变,或微红稍热,身有寒热,口渴烦躁,溺黄便结,舌红苔黄,脉弦数。

余常用瓜蒌牛蒡汤治疗肝郁胃热(哺乳期)之乳痈。

案例:郑某,女,27 岁,农民。

产后 2 个月,乳房疼痛 5 天。乳头皲裂,乳头灼痛,艰于授乳,乳汁郁积,乳房胀大,结硬疼痛,身热恶寒,口渴烦躁,溺黄便结。舌红苔黄,脉弦数。

证候分析:乳头属肝,乳房属胃,肝郁气滞,乳络不畅,乳头皲裂,乳窍不通,汁不得出,与胃热相搏,乳汁郁积,故乳房胀大胀痛而硬;正邪相争,故恶寒发热;烦躁口渴,溺黄便结,舌红苔黄,脉弦数皆为肝郁胃热之征。

诊断:乳痈(哺乳期)。

辨证:肝郁胃热。

治法:疏肝郁,清胃热,通乳散结。

方药:瓜蒌牛蒡汤减瓜蒌仁,加全瓜蒌 12g,蒲公英 15g,漏芦 12g,炮山甲 6g,桔梗 6g。水煎服,日 1 剂,3 剂。

方中柴胡、青皮、陈皮疏肝理气;黄芩、金银花、栀子、连翘、蒲公英清热泻火,解毒散结;牛蒡子疏风清热;瓜蒌宽胸化痰散结;天花粉养胃增液散结;皂角刺、炮山甲、漏芦活血化瘀,通窍下乳;桔梗载药上行;甘草清热解毒,调和诸药。全方共奏疏肝清胃泻火、活血祛瘀、通乳散结之功。

服药后,乳头灼痛减轻,乳汁通畅,乳房胀痛亦减,恶寒发热止。嘱患者乳后用茶水蜂蜜调如意金黄散涂敷乳头,授乳时洗去,并保持乳头清洁。上方继进6剂,诸症悉除。

百五、贝母瓜蒌散(《医学心悟》)

组成:贝母10g,瓜蒌15g,天花粉12g,茯苓15g,橘红12g,桔梗10g。

功用:润肺清热,理气化痰。

主治:燥痰咳嗽。咳嗽呛急,咯痰不爽,涩而难出,咽喉干燥哽痛,苔白而干。

余常用贝母瓜蒌散加减治疗痰气郁结所致的乳癖、乳痈、乳房胀痛等。

案例:宋某,女,27岁,服务员。

发现右侧乳房肿块半年余,西医诊为乳腺增生,乳腺纤维瘤。患者形体略胖,乳内肿块,形如鸡卵,坚实光滑,微胀痛,伴头晕胸闷,痰多,咽喉不利,舌淡胖,苔白腻,脉沉滑。

证候分析:脾为生痰之源,脾虚痰湿内生,复加肝郁气滞,痰随气升,凝结于乳,故生乳癖;痰性胶着,故肿块坚实光滑;痰湿壅阻,气机不畅,故胸闷;痰湿上犯则头晕;痰阻咽喉故咽喉不利;舌淡胖,苔白腻,脉沉滑均为痰气凝结之征。

诊断:乳癖。

辨证:痰气凝结。

治法:化痰散结。

方药:贝母瓜蒌散加青皮12g,柴胡10g,半夏9g,香附15g,甘草6g,皂角刺10g,炮山甲6g,生牡蛎30g。水煎服,日1剂,6剂。

方中瓜蒌、贝母、半夏、天花粉化痰散结消肿;柴胡、青皮、香附疏肝理气;橘红、茯苓、甘草理气渗湿和中,以杜生痰之源;皂角刺、炮山甲、生牡蛎活血通经，软坚散结；桔梗化痰利咽，载药上行，直达病所，作舟楫之用。全方共奏化痰行气、软坚散结、消癥除癖之功。

药后，肿块变软，略消，余证亦减轻。继服12剂，块消大半。原方继进18剂，肿块消，乳癖愈。

百六、清肝引经汤(《中医妇科学》四版教材)

组成：当归12g，白芍15g，生地黄15g，牡丹皮15g，栀子10g，黄芩12g，川楝子10g，茜草15g，牛膝15g，白茅根15g，甘草6g。

功用：疏肝清热，引血下行。

主治：肝经郁火，血不归经之经行吐衄。

余常用清肝引经汤治疗肝经郁火之乳衄。

案例：染某，女，28岁，工人。

乳头出血半年余。左侧乳头溢血，色红(B超示：乳腺增生)，乳头灼痛，月经先期量多，精神抑郁，心烦易怒，两胁胀痛，小便黄，舌红苔黄，脉弦数。

证候分析：乳头属肝，肝藏血，主疏泄，肝郁化火，则肝不藏血而外溢，火热迫血从乳窍流出，色红；肝郁气滞故精神抑郁，两胁胀痛；肝郁化火，热伤冲任，迫血妄行故月经先期量多；热扰神明故心烦易怒；小便黄，舌质红苔黄，脉弦数均为肝郁化火之征。

诊断：乳衄。

辨证：肝郁化火，迫血妄行。

治法：疏肝解郁，清热泻火，凉血止血。

方药：清肝引经汤加龙胆草10g。水煎服，日1剂，6剂。

方中当归、白芍养血柔肝敛阴；生地黄、牡丹皮凉血清热；栀子、黄芩、龙胆草清热降火；川楝子疏肝理气；茜草、白茅根佐生地黄清热凉血止衄；牛膝引血下行；甘草调和诸药。诸药合用，全方共奏疏肝解郁、清热泻火、凉血止衄之功。

服药后，乳头衄血减少，色变淡，乳头已不痛，余症亦减。上药继服 12 剂，乳衄愈，余症平。

后服丹栀逍遥丸 1 个月以巩固疗效，并嘱患者慎恚怒，畅情志，忌辛辣之品。

百七、血府逐瘀汤（《医林改错》）

组成：当归 15g，生地黄 15g，桃仁 10g，红花 10g，枳壳 15g，赤芍 15g，柴胡 10g，甘草 6g，桔梗 6g，川芎 10g，牛膝 15g。

功用：活血化瘀，行气止痛。

主治：胸中血瘀，血行不畅，头痛胸痛等。

余借用血府逐瘀汤加减治疗妇人血瘀气滞之盆腔疼痛证获佳效。

案例：郗某，女，39 岁，工人。

患小腹胀痛 3 个月。患者小腹胀痛下坠，经期及劳累后加重，带下多而色黄，有异味，伴有腰骶部痛，舌质黯红，苔薄黄，脉弦涩。

证候分析：盆腔血脉瘀滞，气机不畅，故小腹胀痛下坠，腰骶部痛；湿浊下注故带下量多色黄而有异味；舌黯红，苔薄黄，脉弦涩为瘀血阻滞之征。

诊断：盆腔疼痛（彩超示：盆腔静脉迂曲增粗，伴少量液性暗区）。

西医诊断：盆腔静脉瘀血并盆腔炎。

辨证：血瘀气滞伴湿浊下注。

治法：活血化瘀，疏肝止痛，兼祛湿浊。

方药:血府逐瘀汤减桔梗,加薏苡仁 30g,白芷 12g,炒川楝子 10g,香附 15g,延胡索 12g。水煎服,日 1 剂,6 剂。

方中桃红四物汤养血活血,化瘀通络;柴胡、枳壳、香附、炒川楝子、延胡索疏肝理气,化瘀止痛;薏苡仁、白芷祛湿化浊止带;牛膝引药下行,并通血脉;甘草调和诸药。全方共奏活血化瘀、祛湿化浊、止痛止带之功。

服药后,小腹胀痛止,带下减少。继服 12 剂,腹痛愈。

百八、桂枝茯苓丸(《金匮要略》)

组成:桂枝 6g,茯苓 15g,桃仁 10g,芍药 15g,牡丹皮 12g。

功用:活血化瘀,缓消癥块。

主治:瘀阻胞宫。妇人素有癥块,妊娠漏下不止,或胎动不安,血色紫黑晦暗,腹痛拒按,或经闭腹痛,或产后恶露不尽而腹痛拒按者,舌质紫黯或有瘀点,脉沉涩。

余常用桂枝茯苓丸治疗痰湿瘀结之癥瘕。

案例:于某,女,27 岁,工人。

发现下腹内结块半年余。症见下腹内结块,触之不坚,固定不移,经行量多,紫黑有块,淋漓不净。平时带下色白量多,胸脘痞闷,腰腹疼痛。舌黯有瘀点,苔白腻,脉弦涩。彩超示:右附件区 6.5cm×5.6cm 一囊肿。

证候分析:痰湿内停,瘀血阻滞冲任,血行受阻,日久瘀结成块。痰湿内聚,则结块不坚;聚于少腹内,则固定不移;瘀血阻碍气机,血失统摄,则经行量多,紫黯有块,淋漓不净;带脉失约,湿邪下注,故带下色白量多;痰湿瘀血内滞,经脉气血循行不利,则胸脘痞闷,腰腹疼痛;舌黯有瘀点,苔白腻,脉弦涩均为痰湿瘀滞之征。

诊断:癥瘕。

辨证:痰湿瘀结。

治法:化痰除湿,活血消癥。

方药:桂枝茯苓丸加半夏9g,当归15g,炮山甲6g,甘草6g。水煎经前及经期服,日1剂,6剂。

方中桂枝、桃仁、当归、炮山甲活血化瘀消癥;茯苓、半夏祛湿化痰;芍药、甘草和血利湿,缓急止痛。全方共奏祛湿化痰、活血化瘀、消癥止痛之功。

药后腹痛止,癥消大半。继服9剂,癥瘕全消。

百九、甘麦大枣汤(《金匮要略》)

组成:甘草9g,小麦30g,大枣10枚。

功用:养心安神,和中缓急。

主治:脏躁。症见精神恍惚,喜悲伤欲哭,不能自主,呵欠频频,心中烦乱,失眠自汗等,舌淡红苔少,脉细略数。

余常用甘麦大枣汤治疗妇人经行情志异常、脏躁。

案例:李某,女,46岁,工人。

因工作不顺心,近半年精神不振,情志恍惚,时而情绪激动,无故悲伤欲哭,不能自已,时而呵欠连连,心中烦乱,失眠心悸,神疲乏力,大便干结,舌淡红,脉弦细数。

证候分析:情志抑郁日久,伤阴损血,心神失养故神志恍惚,精神不振,情绪易激动;神有余则笑,不足则悲,喜笑无常;志火内动则心中烦乱,失眠心悸;神疲乏力,呵欠连连亦为阴血不足,精神失养之征;舌红,便干,脉弦细数皆为阴虚火旺之象。

诊断:脏躁。

辨证:抑郁日久,暗耗阴血,心神失养。

治法:甘润滋补,养心安神。

方药:甘麦大枣汤加炒酸枣仁15g,百合15g,生地黄15g,麦冬12g,竹茹12g。水煎服,日1剂,6剂。

方中淮小麦养心益阴;甘草、大枣润燥缓急;炒酸枣仁、竹茹养心安神,清热敛汗除烦;百合、生地黄、麦冬益心营,安心神,清血热,润脏躁。全方共奏甘润滋补、清心除烦、养心安神、润燥除烦之功。

药后精神略舒,情志略安定,哭笑能自控,夜能成寐。

原方继进6剂,脏躁诸症悉愈。

《女科要旨》曰:"妇人脏躁,脏属阴,阴虚而火乘之则为燥,不必拘于何脏,而既已成燥,则病证皆同。但是其悲伤欲哭,象如神灵所作,现出心病,又见其数欠善伸,现出肾病。所以然者,五志生火,动必关心,阴脏既伤,穷必及肾也。以甘麦大枣汤主之,此为妇人脏躁出其方治也。"

百十、半夏厚朴汤(《金匮要略》)

组成:半夏10g,厚朴12g,茯苓15g,生姜3片,紫苏叶10g。

功用:行气散结,降逆化痰。

主治:梅核气。症见咽中如有物阻,咯吐不出,吞咽不下,胸膈满闷,或咳或呕,舌苔白润或白滑,脉弦缓或弦滑。

余常用半夏厚朴汤治梅核气。

案例:郑某,女,37岁,教师。

患者咽部如有异物感,按慢性咽炎服抗生素治之枉效。患者咽中如有炙脔,咳之不出,咽之不下,胸膈满闷,嗳气不舒,经前乳胀,咳吐白黏痰。舌红,苔白滑,脉弦滑。

证候分析:患者情志不畅,气郁生痰,痰气交阻,结于咽喉,故咽中如有炙脔,“咯之不出,咽之不下”,或咳吐白黏痰;肺胃失于宣降,胸中气机不畅,而见胸膈满闷,嗳气不舒;肝胃气滞,则乳房胀痛;舌淡红,苔白滑,脉弦滑皆痰气交结之征。

诊断:梅核气。

辨证:痰气交阻,逆于咽喉。

治法:行气散结,降逆化痰。

方药:半夏厚朴汤加枳壳 15g,郁金 12g,瓜蒌 15g,枇杷叶 12g,橘红 10g,佛手 10g,桔梗 10g。水煎服,日 1 剂,3 剂。

气不行则郁不解,痰不化则结难散。方中半夏化痰散结,降逆和胃;瓜蒌、枇杷叶助半夏化痰散结,降逆和胃;厚朴下气除满;加枳壳、郁金,助厚朴宽胸除满,解郁散结之功;紫苏叶、橘红、佛手、生姜理气化痰,降逆和胃以止呕逆;茯苓健脾渗湿,以杜痰源;桔梗开宣肺气,祛痰利咽,并载药上行,直达病所,起舟楫之用。全方共奏行气散结、降逆化痰之功。

药后,咽中梗阻较前好转。继服 6 剂,咽中已无不适,胸闷诸症亦除。

百十一、温胆汤(《医宗金鉴》)

组成:半夏 9g,竹茹 12g,枳实 12g,甘草 6g,陈皮 10g,茯苓 15g,生姜 3 片。

功用:清胆和胃,化痰止呕,除烦。

主治:胆郁痰扰证。症见胆怯易惊,头眩心悸,心烦不寐,夜多异梦,或呕恶呃逆,眩晕,舌红苔白腻,脉弦滑。

案例:冀某,女,42 岁,工人。

患心烦不寐 1 年余。每逢经期胆怯易惊,头晕心悸,心烦不眠,异梦纷纭,恶心呕吐,眩晕耳鸣,舌红苔黄腻,脉弦滑数。

证候分析:胆为中正之官,清净之府,喜宁谧,恶烦扰,喜柔和,恶壅郁。每逢经行,阴血下行,冲任脉虚,胆气益虚,复因情志不遂,胆失疏泄,郁久化热生痰,痰热扰心则胆怯易惊,心烦失眠,夜梦纷纭,甚则惊悸不安;胆胃不和,胃失和降则恶心呕吐,或吐痰涎而心悸;痰热蒙蔽清窍则眩晕耳鸣;舌红苔黄腻,脉弦滑数均为胆失疏泄,痰火内扰之征。

诊断:不寐。

辨证:胆虚失疏,痰火内扰。

治法:清胆和胃,清热化痰。

方药:温胆汤加炒酸枣仁 15g,远志 6g,菖蒲 10g,天竺黄 10g,黄连 9g,郁金 10g,胆南星 9g 易半夏。水煎服,日 1 剂,3 剂。

方中胆南星、竹茹、黄连清热化痰,加炒酸枣仁、远志、菖蒲、天竺黄、郁金、茯苓、竹茹养心安神,清心除痰定惊,共治胆怯易惊,头晕心悸,心烦不寐,夜梦纷纭,耳鸣等症;茯苓、陈皮、枳实、生姜健脾燥湿,理气化痰,和胃降逆之用,以治恶心呕吐或吐痰涎之证。全方共奏清胆和胃、清热化痰之功。

服药后,夜成寐,心烦减,惊悸定,呕吐止,余症减。继服 9 剂,诸症基本痊愈。

经期及其前后如法治疗 3 个周期,诸症悉愈。

《医宗金鉴·删补名医方论》谓温胆汤曰:"命名温者,乃为温和之温,非谓温凉之温也,若谓胆家真畏寒而怯而温之,不但方中无温胆之品,且更有凉胃之药也。"

百十二、当归六黄汤(《兰室秘藏》)

组成:当归 12g,生地黄 15g,熟地黄 15g,黄芪 30g,黄芩 12g,黄连 10g,黄柏 9g。

功用:滋阴清热,固表止汗。

主治:阴虚盗汗。症见夜寐盗汗,发热面赤,口干唇燥,心烦易怒,便难尿急,舌红脉数。

案例:刘某,39岁,教师。

盗汗1年余,加重3个月,无结核病史。月经4～5/23～25天,量多,色深红,夜间盗汗沾被,低热面赤,口舌干燥,心烦易怒,手足心热,便干尿黄,舌红脉数。

证候分析:患者阴虚火扰,水不济火,心火独亢,阴液不能内守,故发热盗汗;阴虚火旺故烦热面赤,口干唇燥;阴液外越,阴液耗伤,不能润下,故便干尿赤;舌红脉数皆为阴虚火旺之征。

诊断:盗汗。

辨证:阴虚火旺。

治法:滋阴降火,固表止汗。

方药:当归六黄汤。水煎服,日1剂,6剂。

方中当归滋阴养血,生地黄、熟地黄滋补肾阴,以制心火;用黄芩泻肺火,黄连泻心火,黄柏泻肾火,令三火得其平也。经曰"阴平阳秘,精神乃治",此之谓欤。于诸寒凉药中加黄芪益气固表止汗。全方共奏滋阴降火、固表止汗之功。

服6剂,盗汗减轻,热退,大便通畅,但夜寐不宁。上方加炒酸枣仁15g、麦冬12g、五味子6g,6剂。盗汗已止,余症基本痊愈。继服6剂,诸症悉除。后服天王补心丹2周以善其后。

百十三、地黄饮加味(《医宗金鉴》)

组成:生地黄15g,熟地黄15g,何首乌15g(生),当归15g,牡丹皮15g,黑参15g,白蒺藜12g(炒),僵蚕10g(炒),红花6g,甘草6g(生)。

功用:养血润燥,祛风止痒。

主治:“地黄饮治血风疮,痒盛不眠血燥伤。”“风邪郁在肌肤,则耗血生火,瘙痒倍增,夜不得寐,挠破津血,心烦,大便燥秘,咽干不渴,此属火燥血短。”

余常用地黄饮治疗血虚风燥之老年性皮肤瘙痒症、老年女阴干痒症。

案例:刘某,女,67 岁,退休工人。

患皮肤瘙痒 1 年余。皮肤干燥脱屑,瘙痒淫淫,夜间痒甚,遍布抓痕;伴头昏心悸,神疲乏力,面色无华,纳少梦多,舌质淡,苔薄白,脉弦细无力。

证候分析:老年妇人体弱,气血不足,气虚则卫外不固,易感风邪,风胜则痒;血虚则燥,风自内生,肌肤失于濡养,故皮肤瘙痒淫淫,干燥脱屑,夜间尤甚;气血虚弱则面色无华,心悸头昏,神疲乏力;舌质淡,苔薄白,脉弦细无力均为气血不足之表现。

诊断:老年皮肤瘙痒症。

辨证:血虚生风,皮肤失润。

治法:养血润肤,息风止痒。

方药:地黄饮加黄芪 15g。水煎服,日 1 剂,6 剂。

方中熟地黄、当归、何首乌补血养血;生地黄、玄参滋阴润燥;白蒺藜、僵蚕祛风止痒;牡丹皮、红花凉血散瘀;黄芪、甘草益气固表,助于养血。诸药配合,养血滋阴而不腻,祛风而不燥,固表而不滞,全方共奏养血滋阴润燥、祛风固表止痒之功。

药后,皮肤瘙痒明显减轻,原方继服 12 剂,皮肤瘙痒止,余症悉平。

正谓“治风先治血,血行风自灭”。

百十四、炙甘草汤(《伤寒论》)

组成:炙甘草 12g,生姜 3 片,桂枝 9g,人参 6g,生地黄 30g,阿胶 9g(烊化),麦冬 12g,火麻仁 12g,大枣 10 枚,酒水煎服。

功用:滋阴养血,益气通阳。

主治:气虚血少,心脉失养证。症见脉结代,心动悸,虚羸少气,气短胸闷,舌光少苔,及虚劳肺痿。

余常用炙甘草汤治疗绝经前后诸证之心悸不安。

案例:高某,女,52 岁,工人。

绝经 1 年半,今心悸不安,失眠,气短胸闷,自汗,舌光少苔,脉结代。

证候分析:患者年过七七,阴血不足,阳气不振。阴血不足,血脉无以充盈,阳气不振,无力鼓动血脉,脉气不相接续,故脉结代;阴血不足,心体失养,心阳不足,心脉失煦,故心悸不安;心阴血虚,心失所养故失眠;阴不敛阳,故自汗出;心气心血不足故气短胸闷;舌光少苔亦心阴血虚,阳气不足之象。

诊断:心悸。

辨证:阴血阳气虚弱,心脉失养。

治法:滋阴养血,益气通阳。

方药:炙甘草汤减火麻仁,加炒酸枣仁 15g。水煎服,汤成加黄酒 1 盅,日 1 剂,6 剂。

《医宗金鉴·删补名医方论》曰:“此证当用酸枣仁,肺痿用麻子仁可也。”

方中人参、炙甘草、大枣健脾益气;生地黄、阿胶、麦冬滋阴养血;炒酸枣仁养心安神;桂枝、生姜行阳气;酒通利经脉,以增强养血复脉的作用。全方共奏滋阴养血、益气通阳之功。

服药后,心悸减轻,眠可。上方继服6剂。

药后,诸证悉平,继用6剂,以善其后。

百十五、丁香柿蒂汤(《症因脉治》)

组成:丁香6g,柿蒂9g,人参3g,生姜3片。

功用:温中益气,降逆止呃。

主治:胃气虚寒证。症见呃逆,呕吐,胸痞,舌淡红,苔薄白,脉迟。

余常此方加味治疗妇人呃逆。

案例:许某,女,72岁,退休工人。

患者素体脾胃虚弱,食少纳呆,气短懒言,四肢乏力,面色无华,大便不实。3天前不慎感寒,出现呃逆连连,伴胸痞呕吐。舌淡红,苔薄白,脉沉迟。

证候分析:患者素体脾胃虚弱,健运无力故食少纳呆,大便不实;脾主四肢,脾虚失营故四肢乏力,气短懒言;脾虚不荣则面色无华;复因寒邪乘虚入里,邪正相搏,胃气不降,气必上逆,故令呃逆呕吐,气机不畅故胸痞不舒;舌淡红,苔薄白,脉沉迟均为脾胃虚寒之征。

诊断:呃逆。

辨证:胃气虚寒,气逆不降。

治法:温中益气,降逆止呃。

方药:丁香柿蒂汤加陈皮12g,半夏9g,枳壳15g,甘草6g。水煎服,日1剂,3剂。

方中丁香温中降逆;柿蒂降逆止呃;人参、甘草健脾益气,与陈皮合用,补中有行;半夏、生姜降逆和胃止呕逆;枳壳宽中理气以治胸痞不舒。全方共奏温中益气、降逆止呃之功。

药后呃逆停,呕吐止,余症亦减轻。

上方继服3剂,诸症悉平。

百十六、三仁汤(《温病条辨》)

组成:杏仁10g,滑石12g,通草6g,白蔻仁9g(后下),竹叶12g,厚朴12g,薏苡仁30g,半夏9g。

功用:宣畅气机,清利湿热。

主治:湿温证。症见头痛恶寒,身重疼痛,肢体倦怠,面色淡黄,胸闷不饥,午后身热,苔白不渴,脉濡。

余用三仁汤治疗妇人湿温证。

案例:李某,女,43岁,农民。

发热恶寒7天,服荆防、柴胡、银翘之属枉效。患者发热,午后加重,头痛,身重疼痛,肢体倦怠,面色淡黄,胸闷不知饥,舌红苔白滑不渴,脉濡。

证候分析:时值长夏,湿热交蒸。薛生白曰:"太阴内伤,湿饮停聚,客邪再至,内外相因,故病湿热。"今患者湿饮内停,再感湿热之邪,内外合邪,酿成湿温。卫阳为湿邪所阻遏,故见头痛恶寒;湿为阴邪,其性重浊,故身重疼痛,肢体倦怠;湿热蕴于脾胃,运化失职,气机不利,则胸闷不知饥;湿为阴邪,旺于申时,阴分湿热交争,故午后身热;苔白不渴,脉濡皆为湿重之象。

诊断:湿温证。

辨证:湿温初起,湿重于热,邪在气分。

治法:宣畅气机,清利湿热。

方药:三仁汤主之。水煎服,日1剂,3剂。

方中杏仁苦辛开上焦肺气,启上焦化水之源,白蔻仁芳香辛温，醒脾化浊，以畅中焦，薏苡仁甘淡性寒，渗利湿热从下焦而去，三仁合用，宣上畅中渗下，分消三焦；滑石、通草、竹叶甘寒淡渗，清热利湿；半夏、厚朴行气化湿，宽中降满。全方共奏宣畅气机、清热利湿之功。

药后，发热渐退，余症亦减。

上方继服9剂，诸症悉愈。

吴鞠通曰："头痛恶寒，身重疼痛，舌白不渴，脉弦细而濡，面色淡黄，胸闷不饥，午后身热，状若阴虚，病难速已，名曰湿温，汗之则神昏耳聋，甚则目瞑不欲言；下之则洞泄；润之则病深不解。长夏、深秋、冬日同法，三仁汤主之。"（《温病条辨》）

三仁汤宣上、畅中、渗下，三焦分消，轻可去实，不愧是治疗湿温证的良方。

百十七、八正散（《太平惠民和剂局方》）

组成：车前子15g（包煎），瞿麦12g，萹蓄12g，滑石15g（包煎），山栀子10g，炙甘草6g，木通9g，煨大黄10g，灯心草3g。

功用：清热泻火，利水通淋。

主治：湿热淋证。症见尿频尿急，溺时涩痛，淋沥不畅，尿色混赤，甚则癃闭不通，小腹胀满，口燥咽干，舌红苔黄腻，脉滑数。

余常此方治疗妇人湿热淋证。

案例：谭某，女，29岁，农民。

患小便淋痛，反复发作1年余。近7天来尿频尿急尿痛，淋沥不畅，尿黄赤混浊，咽干口燥，舌红苔黄腻，脉滑数。

证候分析：房事不洁，护垫不洁，或染湿热之邪，或肝胆湿热下注膀胱，水道不利，故尿频尿急尿痛，淋沥不畅；湿热蕴蒸故尿色混赤；湿热蕴结，津液不布故咽干口燥；舌红苔黄腻，脉滑数皆为湿热之象。

诊断:湿热淋证。

辨证:湿热下注。

治法:清热利湿通淋。

方药:八正散主之。水煎服,日1剂,3剂。

方中滑石、木通清热利湿,利尿通淋为君;瞿麦、萹蓄、车前子为臣,清热利水通淋;栀子为佐,清泄三焦,通利水道,以增强以上诸药清热利水通淋之功;大黄涤荡湿热从大便而去,甘草调和诸药,并能清热,缓急止痛,灯心草利水通淋共为使药。全方共奏清热泻火、利水通淋之功。

服药后,小便通利,灼痛明显减轻。

继服9剂,小便如常,淋痛已止。

嘱其阴部保持清洁,多饮水,忌食辛辣之品。

百十八、济生肾气丸(《医宗金鉴·删补名医方论》)

组成:熟地黄18g,茯苓15g,牡丹皮12g,泽泻15g,山药15g,车前子20g(包煎),山茱萸12g,牛膝12g,肉桂6g(炮),附子6g(先煎)。

功用:温肾化气,利水消肿。

主治:肾阳虚水肿。症见腰重,足肿,小便不利,小腹胀急。

余常用此方治疗绝经前后肾虚水肿。

案例:胡某,女,49岁,农民。

患双下肢水肿1年余。患者近1年余月经稀发,面色㿠白,腰膝酸软,畏寒,双下肢水肿,足踝部肿甚,按之如泥,小便不利,小腹胀急,舌淡胖苔白润,脉沉细。

证候分析:肾阳虚,精血不足,冲任匮乏,血海不盈,故月经稀发;肾主腰膝,肾虚则腰膝酸软;肾阳虚,失于煦养,故面色㿠白,畏寒;肾阳虚衰,膀胱气化不行,故小便不利,小腹胀急;水湿泛溢故致水肿;舌淡苔白润,脉沉细均为阳虚水盛之征。

诊断:水肿。

辨证:肾阳虚衰,水气不化。

治法:温肾助阳,化气行水。

方药:济生肾气丸。水煎服,日1剂,6剂。

方中附子、肉桂补肾阳,助气化;熟地黄、山茱萸、山药滋肾中之真水,取"阳得阴助"之义;茯苓、泽泻、车前子渗湿利水;牡丹皮散瘀;牛膝补肾且引血下行;复加黄芪、白术、薏苡仁健脾渗湿。本方脾肾同治,标本兼顾,全方共奏助阳健脾、化气行水之功。

药后小便通利,水肿明显减轻,原方加黄芪15g,白术12g,薏苡仁30g健脾渗湿,继进12剂。

水肿消退,余症亦愈,服济生肾气丸2周以巩固疗效。

按语:张介宾曰:"地黄、山药、牡丹皮,以养阴中之真水。山萸、桂、附,以化阴中之真气。茯苓、泽泻、车前、牛膝,以利阴中之滞……肾虚者,不可专利水。温补所以化气,塞因塞用之妙。"

百十九、枳实消痞丸(《兰室秘藏》)

组成:干生姜6g,炙甘草6g,麦芽曲15g,白茯苓15g,白术12g,半夏曲10g,人参9g,厚朴12g,枳实15g,黄连9g。

功用:消痞除满,健脾和胃。

主治:脾虚气滞,寒热互结证。症见心下痞满,不欲饮食,倦怠乏力,大便不畅,舌苔腻而微黄,脉弦。

余常用枳实消痞丸治疗产后痞满。

案例:吕某,女,37岁,农民。

产后2^{+}个月,心下痞满10余天。患者心下痞满,不欲饮食,倦怠乏力,大便不畅,舌质淡红,苔黄微腻,脉弦细。

证候分析:患者素来脾胃虚弱,产后情志不畅,饮食不节致脾胃益虚,升降失职,寒热互结,气壅湿聚,故心下痞满;脾胃虚弱,运化无力则不欲饮食,倦怠乏力;寒热互结,气机不利故大便不畅;舌质淡红,苔黄微腻,脉弦细均为脾胃虚弱,寒热互结之征。

诊断:痞满。

辨证:脾虚胃弱,寒热互结。

治法:消痞除满,健脾和胃。

方药:枳实消痞丸主之。水煎服,日1剂,5剂。

方中枳实行气消痞为君,厚朴行气除满为臣,二药合用,以增消痞除满之效;黄连清热燥湿除痞,半夏散结和胃,二药合用,以增清热燥湿除痞之功,佐以干姜温中散寒,三味相伍,辛开苦降,平调寒热,共助枳实、厚朴行气消痞除满之功效;麦芽消食和胃,人参、白术、茯苓、甘草(四君子汤)益气健脾,祛湿和中,共为佐药;炙甘草调和诸药,亦为使药。全方用药消补兼施,寒热并用,全方共奏辛开苦降、消痞除满之功。

药后痞满基本消除,余症亦减。继服6剂,痞消满除。

百二十、平胃散(《太平惠民和剂局方》)

组成:苍术12g,厚朴10g,陈皮12g,甘草6g。

功用:燥湿运脾,行气和胃。

主治:脾胃不和。脘腹胀满,不思饮食,恶心呕吐,嗳气吞酸,肢体倦怠,大便溏薄,舌苔白腻而厚,脉缓。

余常用平胃散加味治疗产后伤食、脘腹胀痛。

案例:邢某,女,34 岁,农民。

产后近 2 个月,因暴食不节而致脘腹胀痛 3 天。脘腹胀满疼痛,嗳腐吞酸,厌食呕恶,大便不爽,舌淡红苔白腻,脉缓滑。

证候分析:饮食不节,暴饮暴食,食积不化,胃肠壅滞,故脘腹胀满疼痛;暴食伤胃,食积不化,胃失和降,浊气上逆故厌食呕恶,嗳腐吞酸;传化失司,腑气不行故大便不爽;舌淡红苔白腻,脉缓滑乃伤食,湿浊不化之象。

诊断:脘腹痛。

辨证:食积不化,胃失和降。

治法:消食化积,健脾和胃。

方药:平胃散加枳壳 15g,砂仁 9g(后下),焦山楂 12g,炒麦芽 15g,炒神曲 15g,炒莱菔子 12g,鸡内金 12g,炒白术 12g,木香 10g,姜黄连 6g,生姜 3 片。水煎服,日 1 剂,3 剂。

方中平胃散合砂仁、木香、枳壳燥湿运脾,行气和胃,除胀满止腹痛;焦三仙(焦山楂、炒麦芽、炒神曲)合鸡内金、莱菔子消食化积,除嗳腐消胀满;陈皮、白术、甘草、生姜健脾和胃,降逆止呕恶;黄连燥湿清热厚肠胃。全方共奏消食化积、健脾和胃之功。

服药后,脘腹胀痛止,腑气通,大便畅,余症亦减。继服 3 剂,饮食如故,胃脘未再胀满疼痛,诸症悉除。

《素问·痹论》曰“饮食自倍,肠胃乃伤”,尤其产后脾胃尚弱,饮食益慎。

第十四章 医论医话

一、“塞流、澄源、复旧”小识

方约之治疗血崩之塞流、澄源、复旧初中末三法，深合《内经》“急则治其标，缓则治其本”之旨，故至今仍为医家所遵循。

对于血崩的治法，方约之曰：“初用止血，以塞其流；中用清热凉血，以澄其源；末用补血，以复其旧。”析其义，止血即治其标，清热凉血即治其本，补血即为善其后。

血崩病重势急，治疗间不容发，为防气随血脱，止血塞流属当务之急，正所谓“留得一分血，便是留得一分气”。然止血并非一途，针对病因病机，血热，属实者，泄热止血；属虚者，滋阴止血。肾虚，属阳虚者，温肾止血；属阴虚者，益阴止血。脾虚者，补气止血。血瘀者，化瘀止血等。

若血势已缓，或已血止，则应谨守病机，行正本澄源之法。血喜温和，热则妄行，血崩以血热妄行者为多见，故方约之仅举清热凉血澄源一法以概其余，其余如滋阴、补肾、健脾、化瘀等澄源之法，亦即在不言之中。

补血复旧，乃针对失血而言，然“虚者补之”，气虚补气，血虚补血，阴虚补阴，阳虚补阳，自可一隅三反耳。

塞流、澄源、复旧三法虽有初中末之分，但并非截然分开，往往塞流需澄源，复旧当固本。医者要在把握崩漏病机的基础上，灵活合理地运用三法。

二、不孕症的辨证论治

不孕症为妇科常见病。自二胎放开以来，临床上不孕症患者日增。不孕症病因虽夥，病机亦繁，归纳之，常见者肾虚、脾虚、血虚、肝郁、血瘀、痰湿而已。中医治疗不孕症，调经种子疗效颇佳。

（一）肾虚不孕

肾藏精，主生殖，肾为冲任之本，“冲为血海，任主胞胎”，肾虚致冲任不足，直接影响受孕。《素问·上古天真论》曰：“女子七岁肾气盛……二七而天癸至，任脉通，太冲脉盛，月事以时下，故有子。”如果肾—天癸—冲任—子宫生殖轴失调，则发生月经不调、闭经或崩漏等而导致不孕。

1.肾阳虚证

肾阳虚，命门火衰，冲任不足，胞宫失于温煦，宫寒不能摄精成孕。《圣济总录·妇人无子》云：“妇人……若冲任不足，肾气虚寒，不能系胞，故令无子。”督脉为“阳脉之海”，督脉不足而致宫寒不孕。《素问·骨空论》云：“督脉者……此生病……其女子不孕。”傅青主喻之谓“寒冰之地不生草木，重阴之渊不长鱼龙”。

主要证候：久不受孕，月经后期量少，色淡，或见月经稀发，甚则闭经。面色晦黯，腰酸腿软，性欲淡漠，大便不实，小便清长，或夜尿多，舌淡苔薄，脉沉细。

本病多见排卵功能不良或排卵后黄体功能不足，或生殖器官发育欠佳。

治法：温补肾阳，调养冲任。

方药：毓麟珠加味。

人参 10g，白术 12g，茯苓 15g，炙甘草 6g，当归 15g，川芎

10g,白芍 15g,熟地黄 15g,菟丝子 30g,盐杜仲 15g,鹿角霜 10g,川椒 3g,巴戟天 12g,续断 15g,桑寄生 15g,山萸肉 12g。

火不温土,脾肾阳虚,面浮肢肿,四肢不温者,加黄芪 15g,淫羊藿 12g,山药 15g;肾阳虚甚,命门火衰,出现气衰神疲,畏寒肢冷,腰膝软弱,年届七七的妇人,加肉桂 6g,制附子 6g,鹿茸 3g(冲服)易鹿角霜;夜尿多,甚或小便失禁者,加覆盆子 12g,五味子 6g,桑螵蛸 10g;子宫偏小者,加紫河车 6g(冲服),肉苁蓉 12g,淫羊藿 12g,枸杞子 12g。

2.肾阴虚证

肾阴不足,冲任失于滋养,子宫干涩不能摄精成孕。《女科经纶·嗣育门》引朱丹溪语云:"妇人久无子者,冲任脉中伏热也……其源必起于真阴不足。真阴不足则阳盛而内热,内热则荣血枯,故不孕。"

主要证候:久不受孕,月经先期量少,或月经后期量少,色红无块。形体消瘦,腰酸膝软,失眠多梦,头晕眼花,耳鸣,五心烦热,肌肤失润,阴中干涩。舌红少苔,脉细数。

治法:滋阴补肾,养血益冲。

方药:左归饮合四物汤加味。

熟地黄 18g,山药 15g,山萸肉 12g,枸杞子 12g,茯苓 15g,炙甘草 6g,玄参 12g,当归 12g,白芍 15g,麦冬 12g,女贞子 12g,龟甲 15g(先煎),石斛 12g。

兼血热,月经先期,色红,量较多者,生地黄 15g 易熟地黄,加牡丹皮 12g,旱莲草 12g,地骨皮 12g;阴虚火旺见骨蒸潮热,口舌生疮,手足心热者,加知母 9g,黄柏 9g,地骨皮 12g,生地黄 15g 易熟地黄;失眠,心悸,自汗者,加炒酸枣仁 15g,五味子 6g,柏子仁 12g;贫血者加阿胶 15g(烊化),制何首乌 12g。

（二）脾虚不孕

脾统血，主运化，为气血生化之源，冲任脉隶于阳明。若脾虚，气血生化之源匮乏，气血不足则无以摄精成孕。《景岳全书·妇人规·子嗣》云："妇人所重在血，血能构精，胎孕乃成……血不能自生，而又以气为主。"又曰："精血之都在命门，而精血之源又在二阳心脾之间。"《校注妇人良方·求嗣门》曰："妇人之不孕……又有脾胃虚损，不能营养冲任。"

主要证候：久不受孕，月经量过少，色淡，质清稀，或月经过期不净，甚或闭经。贫血，面色㿠白或萎黄无华，神疲倦卧，肢软无力，气短懒言，头昏眼花，心悸少寐，食少便溏，舌淡苔薄白，脉虚弱。

治法：健脾益气，补血养冲任。

方药：归脾汤主之。

人参 10g，白术 12g，茯苓 15g，炙甘草 6g，当归 10g，黄芪 15g，龙眼肉 12g，远志 6g，炒酸枣仁 15g，木香 10g，生姜 3 片，大枣 6 枚。

若脾不统血，月经淋漓不止者，加山萸肉 12g，五味子 6g 收涩止血；血崩有寒者，加艾叶炭 6g，炮姜 5g，五味子 6g 温中止血；兼肾虚腰膝酸痛者，加盐杜仲 15g，续断 15g，巴戟天 12g，菟丝子 30g，山药 15g 补肾养冲任；兼肝郁，经前乳房胀痛，胸胁胀痛者，加柴胡 12g，佛手 12g，生麦芽 15g，香附 15g，白芍 15g 以疏肝理气。

（三）血虚不孕

妇人以血为主，冲任脉虚，子宫干涩无血，故不能摄精成孕。《女科经纶·嗣育门》引朱丹溪语云："人之育胎，阳精之施也，阴血能摄之；精成其子，血成其胞，胎孕乃成。今妇人无子，率由血少不足以摄精也。血少固非一端,然欲得子者,必须补其精血,使无亏欠,乃可成胎孕。”《景岳全书·妇人规》云:“妇人所重在血,血能构精,胎孕乃成。”

主要证候:久不受孕,经血量少,甚至点滴即净,经色淡红,质稀薄,经后小腹绵绵作痛,面色萎黄无华,头晕眼花,心悸气短,爪甲苍白,舌淡红,苔薄白,脉细弱无力。

治法:补血益气,滋养冲任。

方药:滋血汤加味。

熟地黄 15g,当归 15g,川芎 10g,白芍 15g,人参 10g,山药 15g,黄芪 18g,炙甘草 6g,茯苓 15g,枸杞子 12g,制何首乌 12g,龙眼肉 12g,桑椹 12g。

如经来点滴即净,乃闭经之先兆,宜加阿胶 15g(烊化),山萸肉 12g,紫河车 6g(冲服)以滋养肝肾,填精补血;如兼脾胃虚弱,食少纳呆,宜加砂仁 6g(后下),陈皮 10g,木香 10g 醒脾健胃,以资助化源;心悸失眠者,宜加炒酸枣仁 15g,五味子 6g,柏子仁 12g 以养心安神。

(四)肝郁不孕

妇人以血为主,肝藏血,主疏泄,“冲为血海,任主胞胎”,肝肾同源。若肝血不足,情志不畅,忧思郁怒,或因肾虚,母病及子,脾病及肝等,导致肝气郁结,疏泄失常,气血不调,冲任不能相资,胞宫不能摄精成孕。正如《景岳全书·妇人规·子嗣》所云:“产孕由气血,气血由于情怀;情怀不畅,则冲任不充;冲任不充,则胎孕不受。”

主要证候:久不受孕,经行小腹胀痛,或急迫,经期先后不定,经量或多或少,夹有血块,经行不畅,经前情志抑郁不畅,或急躁易怒,胸胁胀满,两乳胀痛或溢乳。舌黯红,脉弦。

治法:疏肝解郁,养血理脾,调养冲任。

方药:疏肝解郁汤合逍遥散加减。

柴胡 12g,当归 15g,川芎 10g,白芍 15g,香附 15g,青皮 12g,郁金 12g,丹参 15g,延胡索 12g,炒川楝子 10g,甘草 6g,茯苓 15g,白豆蔻 9g(后下),佛手 12g,枳壳 12g,合欢皮 12g。

乳房胀痛有块者,加橘核 10g,荔枝核 10g,炮山甲 3g,王不留行 12g,生麦芽 15g,丝瓜络 12g;头晕胀痛者,加菊花 12g,枸杞子 12g,制何首乌 12g,白蒺藜 12g,桑叶 15g;失眠梦多,心烦易怒者,加炒酸枣仁 15g,合欢花 12g,夜交藤 15g,菖蒲 10g;喜悲伤欲哭,善叹息者,加小麦 30g,大枣 6 枚,甘草加倍。

治疗不孕,宜于经后加强滋肾养血,选加枸杞子、肉苁蓉、山萸肉、龟甲;经间选加淫羊藿、熟附子、丹参、桃仁以补肾活血促卵;经前加强疏肝解郁,选用郁金、合欢皮、青皮、佛手。各有侧重地掌握与月经周期、肾之阴阳消长转化和气血盈亏的规律相适应,如此调经种子,自无无子之忧。

(五)血瘀不孕

瘀血既是病理产物,又是致病因素。瘀血内阻,胞脉受阻,冲任不通,不能成孕。《医宗金鉴·妇科心法要诀》云:"不孕之故伤冲任……或因积血胞寒热。"《张氏医通》曰"因瘀积胞门,子宫不净",导致不孕。《针灸甲乙经·妇人杂病篇》云:"女子绝子,衃血在内不下,关元主之。"

主要证候:久不受孕,月经后期,经行腹痛,经量多少不一,经色紫黯,有血块,块下痛减,有时经行不畅,淋漓不净,或经间期出血,或肛门坠胀不适,性交痛,小腹痛拒按。舌紫黯,边有瘀点或瘀斑,苔薄白,脉弦或弦细涩。

治法:活血化瘀,调理冲任。

方药:少腹逐瘀汤加味。

当归15g,川芎10g,赤芍15g,肉桂6g,干姜6g,小茴香6g,延胡索12g,没药6g,蒲黄12g(包煎),五灵脂10g(包煎),桃仁10g,红花10g,甘草6g。

王清任称该方为"种子如神"之方。

经血灼热,有紫黑块者,宜膈下逐瘀汤加味治之。

当归15g,川芎10g,赤芍15g,桃仁10g,红花10g,枳壳15g,延胡索12g,五灵脂10g(包煎),牡丹皮15g,香附15g,甘草6g,丹参15g,酒大黄9g(后下),连翘15g。

如瘀甚,经行后期不畅,小腹痛甚者,加三棱10g,莪术10g,水蛭3g或土鳖虫3g以加强活血化瘀之力;兼下焦湿热,带下色黄量多,有异味,阴痒灼热者,加苍术12g,黄柏9g,车前子15g(包煎),忍冬藤15g,败酱草15g,薏苡仁30g以清热祛湿止痒;若输卵管不通者,加炮山甲3g,王不留行12g,路路通12g,地龙9g活血通络以疏通卵管。

(六)痰湿不孕

素体肥胖,或脾肾不足之体,恣食膏粱厚味,导致湿聚成痰,痰湿内蕴,阻滞冲任胞宫,不能摄精成孕。《女科经纶·嗣育门》引朱丹溪语云:"肥盛妇人,禀受甚厚,恣于酒食,经水不调,不能成孕。以躯脂满溢,湿痰闭塞子宫故也。"《医宗金鉴·妇科心法要诀》云:"因体盛痰多,脂膜壅塞胞宫中而不孕。"

主要证候:久不受孕,经行后期,经量少,甚而闭经,带下量多,色白,质黏无臭,面目虚浮,苍白无华,形体肥胖,身重体倦,头晕心悸,胸闷泛恶,舌淡胖,边有齿痕,苔白腻,脉滑。

治法:燥湿化痰,调理冲任。

方药:苍附导痰汤主之。

茯苓 15g，半夏 10g，陈皮 12g，甘草 6g，苍术 12g，香附 15g，胆南星 6g，枳壳 15g，神曲 12g，生姜 3 片。

脾主运化，为生痰之源，脾虚体倦乏力者，加人参 10g，黄芪 15g，白术 12g，薏苡仁 30g 健脾益气利湿以助其健运之功；肺为贮痰之器，肺气失于宣降，咳嗽胸闷气喘者，加桔梗 10g，白芥子 6g，炒杏仁 10g 以宣肺豁痰；肾主水，肾虚膀胱气化不利，水泛为痰，加桂枝 6g，炮附子 6g 以补肾助膀胱气化；头晕心悸自汗者，加炒酸枣仁 15g，远志 6g，菖蒲 10g，天竺黄 10g 以养血安神化痰；兼血虚者，加当归 15g，制首乌 12g，枸杞子 12g 养血补血。

《易经》曰："天地氤氲，万物化醇，男女构精，万物化生。"妇人肾气盛，天癸至，任脉通，太冲脉盛，月事以时下，男女构精，焉有不孕之虞？妇人和平，则乐有子矣。

三、男性不育症的辨证论治

二胎政策放开以来，迫切要求二胎者，年龄偏大，经久不育者颇多。

中医认为，肾主生殖和发育。肾气盛，天癸至，"精气溢泻"，阴阳和合，故能有子。然而五脏密切相关，既相互资生，又相互制约，以保持阴阳相对平衡，只有五脏协调，精气充盛，藏泄适宜，气化有度，方能维持生殖机能旺盛，保持生育正常。《素问·上古天真论》云："丈夫二八，肾气盛，天癸至，精气溢泻，阴阳和，故能有子……五八，肾气衰，发堕齿槁；六八，阳气衰竭于上，面焦，发鬓颁白；七八，肝气衰，筋不能动；八八，天癸竭，精少，肾脏衰，形体皆极，则齿发去。肾者主水，受五脏六腑之精而藏之，故五脏盛乃能泻。"

不育症的病因病机固然很多，但提纲挈领，归纳为肾虚、气血亏虚、脾肾两虚、湿热下注和瘀血阻滞五个证型。

(一)肾虚证

1.肾阳不足证

先天肾气不足,或恣情纵欲、房事过度,致耗气伤精,久之命门火衰,精气虚冷,生殖功能减退而不育。俗语云"寒冰之地不生草木,重阴之渊不长鱼龙",人物一理。

主要证候:精液清冷,精子稀少,性欲淡漠,滑精阳痿,遗精早泄,伴腰膝软弱,畏寒肢冷,面色㿠白,精神萎靡,气衰神疲,小便清长或夜尿多。舌质淡胖苔白润,脉沉细无力。

治法:温肾填精种子。

方药:右归丸加味。

熟地黄　山药　山茱萸　枸杞子　炙甘草　盐杜仲　菟丝子　鹿角胶　当归　肉桂　制附子　巴戟天　淫羊藿　肉苁蓉

方中制附子、鹿角胶、肉桂、巴戟天、淫羊藿滋补肾中之元阳,温里散寒为君;熟地黄滋补肾阴,山茱萸、枸杞子补益肝肾,山药益气养阴,共为臣,取"阴中求阳"之义;盐杜仲、菟丝子、肉苁蓉健腰膝,补肝肾;当归养血和血,与补肾之品相协,补养精血为佐药;炙甘草调和诸药为使。诸药相伍,共奏温肾填精种子之功,阴中补阳,以动促静,正如张景岳"善补阳者,必于阴中求阳,则阳得阴助而生化无穷"之谓。

阳痿甚者,加韭菜子、蛤蚧、鹿茸易鹿角胶以温肾壮阳;精子成活率低者加桑椹、制首乌益肾生精;遗精早泄甚而滑精者,加龙骨、芡实、覆盆子、桑螵蛸、五味子收涩固精;精液寒凝不液化者,加干姜、桂枝易肉桂以助气化温化精液。

2.肾阴亏虚证

先天肾阴不足,或后天色欲过度,灼伤肾水,戕伐肾阴,致肾阴匮乏,肾精不足而不育。

主要证候:精液量少,精子数少,液化不良,精子畸形多。伴有腰膝酸软,头晕耳鸣,遗精早泄,失眠健忘,五心烦热,口干咽燥,足跟痛,便秘尿淋沥,舌红少津,脉细数。

治法:滋阴补肾,填精种子。

方药:左归丸合二至丸加减。

熟地黄　山药　枸杞子　山茱萸　菟丝子　龟甲胶　女贞子　墨旱莲　茯苓　桑椹　甘草　当归　砂仁

方中熟地黄滋肾益精以填真阴为君;龟甲胶补肝肾之阴为臣;山茱萸、女贞子养肝滋肾,涩精敛汗;枸杞子、墨旱莲、桑椹补肾养精,清肝补血;菟丝子助阳益阴,补肾固精;山药补脾益阴,滋肾固精;当归养血和血共为佐;砂仁、茯苓健脾渗湿,防滋腻太过;甘草调和诸药为使。全方共奏滋阴补肾、填精种子之功。正是张景岳“善补阴者,必于阳中求阴,则阴得阳升而泉源不竭”之谓。

遗精早泄者加五味子、龙骨、莲子肉、覆盆子、金樱子以收涩固精;精少成活率低者加山药、西洋参、制首乌、黑芝麻健脾益气,补肾生精;阴虚火旺,耗伤津液,精液量少者加盐知母、麦冬、玄参以滋阴清热生精;阴虚火旺灼伤脉络,血随精出者加生地黄、盐知母、盐黄柏、牡丹皮、生地榆、白茅根以滋阴降火,凉血止血;热灼精液而不化者加知母、生地黄、玄参、天冬、天花粉以清热滋阴,壮水以助液化;精出阳强不倒者重用生地黄、黄柏、知母滋阴降火以治强中;梦遗者谓“君火动,相火扇然以随之”迫精而遗,用生地黄、知母、黄柏、茯神、远志、节菖蒲、龙骨以滋阴清热,交通心肾,宁心固精。

（二）气血亏虚证

精血同源，精由血化，血由气生。脾为气血生化之源，脾虚则化源不足，气血衰少，精少则致不育。

主要证候：精液稀薄，精子量少，性欲减退。面色无华，神疲乏力，形体衰弱，心悸怔忡，健忘失眠，头晕目眩，气短懒言，食少纳呆，舌淡苔少，脉细弱。

治法：健脾益气，养血生精种子。

方药：归脾汤加味。

人参　白术　茯苓　炙甘草　当归　黄芪　炒酸枣仁　远志　龙眼肉　木香　制何首乌　枸杞子　大枣　生姜

方中人参、黄芪、白术、炙甘草甘温补脾益气；当归、龙眼肉补血养心；制何首乌、枸杞子滋补肝肾；茯苓、炒酸枣仁、远志宁心安神；木香行气舒脾，以使补气血之药补而不滞；大枣、生姜调和脾胃以资生化。本方气血双补，重点益气生血。全方共奏健脾益气、养血生精种子之功。

精少者，加紫河车、阿胶补血生精；精液稀薄者，加山药、菟丝子、芡实、巴戟天益气生精。

（三）脾肾两虚证

脾主运化，为气血生化之源，肾藏精为生殖之本。血化精，肾阴虚则脾土失温煦，脾虚则气血虚，精气匮乏，精室不充而致不育。

主要证候：精液清稀而精子数少，性欲减退或阳痿早泄，遗精滑精。伴面色㿠白，疲倦乏力，纳少便溏，腰酸腿软，肢体畏寒，舌淡苔薄白，脉沉细无力。

治法：温补脾肾，生精种子。

方药：归肾丸加减。

熟地黄　山药　枸杞子　山茱萸　菟丝子　茯苓　盐杜仲　当归　黄芪　人参　炙甘草　肉桂　生姜　紫河车

方中盐杜仲、肉桂、菟丝子温肾助阳；黄芪、人参大补元气，升提清阳，为君；山药、茯苓健脾补肾；熟地黄、枸杞子、紫河车、山茱萸滋肾养精，取"阴中求阳"之义；当归养肝补血；炙甘草、生姜调和脾胃。此乃《内经》"形不足者，温之以气；精不足者，补之以味"之谓。全方共奏温补脾肾、生精种子之功。

腰膝冷痛，阳痿，滑精泄泻者，加补骨脂、莲须、益智仁补肾固精，温脾止泻；脾肾阳虚，滑泄虚少，可用无比山药丸温补脾肾以固涩之。

（四）湿热下注证

恣食膏粱厚味，嗜食辛辣之品，酗酒等，损伤脾胃酿湿、酿热，湿热下注，伤及精室而致不育。

主要证候：精子数少，死精率高，精液液化不良，精液中白细胞多，甚或有脓细胞，同房后睾丸及会阴部坠胀疼痛不适，小便灼热、尿痛、或有血精或有精浊，茎中灼痛，腰腿重着，头重心烦，口苦咽干，大便不畅，舌红苔黄腻，脉滑数。

治法：清热利湿，养精种子。

方药：龙胆泻肝汤合二妙散加减。

龙胆草　栀子　黄芩　当归　生地黄　柴胡　车前子　泽泻　甘草　薏苡仁　黄柏　苍术　牛膝　茵陈

方中龙胆草既能清利肝胆实火，又能清利湿热为君；栀子、黄芩、黄柏、茵陈苦寒泻火，燥湿清热；车前子、泽泻、薏苡仁、牛膝渗湿泄热，导热下行；苍术燥湿；实火伤阴血，当归、生地黄养血滋阴清热，使邪去不伤阴；柴胡舒畅肝经之气，引诸药归肝经；甘草清热，调和诸药。全方利中有滋，泻火而不伤阴。全方共奏清热利湿、养精种子之功。

精中有脓细胞者加败酱草、金银花、蒲公英清热解毒;湿热流注精室,有精浊,茎中痛如刀割火灼者加萆薢、滑石、菖蒲、栀子清热利湿化浊;有血精者加白茅根、牡丹皮、小蓟、地榆清热解毒,凉血止血。《证治汇补·便浊》曰:“精浊者,因败精流于溺窍,滞而难出,故注中如刀割火灼,而溺自清,惟窍端时有秽物如疮浓目眵,淋沥不断。”

(五)瘀血阻滞证

久病入络或跌仆损伤导致瘀血阻滞肾府、精道,不仅精液排泄失司,而且可使精子生成受阻,影响精子质量导致不育。

主要证候:精索静脉曲张如蚯蚓状,精子活动率低,少精甚而无精子,射精时精道刺痛或有血精,伴有睾丸坠痛或少腹胀痛。舌紫黯或有瘀斑,脉沉涩。

治法:活血化瘀,养精种子。

方药:桃红四物汤加减。

当归　川芎　赤芍　生地黄　桃仁　红花　丹参　莪术　牛膝　王不留行　甘草　穿山甲　水蛭

方中桃红四物汤生地黄易熟地黄活血而不伤阴;丹参、莪术、水蛭加强活血之功;王不留行、穿山甲既能活血又能通经;牛膝滋肝肾,活血,引药下行;甘草调和诸药。全方共奏活血化瘀、养精种子之功。

若兼肝郁气滞,少腹并睾丸坠胀痛者加柴胡、青皮、香附、炒川楝子疏肝解郁以治胀痛;若寒凝血瘀,少腹及睾丸冷痛者,加炒小茴香、橘核、荔枝核、乌药温通经脉以止冷痛;若热蕴血瘀者,加牡丹皮、酒大黄以清热凉血,活血化瘀;若精道刺痛者加琥珀、延胡索;若有血精者加小蓟、茜草、三七、栀子凉血散瘀止血;

若兼形体肥胖，睾丸肿硬重着，瘀血互结者，加陈皮、半夏、茯苓、白芥子祛痰化瘀。

此外，劳逸适度，情志舒畅，寡欲聚精，交接乘时，则乐有子。《周易·系辞下传》云“天地氤氲，万物化醇”，男女构精，万物化生，阴阳和合，“螽斯衍庆”，自然之理。

四、论保胎

正常妊娠，至足月分娩，如瓜熟蒂落，无须保胎治疗。然有堕胎史，尤其是滑胎者，一旦受孕，即应予保胎治疗。

罹滑胎者，往往盼子心切，屡孕屡堕，堕而复孕，且不知防患于未然，于孕前培补调养，以“伏其所主，先其所因”，而是多在孕后，或已有堕胎先兆时，才急于求医保胎治疗。医者也只好尽“亡羊补牢”之力，以求保胎之功。

胎元靠肾之系，脾之载，气血之煦濡，冲任之维系，得以正常生育。若失其所宜，则有殒堕之虞。

（一）肾虚证

肾为先天之本，主冲任，系胞胎。肾虚则冲任不固，胎失所系，而致滑胎。如《景岳全书·妇人规·胎孕·数堕胎》云：“妇人肾以系胞，而腰为肾之府，故胎妊之妇，最虑腰痛，痛甚则堕，不可不防。”《诸病源候论·妊娠候》也云：“候其妊娠而恒腰痛者，喜堕胎也。”腰为肾之府，肾虚则腰痛。

主要证候：头晕耳鸣，腰膝酸软，甚则腰痛，胎动不安，或夜尿频多，目眶黧黑，面有黯斑，或有堕胎、滑胎史，舌淡黯，脉沉弱微滑。

治法：补肾固冲安胎。

方药：寿胎丸加减。

菟丝子　桑寄生　川续断　杜仲　巴戟天　山药　熟地黄　山萸肉　甘草

方中菟丝子、熟地黄、山萸肉补肾益精，肾旺自能荫胎；桑寄生、川续断、杜仲、巴戟天补肝肾，固冲任，使胎气强壮；阿胶滋养阴血，使冲任血旺，则胎气自固；山药健脾和中；甘草调和诸药。全方共奏补肾固冲安胎之功。

兼神疲气短，纳少便溏者，加党参、白术、砂仁健脾益气安胎。兼阴道少量流血者，加阿胶、艾叶炭补血止血，养冲任，固胎元。

（二）脾虚证

脾为后天之本，气血生化之源。脾气虚，则固摄无权，胎失气载而胎堕。如《女科经纶》引王节斋云："养胎全在脾胃，譬犹钟悬于梁，梁软则钟下坠，折则堕矣。"

主要证候：妊妇小腹下坠，面色萎白，神疲肢倦，气短懒言，食少便溏，或有堕胎史，舌淡苔薄白，脉虚弱稍滑。

治法：健脾益气安胎。

方药：补中益气汤加味。

黄芪　白术　人参　甘草　升麻　柴胡　陈皮　砂仁　大枣　山药

方中君以黄芪补中益气，升阳固表；臣以白术、人参、大枣、甘草、山药补气健脾，以增强黄芪补益中气之功；佐以陈皮、砂仁理气和胃，使诸药补而不滞；使以升麻、柴胡升阳举陷，协助君药以升提下陷之中气。全方共奏补中益气、养血安胎之功。

（三）气血虚弱证

"气主煦之，血主濡之"，气虚则血无以生，血虚则气无以化，气血双亏，冲任失养，致胎失气载，胎失血养，而胎殒堕。如《女科经纶》引王海藏云:“胎堕皆由气血虚损,不能荣养胎元而堕。”

主要证候:妊妇面色皖白无华,头晕心悸,神疲肢软,或有死胎、堕胎史,舌淡苔薄,脉滑细弱。

治法:补气养血安胎。

方药:泰山磐石散加减。

人参　黄芪　当归　川续断　白芍　熟地黄　白术　炙甘草　山药　砂仁

方中人参、黄芪与熟地黄相配,益气养血以固胎元;白术、山药健脾益气;当归、白芍养血和营;川续断补肝肾,益冲任,安胎元;砂仁养胃安胎;炙甘草益气和中,调和诸药。全方共奏益气养血安胎之功。

腰痛者,加杜仲、桑寄生、菟丝子补肾安胎壮腰膝。

(四)虚热证

阴虚生内热,热灼冲任,损伤胎气,胎元不固而殒堕。如《校注妇人良方·妊娠数堕胎方论》云:“堕于内热而虚者,于理为多,曰热曰虚。”

主要证候:妊妇两颧潮红,手足心热,口燥咽干,腰膝酸软,形体消瘦,或有胎枯萎、滑胎史,舌红少苔,脉细滑数。

治法:养阴清热,凉血安胎。

方药:麦味地黄丸加减。

熟地黄　山药　茯苓　山萸肉　麦冬　五味子　知母　白芍　枸杞子　菟丝子　黄芩

方中熟地黄、山药、山萸肉、枸杞子、菟丝子滋阴补肾;茯苓健脾和中;麦冬、五味子、白芍养阴清热,凉血安胎;知母、黄芩清热泻火安胎。全方共奏养阴清热、凉血安胎之功。

《诸病源候论·妊娠胎候》曰:“阳施阴化,故得有胎,荣卫和调,则经养周足,故胎得安,而能成长。”若肾虚不固,脾虚不摄,气血虚失其载养,虚热损其冲任,均可使胎元不固,发生殒堕,甚则屡孕屡堕。

《内经》曰:“不治已病,治未病。”此于滑胎一病尤为重要,妇女孕前培养生育之地,确保孕后平安。孕后辨证论治,保胎防堕。此谓“宜未雨而绸缪,毋临渴而掘井”云尔。

五、孕妇外感燥邪咳嗽及其证治

农历丁酉年为主岁木运不及之年。《素问·气交变大论》曰:“岁木不及,燥乃大行。”今年秋冬以来,雨雪稀少,气候燥甚。肺为娇脏,喜润而恶燥。尤其是妊妇,重身娇弱,燥邪易侵。燥邪伤肺,咳嗽乃生。

孕妇咳嗽剧烈,或久咳不愈,易伤胎气,而致流产或胚胎停育者常有之,因此,患者应及时治疗,不可轻视。

(一)外感凉燥证

主要证候:恶寒无汗,头痛发热,咳嗽痰稀,鼻塞咽干,舌红苔薄白,脉弦滑。

治法:解表宣肺,润燥化痰止咳。

方药:杏苏散加减。

紫苏叶　制杏仁　桔梗　茯苓　前胡　橘皮　枳壳　川贝母　甘草　生姜

方中杏仁苦温而润,宣肺止咳除痰,紫苏叶辛温,微发其汗,使凉燥从表而解,同为君药;桔梗、枳壳一升一降,助杏仁宣肺止咳,前胡降气,助杏仁、紫苏叶轻宣达表除痰,同为臣药;橘皮、茯苓、川贝母健脾化痰为佐药;生姜、甘草调和营卫为使药。诸药合用,全方共奏解表宣肺、润燥化痰止咳之功,使表解痰化,肺畅咳止。正如《素问·至真要大论》所云:"燥淫于内,治以苦温,佐以甘辛。"

(二)外感温燥证

主要证候:发热恶风,头痛咳嗽,口干咽痛,干咳少痰,或痰黄而黏,舌红苔薄黄,脉浮滑数。

治法:疏风宣肺,润燥化痰止咳。

方药:桑杏汤加减。

制杏仁　炙桑叶　菊花　桔梗　连翘　薄荷　炙枇杷叶　前胡　黄芩　川贝母　沙参　甘草　鲜梨皮

方中桑叶、菊花轻宣燥热,杏仁苦辛温润 宣利肺气共为君药;沙参、梨皮润肺生津,同为臣药;黄芩、连翘、薄荷清泄上焦肺热,川贝母、桔梗、炙枇杷叶、前胡止咳化痰为使药。全方共奏轻宣燥热、凉润肺金之功。正如《温热经纬》所云:"以辛凉甘润之方,气燥自平而愈。"

妊娠外感咳嗽,其治疗与一般内科相似,但必须顾护胎妊。发表不可太过,以免伤阴损胎;用药务必轻灵有效,"投鼠忌器",毋犯虚虚之戒。

六、血证

凡血液不循常道而出血的疾病叫血证。

血证涉及范围较广,或上溢于口鼻诸窍,或下泄于前后二阴,或渗出于肌肤,而且其病因病机也颇为复杂。

本文仅就几个不是妇科专病,经孕产乳以外的,而又影响妇人经孕产乳的常见出血证做简要的阐述。

出血证的病机可归纳为火热熏灼,迫血妄行及气虚不摄,血溢脉外两类。"阳络伤,则血外溢;阴络伤,则血内溢。"

（一）鼻衄

1.热邪犯肺证

肺开窍于鼻，热邪犯肺，热灼阳络则鼻衄。

主要证候：鼻燥衄血，口干咽燥，或兼发热，恶风，头痛，咳嗽痰少，舌红，苔薄黄，脉浮数。

治法：清泄肺热，凉血止血。

方药：桑菊饮加减。

桑叶　菊花　薄荷　连翘　甘草　芦根　白茅根　黄芩　栀子　牡丹皮　桑白皮　麦冬

方中桑叶、桑白皮清泄肺热而止衄血；菊花、薄荷疏散风热，清利头目；连翘透邪解毒；芦根、白茅根、麦冬清热生津，凉血止血；黄芩、栀子、牡丹皮清热泻火凉血；甘草调和诸药。诸药相伍，全方共奏清泄肺热、凉血止血之功，使上焦热邪得以疏散，则衄血止。

2.胃热炽盛证

鼻居土位，胃火炽盛，迫血妄行而鼻衄。

主要证候：鼻衄，或逆经，血鲜红或紫红，量多，口渴欲饮，口鼻干燥，口臭，烦躁，便秘，舌红，苔黄，脉数。

治法：清胃泻火，凉血止血。

方药：白虎汤合犀角地黄汤加减。

知母　石膏　水牛角　生地黄　白芍　栀子　竹茹　牡丹皮　白茅根　牛膝　黄连　苎麻根　甘草　粳米

方中石膏透热出表，以除阳明气分之热；知母助石膏清热，并能滋阴润燥；水牛角、黄连清热泻火解毒；生地黄、白芍、白茅根、栀子、竹茹、牡丹皮、苎麻根滋阴清热，凉血止血；牛膝引血下行；甘草、粳米益胃生津，亦可防止大寒伤中之弊，甘草兼以调和诸药。全方共奏清热泻火、凉血止血之功。

3.肝火上炎证

肝火上炎,迫血妄行,上溢清窍而鼻衄。

主要证候:鼻衄,逆经,头痛目眩,耳鸣目赤,心烦易怒,口苦咽干,舌红,脉弦数。

治法:清肝泻火,凉血止血。

方药:龙胆泻肝汤加减。

龙胆草　栀子　黄芩　白芍　牡丹皮　泽泻　甘草　白茅根　小蓟　藕节　槐花　牛膝

方中龙胆草泻肝胆实火,利肝经湿热;栀子、黄芩、牡丹皮、泽泻清肝泻火;白芍养血滋阴,使邪去而阴血不伤;白茅根、小蓟、藕节、槐花凉血止血;牛膝引血下行;甘草调和诸药,护胃安中。全方共奏清肝泻火、凉血止血之功。

4.气虚不摄证

脾统血,脾气虚,统摄无权,血溢清窍而鼻衄。

主要证候:鼻衄,或肌衄,神疲乏力,面色无华,头晕心悸,夜寐不安,舌淡红,脉虚弱。

治法:健脾益气,补血止血。

方药:黑归脾汤加减。

党参　黄芪　白术　茯苓　甘草　炒酸枣仁　熟地黄　远志　龙眼肉　阿胶　仙鹤草　茜草　白芍

方中党参、黄芪补气健脾;熟地黄、龙眼肉、白芍养血和营;白术、甘草健脾理气,使补而不滞;茯苓、炒酸枣仁、远志养血安神;阿胶、仙鹤草、茜草止血;甘草和胃健脾。全方共奏健脾益气、补血止血之功。

(二)咳血

肺为娇脏,燥热伤肺,肝火犯肺或阴虚肺热,灼伤肺络发生咳血。

1.燥热伤肺证

燥热伤肺,肺络受损而咳血。

主要证候:咳嗽,痰中带血,口干鼻燥,或头痛身热,舌红少津,苔薄黄,脉浮数。

治法:清热润肺,宁络止血。

方药:桑杏汤加味。

桑叶 淡豆豉 炒杏仁 浙贝母 沙参 山栀 梨皮 白茅根 芦根 菊花 连翘 甘草 麦冬 黄芩 川贝母 藕节

方中桑叶、淡豆豉、菊花、连翘、山栀、黄芩清宣肺热,透邪外出;炒杏仁宣利肺气,润肺止血;浙贝母、川贝母清化热痰;沙参、白茅根、芦根、麦冬养阴生津,宁络止咳止血;梨皮清热润燥;甘草调和诸药。全方共奏清热润肺、宁络止血之功。

2.肝火犯肺证

木火刑金,肺络受伤而咳血。

主要证候:咳嗽,痰中带血,胸胁胀痛,烦躁易怒,月经先后不定期,经前乳房胀痛,或逆经,口苦咽干,舌红,苔薄黄,脉弦数。

治法:清肝泻火,凉血止血。

方药:丹栀逍遥散合黛蛤散加减。

柴胡 栀子 牡丹皮 白芍 茯苓 甘草 郁金 薄荷 桑白皮 地骨皮 阿胶 白茅根 藕节 青黛 桑叶 蛤粉

方中牡丹皮、栀子、郁金、青黛清肝泻火凉血;柴胡疏肝解郁;白芍养血柔肝;薄荷、桑白皮、地骨皮、桑叶、蛤粉清泄肺热;

阿胶、白茅根、藕节凉血止血；茯苓、甘草健脾和中。全方共奏清肝泻火、凉血止血之功。

3.阴虚肺热证

虚火灼肺，损伤肺络而咳血。

主要证候：咳嗽痰少，痰中带血，血色鲜红，或逆经，口干咽燥，颧红，潮热盗汗，舌红少苔，脉细数。

治法：滋阴润肺，宁络止血。

方药：百合固金汤合泻白散加减。

百合　生地黄　熟地黄　麦冬　川贝母　白芍　甘草　玄参　桔梗　白及　阿胶　藕节　地骨皮　桑白皮　三七　白茅根

方中百合、生地黄、熟地黄、麦冬、玄参滋阴清热，养阴生津；白芍柔润养血；桔梗载药上行；川贝母清热润肺止咳；白及、阿胶、藕节、三七、白茅根止血；地骨皮、桑白皮清退虚热凉血；甘草调和诸药。全方共奏滋阴润肺、宁络止血之功。

（三）吐血

吐血主要病变在胃。胃为水谷之海，多气多血之腑。饮食不节，或肝气犯胃，或劳伤脾胃，致胃络受伤而发生吐血。

1.积滞伤胃证

“饮食自倍，肠胃乃伤”，饮食不节，暴饮暴食，食滞内阻，胃络受伤而吐血。

主要证候：胃脘胀满，疼痛，嗳腐吞酸，吐血色红，夹有宿食，大便不爽，舌红苔厚腻，脉滑。

治法：消食导滞，和胃止血。

方药：保和丸加减。

焦山楂　神曲　陈皮　半夏　茯苓　莱菔子　连翘　谷芽

麦芽 鸡内金 茜草 乌贼骨 炒大黄 三七 甘草

方中焦山楂、神曲、莱菔子、谷芽、麦芽、鸡内金消食导滞,健胃除胀;陈皮、半夏理气化湿,和胃止呕;茯苓健脾和中;连翘散结以助消积,又清解食积所生之热;茜草、乌贼骨、炒大黄、三七止血;甘草调和诸药。全方共奏消食导滞、和胃止血之功。

2.胃脘积热证

嗜食辛辣或炙煿之品,燥热蕴积,热伤胃络而吐血。

主要证候:脘腹胀满,疼痛,吐血色红或紫黯,或夹食物残渣,口臭便秘,月经先期、量多,舌红苔黄腻,脉滑数。

治法:清胃泻火,化瘀止血。

方药:泻心汤合十灰散加减。

黄芩 黄连 大黄 小蓟 侧柏叶 茜草根 栀子 牡丹皮 棕榈皮 荷叶 炒蒲黄 乌贼骨 仙鹤草 甘草

方中黄芩、黄连、大黄苦寒泻火;小蓟、侧柏叶、茜草根、荷叶清热凉血止血;棕榈皮、乌贼骨、仙鹤草收敛止血;炒蒲黄化瘀止血;栀子、牡丹皮清热凉血;甘草调和诸药。全方共奏清胃泻火、化瘀止血之功。

3.肝火犯胃证

暴怒伤肝,肝火犯胃,灼伤胃络而吐血。

主要证候:吐血色红带紫,口苦胁胀痛,烦躁易怒,寐少梦多,月经色黯量多,经前乳房胀痛,舌质红绛,脉弦数。

治法:清肝泻火,凉血止血。

方药:龙胆泻肝汤加减。

黄芩 龙胆草 栀子炭 柴胡 牡丹皮 生地黄炭 白芍 茜草根 三七 藕节 甘草 侧柏叶

方中黄芩、龙胆草、牡丹皮清肝泻火;柴胡疏肝解郁;白芍柔肝缓急；栀子炭、生地黄炭、茜草根、藕节、侧柏叶凉血止血；三七化瘀止血；甘草调和诸药。全方共奏清肝泻火、凉血止血之功。

4.脾胃虚弱证

劳累过度或饮食不节，饥饱不调，损伤脾胃，脾不统血，血行无主，溢于脉外而吐血。

主要证候：胃痛隐隐，时痛时止，遇劳加重，吐血色淡红，大便溏色黑，面色㿠白，神疲气短，头昏怯寒，舌淡苔薄白，脉虚弱。

治法：健脾益气，养血止血。

方药：补中益气汤加减。

人参　黄芪　白术　甘草　陈皮　升麻　柴胡　灶心土　炮姜　白及　三七　仙鹤草

方中人参、黄芪、白术、甘草健脾益气；陈皮理气健脾；升麻、柴胡引药至脾胃经；灶心土、炮姜温经止血；白及、仙鹤草收敛止血；三七化瘀止血。全方共奏健脾益气、养血止血之功。

(四)便血

1.近血证

主要证候：排便时先有便血，色红黏稠，或腹痛，肛门灼热坠痛，大便不畅或干燥，口苦，舌红苔黄燥或黄腻，脉数。

治法：清热凉血止血。

方药：槐角丸合地榆散加减。

地榆　茜草　槐角　栀子　黄连　黄芩　防风　枳壳　大黄炭　黄柏　甘草

方中地榆、茜草、槐角、大黄炭凉血止血；栀子、黄连、黄芩、黄柏清热燥湿，泻火解毒；防风、枳壳疏风理气；甘草调和诸药。全方共奏清热凉血止血之功。

2.远血证

主要证候:先便后血,血紫黯,或大便色黯,腹部隐痛,面色萎黄,心悸少寐,神疲乏力,舌淡,脉细。

治法:益气健脾摄血。

方药:归脾汤合黄土汤加减。

党参　白术　茯苓　甘草　黄芪　酸枣仁　远志　龙眼肉　熟地黄　阿胶　黄芩　白及　灶心土

方中灶心土温中止血;党参、白术、茯苓、甘草、黄芪健脾益气摄血;酸枣仁、远志宁心安神;龙眼肉、熟地黄、阿胶养血止血;黄芩苦寒坚阴,起反佐作用;白及收敛止血。全方共奏益气健脾、摄血止血之功。

(五)尿血

尿血时小便中混有血液,甚至有血块的病证。

尿血的病因病机颇为复杂,常见的实证有热迫膀胱,心火内盛;虚证有阴虚火旺,脾肾不固。

1.热迫膀胱证

《灵枢》曰:"热病七八日,脉微小,病者溲血。"热结膀胱,膀胱血络受伤而致尿血。

主要证候:发热恶寒,头痛身痛,口渴喜饮,小腹胀,腰酸痛,小便带血,色鲜红,舌红苔黄,脉数。

治法:清热利湿,凉血止血。

方药:八正散加减。

车前子　萹蓄　甘草梢　栀子　滑石　白茅根　柴胡　竹叶　金银花　连翘　生地黄　茜草　小蓟　侧柏叶　知母　黄柏　荆芥

方中滑石清热渗湿,利水通淋;车前子、萹蓄清热利水通淋;

栀子、柴胡、竹叶、金银花、连翘、生地黄清热凉血；知母、黄柏清热泻火；白茅根、茜草、小蓟、侧柏叶凉血止血；荆芥祛风理血；甘草梢泻火解毒，利尿通淋。全方共奏清热利湿、凉血止血之功。

2.心火内盛证

《诸病源候论·小便血候》曰："心主于血，与小肠合，若心象有热，结于小肠，故小便血也。"《类证治裁·溺血》亦说："小肠火盛，血渗膀胱。"心火移于小肠，膀胱脉络受伤而尿血。

主要证候：小便热赤，尿中带血，色鲜红，心烦，夜寐不安，口渴口苦，面赤，口舌生疮，舌尖红，脉数。

治法：清心泻火，凉血止血。

方药：导赤散加减。

生地黄　木通　竹叶　甘草梢　栀子　藕节　白茅根　麦冬　黄连　菖蒲　小蓟　旱莲草　黄柏　知母

方中生地黄、麦冬、旱莲草凉血滋阴；木通上清心经之火，下导小肠之热；竹叶清心除烦，淡渗利窍，导心火下行；黄连、黄柏、知母清热泻火；菖蒲宁心安神；栀子、藕节、白茅根、小蓟清热凉血止血；甘草梢清热解毒，尚可直达茎中而止痛，并能调和诸药。全方共奏清心泻火、凉血止血之效。

3.阴虚火旺证

阴虚内热，热灼肾及膀胱血络而尿血。

主要证候：小便色赤带血，头昏目眩，口渴欲饮，耳鸣心悸，腰膝酸软，舌质红，少苔，脉细数。

治法：滋阴清热，凉血止血。

方药：知柏地黄汤加减。

知母　黄柏　生地黄　山萸肉　牡丹皮　茯苓　泽泻　旱莲草　女贞子　小蓟　阿胶　甘草

方中生地黄、山萸肉、女贞子滋补肾阴；牡丹皮清热凉血；茯苓健脾益气；泽泻泄热利水；知母、黄柏滋阴降火；旱莲草、小蓟凉血止血；阿胶养血止血；甘草调和诸药。全方共奏滋阴清热、凉血止血之功。

4.脾肾不固证

脾肾气虚，固摄无权，封藏失职，血液妄行导致尿血。

主要证候：久病尿血，血色淡红，面色皖白，精神困顿，体倦食少，头晕目眩，心悸耳鸣，腰膝酸软，或见皮肤紫斑，便血，舌质淡，脉细弱。

治法：健脾补肾，益气摄血。

方药：归脾汤加减。

党参　白术　茯苓　甘草　黄芪　炒酸枣仁　龙眼肉　远志　阿胶　熟地黄　仙鹤草　山萸肉　山药　茜草　炒蒲黄

方中党参、白术、茯苓、黄芪健脾益气；炒酸枣仁、远志、龙眼肉养血安神；熟地黄、山萸肉、山药滋阴补肾；仙鹤草收敛止血；阿胶养血止血；茜草、炒蒲黄化瘀止血；甘草调和诸药。全方共奏健脾补肾、益气摄血之功。

（六）肌衄

1.血热受风证

风热壅络，迫血妄行，血溢肌腠而生肌衄。

主要证候：皮肤出现紫红色瘀点、瘀斑，四肢多见，下肢尤重，紫斑大小不等，形状不一，甚而融合成片。恶风发热，口渴，便秘，尿黄，或踝部浮肿，伴有鼻衄，吐血，尿血，便血，月经深红量多，或腹痛，舌红苔薄黄，脉浮数。

治法：疏风清热，凉血化斑。

方药：清营汤加味。

金银花　连翘　竹叶　菊花　牛蒡子　薄荷　水牛角(代犀角)　生地黄　玄参　麦冬　黄连　丹参　紫草　牡丹皮　茜草根　甘草

方用水牛角清解营分之热毒;生地黄凉血滋阴;麦冬清热养阴生津;玄参滋阴降火解毒;金银花、连翘、竹叶、牛蒡子、薄荷清热解毒,轻清透泄,使营分热邪有外达之机;黄连清心解毒;丹参、紫草、牡丹皮清热凉血,活血散瘀;茜草根凉血止血;甘草调和诸药。全方共奏疏风清热、凉血化斑之功。

2.阴虚火旺证

阴虚火旺,热灼血脉,血溢肌腠,发为肌衄。

主要证候:皮肤瘀点瘀斑,色红或紫红,时轻时重,或有鼻衄,齿衄,月经色红量多,或伴颧红盗汗,五心烦热,舌红苔少,脉细数。

治法:滋阴降火,凉血止血。

方药:茜根散合玉女煎加减。

茜草根　黄芩　阿胶　侧柏叶　生地黄　甘草　知母　牡丹皮　麦冬　玄参　牛膝　紫草

方中茜草根、黄芩、侧柏叶、紫草清热凉血止血;知母、牡丹皮清热泻火;阿胶、生地黄、麦冬、玄参滋阴养血止血;牛膝引血下行;甘草调和药性。全方共奏滋阴降火、凉血止血之功。

3.脾不统血证

脾主统血,脾气虚,统摄无权,血溢肌腠,发为肌衄。

主要证候:紫斑色紫黯淡,时起时消,反复发作,头晕目眩,心悸气短,神疲乏力,食欲不振,面色㿠白,舌淡苔白,脉弱。

治法:健脾益气,养血摄血。

方药:归脾汤加味。

人参　白术　茯苓　甘草　当归　黄芪　炒酸枣仁　远志　龙眼肉　木香　生姜　大枣　棕榈炭　茜草根　仙鹤草

方中人参、白术、茯苓、黄芪健脾益气；当归、炒酸枣仁、远志、龙眼肉养血补心；木香理气醒脾；生姜、大枣调和脾胃；棕榈炭、茜草根、仙鹤草止血；甘草调和诸药。全方共奏健脾益气、养血摄血之功。

总之，血证外感易治，内伤难愈，新病易治，久病难疗。

出血日久，或有瘀血，量其虚实，酌情少佐散瘀之品，以期新血归经。

七、冲任学说及其在妇科临床上的应用

“冲为血海，任主胞胎”，冲任二脉与妇女经、孕乃至产、乳、带下均有极其密切的关系。经、孕是妇女主要的特殊生理，也是生殖系统的重要功能，故冲任二脉损伤是妇科疾病的重要病机。

（一）冲任的生理功能

1.主月经

月经的产生，是肾气、天癸、冲任、脏腑、气血协同作用于子宫，使之定期藏泻的生理现象。《素问·上古天真论》曰：“女子……二七而天癸至，任脉通，太冲脉盛，月事以时下。”其中冲任的通盛是月经按时来潮的关键。同时，月经量、色、质的变化亦决定于冲任的通盛与否。故薛立斋在《女科摘要》中说：“夫经水，阴血也，属冲任二脉主。”

2.主胎孕

育龄妇女任通，冲盛，月经正常，男女媾精，方能妊娠，故王冰在注释《内经》时云：“……冲为血海，任主胞胎，两者相资，故能有子。”反之，冲任不足或损伤则不能怀孕，《景岳全书·妇人

规》云:“……冲任不充则胎孕不受。”《医宗金鉴·妇科心法要诀》亦云:“不子之故伤冲任。”同时胎儿的生长发育及安固,亦决定于冲任的充盛与否,如《医宗金鉴·妇科心法要诀》曰:“孕妇气血充足,形体壮实,则胎气安固。若冲任二经虚损,则胎不成实。”《济阴纲目》亦云:“……妇人冲任气虚,不能滋养于胎,胎气不固。”《十四经发挥》中还说:“任之为言妊也……为妇人生养之本。”

3.主乳汁

乳汁由气血所化,源于冲任。气血充沛,冲任旺盛,乳汁自足。《妇人大全良方》曰:“妇人乳汁,乃气血所化……盖乳汁资于冲任。”《景岳全书·妇人规》亦曰:“妇人乳汁,乃冲任气血所化。”

4.主带下

健康女子,阴道内常有少量白色、透明、无臭无味的液体以润泽阴户,此即所谓生理性带下。正如《沈氏女科辑要笺正》引王孟英按语说:“带下,女子生而即有,津津常润,本非病也。”通常在发育成熟期,月经期前后或妊娠期可相应增多,乃为常见的生理现象。带下是阴津的一部分,由津液所化生,它与脾的运化,肾的温煦有密切关系。任脉为阴脉之海,总司一身之阴液。《灵枢·逆顺肥瘦》曰:“夫冲脉者,五脏六腑之海也……其下者,并于少阴之经,渗三阴。”带脉约束诸经之精血、津液。因此,五脏功能正常,脾气健运,肾气旺盛,冲任充盛,带脉得固,津液才能敷布于胞,润泽于阴户,使其津津常润。否则,冲任损伤,带脉失固,而带下量多;阴血虚少,冲任不充,而无带,阴户干涩无津,则属病理。

5.主温煦滋养

《内经》称冲脉为“十二经之海”,它既受先天肾气的支持,又受后天水谷精气的滋养,故先后天之气,皆汇于冲脉,冲脉既能调节十二经之经气,又能资助十二经的活动。《灵枢·逆顺肥瘦》曰:“夫冲脉者,五脏六腑之海也……其上者出于颃颡,渗诸阳,灌诸经……其下者,并于少阴之经,渗三阴……渗诸络而温肌肉。”

任脉,主一身之阴经,为阴脉之海。凡精、血、津、液均属任脉所司,任有任养之义,为妇女特殊生理的任养之本。

由此可见,冲任之脉,具有调养、滋润、温煦十二经的作用。

6.主统摄、调节

肝藏血,冲脉附于肝;脾统血,脾与胃相表里,冲脉隶于阳明;肾主蛰藏,主五液,冲任之本在肾,冲任与肝、脾、肾经脉相连,故气血、津液的统摄、调节、运行由冲脉所司。《内经》曰冲脉为“十二经之海”,罗元恺《中医妇科学》曰:“先后天之气皆汇于冲脉……冲脉又能调节十二经之经气,以资助十二经之活动。”任有担任之义,罗元恺又曰:“凡精血津液均属任脉所司。”

(二)冲任病的病因及其病机变化

1.冲任不固

由于素体虚弱,饮食不节,劳逸过度,思虑过多,使脾虚气陷,统摄无权;肾气未充,肾气渐衰或房劳多产,使肾气不固,启闭失司等,从而导致冲任不固,如宋《坤元是宝》曰“冲任虚衰,气不能固也”,以致出现月经先期,月经过多,经期延长,崩漏,带下病,胎漏,胎动不安,堕胎小产,滑胎,产后恶露不绝,乳汁自出,乳泣以及阴挺、阴吹等。

2.冲任不充

由于体质素弱，久病失血，产多乳众而血虚，或阳气素虚，病久伤阳，房劳过度而阳虚；或素体阴虚，病久伤阴，情志过极，房劳不节而阴虚；或脾胃素弱而化源不足。总之，营血亏虚，经脉失养，或阳虚失煦，生化不足，或阴津暗耗，水亏血少，或肝肾脾精血不足，以致冲任不充。如《景岳全书·妇人规》曰："妇人多脾胃病者有之，仓廪薄，则化源亏，而冲任穷也。"又曰："枯竭者，因冲任之亏败，源断其流也。"从而出现月经后期，月经过少，闭经，经行头晕，妊娠腹痛，胎动不安，堕胎小产，滑胎，胎萎不长，缺乳，不孕，阴道干涩无津等。

3.冲任阻滞

《中医妇科学·闭经》一节中曰："气滞血瘀相因为患，冲任瘀滞，胞脉阻隔，故经水不利。"又曰："痰湿阻滞，气血不畅，冲任壅塞，故月经停闭。"在"不孕症"一节中曰："瘀血阻滞胞宫冲任，而不能成孕。"痰湿阻滞冲任、胞宫，故不能摄精成孕。《医宗金鉴·妇科心法要诀》曰："不子之故伤冲任……或因积血胞寒热。"总之，因经期感寒伤冷，产后过服寒凉，而致寒凝血瘀，运行不畅；抑郁伤肝，而致疏泄不及，气郁血瘀；脾虚不运，过食肥甘，素体肥胖，而致聚湿生痰，痰湿壅滞，以至于冲任阻滞，进而出现月经后期，月经过少，经期延长，痛经，闭经，崩漏，经行头痛、眩晕，不孕，妊娠腹痛，产后恶露不绝，缺乳，乳癖等。

4.冲任失调

因体质素弱，肾气不盛，初潮之年肾气未充，久病，房劳损伤肾气；绝经之年肾气渐衰，或郁怒伤肝，或劳倦思虑过度，饮食失节，损伤脾气，以致肾气亏虚，藏泄失司；肝气失调，疏泄失常；脾气虚弱，生化统摄失职，从而使冲任功能失调，出现月经先后不定期,崩中漏下,异位妊娠,经前乳胀及精神异常,经行前后诸证等。

如《中医妇科学·月经先后不定期》一节中说:“月经先后不定期……其病因病机主要为肝郁、肾虚、脾虚等导致气血失调,冲任功能紊乱,使血海蓄溢失常,因而月经周期紊乱。”

5.冲任伏热

因素体阳盛,过食辛热,肝郁化火,外感热邪,致热搏于血;素体阴虚,热病伤阴,高热伤津,情志内伤,致阴虚生内热。实热或者虚热,伏于冲任,而引起月经先期,月经过多,崩漏,经行发热,经行吐衄,经行口糜,带下臭秽,不孕,胎漏,胎动不安,堕胎小产,产后发热,产后恶露不绝,乳衄,乳痈,阴肿,阴疮等。如《伤寒明理论·热入血室》曰“冲之得热,血必妄行”;《傅青主女科·血崩》篇曰“冲脉太热而血即淋,血崩之为病,正冲脉之太热也”;《女科经纶·嗣育门》引朱丹溪语“妇人久无子者,冲任脉中伏热也”;又《中医妇科学·堕胎小产》一节曰“热伏冲任,损伤胎元”。

6.冲任虚寒

素体阳虚,或久病伤阳,或感寒饮冷,寒客胞宫,伤及冲任,或肝肾阳气禀赋不足,或房劳多产伤及阳气,冲任失于温煦,从而使冲任虚寒,以致出现月经后期,痛经,闭经,崩漏,妊娠腹痛,胎动不安,堕胎小产,胎萎不长,带下量多,阴中寒冷,性欲下降,宫寒不孕等。如《圣济总录·妇人无子》中云:“所以无子者,冲任不足,肾气虚寒故也。”

7.冲气上逆

由郁怒伤肝,肝郁化火,移热于冲,或过食辛燥,胃火炽盛,胃热夹冲气上逆,或肺肾阴虚,“阴虚于下,阳反上冲”(《沈氏女科辑要笺正》)。冲气夹热上逆,从而冲气上逆,出现经行头痛,经行吐衄,经行眩晕,经行情志异常,恶阻等。如《女科经纶》曰"妊娠呕吐,属肝夹冲脉之火冲上",又《血证论》曰"血之归宿,在于血海,冲为血海,其脉上隶于阳明,未有冲气不逆上而血逆上者也"。

(三)冲任与肝脾肾的关系

人体是一个统一的整体,脏腑、气血、经络彼此之间,生理上相互资生,相互联系,病理上相互影响。同时局部病变可影响到整体,整体病变也可突出显现于局部。

妇人以血为主,经、孕、产、乳是妇女的生理特点,肝藏血,脾统血,肾生髓,髓生血,又主藏精,主生殖,而"冲为血海,任主胞胎",因此,妇科与肝、脾、肾以及冲任二脉有着密切关系。肝藏血,冲脉附于肝,肝司血海,"冲为血海";足阳明胃经与冲脉会于气冲,故"冲脉隶于阳明";"冲任二脉皆起于胞中""胞络者系于肾",故"肾为冲任之本",所以,冲任二脉与肝、脾(胃)、肾不仅在生理上相互联系,而且在病理上也相互影响,两者关系格外密切。

(四)妇科冲任病证治举隅

1.痛经

张某,女,36岁,农妇,1983年10月17日初诊。

因经期被雨淋,得痛经病1年余,每逢经来,即小腹拘急冷痛,喜温喜按,痛至冷汗淋漓,手足厥寒。经行后期,经来量少色黯淡,伴腰膝酸软,小便清长,舌淡,苔白润,脉沉细。

辨证:冲任虚寒,胞脉凝滞。

治法:温冲暖宫,调经止痛。

方药:吴茱萸6g,党参15g,桂枝10g,当归20g,川芎10g,赤芍12g,牡丹皮12g,山楂15g,甘草6g,小茴香10g,炒桃仁10g,乌药10g。水煎服,日1剂。

自经前1周,服至经净,连服3个月经周期,共32剂告愈。

2.血崩

侯某,女,23岁,教师,1987年3月12日初诊。

患者月经先期,时一月两至。于2天前阴道突然大量下血,用西药止血,血稍止复来,量较多,色深红,夹血块,小腹痛,烦躁口渴,舌红,苔薄黄,脉滑数。

辨证:热扰血海,冲任失约。

治法:凉血固冲,佐以固经。

方药:生地黄30g,地骨皮12g,黄芩12g,地榆30g,栀子10g,阿胶15g(烊化),龟甲15g,党参30g,白芍12g,牡丹皮12g,当归12g,香附12g,甘草6g。水煎服,日1剂。

二诊:服1剂后,流血明显减少,但尚淋漓,无血块,腹已不痛,原方去牡丹皮、当归、香附,加生牡蛎30g,棕榈炭12g,炒杜仲12g,3剂。

三诊:血已止,继进8剂,后以六味地黄丸善后。随访1年,月经正常。

3.不孕

孟某,女,31岁,农妇,1981年11月6日初诊。

婚后7年未孕,夫妇常为之口角,月经18岁初潮,2～3/28天,经来量少,色紫黑有小血块,腰膝酸软,头晕耳鸣,两目干涩,手足心热,足跟痛,面色晦暗,牙齿松浮,形体消瘦,舌淡紫少津,脉细数。妇科检查示子宫发育不良。

辨证:肾阴不足,冲任失滋。

治法:滋肾阴,补冲任。

方药:熟地黄 15g,山药 15g,茯苓 12g,牡丹皮 12g,山萸肉 10g,枸杞子 12g,菟丝子 30g,桑寄生 15g,女贞子 12g,当归 12g,白芍 12g,党参 15g,盐知母 6g,盐黄柏 6g,甘草 6g。水煎服,日 1 剂。

二诊:上方服 6 剂,诸症略瘥,但胃纳不佳,原方去盐知母、盐黄柏加砂仁 6g,继进 9 剂。

12 月 17 日再诊:精神转佳,腰膝轻劲有力,面色略转红润,月经正常,按上方略事进退,又进 9 剂,诸症悉除,随即重身,足月顺产一男婴。

4.胎漏

邱某,女,38 岁,农妇,1985 年 8 月 16 日初诊。

患者少则 3 个月,多则 5 个月,连续滑胎 6 次,今孕百日,阴道少量流血,腰酸腹坠微痛,经常头晕耳鸣,小便清频,倦怠乏力,面色㿠白,舌淡,苔薄白,脉沉滑尺弱。

辨证:肾虚,冲任不固。

治法:固冲任,安胎元。

方药:熟地黄 30g,菟丝子 30g,桑寄生 12g,川续断 12g,阿胶 15g(烊化),杜仲炭 12g,人参 10g,白术 12g,甘草 6g,黄芩 12g。水煎服,日 1 剂。

二诊:上方服 3 剂血止,但仍腰酸腹痛,头晕耳鸣,原方加当归身 12g,白芍 12g,杞果 15g,山药 30g,服 9 剂,诸症减轻。后按上方略事加减,每月进 3～6 剂,并嘱其切戒登高举重及房事,至足月顺产一女婴。

5.产后腹痛

杨某,女,26 岁,农妇,1983 年 11 月 7 日初诊。

产妇素体较弱,分娩时失血较多,其后恶露不断,量少色淡,现近弥月,小腹隐痛不休,喜温喜按,伴头晕心悸,大便干结,舌淡,苔薄,脉虚弱。

辨证:冲任亏虚,胞脉失养。

治法:补益冲任。

方药:当归 15g,川芎 10g,酒白芍 15g,熟地黄 15g,肉桂 6g,阿胶 15g(烊化),党参 15g,生姜 10g,大枣 6 枚(擘)。水煎服,日 1 剂。

二诊:上方服 3 剂腹痛缓解,继进 5 剂腹痛消,恶露止。继以当归生姜羊肉汤调理而愈。

6.带下病

周某,女,39 岁,干部,1987 年 11 月 4 日初诊。

患者素患月经不调,近半年来白带增多,绵绵不断,质稀薄,无秽臭,面色不华,神疲肢倦,腰部冷痛,大便稀薄,小便清长,舌淡,苔薄白,脉沉细而弱。

辨证:脾肾两虚,冲任不固。

治法:固冲任,止带下。

方药:熟地黄 15g,山药 15g,茯苓 12g,山萸肉 10g,炒杜仲 12g,菟丝子 15g,当归 12g,芡实 15g,薏苡仁 30g,生龙骨 30g,生牡蛎 30g,黄芪 15g,党参 15g,白术 12g,炙甘草 6g。水煎服,日 1 剂。

二诊:上方服 6 剂,带下减少,二便自调,脉象略旺,但虚象尚在。仍宜温补冲任,上方去龙骨、牡蛎、芡实、薏苡仁,加枸杞子 12g,川芎 10g,白芍 15g,继进 12 剂。

三诊:带下已止,月经正常,以乌鸡白凤丸善其后。

(五)结束语

总之,冲任二脉在妇科中起着特殊的重要作用。不论感受寒、热、湿邪或生活所伤，内伤七情，瘀血、痰涎壅阻，或体质因素等原因，或脏腑功能失常，血气失调，直接地或间接地损伤冲任，使胞宫、胞脉、胞络发生病理变化，从而出现经、带、胎产、杂病等妇产科疾病。

简言之，病因必须影响到冲任二脉才发病。所以徐灵胎在《医学源流论》中说："冲任二脉皆起于胞中，上循背里，为经络之海，此皆血之所从生，而胎之所由系，明于冲任之故，则本原洞悉，而后其所生之病，千条万绪，可以知其所从起。"又在《临证指南医案·调经》最后批语云："经带之疾，全属冲任。"《校注妇人良方·博济方论》亦曰："妇人病有三十六种，皆由冲任劳损而致。"

尽管临床上因肝肾为冲任之本，"冲为血海"，与肝经关系密切；"任主胞胎"，与肾经直接有关，而以滋补肝肾以体现调养冲任，但绝不可因重视调补肝肾而忽视或代替调补冲任。明乎此，对妇科生理、病理的认识思过半矣。

八、胞脉失养是痛经的根本病机

痛经一证，主症为小腹痛。痛经分虚实两类，虚则有气血虚弱、肝肾亏虚；实则有气滞血瘀、寒湿凝滞、湿热瘀阻等。虚者乃胞脉失于濡养，为不荣而痛；实者乃胞脉瘀阻，为不通而痛。

血虚不荣而痛自不必说，不通为何而经痛？余以为瘀血不祛，新血不生，胞脉冲任失于新血之濡养而绌急故经痛。胞脉失养，不荣而痛，是痛经的根本病机。

妇人以血为主，血以温和为贵，血温则通，血和则畅。治疗痛经以使血温和为要务。因此，治疗实证不通之痛经，用药祛寒不可过烈，化瘀不可过峻，祛湿不可过燥，清热不可过凉，以致中和为度。

九、论“甘温除大热”

“甘温除大热”一论,肇自李东垣先生。东垣在《内外伤辨惑论·饮食劳倦论》曰:“苟饮食失节,寒温不适,则脾胃乃伤;喜怒忧恐,劳疫过度,而损耗元气。既脾胃虚衰,元气不足,而心火独盛。心火者,阴火也……火与元气不能两立,一胜则一负。脾胃气虚,则下流于肾,阴火得以乘其土位。故脾胃之证,始得之则气高而喘,身热而烦。”又曰:“惟当以甘温之剂,补其中,升其阳,甘寒以泻其火则愈……盖温能除大热。”

后世医家对其大热一证,有谓气虚发热者,有谓血虚发热者,甚至有谓阳虚发热者。迄今争论不休,莫衷一是。余以为此乃阴虚发热。《素问·经脉别论》曰:“饮入于胃,游溢精气,上输于脾,脾气散精,上归于肺……水精四布,五经并行。”“今脾病不能为胃行其津液”,精与津液属阴,而阴虚则阳气相对偏盛,阴不敛阳,营卫失谐,阳气外浮而致发热。

或曰,此热既然源于阴虚发热,何不径用滋阴清热之剂治之?今反用健脾益气甘温之补中益气汤而治之?余曰此证阴虚是标,脾虚是本,“治病必求于本”。只有健脾益气,使脾胃之气盛,脾盛则得以为胃行其津液,散精于五经,俾阴阳平衡,阳为阴敛,营卫和谐,热乃自除。

补中益气汤君以人参、白术、甘草健脾益气以治本;臣以黄芪、当归益气补血;佐以陈皮理其气;使以升麻、柴胡升提中气兼清热以治其标,甘温之剂以除大热。

同理用当归补血汤治疗产后血虚发热、自汗证。产后失血过多,阴血虚阳气相对偏盛,阴不敛阳,阳气浮于外而发热。方中重用黄芪大补脾肺之气，以滋生血之源；配以当归养血以和营，则阳生阴长，气旺血生，阴平阳秘，其热自退。

以上两者，有异曲同工之妙。

余陈管见浅陋，敬请明哲正焉。

十、失笑散加味治疗崩漏的体会

《太平惠民和剂局方》中的失笑散是一首活血祛瘀，散结止痛的著名方剂。笔者通过长期的临床实践，注意到失笑散除有良好的活血化瘀作用外，尚有显著的化瘀止血的作用。因此，我们运用该方加味治疗妇女崩漏证，尤其是久漏淋漓不止者，常常取得意想不到的止血效果。

案例：王某，女，43岁，工人，1995年5月17日初诊。

阴道不规则流血3月余，屡经益气止血补血药治疗罔效。以往月经7～10/27～32天。今患者面部虚浮，面色暗滞，神疲腰酸，阴道流血时多时少，淋漓不净，色淡红，夹有紫黑小血块，小腹微痛，大便稍溏，小便清长，舌体略胖，色暗，苔薄白，脉细涩。B超示：子宫体略饱满，内膜厚0.9cm，节育环位置正常，两侧附件未见异常。

辨证：气虚血瘀。

治法：化瘀止血，益气固本。

方药：失笑散加味。

炒五灵脂12g（包煎），炒蒲黄15g（包煎），党参15g，黄芪15g，白术12g，炙甘草6g，茜草根15g，乌贼骨15g。水煎服，日1剂。

上方服3剂血止，继服3剂，唯腰酸不减，余无不适，原方去茜草根、乌贼骨，加川续断15g，炒杜仲12g，菟丝子30g，桑寄生

15g,服6剂告愈。随访半年,月经正常。

体会:笔者认为:失笑散中起止血作用的,不仅在于炒蒲黄,而更主要的是炒五灵脂。对于五灵脂的止血作用,《本草衍义补遗》曰“能行血止血”,《本草蒙筌》曰“行血宜生,止血须炒”,《中药大辞典》亦曰“炒用止血,治妇人血崩”。五灵脂、蒲黄二药炒用为伍,相得益彰,全方共奏化瘀止血之效。同时认为,不论何种崩漏,在出血的同时,都程度不同地兼有瘀血,如果不注重病因和瘀血,而一味塞流,结果常常是愈塞愈流,或塞而暂止,再流更甚。所以我们运用失笑散治疗崩漏,酌加澄源之药,每获血止不留瘀的良好效果。

失笑散治崩漏效若桴鼓,屡验不爽,诚不失其“欣然失笑”之美称。

十一、恶露不绝治法小议

何谓恶露?《中医妇科学》(高等中医院校教学参考丛书·人民卫生出版社·1988年版,以下简称《教参》),曰:“恶露:指胎儿娩出后,胞宫内遗留的余血,浊液。”并引《傅青主女科·产后编下卷·恶露》云:“恶露,即系裹儿污血。”何谓恶露不绝?《教参》曰:“产后恶露持续二十天以上仍淋漓不断者,称为恶露不绝。”这就是说,淋漓不断的是恶露,是“余血、浊液”,而不是别的。

对于恶露不绝的治疗,是止还是消,这首先要看恶露不去,蓄积在内对产妇的利害。《女科经纶·产后症》慎斋按云:“夫新产恶露,属养胎余血,杂浊浆水。如气血旺者,恶露随之而下。如气血弱者,阻碍小腹为病。上攻则为血晕闷绝,蓄瘀则为儿枕痛,心腹痛,癥瘕积聚,四肢肿满,血鼓诸证。”《诸病源候论·产后恶露不尽腹痛候》云:“蓄积在内……甚者则变成血瘕,亦令月水不通也。”《傅青主女科·产后编下卷·恶露》曰:“产时恶露随下,则腹不痛而产自安。若腹欠温,或伤冷物,以致恶露凝块,日久不散,则虚症百出。或身热骨蒸,食少羸瘦;或五心烦热,月水不行,其块在两胁,动则雷鸣,嘈杂晕眩,发热似疟,时作时止。”秦伯未先生在《中医临证备要》“产后瘀血”篇中说:“生产后,胞宫内遗留的瘀血和浆水,称作恶露,必须排出体外,否则血停成瘀,最易遗留腹痛、癥瘕等症。”由此可见,恶露不去对产妇是有百害而无一利的。即使是不绝之恶露,也是恶露,是“裹儿污血”,而不是维持人体生命的,具有濡养作用的血液。《教参》也说:“恶露以畅行为顺……遂能恶血得去,新血得生。”因此,笔者认为恶露当消,而不可止,不可补摄。

对于恶露不绝的传统治法,被认为比较全面,而备受推崇的是薛立斋,他在《校注妇人良方·产后门·产后恶漏不绝方论》按语云:“前症若肝气热而不能主血,用六味地黄丸。若肝气虚不能藏血,用逍遥散。若脾气虚不能摄血,用六君子汤。胃气下陷而不能统血,用补中益气汤。若脾经郁热而血不归源,用加味归脾汤。若肝经怒火而血妄行,用加味四物汤。若气血俱虚,用十全大补汤。若肝经风邪而血沸腾,用一味防风丸。”《教参》对恶露不绝治法颇为具体,其曰:“(摘要)气虚型:补气摄血,用补中益气汤加鹿角胶、艾叶炭;血热型:养阴、清热、止血,用保阴煎;血瘀型:活血、化瘀、止血,用生化汤加益母草、炒蒲黄。”以上所论病机,无非是产后失血的病机,所列治法和方药,无非是为止血、摄血而设的。笔者认为,这些宝贵的治法与方药,如果用于治疗产后子宫出血淋漓不绝,或者叫作产后血漏,那是无可非议的。正如秦伯未先生对于产后流血举其一隅说:“也有恶露已尽,因气虚不能摄血而淋漓不止……用升举大补汤。延久不止,可致成‘血崩’。”然而把这些以止血为目的的方药,用于治疗恶露不绝,这与恶露的定义(除非改变恶露的定义)是不相契合的。所以,笔者对此不敢苟同。

多年来,我们用祛瘀生新的生化汤加益母草等治疗恶露(余血、浊液)不绝取得良效。其中,兼气虚者,加黄芪;兼气机不畅者,加香附,乌药;血瘀小腹痛,拒按者,加失笑散、延胡索;兼瘀热者,加败酱草、连翘、赤芍、牡丹皮、冬瓜仁;兼寒凝者,加炒小茴香、山楂。

总之,恶露为“余血、浊液”,留之有害,所以,只有使恶露排净,或使恶露消散,祛瘀生新,促进子宫复旧的治法,庶可谓恶露不绝顺理成章的治法。

本文恐为妄议,敬请同道正之。

十二、妇人“仙药”四物汤

张璐曰:“四物为阴血受病之专剂。”

四物汤:当归、川芎、白芍、熟地黄(《太平惠民和剂局方》)。本方当归甘温补血活血,熟地黄甘平补血为主,川芎辛温理血中之气,活血行气止痛,芍药酸寒敛血养血。全方组合得体,补血而不滞血,行血而不破血,补中有散,散中有收,诚为补血调经之要方。

张子和《儒门事亲·血崩条》曰:“四物者……乃妇人之仙药也。量虚实加减,以意消息用之。”

妇人之为病,诸如月经不调,痛经,崩漏,胎动不安,胎漏,产后恶露不尽,癥瘕等皆可用四物汤加减治疗。

《医宗金鉴·妇科心法要诀·调经门》曰:“妇人血病主四

物,归芎白芍熟地黄,血瘀改以赤芍药,血热易用生地黄。表热有汗合桂草,表热无汗合麻黄,少阳寒热小柴并,阳明热合调胃汤。”又曰:“先期实热物芩连,虚热地骨皮饮丹,血多胶艾热芩术,逐瘀桃红紫块黏,血少浅淡虚不摄,当归补血归芪先。虚甚参芪圣愈补,血滞姜芩丹附延,逐瘀芎归佛手散,又名芎归效若仙。”余将过期饮、六神汤、三黄四物汤、羌桂四物汤、三和汤、荆芩四物汤、延胡四物汤、举胎四物汤、槐连四物汤、加味芩连四物汤以及七个加味四物汤等数十个四物汤加减分别用于经、孕、产、乳、杂病,可谓洋洋大观。《校注妇人良方·通用方序论》曰:“夫通用方者,盖产前产后皆可用也。或一方治诸证,不可入于专门,当通变而施治,乌可泥也。加减四物汤,治血虚月经不调,腰腹作痛,崩中漏下,半产产后,恶露内停,或去血过多而痛。”《医宗金鉴》可谓对证化裁,通常达变,灵活加减,是将通方四物汤施治于妇科疾病的典范。

余业医五十余年,熟谙《医宗金鉴·妇科心法要诀》,喜欢运用四物汤加减治疗妇科病。妇人以血为主,以血为用,血证诚多,调经为先。实践证明,四物汤及四物汤加减方治疗妇科病平和而神效。四物汤不愧为妇人之“仙药”。

十三、恶阻圣方小半夏汤

小半夏汤是《金匮要略》治疗饮邪上逆,胃失和降,呕吐,谷不得下的著名方剂。《金匮要略·呕吐哕下利病脉证治第十七》云:“诸呕吐,谷不得下者,小半夏汤主之。”该方由半夏、生姜二药组成。半夏降逆止呕,生姜温中和胃止呕,二药合用,胃和呕止,谷斯下矣。

小半夏汤是治疗“诸呕吐”之代表方,也是治疗恶阻的良方。

《备急千金要方》治恶阻呕吐,不下食方。

小半夏汤加竹茹、橘皮、茯苓,余常用此方治疗恶阻,疗效卓著。

半夏为治恶阻之主药,然半夏是妊娠禁忌药。《校注妇人良方》治恶阻方论,半夏茯苓丸方后释义说:"半夏一药,医籍大多列为妊娠禁忌药,其实,该药最能止呕安胎,若惧而不用,呕吐加剧,反而伤胎。"《女科要旨》引高鼓峰语曰:"与参术同用,不独于胎无碍,且大有健脾安胎之功。"

余也常用《金匮要略》橘皮竹茹汤加半夏治疗恶阻。

橘皮　竹茹　人参　生姜　大枣　半夏　甘草

余临床实践证明半夏止呕安胎之说不诬。

恶阻证不论虚实寒热,用小半夏汤为主适当化裁治之,均有良好疗效。小半夏汤不仅是治诸呕吐之方,亦不愧为治疗恶阻之圣剂。

十四、肝脾不调与逍遥散

逍遥散是治疗妇人肝脾不调证的奇方。

逍遥散(《太平惠民和剂局方》)

柴胡　当归　白芍　白术　茯苓　炙甘草　煨姜　薄荷

功用:疏肝解郁,健脾养血。

主治:肝郁血虚之两胁胀痛,寒热往来,头痛目眩,口燥咽干,神疲食少,月经不调,乳房胀痛,脉弦虚。

方中柴胡疏肝解郁;当归、白芍养血柔肝;白术、茯苓健脾去湿,助运化,生气血以培土荣木;炙甘草益气补中,以缓肝之急;煨姜温胃和中;薄荷少许,助柴胡散肝郁之热。诸药配伍得体,既补肝体,又助肝用,气血兼顾,肝脾并治,是调和肝脾的名方。经云：木郁则达之，遂其曲直之性，故名曰逍遥。

妇人属阴柔之体，以血为主。肝为藏血之脏，司血海，主疏泄，性喜条达而恶抑郁。肝体阴而用阳；脾为统血之脏，主运化，为气血生化之源。肝气横逆能克伐脾土，脾土亦可反侮肝木。《金匮要略》云“见肝之病，知肝传脾，当先实脾”，培土即可荣木。

妇人年届五七，家务繁多，或工作压力过大，复因经、孕、产、乳等因素，使肝郁脾虚，阴血暗耗，而致肝郁脾虚，营血不和诸证往往在所难免。

妇人肝郁血热之月经先期；肝郁之月经先后无定期；肝气郁结之经行乳房胀痛，经行头痛、两胁胀痛，经行腹痛；肝郁化火之经行发热，或寒热往来，经行吐衄；肝气郁结之经行情志异常，精神抑郁，头痛目眩，心烦易怒，胸胁胀痛，心烦失眠，口燥咽干，不思饮食，经间期出血；肝经郁热之乳汁自出；肝郁脾虚之不孕症，以上妇科肝郁脾虚，血虚，或肝郁化热等证皆可用逍遥散加减治之。

逍遥散立法周全，用药平和，在妇科病方面应用之广，效果良好，堪称治疗妇科肝脾不调诸证的奇方。

十五、心脾两虚与归脾汤

归脾汤是治疗妇人心脾两虚证的妙方。

归脾汤(《济生方》)

白术　茯神　黄芪　龙眼肉　酸枣仁　人参　木香　炙甘草　当归　远志　生姜　大枣

功用：益气补血，健脾养心。

主治:心脾两虚之心悸怔忡,健忘失眠,盗汗虚热,食少体倦,面色萎黄。脾不统血之便血、崩漏、月经不调、带下,舌淡,脉细缓。

方中人参、黄芪、白术、甘草、生姜、大枣甘温补脾益气;当归辛甘温养肝而生心血;茯神、酸枣仁、龙眼肉甘平养心安神;远志交通心肾而宁心定志;木香理气醒脾。本方为养心益脾并举,益气养血相融之良剂。

妇人以血为用,有其特殊的体质特点,如《灵枢·五音五味》云:"妇人之生,有余于气,不足于血,以其数脱血也。""气为血之帅,血为气之母。"气血是相互资生,相互依存,相对平衡的,余以为妇人有余于气,不足于血,乃因数脱而虚,气相对而有余,并非真正的气盛有余,故多出现心脾两虚,气血双亏之病证。

心藏神,主血,其用为思;脾主思,藏智,其出为意,而统血。

妇人年近七七,思虑过度,或产多乳众,劳伤心脾。脾气亏虚则体倦,食少,虚热;脾气虚统摄无权,则便血,冲任不固则崩中漏下,月经不调;脾不运湿则致带下病;心血暗耗,心失所养则惊悸,怔忡,健忘,不寐,盗汗,面色萎黄等。

妇科临床上,月经先期,月经过多,经期延长,闭经,崩漏,经行发热,绝经前后诸证,经断复来,胎漏,胎动不安,胎萎不长,产后恶露不绝,产后缺乳,乳汁自出,不孕症以及带下病等,凡属心脾两虚,伴见心悸怔忡,头晕失眠,自汗,面色㿠白,神疲乏力,气短懒言,纳呆食少,大便稀溏,脉虚缓者,皆可用归脾汤加减治之。

归脾汤在妇科临床上应用之广泛,效果之神奇,堪称治疗妇人心脾两虚证的妙剂。

十六、补中益气汤加味治疗癃闭

补中益气汤是李东垣“甘温除大热”之名方。余常用补中益气汤加味治疗癃闭,疗效颇佳。

刘某,女,72岁,农妇,1990年6月20日初诊。

患者小便不利1年余,近1个月小便闭塞,点滴不通,赖导尿维持小便。患者面色萎黄,精神疲乏,少气懒言,四肢无力,饮食无味,大便不实,小腹坠胀,时欲小便而不得出,舌淡苔白,脉虚弱无力。

辨证:中气下陷,清阳不升,浊阴不降。

治法:健脾益气,升清降浊,化气行水。

方药:补中益气汤加味。

黄芪15g,炙甘草6g,人参10g,当归10g,橘皮9g,白术12g,升麻3g,柴胡3g,桔梗6g,桂枝6g,茯苓15g。水煎服,日1剂,3剂。

服药后小便能出但量少,上方加泽泻15g,猪苓12g,6剂。药后小便通利,药已见效,守方继服12剂。小便通利如常,余症悉减。

后服补中益气丸2个月,诸症告愈。

按语:《素问·经脉别论》曰:“饮入于胃,游溢精气,上输于脾,脾气散精,上归于肺,通调水道,下输膀胱,水精四布,五经并行。”今患者脾虚中气不升,肺气虚宣降失职,肾气虚气化不利,清阳不升,浊阴不降,乃至小便癃闭不通。

方中黄芪益气补中为君;臣以人参、炙甘草、白术益气健脾,合君药以益气补中;佐以陈皮理气和胃,当归养血,更以少量升麻、柴胡助君药升提下陷之阳气,加茯苓、泽泻、猪苓健脾利水;

使以桂枝助阳化气行水，桔梗开宣肺气，通调水道，有提壶揭盖之效。全方共奏健脾益气、升清降浊、化气行水之功。俾清阳得升，浊阴得降，小便自通矣。

十七、黄土汤治疗崩漏

黄土汤是张仲景《金匮要略》中治疗便血（远血）之方。余在临床上用黄土汤治疗妇人崩漏32例，均取得良效。

宋某，女，43岁，农妇，1993年8月2日初诊。

患者以往月经7～8/32～38天。近半年阴道流血时多时少，迁延不断。近3天阴道流血较多，血色黯淡，或有小血块，面色萎黄无华，畏寒肢冷，心悸乏力，眠差，纳谷不馨，大便略溏。舌淡苔白，脉沉细无力。

辨证：中气虚寒，脾不统血。

治法：温中健脾，养血止血。

方药：黄土汤加减。

甘草6g，生地黄15g，白术15g，附子9g（炮，先煎），阿胶15g（烊化），黄芩12g，灶心土120g（烧红淬水煎药）。水煎服，日1剂。

上药服3剂，阴道流血减少，时而小腹作痛。上方加香附15g，炒五灵脂10g（包煎），炒蒲黄15g（包煎），3剂。

服药后下小血块，小腹痛止，阴道流血也明显减少。但腹疼痛，全身无力，心悸失眠，初方加炒杜仲15g，续断15g，桑寄生15g，菟丝子30g，黄芪30g，党参15g，炒酸枣仁15g，龙眼肉12g，艾叶炭6g，炮姜6g，3剂。

服药后阴道流血止，余症略减，去炮姜、艾叶炭，9剂，阴道未再流血，余症悉平。继服归脾丸1个月益气补血，健脾养心，以善其后。随访1年月经正常。

按语：方中灶心土温中收涩止血为君；白术、附子、炮姜温阳健脾以复统血之权为臣；佐以生地黄、阿胶养阴止血，现以黄芩与生地黄、阿胶共同制约白术、附子过于温燥；使以甘草调中和药。全方共奏温阳健脾、养血止血之功。

患者一度小腹痛，加失笑散，香附散瘀止痛，使瘀血祛，新血以归经；久病及肾，气血两虚，加炒杜仲、续断、桑寄生、菟丝子补肾壮腰膝，党参、黄芪补气摄血，炒酸枣仁、龙眼肉养心安神，复加艾叶炭、炮姜温经止血。脾气健，肾气归，统摄得权，冲任固旺，崩漏自止，月经正常，诸症悉除。

十八、桂枝茯苓丸方治疗经行浮肿的体会

桂枝茯苓丸为仲景《金匮要略》祛瘀化癥之方，临床用于治疗妇科经行浮肿，每能奏效。

王某，女，39岁，农民，1991年9月24日初诊。

患者自述近年来因情志不舒，每至经前、经期面部及肢体浮肿，经后渐消。月经40～50天一至，色紫黯有块，伴有腹痛。刻下经后38天，浮肿5天，肿势如前，足胫部按之微凹，小腹痛拒按，舌紫黯，脉弦涩。经检查，心肝肾功能正常。

辨证：血瘀水泛。

治法：活血利水。

方药：桂枝茯苓丸方。

桂枝10g，茯苓15g，桃仁10g，赤芍12g，牡丹皮12g。水煎服，日1剂，6剂。

经来腹痛减轻，紫黯血块较多，面部肿消，唯双下肢发凉，足跗尚肿，上方加附子10g（先煎），当归12g，服6剂，经净肿消。

改桂枝茯苓丸为散剂,每次开水冲服 10g,1 日 3 次,服至 28 天经来,小腹微痛,量中等,夹小血块,仅足跗部稍肿,服桂枝茯苓丸方 6 剂肿消。

后继服桂枝茯苓丸散剂 3 个月,经以时下,诸症悉除,随访 1 年浮肿未发。

体会:《金匮要略》云"经为血,血不利则为水",瘀血阻遏,经脉不利,经水渗出脉外,泛溢肌肤而为浮肿。治以桂枝配桃仁、赤芍、牡丹皮温经通脉,活血祛瘀,伍茯苓助阳化气,健脾利水,使瘀祛血行,浮肿自消。

十九、陈英都治验二则

(一)陈英都治疗不孕症经验

不孕症是妇科常见病,涉及每个婚姻家庭的幸福,成为社会中日益重视的问题。中医在不孕症的治疗上占绝对优势。陈老从事妇科临床 40 余年,对妇科病的治疗积累了丰富的经验,笔者师从十余载,对陈老不孕症的治疗受益颇多,现将其经验总结如下。

1.从肾辨治

陈老认为,肾为孕育之关键。《傅青主女科》曰:"妇人受孕,本于肾气之旺。"《医学衷中参西录》云:"男女生育,皆赖肾之作强。"肾藏精,故陈老临床治疗肾虚不孕,以填补肾精的归肾丸加味为基础方,药用:熟地黄 15g,山茱萸 9g,山药 15g,茯苓 15g,枸杞子 12g,菟丝子 30g,杜仲 12g,当归 9g,紫河车 6g。肾又为元阴元阳之所,故肾虚不孕分为肾阳虚和肾阴虚两个证型。

(1)肾阳虚证

症见婚久不孕,月经后期,量少,色淡或闭经,带下量多,质稀色白，性欲淡漠，卵泡发育迟缓，腰酸肢冷，小便清长，夜尿多。舌淡，脉沉弱。治以填补肾精，温肾暖宫。方药以基础方加淫羊藿 15g，巴戟天 12g，鹿角霜 12g，覆盆子 15g，蛇床子 9g，紫石英 30g 来补肾暖宫以助孕，前后相配起到阳得阴助生化无穷之妙。

（2）肾阴虚证

症见婚久不孕，月经先期或后期，量少，色红，质稠，带下量少或阴部干涩，形瘦腰酸，头晕眼花，耳鸣，五心烦热，舌红少苔，脉细数。治以填补肾精，滋阴清热。方药以基础方加炙龟甲 15g，生地黄 15g，旱莲草 15g，女贞子 12g，牡丹皮 15g，泽泻 12g，牛膝 12g 滋肾阴泻肾火，加白芍 15g 与当归相配补肝血敛肝阴，起到精血同源之意。

2.从肝辨治

肝藏血主疏泄。不孕患者往往精神压力较大，肝气郁滞，使气血的运行不畅，郁久化热，耗灼肝阴（血），影响血海蓄溢，经水失调，引起不孕。《丹溪心法》云："经水不调，不能成胎。"肝气郁结，疏泄失司，使卵子的排泄受到障碍；肝经郁热，易合湿邪，循经下注，壅滞胞络，胞络不通，精卵不能相合，继发不孕。陈老认为：不论肝气郁滞，郁久化热还是肝经湿热相合，不孕症病程长，均有肝阴（血）损耗之证，故陈老以四物汤为基础方：熟地黄 15g，当归 15g，白芍 15g，川芎 10g。尚需辨证分型加减用药：

（1）肝气郁结证

症见婚后多年不孕，月经先后不定期，量时多时少，或夹有小血块，小腹胀，经前乳房胀痛，心烦易怒，平时胃脘胀，嗳气不舒，两胁胀痛，舌质淡红或红，苔薄白或薄黄，脉弦或弦数。治以疏肝柔肝调经。方用四物汤合柴胡疏肝散加味，方中柴胡 12g，枳壳 15g，香附 15g，陈皮 12g 疏肝理气解郁，合四物汤加甘草 6g

养肝柔肝,助肝之用,再加川楝子 6g,郁金 12g,茯苓 15g 加强疏肝解郁之力。郁久化热者,加栀子 9g,牡丹皮 15g。陈老认为:此型患者病位在气分,病情较轻,故在药物调理的同时,应注重心理疏导。《沈氏女科辑要·求子》曰:“子不可以强求也,求子之心愈切而得之愈难也。”故嘱患者起居劳作如常,且忌闲居在家而整日忧郁恐慌不安。

(2)气滞血瘀证

症见婚久不孕,月经后期,经前或经来小腹坠胀痛或刺痛,甚者腹痛难忍伴肛门坠痛,经前乳房胀痛。舌暗,边有瘀斑,脉弦涩。临床检查常见子宫肌瘤、子宫内膜异位症、输卵管不通等病,导致受精及孕卵着床障碍。陈老在临床中以辨病与辨证相结合,内外合治为法。内服血府逐瘀汤(含四物汤)加减,疏肝理气通络,化瘀行血消癥。方中熟地黄 15g,白芍 15g,当归 15g,甘草 6g 养肝柔肝;柴胡 12g,枳壳 12g,桔梗 9g 疏肝理气;桃仁 9g,红花 6g,川芎 9g,赤芍 15g 活血化瘀消癥通络,加延胡索 12g,炒蒲黄 15g(包煎),炒五灵脂 9g(包煎),香附 15g 活血理气止痛;桂枝 6g,小茴香 6g 温通经络。癥瘕者加莪术 9g,三棱 12g,炮山甲 6g 化瘀消癥。此型病及血分,病情较重。陈老根据多年临床经验,在患者经净 3 天后,加用外敷药以增强活血通络之功。药用:千年健 15g,莪术 12g,三棱 12g,皂角刺 12g,小茴香 12g,水蛭 6g,红花 12g,路路通 15g,艾叶 100g,透骨草 100g,装入布袋,用水浸湿后,放入高压锅内蒸 20 分钟,取出置于小腹部热敷,1 天 2 次,1 剂用 3 天,3 剂为 1 个疗程,此法温经活血,化瘀通络,并能引内服药物直达病所,内外合用,相得益彰。

(3)肝郁化热,夹湿下注证

本证多见于素体肥胖或脾虚湿盛之人,肝郁化热与湿相合,循肝经下注，症见带下量多，色黄气臭，腰腹胀痛，大便溏而不爽，小便热，诸症时轻时重，久而不孕，舌质红，苔黄腻，脉滑数或弦数。陈老认为：湿热相合如油入面，缠绵难愈，在口服药的同时应用灌肠治疗。内服方以基础方合龙胆泻肝汤加减：生地黄15g，白芍15g，川芎10g，当归15g，龙胆草6g，柴胡12g，栀子9g，黄芩12g，车前子30g(包煎)，泽泻15g，甘草6g柔肝清热利湿，加茵陈15g，败酱草15g，红藤12g，牛膝15g增强其清热之力，薏苡仁30g，茯苓15g加强健脾化湿之功。中药灌肠，方以五味消毒饮加减：金银花15g，连翘15g，蒲公英30g，紫花地丁15g，茵陈15g，白芷12g，赤芍15g，牡丹皮15g，浓煎，药温37～38℃，排空大便后，插入直肠14cm左右，注入药液100mL，给药后静卧30分钟，保留4～6小时，1天1次，连用10天为1个疗程。陈老认为，中药灌肠既能使药物吸收快又能使药直达病所，临床验证疗效非常显著。

3.从脾辨治

脾为后天之本，气血生化之源；脾主运化，调节水液的运化。陈老发现，随着生活水平的提高，恣食肥甘厚味，暴饮暴食，贪凉饮冷已成为平常之事，故不孕症因脾的功能失调而引发者越来越多，应该受到重视。脾的功能障碍，一则气血生化无源，气血不足不能成孕。沈尧封曰："求子全赖气血充足。"二则水液代谢失常，聚湿生痰，避隔子宫，不能摄精成孕。丹溪云："若是肥甘妇人，禀受甚厚，恣于酒食之人，经水失调，不能成胎，谓之躯脂满溢，闭塞子宫，宜行湿燥痰。"陈老对脾虚不孕者，从这两个方面辨治。脾气健旺起到主导作用，故陈老以四君子汤为基础方，药用党参15g，炒白术12g，茯苓15g，甘草6g。

(1)脾虚气血不足证

症见婚久不孕,月经后期或闭经,头晕眼花,心悸怔忡,肌肤不润,面色萎黄,舌淡苔白,脉细弱。治以健脾助运,益气养血,方药为归脾汤加减:人参12g,炒白术12g,茯苓15g,龙眼肉12g,当归15g,炙甘草6g,生姜3片,大枣6枚,炒酸枣仁15g,鸡内金12g,紫河车6g。

(2)脾虚痰湿内生证

症见月经后期或闭经,或经行淋漓不净,婚久不孕,形体肥胖多痰,带下量多,色白,面色㿠白,胸脘闷胀,倦怠乏力,舌淡苔白腻,脉濡缓或滑,治以健脾益气,燥痰化湿,方以苍附导痰丸合四君子汤加减:茯苓15g,姜半夏9g,陈皮12g,甘草6g,苍术12g,香附15g,枳壳15g,生姜3片,神曲12g,炒白术12g,薏苡仁30g,泽泻12g,党参15g,车前子30g(包煎)。痰较重者加白芥子6g。临床中此型不孕相当于西医中的多囊卵巢综合征(PCOS),影响卵泡的发育及排出,病程较长,病势缠绵,正符合中医湿邪致病特点。陈老辨病与辨证相结合,在中医治疗的同时加枸橼酸氯米酚促卵泡发育,至卵泡发育成熟注射绒促性素协助排卵,中西医相合大大提高了受孕率,也缩短了病程。

4.总结

陈老认为治病必求其本,不孕症病因虽多,其病机不外乎脏腑功能失调,其中以肾、肝、脾最为重要,肾藏精,冲任之本;肝藏血,主疏泄,精血同源;脾又为气血生化之源,主水谷的运化,任何一脏受损,功能失调,最终会导致气血冲任的病变,引起不孕,故治疗总则本于调理肾、肝、脾。陈老还强调,不孕症病程较长,因月经有其周期性,孕育有其氤氲的候,故在治本的同时,要注意以下几点:

(1)经期为血满则溢之期,用药不能过于滋腻和寒凉,以防经血滞而不畅，应适当加用活血之品。

(2)排卵前期为卵泡发育之期，对于输卵管因素的不孕，此期亦可适当添加补肾之品。

(3)排卵后期，对于排卵因素的不孕，为减短患者的服药期，可停药。陈老常说，不要只知道治病，须本于患者自身条件，《灵枢经》云“人之生也，有刚有柔，有弱有强，有短有长，有阴有阳”，要因人而异。

(二)陈英都治疗多囊卵巢综合征经验

多囊卵巢综合征(PCOS)是妇女内分泌紊乱性综合征，中医归属于“月经后期”“闭经”“崩漏”“不孕”等范畴。陈老从事妇科临床40余年，对妇科病的治疗积累了丰富的经验，笔者跟师十余载，在陈老治疗多囊卵巢综合征方面受益颇多，兹将其经验总结如下。

PCOS西医虽然研究颇深，但治疗不尽如人意，此病症状及体征较多，在临床上，患者均因月经失调和不孕来诊，陈老用西医标准诊断明确的同时，通过多年的经验总结分析，认为PCOS中医治疗有其特长并有据可依。对PCOS的辨证治疗，陈老分青春期、育龄期两个阶段进行。陈老言：治病必求其本，PCOS病情虽复杂，其病机不外乎脏腑功能失调。青春期为肾气渐盛之时，天癸初至，属于动荡阶段，后天资助为其关键。《素问·上古天真论》云：“女子……二七而天癸至，任脉通，太冲脉盛，月事以时下，故有子。”《女科经纶》引程若水之言：“妇人经水与乳，俱由脾胃所生。”故青春期PCOS要围绕脾肾来辨证治疗。肝为藏血之脏，主疏泄，喜条达而恶抑郁。育龄期妇女，为多事之秋，况且求子心切。《沈氏女科辑要·求子》曰：“子不可以强求也，求子之心愈切而得之愈难也。”久而影响肝之功能，使血海蓄溢失常，经水失调。《丹溪心法》亦云“经水不调，不能成胎”，故育龄期PCOS，陈老辨证治疗注重肝，在药物治疗的同时，进行心理疏导，嘱患者起居劳作如常，且忌闲居在家而整日忧郁恐慌不安。

1.青春期PCOS，重视脾肾

王冰释《内经》云：“肾气全盛，冲任流通，经血渐盈，应时而下。”故临床中对于肾虚PCOS，陈老以填补肾精的归肾丸加味为基础方：熟地黄15g，山萸肉9g，山药15g，茯苓15g，枸杞子12g，菟丝子30g，杜仲12g，当归9g，紫河车6g。肾又为元阴元阳之所，故肾虚PCOS分为肾阳虚和肾阴虚两个证型。

(1)肾阳虚证

症见月经后期或闭经，经来量少，经色黯，质清稀，小腹冷痛，喜温喜按，带下量多，色清质稀，腰冷重，体态浮虚，或有多毛体征，形寒肢冷，倦卧嗜睡，小便清长，大便溏薄。舌淡胖嫩，脉沉弱。B超示卵巢一侧或双侧小卵泡>12个，一般卵巢不增大，生化指标多异常：睾酮升高，黄体生成素(LH)/卵泡刺激素(FSH)>2.5，胰岛素升高。治以填补肾精，温肾以助化气行水。方药以基础方加淫羊藿15g，巴戟天12g，覆盆子15g，蛇床子9g，紫石英30g，车前子30g(包煎)，前后相配起到阳得阴助生化无穷之妙。

(2)肾阴虚证

症见月经先期或后期，量少，色红，质稠，带下量少或阴部干涩，头晕眼花，耳鸣，五心烦热，形体不胖，多毛体征，痤疮微红，经久不愈，生化指标异常。舌红少苔，脉细数。治以填补肾精，滋阴清热。方药以基础方加炙龟甲15g，生地黄15g，旱莲草15g，女贞子12g，牡丹皮15g，泽泻12g，牛膝15g滋肾阴泻肾火，加白芍15g与当归相配补肝血敛肝阴，起到精血同源之意。

随着生活水平的提高,从小恣食肥甘厚味,暴饮暴食,贪凉饮冷已成为平常之事,故青春期PCOS因脾的功能失调而引发者越来越多,应该受到重视。脾的功能障碍,陈老从两个方面辨治:①脾虚气陷,统摄无权。《妇科玉尺·月经》云:"经水过多不止,平日肥壮,不发热者,体虚寒也。"症见月经先后不定期,量多质稀色淡,或淋漓日久不止,带下量多,质稀色白,体态浮虚而胖,面色㿠白,气短懒言,肢软无力,舌质淡,脉细弱。B超示卵巢一侧或双侧小卵泡>12个,一般卵巢不增大,生化指标多异常。治以补气升阳,摄血固冲。以举元煎加味为基础方:人参12g,炙黄芪30g,炒升麻9g,炙甘草6g,炒白术12g,茯苓15g,山药15g,杜仲炭12g。脾气虚久及脾肾之阳,脾肾阳虚者加鹿角霜12g,肉桂3g温肾以固冲,并助脾温运,升举清阳。若值经期血量甚多者加阿胶15g(烊化),姜炭6g,艾叶炭6g,乌贼骨15g,煅牡蛎30g固涩止血。日久淋漓不止者,因"久病多瘀"故加炒蒲黄15g(包煎),三七9g,益母草15g以活血止血。②脾虚水液代谢失常,聚湿生痰,避隔子宫,不能正常行经。丹溪云:"若是肥甘妇人,禀受甚厚,恣于酒食之人,经水失调,不能成胎,谓之躯脂满溢,闭塞子宫,宜行湿燥痰。"症见月经后期或闭经,带下量多,色白,形体肥胖多痰,多毛体征,黑棘皮现象,面色㿠白,胸脘闷胀,倦怠乏力,舌淡苔白腻,脉濡缓或滑,生化指标异常,B超示卵巢一侧或双侧小卵泡>12个,卵巢增大。此型PCOS因虚致实,治以健脾益气,燥湿化痰,方以苍附导痰丸合四君子汤加减:茯苓15g,姜半夏9g,陈皮12g,甘草6g,苍术12g,香附15g,枳壳15g,生姜3片,神曲12g,炒白术12g,薏苡仁30g,泽泻12g,党参15g,车前子30g(包煎)。痰湿较重,卵巢增大者加白芥子6g,浙贝母12g加强化痰散结之力。

2.治疗育龄期 PCOS,注重肝

肝藏血主疏泄。《临证指南医案》提出“女子以肝为先天”,说明了肝与妇科疾病关系的密切性,故治疗妇科病证,有“中年治肝”之说。育龄期是妇女家庭及事业的繁忙时期,长期处于精神紧张状态,并且大部分患者因不孕而来就诊,肝气郁滞,气血运行不畅,影响血海蓄溢,经水失调。肝郁疏泄失司,使卵子的排泄受到障碍,致月经失调,不孕;肝经郁热,木旺克土,脾虚湿阻,湿热循经下注,壅滞胞络,胞络不利,月经不行且精卵亦不能相合而继发不孕。肝郁较久或郁而化热,均会耗伤肝阴,陈老以四物汤为基础方:熟地黄 15g,当归 15g,白芍 15g,川芎 10g。

(1)肝郁血滞证

症见不孕,月经后期,量少色黯夹有大血块,经前或经来小腹坠胀痛或刺痛,经前乳房胀痛,心烦易怒,面色暗或有褐斑,多毛体征,舌暗红边有瘀斑,脉弦涩。生化指标异常,B 超示卵巢一侧或双侧小卵泡>12 个,卵巢增大。陈老在临床中以辨病与辨证相结合,内外合治为法。内服血府逐瘀汤(含四物汤)加减,疏肝理气,化瘀通络。方中熟地黄 15g,白芍 15g,当归 15g,甘草 6g 养肝柔肝;柴胡 12g,枳壳 12g,桔梗 9g,茯苓 15g 疏肝理气;桃仁 9g,红花 6g,川芎 9g,赤芍 15g,牛膝 15g 活血化瘀通络,加延胡索 12g,乌药 10g,炒五灵脂 9g(包煎),香附 15g 活血理气止痛;卵巢增大者加莪术 9g,三棱 12g,炮山甲 6g 化瘀消癥。此型病及血分,病情较重。

(2)肝旺克脾,湿热内阻证

本证见于素体肝旺阳盛之人,肝郁化热克伐脾土,脾失健运,聚湿生痰,与热相合,循肝经下注,壅滞胞络,胞络不利。症见不孕,月经后期或闭经,带下量多,色黄气臭,腰腹胀痛,大便溏而不爽,小便热,形体肥壮,多毛体征,面部痤疮,痰多胸脘闷胀,舌胖质红,苔黄厚腻,脉弦滑,生化指标异常,B超示卵巢一侧或双侧小卵泡>12个,卵巢增大。治以健脾燥湿化痰,清利下焦湿热。陈老认为:湿热相合如油入面,缠绵难愈,在口服药的同时应用灌肠治疗。内服方为逍遥散合龙胆泻肝汤(含四物汤去辛温之川芎):当归15g,生地黄15g,白芍15g,龙胆草6g,柴胡12g,栀子9g,黄芩12g,车前子30g(包煎),泽泻15g,甘草6g,茯苓15g,炒白术12g柔肝清热,健脾利湿。热较重者加茵陈15g,败酱草15g,牛膝15g增强其清热之力。痰湿较重者加薏苡仁30g,苍术12g,竹茹15g,胆南星9g增强健脾化痰之功。中药灌肠,方以五味消毒饮加减:金银花15g,连翘15g,蒲公英30g,紫花地丁15g,茵陈15g,白芷12g,赤芍15g,牡丹皮15g,大黄12g浓煎,药温37～38℃,排空大便后,插入直肠14cm左右,注入药液100mL,给药后静卧30分钟,保留4～6小时,1天1次,连用10天为1个疗程。陈老认为,中药灌肠既能使药物吸收快又能使药直达病所。

3.治疗以中医为主而不拘泥于中医

PCOS属于疑难病,病程较长,患者往往来诊即求效,陈老辨证与辨病相结合,谨守病机,以中医为主,对迫切要求怀孕者,在中药治本的同时加枸橼酸氯米酚促卵泡发育;男性体征较明显或T明显高于正常者加用炔雌醇环丙孕酮;形体肥胖或胰岛素抵抗者添加二甲双胍。陈老常说,不要只知道治病,须本于患者自身条件。《灵枢》云:"人之生也,有刚有柔,有弱有强,有短有长,有阴有阳。"要因人制宜,辨证治本是中医特色。

二十、治法小议

(一)泻南补北治不寐

不寐症为临床常见病,其病因病机固然很多,但水火不济心肾不交而致不寐者颇为多见。《清代名医医案精华·张聿青医案》曰:“心火府宅坎中,肾水上注离内,此坎离之既济也。水火不济,不能成寐,人尽知之。”

案例1

王某,女,52岁,农民,1998年5月30日初诊。

患不寐症3年余。已绝经两年半。心烦不寐,头晕耳鸣,心悸不安,精神萎靡,白天嗜睡头昏,口舌生疮反复发作,腰酸腿冷,舌质略淡,舌尖红,苔少,脉弦细数。

辨证:肾阳虚,心火旺。

治法:交通心肾;养心安神。

方药:交泰丸加味。

黄连10g,肉桂1.5g,茯神15g,远志6g,菖蒲10g,甘草6g。水煎,下午、晚上睡前各服1次。

上方服1剂,即能入睡,服至3剂,睡眠平稳。继服9剂,诸症悉除,睡眠如常人。

按语:患者肾阳虚,心火旺,水火不济,心肾不交不寐诸证作矣。君以黄连泻心火,使心火得以下降,少佐肉桂温补肾阳,蒸腾肾水得以上承;臣以茯神、远志、菖蒲养心安神;使以甘草调和诸药兼清泄心火。全方共奏交通心肾、养心安神之功。俾“交通心肾于顷刻”。

案例2

张某,女,27岁,工人,1994年2月11日初诊。

患心烦不寐1年余。月经7～8/23～25天，经色紫红血量多。面红唇燥，手足心热，口干咽燥，夜间尤甚，小便短赤，大便干燥，舌质红少苔，脉细数。

辨证：肾阴虚，心火旺。

治法：泻心火，滋肾水，交通心肾。

方药：黄连阿胶汤加味。

黄连10g，黄芩12g，白芍15g，阿胶15g（烊化），甘草6g，鸡子黄2枚（后冲，搅令相得），生地黄15g，酸枣仁15g。水煎服，日1剂。

上药服2剂，即燥热减退，夜已成寐，继进7剂安然入睡，诸症若失。

黄连、黄芩、生甘草清心降火以除烦热；阿胶、芍药、鸡子黄、生地黄滋肾阴，养心血，安神志；炒酸枣仁养心安神。芍药与芩连相配，则酸苦涌泻；与鸡子黄、生地黄、炒酸枣仁配伍，则酸甘化阴，又能敛阴安神以和阴阳，共成泻心火，滋肾水，交通心肾之剂。

后方具壮水之主，以制阳光之效；前方兼有引火归原之功。

以上两证心火亢盛相同，而肾阴肾阳虚迥异。

泻南补北，俾心火得以下降，肾水得以上承，心肾交通，坎离既济，阴平阳秘，不寐何虑。正如《清代名医医案精华·陈良夫医案》曰："心火欲其下降，肾水欲其上升，斯寤寐如常矣。"

（二）亢则害，承乃制

《素问·六微旨大论》曰："亢则害，承乃制。"气淫太过，曰亢则害，物极而得复，则曰承乃制也。《内经》曰："君火之下，阴精承之；相火之下，水气承之；木气之下，金气承之；水气之下，土气承之；土气之下，木气承之。"此乃亢之为害，得受害者之子以承其胜而制之也。生化克制妙在其中。

《周易》曰:"造物不至终,穷则变,变则通。"临床上病未治,待正气来复,邪气自退而愈者,并不乏其例。《伤寒论》中伤寒病,待日而愈,承制自全者,亦有之。如"病有发热恶寒者,发于阳也;无热恶寒者,发于阴也。发于阳七日愈,发于阴六日愈……""太阳病,头痛至七日以上自愈者,以行其经尽故也……""太阳病,欲解时,从巳至未上""风家,表解而不了了者,十二日愈"等。

然而病者邪气太盛,而正气太虚,不治不能自愈者,且不可等闲视之,应积极治疗。

《金匮要略·脏腑经络先后病脉证第一》云:"……见肝之病,知肝传脾,当先实脾。"实脾之义有三:一则使脾土健而抑制肝木太强;二则脾实而防木克而病;三则脾土生金,金旺以制肝木之过亢。

如肝木太亢,克伐脾土,而见泄泻便溏者,治以四君子汤健脾益气而止泻;肝太过而见两胁胀痛者,以四逆散疏肝平肝以止两胁胀痛;两胁胀痛兼泄泻者,以逍遥散疏肝健脾兼而治之;木曰曲直,曲直作酸,两胁胀痛,呕吐吐酸者,以左金丸之黄连泻心火,佐金气以制肝木过旺,少佐吴茱萸以疏肝解郁,全方共奏止酸止呕、止胁胀痛之功。正如《医宗金鉴·删补名医方论》曰:"左金者,木从左,而制从金也。"

"亢则害,承乃制",亢之所以为害,责在承之不足。良医治病就在于制强扶弱,燮理阴阳,致中和而全生也。

(三)补虚泻实,未病先防

《金匮要略·脏腑经络先后病脉证第一》曰:"问曰:上工治未病,何也?师曰:夫治未病者,见肝之病,知肝传脾,当先实脾,四季脾旺不受邪，即勿补之；中工不晓相传，见肝之病，不解实脾，惟治肝也。”此论乃《内经》治未病理论的具体应用。《素问》云：“邪气之客于身也，以胜相加。”又曰：“气有余，则制己所胜，而侮所不胜。”肝属木，脾属土，木克土。肝实易传，脾虚易受，肝虚不易传，脾旺不易受。正如尤在泾所云：“盖肝病惟虚者受之，而实则不受；脏邪惟实则能传，而虚则不传。”临床上，既见肝气郁滞胁肋胀痛，胸闷太息，情志抑郁，脘腹胀满，又见脾气虚弱面色萎白，气短乏力，食少便溏的患者，宜先以四君子汤健脾益气，后用柴胡疏肝散疏肝行气。正如叶天士所云：“先安未受邪之地。”又如症见两胁作痛，头痛目眩，口燥咽干，神疲食少，乳房胀痛，脉弦而虚的肝郁血虚脾弱的患者，可疏肝解郁，与养血健脾，泻实补虚两法并用，常能收到满意的效果。再如肝郁脾虚之痛泻证，肠鸣腹痛，大便泄泻，泻必腹痛，舌苔薄白，脉弦缓，用痛泻要方之陈皮、白芍、防风疏肝，白术益气健脾醒脾，共奏扶土抑木之功。余在临床上运用龙胆泻肝汤治疗妇人肝经湿热下注之阴痒，阴肿及带下病，方中加白术、茯苓、芡实之健脾利湿药以顾护脾胃。

以上诸方皆有“见肝之病，知肝传脾，当先实脾”治未病之意。又如临床上对于表虚卫阳不固之恶风自汗，面色㿠白，体虚易感风，舌质淡，苔薄白，脉浮虚软者，用益气固表止汗的玉屏风散预防感冒，取得良效，亦属治未病之谓。

《素问·四气调神大论》曰：“是故圣人不治已病治未病，不治已乱治未乱，此之谓也。夫病已成而后药之，乱已成而后治之，譬犹渴而穿井，斗而铸锥，不亦晚乎！”

《金匮要略》曰：“夫肝之病，补用酸，助用焦苦，益用甘味之药调之。”此乃肝虚病的治法。酸入肝，酸乃肝之本味，用酸味药如芍药、五味子、山茱萸、酸枣仁等来补肝之体；用焦苦之药助心火，心旺可感气于肝，心为肝木之子，子能令母实；甘入脾，配以炙甘草、淮小麦、大枣等补益脾气缓中；土生万物，脾乃生化之源，“治中央，灌四旁”，故补土即可以荣木，脾气健旺有助于改善肝虚的病变。

《金匮要略》又曰：“甘入脾，脾能伤肾，肾气微弱，则水不行；水不行，则心火气盛；心火气盛，则伤肺；肺被伤，则金气不行；金气不行，则肝气盛。故实脾，则肝自愈。此治肝补肝之要妙也。”此段经文是说补土可以制水，肾气不亢而为害，则水不凌心，心火旺盛，则能制约肺金，肺的邪气不能乘肝木，则肝之本气自盛。余认为这种隔二、隔三之亢害承制之治，大可不必，《难经·十四难》谓“损其肝者缓其中”，若直言曰“培土荣木”，可谓知其要者，一言而终。

《金匮要略心典》曰：“盖仲景治肝补脾之要，在脾实而不受肝邪，非补脾以伤肾，纵火以刑金之谓，果尔，则是所全者少，而所伤者反多也。且脾得补而肺将自旺，肾受伤必虚其子，何制金强木之有哉……治肝虚者少，直补本宫以防外侮之端。”尤在泾认为：“酸入肝以下十五句，疑非仲景原文，类后人谬添注脚，编书者误收之也。”此见解颇有见地，确有道理，余以为然。

《金匮要略》曰：“经曰：虚虚实实，补不足，损有余，是其义也，余脏准此。”

（四）春夏养阳，秋冬养阴

【原文】“夫四时阴阳者，万物之根本。所以圣人春夏养阳，秋冬养阴，以从其根。”（《素问·四气调神大论》）

赏析：

春夏阳气生长，万物繁茂；秋冬阴气固密，万宝收藏。春夏养阳，秋冬养阴似乎矛盾相悖，犯实实之戒，其实不然。

春夏阳气旺于外，而虚于内；秋冬阴气盛于外，而虚于内。只有养好春夏之阳气，产生充足的能量，结出丰硕的果实，至秋冬才能有所收藏。同样，也只有秋冬养好阴精，储备好足够的物质，来年化为充盛的能量，才能春有所生，夏有所长。民间就有“冬吃萝卜夏吃姜”，春夏养阳，秋冬养阴的良好习惯。

“阴生阳长，阳杀阴藏”，阳生于阴，阴生于阳，阴阳互根，阴阳互为生长，这是自然界的普遍规律。

如果不知春夏养阳，秋冬养阴，夏日空调冰箱尽开，冷室幽居，寒食冷饮尽享，身在暑中不知暑，肆意损伤阳气；冬天暖气温室热居，麻辣烧烤尽吃，醇酒醉饮，反认三九是中伏，恣意戕斫阴精。这些都是与春夏养阳，秋冬养阴的养生之道相悖而不可取的。

四时阴阳之气，生长收藏，化育万物，故为万物之根本。逆之则灾害丛生，从之则苛疾不起，万物皆是。故曰：“春夏养阳，秋冬养阴，以从其根。”

二十一、《内经》妇科经文赏析

《内经》者，包括《灵枢》《素问》两经，总曰《内经》。《类经》曰：“内者性命之道，经者载道之书。平素所讲问，是谓素问。神灵之枢要，是谓灵枢。”

【原文】“阴在内，阳之守也；阳在外，阴之使也。”（《素问·阴阳应象大论》）

赏析：阴主静，阳主动。阴守于内，而阳使于外。阳以阴为基，阴以阳为用。人之营血守于内，而卫气运于外。犹人之妻守于内，而夫运于外也。故曰：“阴阳者，血气之男女也。”

【原文】“女子七岁，肾气盛，齿更发长。二七而天癸至，任脉通，太冲脉盛，月事以时下，故有子。三七，肾气平均，故真牙生而长极。四七，筋骨坚，发长极，身体盛壮。五七，阳明脉衰，面始焦，发始堕。六七，三阳脉衰于上，面皆焦，发始白。七七，任脉虚，太冲脉衰少，天癸竭，地道不通，故形坏而无子也。”（《素问·上古天真论》）

赏析：肾为先天之本，为精血之脏，主骨，齿为骨之余；发为血之余，又为肾之外华。女子七岁肾气方盛，故齿更发长。天癸乃肾中具有生殖功能的物质，冲任血海，任主胞胎。女子年至十四岁左右，天癸至，任脉通，太冲脉盛，气盛脉通，月经应月而至，男女构精，故能有子。女子年至二十一岁左右，肾气盛满，故智齿生长并达到完全成熟。女子年至二十八岁左右，肾气盛，肾主骨属水，水生木，肝属木藏血，主筋，肝肾旺盛，故筋强骨坚，头发长极，身体盛壮达到鼎盛状态。阳明为水谷之海，乃多气多血之府，气血生化之源。阳明之脉行于面而循发际。女子年至三十五岁左右阳明脉衰，故面部开始憔悴，头发开始脱落。“诸阳之会，皆在于面”（《灵枢·邪气脏腑病形》），三阳脉皆盛于面部，女子年至四十二岁左右，三阳脉衰于上，气血失荣于头面，故面部皆憔悴，头发亦颁白。女子年至四十九岁左右，冲任血少，阴气竭，故经水闭止。天癸竭绝，故形体衰坏而不能妊子生育矣。

《内经》曰：“此虽有子，男不过尽八八，女不过尽七七。”此言天癸之常数，女已尽于七七，男已尽于八八，精气既竭，多难生子。过去妇人四十九岁以上生子者亦有之，但毕竟属于稀奇。近代随着社会进步，科学发展和人们的物质文化生活的丰富和提高，女过七七，男过八八而生子者已并不罕见，只是道合天地，却老全形，天寿过度之人方可能之。

【原文】“黄帝曰：妇人无须者，无血气乎？岐伯曰：……今妇人之生，有余于气，不足于血，以其数脱血也，冲任之脉，不荣口唇，故须不生焉。”（《灵枢·五音五味》）

赏析：妇人为何不生胡须？因妇人一生经、孕、产、乳数脱其血，使气常有余，血常不足，冲任为血之海，须为血之余，血不足则血海空虚，冲任之脉不荣于口唇，故胡须不生。

临床上妇人患多囊卵巢综合征者，长胡须，浓眉毛，粗汗毛，体肥胖，生痤疮，月经稀发甚或闭经，艰于妊娠，甚而不生育者，是妇人“数脱血也，冲任之脉，不荣口唇，故须不生焉”的最佳反证。

【原文】“妇人手少阴脉动甚者，妊子也。”（《素问·平人气象论》）

【原文】“阴搏阳别，谓之有子。”（《素问·阴阳别论》）

赏析：左寸脉属手少阴心脉。心主血，血旺乃能成胎，有诸内则形诸外，心脉乃流利滑动。

妊妇心血较虚者，则心脉相对较弱。肾主胞胎，左手尺之肾脉鼓动滑利，与心脉迥然有别。

妊妇脉动甚或搏，皆有神有力，流利滑动如珠之谓。

《医宗金鉴·妇科心法要诀》云：“少阴动甚知有子，阴搏阳别尺寸凭，但搏不滑胎三月，搏而滑石五月形。”

凭脉分辨男女者，王叔和《脉经》曰“左疾为男，右疾为女”，又曰“左手沉实为男，右手浮大为女”，又曰“尺脉左偏大为男，右手偏大为女”等。历代医家，凡辨男女之法，无不以阴阳二字为纲领，以男左女右为凭据。其实临床不是平脉辨男女，多凭实践与经验而已。

【原文】“任脉为病……女子带下瘕聚。冲脉为病，逆气里急。督脉者……此生病……其女子，不孕癃痔遗嗌干。”

赏析：任冲督三脉皆奇经也。三脉皆起于胞宫，而出于会阴之间。任由会阴而行于腹，督由会阴而行于背，冲由会阴出并少阴而散于胸中，故曰冲任督脉为“一源三歧”。

“冲为血海”“任主胞胎”，督脉总督诸阳，为“阳脉之海”。冲、任、督三脉与妇科疾病有着密切关系。

脾肾阳虚，任脉不固；或湿热、热毒损伤任脉，任脉失约皆可致女子带下病。

《医宗金鉴》曰“聚为气病”“瘕者，假也，言假物成形也”“忽聚忽散者为瘕为聚可也”。

妇人任脉受病，气机不畅，可患腹部脐下有硬块，推之可移，痛无定处的瘕聚病，甚而可致气血痰互结之癥瘕病。诸如子宫肌瘤、卵巢瘤、卵巢囊肿、慢性盆腔炎等属癥瘕积聚范畴。

“冲脉为病，逆气里急。”《金匮要略·奔豚气病脉证治第八》云：“奔豚病，从少腹起，上冲咽喉，发作欲死，复还止。”此奔豚气病，即属冲气不和而上逆，“逆气里急”之证。

督脉总督诸阳。督脉虚而肾阳不足，命门火衰，可致月经迟发，经色淡黯，性欲淡漠，小腹冷或子宫发育不良，腰膝酸软等，终致婚久不孕。

督脉不足，肾阳衰惫，膀胱气化无权而致癃闭，膀胱统摄无权则遗溺。“膀胱不利为癃，不约为遗溺”（《素问·宣明五气》）。火不归原，虚火上炎，津液失于上承则嗌干。

【原文】“黄帝问曰：妇人重身，毒之如何？岐伯曰：有故无殒，亦无殒也。帝曰：愿闻其故何谓也？岐伯曰：大积大聚，其可犯也，衰其大半而止，过者死。”（《素问·宣明五气》）

赏析：孕妇患大积大聚之病，用峻利药攻之，是谓有是病而用是药,故孕妇可以无损伤,而胎气亦无损伤。正是有病则病受之之谓。

在《金匮要略》中孕妇宿有癥病用桂枝茯苓丸;恶阻病用桂枝汤、干姜人参半夏丸;阳虚寒盛之胎愈胀,腹痛恶寒者用附子汤;以及孕妇兼肠痈用大黄牡丹汤等,其方中桂枝、牡丹皮、桃仁、干姜、半夏、附子、大黄、芒硝皆为妊娠禁忌药,而用之孕妇,可谓有故无殒,亦无殒之典范。

然而孕妇即使有大积大聚之病,非用毒药不能攻之者,攻之亦无害,故可犯也。但是用药要有度,只可衰其大半便当止药,即"大毒治病,十去其六者"是也。常言:"中病即止。"否则若或过用,则病未必尽除而胎已受伤,甚至死亡矣。俗话说"过犹不及",其实不及尚可补,过则无可回也。

【原文】"岐伯曰:二阳之病发心脾,有不得隐曲,女子不月;其传为风消,其传为息贲者,死不治。"(《素问·阴阳别论》)

赏析:二阳者,足阳明胃经也。"胃为水谷之海",人之精血由胃府水谷所化生。脾与胃相表里,脾为胃行其津液。如果女子思虑过度,隐曲不遂,二阳则病,中焦之汁竭,无以上奉心神而化赤,则血虚,冲任脉虚,故女子经闭。《医宗金鉴》亦有"思虑伤脾损心血,归脾归芪枣远香"之句。二阳之病,发于心脾,心脾两虚,故肌肉消瘦。土不生金,肺失所养故气息奔急,气竭于上,精亏于下,败及五脏,故死不治。

【原文】"月事不来者,胞脉闭也,胞脉者属心而络于胞中,今气上迫肺,心气不得下通,故月事不来也。"(《素问·评热病论》)

赏析:心主血脉,君火之所居也。阳气上下交通,故胞脉属心而络于胞中以通月事。肺主气,气为血之帅,今气上迫肺,则阴邪遏绝阳道,心气不得下行,故胞脉闭而月事断矣。

《诸病源候论·月事不通候》云:"妇人月水不通者,由劳损血气,致令体虚受风冷,风冷邪气客于胞内,伤损冲任之脉,并手太阳、少阴之经,致胞络内绝,血气不通故也。冲任之脉,起于胞内,为经脉之海;手太阳小肠之经,手少阴心之经也,此二经为表里,主下为月水。风冷伤其经血,血性得温则宣流,得寒则涩闭,既为冷所结搏,血结在内,故令月水不通。"

【原文】"肠覃者,寒气客于肠外,与卫气相搏,气不得营,因有所系,癖而内著,恶气乃起,瘜肉乃生。其始生也,大如鸡卵,稍以益大,至其成如怀子之状,久者离岁,按之则坚,推之则移,月事以时下,此其候也。"(《灵枢·水胀》)

赏析:肠覃是妇人小腹内生长的肿物,因在肠外,不在子宫,故月经按时来潮。此证多因气滞血瘀癖结所致,类似卵巢囊肿。治以行气散寒,活血攻坚。可用桂枝茯苓丸(《金匮要略》)或香棱丸(《济生方》):公丁香、木香、三棱、莪术、青皮、川楝子、小茴香、枳壳。

【原文】"石瘕生胞中寒,寒气客于子门,子门闭塞,气不得通,恶血当泻不泻,衃以留止,日以益大,状如怀子,月事不以时下,皆生于女子,可导而下。"(《灵枢·水胀》)

赏析:石瘕证血结在子宫,故月事不以时下。此证类似宫口粘连,宫腔积血或子宫肌瘤等。治以温经行气,活血逐瘀。选用桂枝茯苓丸(《金匮要略》)或琥珀丸(《杂病源流犀烛》):琥珀、三棱、黄芩、香附、当归、川芎。

【原文】"帝曰:何以知怀子之且生也?岐伯曰:身有病而无邪脉也。"(《素问·腹中论》)

赏析:有诸内必形诸外,一般言之,有其病当有相应的病脉。

今妇人身有病,诸如断经、恶阻、腹大等,但六脉和滑而无病之邪脉,其为胎孕无疑。

【原文】"黄帝问曰:人有重身,九月而瘖,此为何也?岐伯对曰:胞之络脉绝也。帝曰:何以言之?岐伯曰:胞络者系于肾,少阴之脉,贯肾,系舌本,故不能言。帝曰:治之奈何?岐伯曰:无治也,当十月复。"(《素问·奇病论》)

赏析:瘖,声哑不能出也。妊娠声哑曰妊娠失音或曰妊娠音哑。胞络即分布在胞宫上的脉络,包括冲任二脉。胞络者系于肾而上会于咽喉,妊娠九月,胎体已长大,故能阻绝胞中之络脉,胞之络脉绝故突然音哑而不能言。俟十月分娩则胞络复通,妊妇音哑愈而能言,故不必治。

如果妊娠声音嘶哑不能言伴有头晕耳鸣,掌心灼热,颧红,心悸,心烦,咽喉干燥者,多为肺肾阴虚所致,可用百合固金汤或六味地黄汤加减治疗。

【原文】"岐伯曰:病名血枯,此得之年少时,有所大脱血,若醉入房,中气竭,肝伤,故月事衰少不来也……以四乌贼骨,一藘茹,二物并合之,丸以雀卵,大如小豆,以五丸为饭后,饮之鲍鱼汁,利肠中及伤肝也。"(《素问·腹中论》)

赏析:夫枯者,枯竭之谓。血枯者,血虚之极也。血枯一证得之于少年时患大出血症;或酒色过度,醉以入房,致脾、肝、肾伤,脾伤则化源不足;肝伤则肝血不足;肾伤则冲任脉虚,故致精血不足,月事衰少或经闭。

治以四乌贼骨一藘茹丸填精补血兼以活血。

《景岳全书·妇人规·血枯经闭》云:"……欲其不枯,无如养营;欲以通之,无如充之。但使雪消,则春水自来,血盈则经脉自至,源泉混混……血既枯矣,而复通之,则枯者愈枯,其与榨干汁者何异?"

【原文】"黄帝曰:何谓五夺?岐伯曰:形肉已夺,是一夺也;大夺血之后,是二夺也;大汗出之后,是三夺也;大泄之后,是四夺也;新产及大血之后,是五夺也。此皆不可泻。"(《灵枢·五禁》)

赏析:余以为脾主肌肉,形肉夺乃脾虚;肝藏血,大夺血乃肝虚;"汗为心液""夺汗者无血",大汗出乃心虚;肺和大肠相表里,大泄乃肺虚;肾藏精血,主冲任,新产大血乃肾虚。此五夺之证,是五脏气血精液虚极之证。"虚则补之,实则泻之",五夺之证,只可补之,切勿泻之。否则,"损不足而益有余,是谓甚病,病益甚",故曰"此皆不可泻"。

【原文】"阴虚阳搏谓之崩。"(《素问·阴阳别论》)

【原文】"阳络伤则血外溢,阴络伤则血内溢。"(《灵枢·百病始生》)

赏析:《医宗金鉴·妇科心法要诀·崩漏门》曰:"淋漓不断名为漏,忽然大下谓之崩。"妇人崩漏证病因病机颇多,但以阴虚阳盛者多见。张景岳《景岳全书·妇人规》曰:"故凡阳搏必属阴虚,络伤必致血溢。知斯二者,而崩淋之义及治之法,思过半矣。"张隐庵《黄帝内经素问集注》云:"阴虚阳盛,则迫血妄行",可谓知其要者,一言而终。

二十二、杏林趣话

(一)"杏林春满"与"虎守杏林"

相传三国时有位医生叫董奉,他医术高明,给人治病从不收钱,只要求被治愈的重病人"栽杏五株"。

积数年,治愈者无数,栽杏十万余株,郁然成林。山中百禽群兽戏于林间，地上从不生草，常常像刚耕耘过一样。

后来杏子成熟了，奉在林中建了一个草仓，世人凡是到此买杏者，不须付钱，但要用稻谷一器倒入仓中，自往林中摘取一器杏子回去。可是，常有人置谷来少，而取杏去多，对此，群虎出吼逐之，来者大惊，急忙挈杏而走，多拿的杏子倾覆路旁，回到家中一量杏子和稻谷一样多。或者有人偷杏，虎追至家中将其咬死，家人知其偷杏，于是将杏送还董奉，并当面赔礼道歉，奉立即就会使其活过来。

董奉每年将用杏子换来的两万余斛稻谷，全部用来救济贫苦百姓，所以董奉更是誉满遐迩。

从此，后世以“杏林春满”与“虎守杏林”称颂医生的医术高明和医德高尚。同时也反映了人民群众对德高医精的医生的爱戴和敬佩。

（二）何首乌与刘寄奴的传说

1.何首乌

传说何首乌是顺州南河县人，其祖父名能嗣，父亲叫延秀。能嗣的本名叫田儿，出生后外生殖器发育不良，直到五十八岁时，还没有妻子儿女。

能嗣常仰慕道术，随师在山中修炼。有一天醉卧山野，忽然看见有藤蔓两株，相距三尺多远，苗蔓相交，久而方解，解而又交。对这种奇怪的现象田儿甚为惊讶。到了第二天早晨，就把它的根挖出来带回去，请问众人，可是没有一个人认识的。

后来，有位山老忽然到此，指着这种植物对田儿说：“你既然没有后代，这种藤蔓又这么神奇，这大概是神仙之药吧。为什么不服用它呢？”于是田儿就把它的根捣为细末，空腹时用酒浸服一钱。过了几天，田儿就思念人事，数月后，身体逐渐强健起来，因此常服,药量又加至二钱。经过一年,旧疾皆痊,头发变得乌黑,面容也变得年轻。十年之内,就生下好几个儿子。于是田儿改名叫能嗣。又与儿子延秀同服此药,父子俩都长寿达一百六十岁。延秀生下首乌,首乌服药,亦生数子,活到一百三十岁时,头发还是乌黑。

有个叫李安期的人,与首乌是老乡,两人很亲善,私下得到这种药服用,寿限也很长。

这种药的本名叫交藤,因何首乌服用,从此就把它叫作何首乌。

2.刘寄奴草

相传南朝武帝刘裕,小字叫寄奴。刘裕小时候在新洲割荻草,遇见一条大蛇,搭箭向蛇射击。第二天,刘裕又来到这里,听见有捣石臼的声音,就前去寻找,发现有童子数人,都穿着青色的衣服,在榛林中捣药。刘裕问他们在干什么?童子回答说:“我家主人被刘寄奴射伤了,我们正在调和草药,给他敷治伤口。”刘裕问:“神蛇为何不杀死寄奴?”童子回答说:“刘寄奴是皇帝,不能杀。”刘裕叱退童子,就收起草药回去了。后来,每遇金创,敷之即愈。人们因此称这种草叫作刘寄奴草。

以上虽是故事传说,但对二药的准确应用和其功效的正确说明实属难能可贵。同时,也证明了中药是劳动人民经过口尝身受而发明的。它的应用和发展经历了长期的实践过程。

(三)众药国里话甘草

《尚书·洪范》曰:“……土爰稼穑……稼穑作甘。”土生五谷,五谷味甘,脾属于土,甘入脾。脾居中央,以溉四旁。甘草味甘,为脾之正药。

甘草为众药之宗,素有国老之称。临床上利用率堪称众药之首。弘景曰:“此草最为众药之主,经方少有不用者……国老即帝师之称,虽非君而为君所宗。是以能安和草石,能解诸毒也。”

甘草性味甘平,或生则微凉,炙则温,李时珍曰“通入手足十二经”。

临床上用以健脾益气,治疗脾胃虚弱中气不足之气短乏力,食少便溏,以四君子汤主之;益气养心之脉结代,心动悸,炙甘草汤主之;润肺止咳之肺热咳喘,麻杏甘石汤主之;清热解毒之痈疡疮毒,红肿焮痛,仙方活命饮主之;浊唾腥臭,吐脓如米粥之肺痈,桔梗汤主之;缓急止痛之腹中里急疞痛,按之痛减,以芍药甘草汤主之;养心缓急之妇人脏躁,喜悲伤欲哭,象如神灵所作,数欠伸,甘麦大枣汤主之等,甘草之用夥矣。

甄权曰:“诸药中甘草为君,治七十二种乳石毒,解一千二百般草木毒。”又曰:“调和众药有功,故有国老之号。”李时珍亦曰:“协和诸药,使之不争。故热药得之缓其热,寒药得之缓其寒,寒热相杂者,用之得其平。如缓姜、附之热;和知、膏之寒;缓硝、黄之峻下,和连、姜之寒热使之平等,甘草之用大矣。”

李时珍曰:“甘草与藻戟遂芫四物相反,而胡洽居士治痰癖,以十枣汤加甘草、大黄,乃是痰在膈上,欲令通泄,以拔去病根也;东垣、李杲治项下结核,消肿溃坚汤加海藻;丹溪、朱震亨治劳瘵,莲心饮用芫花二方俱有甘草,皆本胡居士之意也。故陶宏景言,古方亦有相恶相反,并乃不为害,非妙达精微者,不能知此理。”

仲景治留饮用甘遂半夏汤,甘遂甘草同用,取其相反相成之意,俾激发留饮得以尽去;陈实功之《外科正宗》中治瘿瘤之海藻玉壶汤,海藻甘草同用,亦有功而无害。甘草之用广矣。

尽管如此,相反之药非术精验丰者,切勿轻易试之。

甘者缓也,欲从峻者忌缓,如急救回阳之干姜附子汤不用甘草;痞满燥实之阳明腑实证用大承气汤欲急下之,而不用甘缓之甘草。

甘者令人中满,中满者勿食甘,甘缓而壅气。甘草味甘,非中满者所宜。故呕吐,酒客中焦湿满者,不喜食甘,故勿用甘草。

李时珍曰:“甘草外赤中黄,色兼坤离。味浓气薄,资全土德。协和群品,有元老之功。普治百邪,得王道之化。赞帝力而人不知,敛神力而己不与。可谓药中之良相也。”

甘草味甘主中,有升降浮沉。可上可下,可外可内,有和有缓,有补有泄,居中之道尽矣。

甘草,百药丛中功最大;国老,众药国里最平和。

二十三、本地名医风采

(一)丁仲山先生治乳痈

著名中医丁仲山先生,从医于新泰市医院,1975 年病逝,享年 83 岁。丁老学术渊深,天机敏妙,谈医论药,气度非凡。

初,余有幸在丁先生门下司药三年,耳濡目染,受益匪浅,对其辨证论治,遣方用药略知一二。

丁先生医精诸科,尤善外科。兹就妇人乳痈一证的辨证风范及用药特点简介如下。

1.肝胃郁热(郁乳期)

主要证候:哺乳期,乳汁郁积,排乳不畅,或乳头皲裂溃破,乳房胀大,结硬疼痛,皮色微红灼热,恶寒发热,舌红苔黄,脉弦数。

治法:疏肝清胃,通乳散结。

方药:瓜蒌　防风　天花粉　白芷　柴胡　金银花　连翘　当归　牛蒡子　漏芦　乳香　威灵仙　远志　甘草　青皮　陈皮

结块硬甚者,加皂角刺、海螵蛸、夏枯草。

乳汁郁积甚者,加炮山甲、王不留行、路路通。

2.热毒内盛(酿脓期)

主要证候:乳房肿块增大,结硬明显,疼痛,皮色焮红,发热,或高热,局部呈持续搏动性疼痛,硬块中央渐软,按之有波动感(脓已成),舌红,苔黄,脉数。

治法:清热解毒,托里透脓。

方药:黄芪　金银花　连翘　当归　乳香　苍术　天花粉　浙贝母　炮　山甲　皂角刺　薏苡仁　赤芍　白芷　炒酸枣仁　甘草　青皮　陈皮

3.正虚毒恋期

主要证候:溃脓后乳房肿痛虽轻,但疮口脓水不断,脓汁清稀,愈合缓慢,面色无华,全身乏力,或低热不退,食欲不振,舌淡,苔薄稍腻,脉虚数。

治法:益气养血,祛腐生肌。

方药:黄芪　党参　苍术　茯苓　当归　白芍　甘草　远志　炒酸枣仁　薏苡仁　白芷　血竭　海螵蛸　陈皮　肉桂

低热起伏者,减肉桂,加金银花、连翘、夏枯草。

丁先生认为,疮痈"以消为贵",然乳痈初起,若过用寒凉,如黄连之类,多致气血凝滞,每有消而不消,成而不成,结块经久不消,迁延不愈之弊。因此,当以温通疏散为主。通则热退肿消痛止;不通势必郁久化热酿脓。

丁先生用药有温燥疏通之特点,然温中有清,燥中有润,疏而不峻,通而不过,使疮痈未成者即散,已成者即溃,疗效卓著。

丁先生曰"诸痛疮痒,皆属于心",如酸枣仁、远志养心安神之品,亦在所必用。

著名儿科大夫毕泗太先生赞叹道,痈疮化脓不论部位深浅,丁先生扪之准确率达百分之百。

附:红升膏

祛腐生肌,外敷治疗多种痈疽疮疡。

基本方:松香　黄丹　轻粉　冰片　樟脑　银朱

疮疡久溃不敛者,加血竭、孩儿茶;瘀肿痛甚者,加铜绿;湿热甚者,加黄柏、白芷、苍术、大黄;湿痒者,加枯矾。

丁先生医理深邃,术绍岐黄,独抒己见,不落窠臼,医治痈疽,奇中如神。

(二)缅怀刘士显先生

刘士显先生系三代祖传世医。行医于新泰市果都卫生院,2002 年 2 月病逝,享年 86 岁。早年以擅治温病名噪一方,晚年潜心妇科之研究,造诣颇深。先生虽然名不见经传,文不登书刊,但一生治学严谨,学验俱丰,其医德之高尚,医术之精湛,堪称一方名医。

余曾师承门下,言传身教,受益匪浅。兹举一病案,于先生中医功底之渊深,庶几可窥一斑。

初,余跟师刘先生处,遇一患者,发热已逾七天,前医"银翘""白虎"寒凉叠加,热益甚。

延师诊治,师四诊合参,疏一方,"三仁汤"加茯苓皮、赤小豆。余窃谓:"药平平淡淡,病重药轻,杯水车薪,恐难胜任。"孰料药下三剂,脉静身凉,其病霍然。

余请教于师，师曰："患者身热而不扬，口渴而不多饮，舌苔黄而腻，脉数而濡，此乃湿温证也。湿温一证，病在三焦，诸公用寒凉之品以治热，岂知药愈寒，湿益盛，湿热交蒸，如油入面，其热焉能止息？治无奇，惟遵先贤吴鞠通之遗法，清化三焦湿热而已。"

尔后，余每遇湿温一证，亦守清化之法治之，无不应验，故志之于此，不敢负吾师之苦心耳。

（三）刘洪祥老师自拟"芎归山楂汤"

刘洪祥老师，泰安市中医院主任医师（已病故），曾任教于山东中医药大学，1991 年被批准为全国首批带徒的名老中医药专家之一。1984 年出版的《妇科医案》最能体现其学术思想。1983 年余曾与刘老师共同任教于泰安地区中医进修班，受其言传身教，耳熏目染，受益颇深。

刘洪祥老师的自拟方"芎归山楂汤"（方见《妇科医案》）药仅当归、川芎、山楂三味，其功专力宏，是一首活血化瘀的好方剂，用之妇科临床，如痛经、崩漏，产后腹痛，恶露不行或恶露不绝诸证，凡属瘀血阻滞者，无不收到桴鼓响应之效。笔者仅举三例，以资验证。

案例 1

王某，女，17 岁，学生，1987 年 3 月 17 日初诊。

痛经自初潮开始，逢经必痛，且延至整个经期，影响上课。月经史 14 岁初潮，3～4/32～35 天，行经量少，淋漓不畅，血色紫黯有块，块下痛减，今天月经来潮，因痛经而就诊。舌质略紫黯，舌边有瘀点，苔薄白，脉沉弦。

辨证：瘀血阻滞，经行不畅。

治法：活血化瘀，调经止痛。

方药:当归 30g,川芎 10g,山楂 30g。水煎服,日 1 剂,3 剂。

3 月 20 日二诊:上方服 3 剂,血块排出较多,而腹痛随之减轻,血块已少,少腹尚感微痛,但汗出较多,原方略减分量,加白芍 15g,甘草 6g,继进 3 剂,腹痛止。如此连服 3 个周期,经期准,痛经愈。

按语:此例痛经,属血瘀而不通,为临床所常见,根据"通则不痛"的原理,投以善长活血化瘀(有促进宫缩之效)的"芎归山楂汤",使瘀尽血行,腹痛自消。

案例 2

丁某,39 岁,农妇,1987 年 8 月 10 日初诊。

患者阴道流血 43 天,曾服止血固涩之剂,血少,止而复来,近 3 天来,流血量多,下紫黑血块,且腹痛拒按。素有带下量多臭秽。月经 18 岁初潮 4/26$^{\pm}$天,有痛经史,孕 4 产 2,人流 2 次。舌淡红略黯,脉细数而涩。

辨证:瘀血不尽,血不归经。

治法:活血行瘀,佐以止血。

方药:当归 20g,川芎 10g,山楂 20g,炒五灵脂 10g(包煎),炒蒲黄 10g(包煎),白芍 12g,地榆炭 15g,阿胶 15g(烊化),牡丹皮 12g,甘草 6g。水煎服,日 1 剂,2 剂。

上方服 2 剂,块下痛止,流血明显减少。改投二地黄芩汤(方见《妇科医案》)加党参、白术、当归、白芍、阿胶、牡丹皮、甘草、川续断。9 剂病愈。

按语:此例崩漏,其标在瘀阻经脉,新血不守,血不循经;其本在热伤冲任,气血不足。根据"急则治其标,缓则治其本"的原则,先以芎归山楂汤合失笑散加味,活血化瘀,使瘀血祛,新血归经,再以二地黄芩汤加味,益气养血,滋阴固冲以复其旧,方能治不失序,竟收全功。

案例3

张某,女,26岁,工人,1986年3月12日初诊。

患者首胎顺产,现已72天,恶露仍淋漓不净,涩而不畅,量少,色淡紫相兼,时有血块,小腹疼痛,拒按,伴有头晕心悸,面色㿠白。舌淡红,边有紫点,苔薄白,脉沉细而涩。西医诊为"子宫复旧不全,部分胎盘残留"。

辨证:气虚血瘀,冲任损伤。

治法:益气行瘀,调和冲任。

方药:当归24g,川芎10g,山楂30g,党参30g,炮姜3g,生蒲黄6g(包煎),炒蒲黄6g(包煎),益母草15g,甘草6g。水煎服,日1剂,6剂。

上方连服6剂,恶露停止,腹已不痛,但仍感乏力,心悸头晕。此乃流血日久,冲任损伤,气血虚弱,治宜补气养血,固益冲任,投归脾汤加减10余剂乃愈,随访1年,月经正常。

按语:古人有产后"多虚多瘀"之谈,然虚瘀相兼者更为多见,此例即为气虚血瘀,恶露不净,以能促进宫缩的芎归山楂汤加蒲黄、炮姜等化瘀止血;重用党参以补气,使气充血行,瘀去血守,再用归脾汤以善其后。

小结:

"芎归山楂汤"是刘老多年临床经验,由博返约的结晶,在妇科临床上,其应用范围之广,效果之好,从以上3例可窥一斑,以上3例病变各异,但病机则一,均为瘀血停滞为患,因此用善长活血化瘀的"芎归山楂汤"一方加减,统而治之,皆可收到殊途同归的良好效果。

妇人以血为主,尤以瘀血病证为临床所常见,而刘老的

“芎归山楂汤”以活血化瘀见长，广泛用于妇科多种瘀血证。“芎归山楂汤”堪称是一首简验便廉的妇科良方。

二十四、中医杂谈两则

其一 尽信书不如无书

金代著名医家张子和以汗吐下三法治病著称于世。元代著名医家朱震亨在《格致余论·张子和攻击注论》中曰：“张子和书，惟务攻击。其意以为正气不能自病，因为邪所客，所以为病也，邪去正气自安。因病有在上、在中、在下，浅深之不同，立为汗吐下三法以攻之。初看其书，将谓医之法尽于是矣。后因思《内经》有谓之虚者，精气虚也；谓之实者，邪气实也。夫邪所客，必因正气之虚，然后邪得而客之。苟正气实，邪无自入之理。由是于子和之法，不能不质疑于其间……因大悟攻击之法，必其人充实，禀质本壮，乃可行也。否则邪去而正气伤，小病必重，重病必死……乃悟治病人，当以汉高祖纵秦暴，周武王纵商之后，自非发财散粟，与三章之法，其受伤之气，倦惫之人，何由而平复也。”然而朱震亨“产后当大补气血”之论也失之偏颇。张景岳《景岳全书·妇人规·产后类·论产后大补气血》曰：“产后病治，尝见丹溪云：‘产后当大补气血，即有杂证，以末治之。一切病多是血虚，皆不可发表。’此其意谓血气随胎而去，必属大虚。故无论何证，皆当以大补为先，其他皆属可缓。余于初年诚然佩服，及执而用之，则每为所困。经者数次，始悟其言虽有理而未免言之过也。即今产科所宗，无非此法，余目睹其误，及亲为解救者，盖不少矣。”又云：“凡产后气血俱去，诚多虚证。然有虚者，有全实者，凡此三者，但当随证、随人辨其虚实，以常法治疗，不得执有诚心，概行大补，以致助邪，此辨不可不真也……若执

'必当大补气血',则实实之病必所不免。而轻者必甚,甚者必危矣。"

由此可见各医著书,自有高论,然未必尽善尽美,读者应当独立思考,深加分析,不可盲目尽信书本,否则正如孟子所云:"尽信书,则不如无书。"

其二　学医不精,不若不学医

医乃仁术,仁者爱人,世间莫贵于人,人莫贵于生命,生命莫贵于健康长寿。医术正是防病治病,保全生命,使人健康长寿之术。

医术之难精,由来尚矣。非聪明睿智之人,无以通晓;非精勤不倦者,亦难以精通之。

救死扶伤者,医也。医者首先要有高尚的医德,要有大慈恻隐之心,待病人如至亲;同时,要有精湛的医术,造就一身治病救人的真本事,德艺双馨,方为苍生大医。

大病当前,通过望闻问切,辨证论治,明确诊断,然后对证下药,方能起死回生,救病人于膏肓之中。

如果学医不精,临证辨证不清,诊断谬误,率投虎狼之药,贻误患者,甚而致病人于不起。此则既是以救人之心,亦不免获害人之罪。正如清代著名温病学家吴瑭(鞠通)所云:"生民何辜,不死于病,而死于医。是有医不若无医。学医不精,不若不学医也。"

二十五、读书有感

笑人者,为人笑。

《读书有感》。

与古人斗,古人无知任鞭之;与死者辩,死者无语任非之,诚无劲矣。

于历史文献,应历史地看待,批判地接受。若以今度古,求全责备,固属不必。

世移事异,科技进步,是永恒的。来者看今人,亦犹今人视古人,理无二致。

自己背着九升半,反说人家不够斗,岂不为人笑耳!

二十六、五运六气简析

(一) 试析丙申岁气候

2016 年是丙申年。《素问·天元纪大论》曰:“丙辛之岁,水运统之。”水运为丙辛年之中运,中运又叫大运,中运统纪一年的岁气。丙为阳干,丙年为水运太过之岁。《素问·气交变大论》曰“岁水太过,寒气流行”,故寒气乃是统主丙申岁一年的岁气。

五运分主运与客运。主运,即五运之气分主于一年各个季节的岁气,全年分作五步运行,从木运开始,而火运,而土运,而金运,而水运,按着五行相生的次第运行,直至水运而终。每一步运,各主七十三日零五刻,木运起运,都始于大寒日,每年如此,居恒不变。

客运者,即中运之推步而计算者也。中运本是通管一年,客运则以每年的中运为初运,循着五行相生的次序,分作五步运行,每步亦为七十三日零五刻,行于主运之上,与主运相对而言,所以称它作客运。

从主客运关系来看,从乙未年大寒日寅时初刻起,便交于本年的主运初运太角,客运初运太羽,太羽生太角,水来生木,风木虽为太过,而得水生,尚犹滋荣,又因中运为太过之水运,故较寒冷。春分后十三日寅正一刻起交二运，主运少徵，客运少角，少角生少徵，木来生火，客运生主运，火性炎热，但为少徵，少属阴，阴属不足，故气候较燥热，但亦不会太过。芒种后十日卯初二刻交三运，主运太宫，客运太徵，太徵生太宫，火来生土，也是客运生主运，火性热，土性湿，故气候以湿热为主。

处暑后七日卯正三刻起交四运，主运少商，客运少宫，少宫生少商，土来生金，仍是客运生主运，金性虽燥而得土生，土运主湿，金为少商生水，且得中运水助，气候不唯不燥，且雨水较多，气温偏低。立冬后四日辰初四刻起交终运，主运太羽，客运太商，太商生太羽，金来生水，加上中运为水运太过，其气候理应雨雪较多，且较寒冷。

总体上讲，丙申年五运五步都是相生，而且都是客运生主运，无相克偏颇之逆，故春夏秋冬四季气候是比较正常的。

六气亦分主气与客气。主气，又叫地气，即风木，君火，相火，湿土，燥金，寒水六气。分主于春夏秋冬二十四节气，显示着一年季节中的不同的气候变化。其次序仍是按木、火、土、金、水五行相生的顺序排列的。

客气，属于天气。地为阴，主静，所以六气六步始于春木，终于冬水，居恒不变。天为阳，主动，所以客气便运行于天，动而不息。客气亦分作六步，即司天之气，在泉之气，上下左右四间气。这六步的次序，是以阴阳先后的次序排定的，即先三阴，后三阳。三阴以厥阴为始，次少阴，又次太阴。三阳则以少阳为始，次阳明，又次太阳。

从六气来说，丙申年少阳相火司天，厥阴风木在泉。上半年是少阳相火之气主事，下半年则是风木之气主事，本年中运虽为阳水有余，按说气候颇为寒冷，但是上半年是相火主事，火性炎热,所以上半年气候不唯不冷,反而还是比较炎热的。下半年风木用事,水木相生,故下半年气候雨雪较多,风较大,且比较寒冷。

从客主加临来看,自去年大寒日寅时初刻起至本年春分日子时初刻为初气,客气是少阴君火,主气是厥阴风木,既是风木生君火,又是主气生客气,故初气理应风热两盛,但本岁中运太过之水运主事,水能克火,因此气候不唯风热不显,冬末春初气候还是比较寒冷的,颇有春寒料峭之势。

自春分日子时正刻起,至小满戌时正刻为二气,客气是太阴湿土,主气是少阴君火,既是君火生湿土,又是主气生客气,且上半年少阳相火主事,火性炎热,气候还是比较燥热的。

自小满日亥时初刻起,至大暑日酉时初刻为三气,客气是少阳相火,主气也是少阳相火,两火相加,同气相求,火性炎热,故三气炎热可见。

自大暑日酉时正刻起,至秋分日申时初刻为四气,客气是阳明燥金,主气是太阴湿土,既是湿土生燥金,又是主气生客气,土性湿,金又生水,此天暑下逼,地湿上蒸,实为湿热暑溽之气。如《类经图翼》曰:“夏火生土……云雨乃盛,湿蒸乃作。”

自秋分日申时初刻起,至小雪日午时初刻为五气,客气是太阳寒水,主气是阳明燥金,既是燥金生寒水,又是主气生客气,加上中运为阳水,在泉之气为厥阴风木,故五气雨水充沛,风多且较寒冷。

自小雪日午时正刻起,至大寒日辰时正刻为六气,客气是厥阴风木,主气是太阳寒水,既是寒水生风木,又是主气生客气,加上中运为阳水太过,在泉之气为厥阴风木,故六气应当以雨雪多,风多,寒冷的气候为主。但因“厥阴风木在泉”,木能生火,风性善动而数变,且易化燥,故理应寒冷,雨雪较多的冬季反而变成了雨雪较少的暖冬。

《素问·至真要大论》云:“主胜逆,客胜从。”所谓主胜,即主气克客气,因主气是经常的,客气是短暂的,经常的主气胜制短暂的客气,则客气就无从司令了,因此,主胜为逆;宁使客气胜制主气,勿使主气胜制客气,也正是由于客气司令时间短暂,它虽有制胜之气,一瞬间就会过去的,故客胜为从。

丙申岁客主之气不仅无彼此克制之虞,而彼此互生,且是主气生客气,故本年度主客气相得而安和。反之,如若主客气互相克制,便不相得而为病了。正如《素问·五运行大论》云:“气相得则和,不相得则病。”

总之,丙申岁气候大体上还是属于正常的。

《素问·宝命全形论》云:“天复地载,万物悉备,莫贵于人,人以天地之气生,四时之法成。”又《素问·至真要大论》云:“夫百病之生也,皆生于风、寒、暑、湿、燥、火,以之化之变也。”因此,五行的生克制化,六气的太过不及对于人体疾病的发生乃至生理病理变化的影响有着密切的关系。《医宗金鉴·运气要诀》云:“经曰:‘夫五运阴阳者,天地之道也,万物之纲纪,变化之父母,生杀之本始,神明之府也,可不通乎。’”又曰:“不知年之所加,气之盛衰,虚实之所起,不可以为工矣。”由是观之,不知运气而为医,欲其无失者鲜矣。可见通晓运气学说,预测气候,掌握气候变化的规律,对于疾病的预防和辨证论治有着十分重要的意义。

(二)简析己亥年气候及疾病

2019 年为己亥年,从五运六气来说,己为阴土,本年的中运为土运不及,故己亥年为岁土不及之年。《素问·气交变大论》曰:“岁土不及,风乃大行。”由此可知,己亥年是多风之年。

从五运六气来说,自戊戌年,大寒日亥时初,初刻起,便交了本年的主运初运少角,客运初运少宫,少角(木)克少宫(土),主运克客运,湿土益虚,风木易盛,故多风而干燥。春分后十三日亥正一刻起交二运。主运太徵,客运太商,太徵(火)克太商(金),是主运克客运,气候多风燥热可知。芒种后十日子初二刻起交三运。主运少宫,客运少羽,少宫(土)克少羽(水),亦是主运克客运,雨水依然不足。处暑后七日子正三刻起交四运。主运少商,客运太角,太商(金)克太角(木),还是主运克客运,风气减,气候仍偏燥。立冬后四日丑初四刻起交终运。主运少羽,客运少徵,少羽(水)克少徵(火),仍是主运克客运,雨雪有望增多。

2019年之气候风气多,雨水少,气温偏高且干燥为其特征。

从六气来说,亥年为厥阴风木司天,少阳相火在泉。上半年是风木之气主事,下半年是相火之气主事。本年中运为阴土不及,故本年气候风燥温热可知。从运气关系来看,上半年是木克土,风燥之机已见;下半年是在泉之相火生中运之湿土,不及之土运虽得相火相生,但下半年气候仍不免风热可现。本年总的气象变化是,土运不及,风木司天,相火在泉,风胜则干,燥热则阴津不足,津液亏损,则阴虚阳亢,肝火素盛的患者,病变无论在心、在肺、在肝、在肾总宜注重疏风清热,滋阴润燥,平肝潜阳为要。诸如菊花、桑叶、薄荷、麦冬、沙参、芍药、枸杞子、女贞子等药可随证选用。

从客主加临来说,自去年大寒日亥初至本年春分日酉初为初气。主气是厥阴风木,客气是阳明燥金,客气(金)克主气(木),不及中运之土不足以生金,又是客气克主气,故克伐不会太过,木主风,金主燥,气候风燥尚盛。故肝阴不足,肺气偏燥的患者,应着重柔肝息风,滋阴润燥法的运用。

自春分日酉正至小满日未正为二气。主气是少阴君火,客气是太阳寒水,客气(水)克主气(火),然客气水不足以制主气之火,本年风气大行,风火相煽,气候依然风多且燥热。于阴虚火旺患者,助其炎上之热,故注重用滋阴清热之法,慎用温燥之剂。

自小满日申初至大暑日午初为三气。主气是少阳相火,客气是厥阴风木,客气风木生主气相火,风火相煽,气候仍多风且燥热,于患者仍注重清热保阴。

自大暑日午正至秋分日辰正为四气。主气是太阴湿土,客气是少阴君火,客气少阴生主气太阴湿土,土得火助,风气乃减,但燥热难免,仍应注重清热滋阴。

自秋分日巳初至小雪日卯初为五气。主气是阳明燥金,客气是太阴湿土,客气湿土生主气阳明燥金,金主燥,温燥凉燥或生,仍宜润燥为务。

自小雪日卯正至大寒日丑正为六气。主气是太阳寒水,客气是少阳相火,主气寒水克客气相火,天气变寒,雨雪有望增多。

总之,2019年气象风多,燥热为特点,尤其是上半年,因此,燥热之病偏多,勿忘清热润燥,尽管如此,本年度气候总体上还是属于正常的。

掌握运气的基本精神,仍在于盛衰生克之所在。胜者抑之,衰者扶之,生者助之,克者平之。《素问·六元正纪大论》云:“安其运气,使无受邪,折其郁气,资其化源,以寒热轻重,多少其制。”如此论治的原理,在临床时是具有指导意义的,千万不可忽视。

运气乃“亢则害,承乃治,制则生化”之谓。

主要参考书目

[1]黄帝内经素问.北京:人民卫生出版社,1979

[2]灵枢经.北京:人民卫生出版社,1979

[3]孙星衍,孙冯翼.神农本草经.太原:山西科学技术出版社,1991

[4]张仲景.注解伤寒论.北京:人民卫生出版社,1979

[5]中医研究院.金匮要略语译.北京:人民卫生出版社,1974

[6]南京中医学院.诸病源候论校释.北京:人民卫生出版社,1983

[7]孙思邈.备急千金要方.北京:人民卫生出版社,1982

[8]盛维忠.陈自明医学全书.妇人大全良方.北京:中国中医药出版社,2005

[9]李东垣.东垣医集.北京:人民卫生出版社,1993

[10]纪昀.文渊阁四库全书子部医家类.儒门事亲.北京:中国古籍出版社,2016

[11]李时珍.本草纲目.北京:人民卫生出版社,1963

[12]张介宾.景岳全书.上海:上海科学技术出版社,1991

[13]张介宾.类经.北京:人民卫生出版社,1980

[14]武之望,汪淇.济阴纲目.上海:上海科学技术出版社,1964

[15]陆拯.王肯堂医学全书.证治准绳.北京:中国中医药出版社,1999

[16]何清湖.中华医书集成.陈素庵妇科补解.北京:中医古籍出版社,1999

[17]薛己.《校注妇人良方》注释.南昌:江西人民出版社,1983

[18]傅山.傅青主女科.上海:上海卫生出版社,1958

[19]吴谦.医宗金鉴.北京:人民卫生出版社,1965

[20]陈修园.女科要旨.太原:山西科学技术出版社,1995

[21]沈金鳌.女科玉尺.北京:中国古籍出版社,1999

[22]萧壎.女科经纶.北京:中国中医药出版社,1997

[23]徐大椿.女科指要.太原:山西科学技术出版社,2012

[24]竹林寺僧.竹林寺女科.太原:山西科学技术出版社,2012

[25]尤怡.金匮要略心典.北京:中国中医药出版社,1996

[26]陕西省中医研究所革委会《医林改错》三结合评注小组.《医林改错》评注.北京:人民卫生出版社,1976

[27]张锡纯,寿甫.医学衷中参西录.石家庄:河北人民出版社,1957

[28]浙江中医学院.温病条辨白话解.北京:人民卫生出版社,1965

[29]罗元恺.中医妇科学.北京:人民卫生出版社,1991

[30]张玉珍.中医妇科学.北京:中国中医药出版社,2002

[31]刘敏如.中医妇产科学.北京:人民卫生出版社,2001